Sozialärztliches Praktikum

Ein Leitfaden für
Verwaltungsmediziner, Kreiskommunalärzte, Schulärzte
Säuglingsärzte, Armen- und Kassenärzte

Bearbeitet von

Erster Stadtarzt	Professor	Beigeordneter
Prof. Dr. **A. Gastpar**	Dr. **A. Gottstein**	Prof. Dr. **P. Krautwig**
Stuttgart	Charlottenburg	Köln a. Rh.
Geheimer Sanitätsrat	Verwaltungsdirektor	Professor
Dr. **O. Mugdan**	**O. Schulz**	Dr. **E. Stier**
Berlin	Charlottenburg	Charlottenburg

Dr. **G. Tugendreich**
Berlin

Herausgegeben von

Prof. Dr. med. **A. Gottstein** und Dr. med. **G. Tugendreich**

Ministerialdirektor der Medizinalabteilung
im preuß. Ministerium für Volkswohlfahrt

Abteilungsvorsteher im Medizinalamt
der Stadt Berlin

Zweite, vermehrte und verbesserte Auflage
Mit 6 Textabbildungen

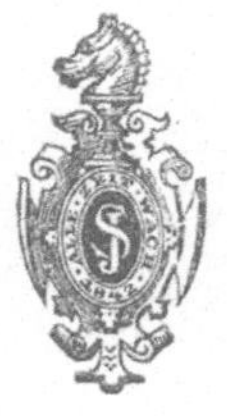

Berlin
Verlag von Julius Springer
1920

ISBN-13: 978-3-642-98654-3   e-ISBN-13: 978-3-642-99469-2
DOI: 10.1007/978-3-642-99469-2

Vorwort zur ersten Auflage.

In zunehmendem Umfange wird der Arzt zur praktischen
Mitarbeit an den Aufgaben der sozialen Hygiene herangezogen:
in der Säuglings- und Kleinkinderfürsorge, der schulärztlichen
Tätigkeit, bei der Bekämpfung der Tuberkulose, der Trunksucht
und der Geschlechtskrankheiten, in der Krüppel- und Kriegsbeschädigtenfürsorge, bei der sozialen und privaten Versicherung
ist eine große Zahl von Ärzten beschäftigt. Das Ziel ist sozialhygienisch; denn es bezweckt die Erhaltung der Gesundheit
und die Verhütung von Krankheiten unter bestimmten durch
ihre gesellschaftliche Lage gefährdeten Bevölkerungsgruppen,
deren Bedrohung auf die Gesamtheit rückwirkt; die Methoden
bleiben aber medizinisch; denn die Feststellung der Ge-
sundheitsgefährdung bedient sich der Untersuchungsverfahren
der Klinik. Der Probe auf die Zweckmäßigkeit der eingeleiteten
Maßnahmen dient die Massenbeobachtung nach den Regeln der
Statistik. Das Schrifttum und die Unterrichtsverwaltung trennen
soziale Medizin und soziale Hygiene; sie verstehen unter der
ersteren die Gutachtertätigkeit auf dem Gebiete der sozialen Versicherung, unter der letzteren die Betätigung in der Gesundheitsfürsorge. Die Forderungen der Zeit haben diese Scheidung in
den Hintergrund geschoben, der Unterricht in der Gutachtertätigkeit hört auf, ein Sondergebiet zu sein und wird in den einzelnen
Fachkliniken erteilt; die Behörden der Sozialversicherung aber
stellen ihre Einrichtungen und Mittel in immer größerem Umfange in den Dienst der Gesundheitsfürsorge. Für den medizinischen Mitarbeiter an dieser Tätigkeit hat sich die Bezeichnung
des „Sozialarztes" eingeführt.

Für die Ausbildung des Sozialarztes Lehr- und Lern-
stätten zu schaffen, ist eine der dringendsten Aufgaben. Gegenwärtig ist die Gelegenheit, das erforderliche Wissen und Können
in geordnetem Lehrgang zu erwerben, nur recht spärlich und
vielfach lückenhaft.

Das vorliegende Praktikum versucht diese Lücke auszufüllen,
soweit das gesprochene Wort und die lebendige Anschauung
durch ein Buch ersetzt werden können. Es gibt eine größere
Anzahl guter und viel ausführlicherer Handbücher für die
einzelnen Zweige der Gesundheitsfürsorge. Aber die Entwicklung

der letzten Jahre hat gezeigt, daß diese einzelnen Zweige, wenn auch getrennt entstanden und entwickelt, untereinander in engstem Zusammenhange stehen, und daß sie auch bei ihrer praktischen Durchführung einheitlich verwaltet und einheitlich betrieben werden müssen.

Die Zusammenfassung aller Zweige der praktischen Gesundheitsfürsorge unter dem Gesichtspunkt ihrer inneren Zusammengehörigkeit, die scharf auch aus den Darstellungen der Bearbeiter in den einzelnen Abschnitten dieses Buches hervortritt, ist, soweit uns bekannt, der erste Versuch dieser Art. Er ist als solcher, wie wir uns nicht verhehlen, Einwendungen besonders ausgesetzt. Wir sind für jede Anregung dankbar, wie das Buch, das zum unmittelbaren täglichen Gebrauch für die praktische Arbeit dienen soll, noch zweckmäßiger ausgestaltet werden kann.

Vorwort zur zweiten Auflage.

In der kurzen Zeitspanne seit dem Erscheinen der ersten Auflage haben die Wirkungen des letzten Kriegsabschnittes und die Folgen des Friedens die Volksgesundheit an Körper und Seele schwer geschädigt. Von den wenigen zur Verfügung stehenden Maßnahmen der Abhilfe tritt als die wirksamste die Gesundheitsfürsorge vermöge ihrer im Vorwort zur ersten Auflage gekennzeichneten Richtung noch mehr als früher in den Vordergrund. Demzufolge hat sich die Zahl der von den Gemeinden geschaffenen hauptamtlichen ärztlichen Stellen außerordentlich vermehrt. Die Spaltung der ärztlichen Tätigkeit in die des Verwaltungsmediziners und des nur in Krankheitsfällen zugezogenen Arztes, die der eine der Herausgeber schon 1908 ankündigte, vollzieht sich in schnellerem Zeitmaß, und der deutsche Ärztetag von 1919 hat diese Entwicklung anerkannt und für die Betätigung in der Verwaltung die hauptamtliche Beamtenstellung, für die Tätigkeit als behandelnder Arzt die freie Stellung unter Ablehnung des Beamtentums gutgeheißen. Als Bezeichnung für beide Formen hat sich in den letzten Jahren der Name des „Sozialarztes" und des „Heilarztes" eingeführt. Von beachtenswerter Seite wurde die Bezeichnung als „Sozialarzt" bekämpft und die des „Fürsorgearztes" empfohlen. Das wird der Verschiedenheit beider Zweige nicht voll gerecht, weil sowohl in der Fürsorge wie in der Krankenbehandlung die Methoden die gleichen rein medizinischen bleiben, während die Ziele wesentlich sich unterscheiden. Virchow hat schon 1849 die Unterschiede herausgefühlt und den „politischen" vom „medizinischen" Arzte getrennt. Wir haben deshalb bewußt die Bezeichnung des „Sozialärztlichen Praktikums" beibehalten. In den einzelnen Abschnitten des Textes sind die seither eingetretenen Wandlungen durchweg berücksichtigt, namentlich soweit sie aus den Änderungen der Verfassung, Gesetzgebung und Verwaltung sich ergeben. Dagegen ist von einer allgemeinen Würdigung der gegenwärtigen Gesundheitsverhältnisse abgesehen, weil wir den Vorgängen zu nahe gegenüberstehen, um sehen zu können, wie viel Vorübergehendes und Bleibendes an ihnen ist und wie lange die augenblickliche Unterschätzung des Wertes der Gesundheit noch dauern wird. Der Abschnitt über Kriegsbeschädigtenfürsorge ist entsprechend der veränderten Organisation in Wegfall gekommen, dafür ist in Erfüllung mehrfach ausgesprochener Ersuchen ein neuer Abschnitt über Fürsorge für Psychopathen und Schwachsinnige eingefügt, ferner im allgemeinen Teil ein kurzer Abschnitt über den Arzt als Lehrer; schließlich ist die Organisation des sozialärztlichen Dienstes gesondert als Einführung behandelt worden. Im übrigen haben wir uns bemüht, im einzelnen gemeinsam mit unseren Mitarbeitern die praktische Brauchbarkeit zu erhöhen.

Seit dem Erscheinen der 1. Auflage ist für den geordneten Unterricht in sozialer Hygiene viel geschehen. An mehreren Hochschulen sind Lehrstühle für soziale Hygiene errichtet an anderen Lehraufträge erteilt worden. In Breslau, Charlottenburg, Düsseldorf sind sozial-hygienische Akademien eröffnet als staatlich anerkannte Ausbildungsstätten für Sozialärzte.

So braucht das Praktikum nicht mehr als Ersatz für fehlende Unterrichtsmöglichkeit zu dienen, sondern kann seine eigentliche Aufgabe erfüllen: den mündlichen Vortrag, die lebendige Anschauung zu unterstützen.

Berlin, im Herbst 1920.

Die Herausgeber.

Inhalt.

B. Krankenfürsorge.

Seite

X   Inhalt.

Einführung.

Kommunalarzt und Organisation des gemeindlichen Gesundheitswesens.

Von

A. Gottstein.

Die Zahl der von größeren Gemeinden zur Erfüllung besonderer Aufgaben eingestellten Ärzte ist eine so große, daß trotz der verhältnismäßig nicht sehr hohen jährlichen Entschädigungen die Gesamtsumme im städtischen Haushalt eine recht beträchtliche Höhe erreicht. In Betracht kommen zuerst die Ärzte der städtischen Krankenhäuser als leitende Ärzte, Abteilungsärzte, Oberärzte, Assistenz- und Volontärärzte; je nach der besonderen Organisation kommen noch Fachärzte als leitende Ärzte für Irrenanstalten, Lungenkrankenhäuser, Kinderheime oder als Abteilungsärzte bei eigenen Fachstationen für Frauenkrankheiten, Augen- und Ohrenleiden usw. hinzu; in kleineren Anstalten oder für solche Erkrankungen, die gelegentlich komplizierend auch bei den Insassen aller Stationen auftreten, wird häufig ein Facharzt vertraglich zu regelmäßigen Besuchen als Berater zugezogen; zu diesen gehört auch der Zahnarzt, dem nicht nur gelegentliche Eingriffe, sondern auch die Nachbehandlung nach Kieferoperationen und ähnliches mehr zufallen. Alle diese Aufgaben sind rein klinisch. Darüber hinaus sind einige Großstädte dazu übergegangen, auch den Verwaltungsbetrieb ihrer großen Anstalten, die sich aus Krankenhäusern zu Krankenstädten ausgewachsen haben, vorgebildeten Ärzten als Verwaltungsbeamten im Hauptamt zu übertragen. Diese Ärzte haben den ganzen Verwaltungsbetrieb zu leiten einschließlich der Personalangelegenheiten und der Versorgung mit Nahrungs- und anderen Bedarfsmitteln.

Der armenärztlichen, schulärztlichen Tätigkeit und der Tätigkeit des Arztes der Säuglingsfürsorgestellen ist in den besonderen Abschnitten gedacht, auch ist hier die Frage der nebenamtlichen oder hauptamtlichen Anstellung behandelt.

Einer besonderen Erwähnung bedarf der städtische Vertrauensarzt, dem die Untersuchung der Angestellten einschließlich des Lehrpersonals obliegt. Er hat die Untersuchung bei der Einstellung, bei Erkrankungen, Krankheitsbeurteilungen, bei der Begutachtung von Unfallfolgen und Dienstunfähigkeit vorzunehmen. In verwickelten Fällen ist ihm meist die Zuziehung von besonderen Sachverständigen als Obergutachtern gestattet. Die Aufgaben sind nach den Grundsätzen ärztlicher Gutachtertätigkeit zu lösen, aber sehr mannigfach. Da genau wie bei der Unfallversicherung die Neigung besteht, jede spätere innere Erkrankung mit einem früheren Unfall, einer Gesundheitsschädigung durch feuchte Räume usw. in Zusammenhang zu bringen und da die Gemeinden dann haftpflichtig werden können, so bedarf es bei der Begutachtung eines jeden Unfalls des Hinweises auf die Prognose und eingedenk des Wortes „Scripta manent", weil bei späteren Prozessen die frühere Niederschrift ungeahnte Bedeutung erlangen kann, vorsichtiger Zurückhaltung und auf Erfahrungen gestützter Voraussicht. Die Aufnahmebefunde bei neu Eingestellten haben die besonderen Berufsforderungen zu berücksichtigen und geschehen am besten nach dem Muster des Vertrauensarztes der Lebensversicherung. Zugrunde gelegt wird ein Schema, das außer kurzen anamnestischen Angaben den Befund der hauptsächlichsten Organsysteme einschließlich der Sinnesorgane und der Bruchpforten wiedergibt; daran schließt sich ein kurzes, besondere Abweichungen berücksichtigendes Gutachten über die Tauglichkeit. Das Gutachten soll nicht klinisch erklären, ob der Untersuchte im Zeitpunkt der Prüfung normal oder nicht befunden wurde, sondern prognostisch, daß er auch für einen längeren Zeitraum den besonderen Aufgaben seines Dienstes gewachsen ist. Ein gut kompensierter Herzfehler z. B. ist keineswegs immer Ablehnungsgrund für einen Bureaubeamten, eine vorangegangene ungenügend behandelte, aber im Augenblick des Dienstantritts symptomlose Syphilis unter Umständen sehr bedenklich; manche klinisch harmlose Nervenstörungen bei Lehrern von größerer Bedeutung. Die schriftlichen Angaben müssen so abgefaßt sein, daß sie einem späteren Obergutachter bei Streitigkeiten ein Urteil auf Grund der Akten ermöglichen. Die Städte beauftragen mit der vertrauensärztlichen Tätigkeit entweder den Kreisarzt oder einen besonders eingestellten erfahrenen Arzt im Nebenamte gegen Pauschale oder Entschädigung der Einzelleistung nach Übereinkommen.

Die Entwicklung der Fürsorgeeinrichtungen in Städten und Kreisen, die Entstehung der Gesundheits-, Wohlfahrts- und Jugendämter hat viele Städte und Kreise veranlaßt, unter Zusammenlegung mehrerer Aufgaben sich die Mitarbeit der

sozialhygienisch tätigen Ärzte im Hauptamte zu
sichern. Die Formen der Zusammenlegung sind sehr mannigfach.
In manchen, namentlich kleineren und mittleren Städten ist
armenärztliche, schulärztliche und polizeiärztliche Tätigkeit zusammengelegt, gelegentlich wird mit ihr sogar der Kranken-
hausdienst und die Impftätigkeit verbunden. Hier wird also
soziale Fürsorge und behandelnde Tätigkeit vereint. In anderen
Städten ist nur die Schul-, Säuglings- und Tuberkulosefürsorge
zusammengelegt, und zwar in kleineren Städten in der Hand
eines Arztes, in größeren in Händen mehrerer Bezirksärzte.
In einer ständig wachsenden Zahl sind namentlich westliche
Kreise mit überwiegend industrieller Bevölkerung zur Einrichtung des Systems der Kreiskommunalärzte übergegangen. Diese leiten in einem Kreisgesundheitsamte, dem sie
vorstehen und in dem sie die Vorgesetzten der Fürsorgerinnen
in allen hygienischen und fürsorgerischen Aufgaben sind, die
gesamte Gesundheitsfürsorge. Sie sind höhere Kommunal-
beamte und hauptamtlich angestellt.

Daneben entwickelt sich aber immer mehr das System des
im Mittelpunkt städtischer Verwaltung stehenden Stadtarztes
oder Stadtmedizinalrats. Die Einstellung eines Stadtarztes als Beraters des Magistrats in ärztlichen und hygienischen
Fragen war in Hannover seit lange sehr verbreitet. Sie wurde
in das Kreisarztgesetz von 1899 durch die Bestimmung übernommen, daß den Stadtärzten die Funktionen des Kreisarztes
übertragen werden dürfen. Von dieser Genehmigung machten
nur 4 Städte, in denen die Einrichtung noch heute besteht, Gebrauch; im allgemeinen wollte der Staat ebensowenig wie die
Städte auf Beamte verzichten, die ihnen für ihre Aufgaben voll
zur Verfügung standen und bei Interessengegensätzen nicht in
Schwierigkeiten kamen. Dagegen übertrugen einige Städte dem
staatlichen Kreisarzte die Aufgaben des Stadtarztes, die überwiegend in vertrauensärztlicher Tätigkeit, daneben auch in allgemeiner Gutachtertätigkeit bestanden.

Schon zu Ende des vorigen Jahrhunderts schufen zuerst
Stuttgart und Frankfurt am Main die Stellen von Stadtärzten
als höheren Verwaltungsbeamten im Hauptamte, denen lediglich
die Verwaltung der städtischen Gesundheitswerke, daneben anfangs auch die vertrauensärztliche Tätigkeit und die Bearbeitung
der Medizinalstatistik übertragen wurde. Ihrem Beispiel folgten
zu Anfang des Jahrhunderts andere Großstädte, wie Breslau,
Halle, Stettin, im letzten Jahre z. B. Trier und Coblenz; der
Aufgabenkreis deckte sich hierbei nicht immer; so ist der Stadt-

arzt von Halle zugleich Schularzt der höheren Schulen, der von
Stettin Leiter des städtischen Untersuchungsamtes. Diese
Stadtärzte waren Angestellte des Magistrats, in dem sehr häufig
ein Arzt als unbesoldetes Magistratsmitglied als Dezernent saß.
Bald aber schuf zuerst Cöln a. Rh. die Stelle eines Verwaltungs-
arztes als besoldeten Magistratsmitglieds; dem Beispiel folgten
bald Schöneberg, Charlottenburg, Berlin, das die seither sich
einführende Bezeichnung des Stadtmedizinalrats wählte; in den
letzten Jahren kamen mehrere andere Städte hinzu, wie z. B.
Königsberg und Cassel. Die Stellung des Stadtmedizinalrats
verdient vor der des Stadtarztes und höheren Beamten den Vorzug, auch dann, wenn der letztere seine eigenen Angelegenheiten
im Magistrat selbst vertreten darf. Denn der Verwaltungsarzt
hat als Magistratsmitglied das Recht der Initiative, den Einblick
in den Zusammenhang der Verwaltung, die Möglichkeit unmittelbaren Verkehrs mit anderen Geschäftsstellen und durch die
Teilnahme an den regelmäßigen Vollversammlungen die Gelegenheit des Hinweises auf gesundheitliche Zusammenhänge in Einzel-
fragen; außerdem kann er durch die Mitarbeit am Gesamthaushalt
berechtigte Forderungen durchsetzen, zu weitgehende einschränken.

Der Stadtarzt oder Stadtmedizinalrat hat in erster Linie
Verwaltungstätigkeit auszuüben. Er verwaltet die städtischen
Werke, wie Badeanstalten, Desinfektionsanstalten, Untersuchungs-
amt, die Einrichtungen der Gesundheitsfürsorge usw. Gegen die
Übertragung des Dezernats der Krankenanstalten wurden lange
Zeit Bedenken geäußert, weil man Reibungen zwischen dem
Verwaltungsmedizinalrat und den als Klinikern ihm überlegenen
Anstaltsdirektoren fürchtete. Diese Befürchtungen haben sich
als grundlos erwiesen; im Zusammenhang der Gesundheitsverwaltung würde aber andernfalls eine fühlbare Lücke entstehen.
Es ist unbedingt erforderlich, daß der Stadtmedizinalrat seine
Aufgaben als selbständiger Dezernent bearbeitet, um über alle,
auch die kleineren Vorgänge unterrichtet zu sein; dagegen ist
es unbedenklich, wenn der ihm beigegebene Verwaltungsjurist
in der Deputation den Vorsitz führt. Daneben hat der Stadtmedizinalrat im Bereich der Armendirektion das Armenkranken-
wesen und in dem der Schuldeputation die Schulgesundheitspflege als Unterdezernent zu bearbeiten einschließlich der Bekämpfung der akuten und chronischen ansteckenden Krankheiten,
für die der preußische Erlaß vom 7. Juli 1907 der Schulverwaltung
über das Seuchengesetz hinaus selbständiges Vorgehen zubilligt.
Außerdem ist er Mitglied der staatlichen Gesundheitskommission,
Mitglied derjenigen Deputationen, in denen Gesundheitsfragen

Bedeutung erlangen können und Gutachter in ärztlichen Fragen für die allgemeine Verwaltung und die anderen Geschäftsstellen. Schließlich hat er durch Bearbeitung der Medizinalstatistik sich Kenntnis über die bestehenden Gesundheits- und Krankheitsverhältnisse zu verschaffen und die einschlägigen Verwaltungsgeschäfte seines Bereiches zu bearbeiten.

Der Schwerpunkt seines Wirkens liegt in der Aufrechterhaltung des Zusammenhangs aller Teile seines Arbeitsgebiets. Die Beziehungen der einzelnen Zweige der Gesundheitsfürsorge untereinander und mit dem Krankenhauswesen und dem Wohnungsamte sind so innige und vielseitige, daß ihre Zusammenarbeit durch eine Stelle im Mittelpunkt unter steter Überwachung aller Einzelheiten gewährleistet sein muß. Sobald sich in einem Punkte bestimmte Grundsätze ergeben, werden sie am besten in Dienstanweisungen festgelegt (s. S. 471).

Die Aufgaben des Stadtarztes und Stadtmedizinalrats wechseln, je nachdem die Polizei städtisch oder staatlich ist; so gehört ihm z. B. die Markt- und Nahrungsmittelpolizei zu oder fällt aus. Von denjenigen Aufgaben, die nach den Gesetzen dem staatlichen Gesundheitsbeamten vorbehalten sind, wie die Beaufsichtigung der Apotheken und des Heilpersonals, birgt keine die Gefahr des Interessengegensatzes. Die Überwachung der Schulen und Krankenanstalten, der Desinfektionsanstalt und der Bäder und die Seuchenbekämpfung sind Sache des staatlichen Gesundheitsbeamten; die Erfahrung hat erwiesen, daß hier eine ergänzende gemeinsame Arbeit von staatlichen und städtischen Gesundheitsbeamten ohne weiteres gut vor sich gehen kann und stets gehen sollte.

Da die Städte in steigendem Umfang Verwaltungsmediziner in den Mittelpunkt der Verwaltung berufen, an deren Eignung und Vorbildung ganz bestimmte Anforderungen gestellt werden müssen, hat der Staat hierfür besondere Richtlinien gegeben (S. 478).

Die Ausdehnung der Gesundheitsfürsorge hat für einige Großstädte, unter denen besonders Hamburg, Frankfurt a. M. und Cöln hervorzuheben sind, noch weitergehende Organisationen erfordert, für deren Schaffung in erster Linie Notwendigkeiten der Verwaltung maßgebend waren. In der Fürsorge treten drei Richtungen scharf hervor, die wirtschaftliche, deren Trägerin die Armen- oder Wohlfahrtsverwaltung ist, die erzieherische, für deren Betätigung Jugendämter nach gesetzlichen Bestimmungen gegründet werden, und in denen trotz der vielfachen hygienischen Zusammenhänge und der Eingliederung auch der Säuglingsfürsorge der Arzt als Sachverständiger meist nur als beratendes Mitglied, nicht aber in der Verwaltung beteiligt ist, und die gesundheitliche. Bei dem engen Zusammenhang von Wirtschaft, Erziehung und Gesundheit muß das Nebeneinanderarbeiten vermieden werden. In den genannten Städten soll daher die oben eingeführte oder erst geplante Organisation für die Wahrung der gemeinsamen Beziehungen sorgen. Als Beispiel diene der Plan der Stadt Cöln für ein städtisches Gesundheitsfürsorgeamt. Die Geschäftsführung ist einer Kommission von mindestens 9 Mitgliedern übertragen, von denen mindestens die Hälfte Stadtverordnete sein müssen; den Vorsitz hat in Vertretung des Oberbürgermeisters das ärztliche Mitglied des Magistrats. Als Mitglieder kommen in Betracht je ein Mitglied der Krankenhausdeputation, der Armendirektion, des Waisenamtes, der Schuldeputation, der Deputation für sozialpolitische Angelegenheiten und der Wohnungsdeputation, ferner je ein Vertreter der medizinischen Fakultät und der Krankenkassen, der Kreisarzt und 2 Mitglieder des Ärztevereins. Gegenstand der Bearbeitung sind die Einrichtungen für Mutterschutz, Säuglings- und Kleinkinderfürsorge, die Schulgesundheitspflege, die Fürsorgestellen für Lungenkranke, Kranke und Genesende, die Einrichtungen für körperlich und geistig Gebrechliche, die Fürsorge für Trinker, Geschlechtskranke und Kriegsbeschädigte. Außerdem aber ist die Kommission die Zentralstelle für private sozialhygienische Bestrebungen mit der Aufgabe der Förderung privater Anstalten und Vereine und der Mitarbeit an ihnen und an verwandten Einrichtungen. Schließlich unterstehen ihr aber auch die Einrichtungen des gesundheitlichen Unterrichts und der Propaganda (Museum für Volkshygiene, Wohlfahrtsschule für Fürsorgerinnen, Säuglings- und Krankenpflegeschulen). Zur Bearbeitung der einzelnen Gebiete sollen dem ärztlichen Beigeordneten 6 Stadtärzte in hauptamtlicher Tätigkeit unterstellt werden, denen die einzelnen Gebiete, z. B. die Tuberkulosefürsorge, übertragen werden.

Auch in Berlin ist nach Vollzug der Eingemeindung und der Bildung eines Großberlin eine neue Organisation geplant, bei der wegen der Größe des Arbeitsfeldes unter einem Medizinalamt mit einem Oberstadtmedizinalrat an der Spitze in jedem Einzelbezirk ein eigenes Bezirksmedizinalamt geschaffen werden soll, dem zugleich die Bearbeitung der armen- und schulärztlichen und der Aufgaben der Gesundheitsfürsorge zufällt.

Die Form der Organisation des kommunalen Gesundheitsdienstes und, falls die wirtschaftliche Lage die Einführung der Familienversicherung der Krankenkassenmitglieder gestatten sollte und wenn zugleich die Versicherungsgrenze auf beträchtlich höhere Einnahmen hinausgeschoben wird, muß eine erhebliche Änderung erfahren. Schon seit geraumer Zeit sind die Landesversicherungsanstalten und Krankenkassen für ihre Mitglieder die Träger wichtiger Aufgaben der Gesundheitsfürsorge; die ersteren haben die vorbeugende Heilbehandlung namentlich bei Tuberkulose seit Jahrzehnten durchgeführt, sind die Träger der Beratungsstellen für Geschlechtskranke, sind dazu übergegangen, durch Heranziehung der Paragraphen 1274 und 1277 der neuen Reichsversicherungsordnung die vorbeugende Heilbehandlung der gesundheitlich gefährdeten Jugend zu organisieren und haben für gemeinnützigen Wohnungsbau und andere Einrichtungen, wie Krüppelheime, Gelder in größtem Umfange zur Verfügung gestellt. Die Krankenkassen haben auf jedem einzelnen Gebiete der Gesundheitsfürsorge einschließlich der Wohnungspflege fördernd mitgewirkt, sind an der Reichswochenhilfe beteiligt und haben namentlich in der Richtung der Volksbelehrung wichtige Arbeit geleistet. Darüber hinaus zeigt jeder Abschnitt dieses Buchs die Notwendigkeit steter Zusammenarbeit der gemeindlichen Gesundheitsfürsorge in allen Zweigen mit den Landesversicherungsanstalten und Krankenkassen. Die letzteren planen, falls die Verhältnisse es irgend gestatten, die Schaffung einer Einrichtung, in der ein durchaus richtiger und bedeutungsvoller Kern steckt, so daß die Ärzte gut beraten sind, wenn sie bei aller Wahrung eigener berechtigter Interessen an deren Weiterentwicklung mitarbeiten, einer Einrichtung, die als Beratungsstelle bezeichnet wird. Der Grund für ihre Errichtung ist der allseits anerkannte Nachteil der Massenbehandlung kranker Kassenmitglieder sowohl bei dem System der angestellten Kassenärzte, als bei dem der beschränkten freien Ärztewahl. Auf den einzelnen Kranken fällt sowohl beim Arzt mit großer Krankenpraxis, wie auch bei dem mit einer kleinen, wenn er den Hauptteil seiner Kraft dem ausreichend zahlenden Privatkranken widmen muß, im allgemeinen nur eine sehr geringe Zeit, die eine genaue Untersuchung nicht immer gestattet, zumal zur Ermittlung der Frühformen, und die zuweilen auch zu einem Entgegenkommen an die Wünsche des Kranken durch Abfertigung mit einer rein symptomatischen Apothekenverordnung führt. Zur Abhilfe wollen größere Kassen diese Beratungsstellen einführen, die mit allen diagnostischen Hilfsmitteln ausgerüstet sein sollen, einschließlich chemisch-bakteriologischer Methoden und die auch die Sonderfächer berücksichtigen. Die Feststellungen sollen dem später aufgesuchten behandelnden Arzte die Diagnose erleichtern; die

Beratungsstelle vermag aber zugleich noch die Krankgemeldeten
zu sichten, die Notwendigkeit der Aufsuchung besonderer Fachärzte festzustellen und manche Kranken ohne den Umweg über
den Kassenarzt sofort der Anstalt zuzuführen. Schließlich wären
von der Beratungsstelle noch vertrauensärztliche Gutachten
abzugeben und aus der Behandlung oder der Anstalt Entlassene,
deren überstandene Krankheit den Verdacht der Rückfälligkeit
erweckt, in regelmäßigen längeren Zeitabschnitten gesundheitlich
zu überwachen. Die Behandlung in Krankheitsfällen verbleibt
dem Kassenarzt.

Die geplante Einführung der Familienbehandlung entlastet
vielfach die städtische Armenpflege, sie erleichtert die Behandlung in der Schulgesundheitspflege, und sie vermehrt noch
stärker als bisher schon die Beziehungen zu den anderen gemeindlichen Fürsorgeeinrichtungen. Die Behandlung z. B. der
bisher in der Lungenfürsorgestelle gesundheitlich überwachten
Kinder und Familien mit offener Tuberkulose kommt dann den
Krankenkassen zu; den Kassen fällt auch die Verpflichtung
zur Übernahme der Kosten für die Behandlung der Jugend in
Schulzahnkliniken zu; man sieht jedoch schon heute ein, daß
die Übertragung dieser Behandlung an Organe der Krankenkassen wegen der Mitwirkung von Schulbehörde und Schularzt
bei der Ermittlung nicht zweckmäßig ist, und daß daher die Erhaltung der Schulzahnklinik als Einrichtung der Schule unter
Beteiligung der Krankenkassen sich mehr empfiehlt.

Alle diese Gründe, die bisherige Entwicklung und die neuen
Aufgaben führen zur Ausführung eines schon älteren Gedankens,
zur Bildung von Zweckverbänden zwischen Krankenkassen
und Gemeinden für die gemeinsame Organisation, Verwaltung
und Tragung der Kosten bei den Einrichtungen der Gesundheitsfürsorge, insbesondere auch bei der Erhaltung von Heilstätten
und anderen Wohlfahrtsanstalten, an deren Belegung Krankenkassen und Gemeinden zugleich beteiligt sind. Kommt dieser
Gedanke zur Ausführung, so kann die Selbständigkeit jedes
einzelnen Partners vollkommen gewahrt bleiben. Es wird dann
dringend notwendig sein, in der Person des Kreisarztes den staatlichen Gesundheitsbeamten neben dem kommunalen wirken zu
lassen. Gewisse Aufgaben müssen, weil interlokal, einheitlich
staatlich geordnet und verwaltet werden, sie sind aber, wie z. B.
die Seuchenbekämpfung, von den örtlichen gar nicht zu trennen,
und die moderne Ausbildung des Kreisarztes gewährleistet sein
Verständnis und Interesse für die Sozialhygiene.

A. Gesundheitsfürsorge.

I. Der Arzt in der Mutter-, Säuglings- und Kleinkinderfürsorge.

Von

Gustav Tugendreich.

I. Allgemeines.

Gliederung der Jugendfürsorge. Die Jugendfürsorge umfaßt
das Alter von 0—21 Jahren. Mit 21 Jahren tritt in Deutschland die Mündigkeit ein. Der Mündige ist nicht mehr Gegenstand der Jugendfürsorge. Anderseits greifen Fürsorgemaßnahmen,
die sich wesentlich auf höhere Altersklassen erstrecken, in die
Fürsorge für das Jugendalter ein; z. B. erfaßt die sog. Sozialversicherung (Kranken-, Invaliditäts-, Unfallversicherung) auch die
jugendlichen Arbeiter, und die Familienversicherung die Kinder
der versicherten Personen.

Die Altersgruppe der Jugend von 0—21 Jahren um-
faßt in Deutschland reichlich $^4/_{10}$ der Gesamtbevölkerung. Sie
gliedert sich vom sozialen Standpunkt in drei Untergruppen:

I. das erste Kindesalter . . . . . von 0— 6 Jahren,
II. „ Schulalter . . . . „ 6—14
III. „ Alter der schulentlassenen
    Jugend oder der Jugend-
    lichen . . . . „ 14—21 „

Ungefähr fällt diese Einteilung zusammen mit der auf biologischer Grundlage getroffenen. Der Biologe gliedert das
Jugendalter gleichfalls in drei Abschnitte:

I. das neutrale Kindesalter . . . . von 0— 7 Jahren,
II. „ bisexuelle „ . . . . . . „ 8—15 „
III. „ Alter der Reife . . . . . . „ 15—21 „

Der Übergang vom neutralen zum bisexuellen Kindesalter
wird durch den Beginn des Zahnwechsels gekennzeichnet, vom
bisexuellen zum Reifealter durch das Reifen der Geschlechtsorgane.

Das erste Kindesalter.

Das erste Kindesalter von 0—6 Jahren gliedert sich zwanglos in:

1. das Säuglingsalter . . . . . . von 0—1 Jahren,
2. „ Kleinkinderalter . . . . . „ 1—6 „

und dies in:

a) das erste Kleinkinder- oder Krippenalter von 1 bis 2½ (3) Jahren,
b) das zweite Kleinkinder- oder Kindergartenalter von 2½ (3) bis 6 Jahren.

Die dem ersten Kindesalter eigentümliche soziale Not. Die Fürsorge für den Säugling setzt bereits ein mit der Schwangerschaft der Mutter. In engster Verbindung mit der Säuglingsfürsorge steht die Mutterfürsorge, die Fürsorge für Schwangerschaft, Entbindung, Wochenbett.

Das Säuglingsalter wird beherrscht von den Fragen der körperlichen Aufzucht. Demgemäß tritt die soziale Not des Säuglings als unzweckmäßige Ernährung und mangelhafte Körperpflege in Erscheinung, und die soziale Fürsorge in Bestrebungen, auch dem Säugling der sozialen Unterschicht zweckmäßige Ernährung (Stillung) und einwandfreie Pflege zu verschaffen.

Im Kleinkinderalter sind die Fragen der Ernährung und Körperpflege, wenn auch durchaus nicht nebensächlich, so doch nicht mehr die einzigen, in denen sich Not und Fürsorge offenbaren. Mit der geistigen Entwicklung des Kindes wächst von Tag zu Tag die Möglichkeit und Pflicht erzieherischer Einwirkung.

Gleichzeitig nimmt beständig die Fähigkeit des selbständigen Kriechens und Gehens zu. Der Beginn dieser Fähigkeit zu selbständiger Fortbewegung bildet einen Entwicklungseinschnitt von großer Tiefe. Dabei besteht gewissermaßen ein Mißverhältnis zwischen der körperlichen und geistigen Entwicklung. Verstand und Vernunft stehen nicht auf gleicher Höhe wie das Gehvermögen. Die Natur bedient sich ja gerade des Kriech- und Gehvermögens zur Förderung der geistigen Entwicklung.

Aus diesem Mißverhältnis entspringen besondere Gefahren für das Kleinkind und damit eine besondere soziale Not: Das Kleinkind erfordert dauernde Aufsicht, die um so zeitraubender ist, als das im Säuglingsalter große Schlafbedürfnis im Kleinkinderalter nicht unerheblich abnimmt.

Welches Kind ist fürsorgebedürftig?

Fürsorgebedürftig ist:

1. das uneheliche Kind; denn es entbehrt des natürlichen Rechtsvertreters, der für das eheliche Kind der Vater ist. Dadurch wird sein rechtlicher Zustand und in engem Zusammenhang damit sein körperlicher Zustand gefährdet. Zwischen Alimentation und körperlichem und geistigem Gedeihen besteht ein Parallelismus. Je gesicherter und genügender die Alimentation, desto günstiger gestaltet sich die Aufzucht des Kindes.

   Für die Rechtsvertretung des Kindes eignet sich am besten die Berufsvormundschaft. Die gesundheitliche Überwachung überträgt die Berufsvormundschaft zweckmäßig dem Sozialarzt (Säuglingsfürsorgestelle);
2. das eheliche Kind, falls ihm seine Eltern aus eigenen Mitteln eine den gesundheitlichen und erzieherischen Mindestforderungen genügende Aufzucht nicht bereiten können oder wollen.

(Fürsorgebedürftigkeit ist also nicht gleichbedeutend mit Armut im verwaltungstechnischen Sinne. Bis weit in den Mittelstand hinein ist eine den Mindestforderungen genügende Aufzucht des Nachwuchses in der Familie nicht mehr gewährleistet; z. B. meistens nicht bei außerhäuslicher Erwerbstätigkeit der Mutter.)

Umfang und Formen der Fürsorge.

Dem Umfang nach ist die Fürsorge vollständig d. h übernimmt alle zur körperlichen und geistigen Pflege erforderlichen Leistungen (z. B. in der öffentlichen Waisenpflege der armenrechtlich hilfsbedürftigen Kinder) oder die Fürsorge ist ergänzend und übernimmt nur einen Teil der erforderlichen Leistungen, den anderen Teil der Familie überlassend.

Folgende Formen der Fürsorge unterscheidet man:

1. Die offene Fürsorge beläßt den Fürsorgebedürftigen in seiner Familie und versucht, ihm dort durch ihre Maßnahmen eine den Mindestforderungen der Hygiene und Pädagogik genügende Existenz zu verschaffen.
2. Die geschlossene Fürsorge nimmt den Fürsorgebedürftigen heraus aus seiner Familie und verschafft ihm in einer Anstalt die erforderliche Fürsorge.

3. Zwischen der offenen und geschlossenen Fürsorge steht die
   halbgeschlossene, die nur während mehrerer Stunden
   täglich (wochentäglich) das fürsorgebedürftige Kind an-
   staltlich versorgt, während es in der übrigen Zeit in seiner
   Familie bleibt.

Gerade die halbgeschlossene Form ist im ersten Kindesalter
als Krippe und Kindergarten verbreitet.

II. Die Entwicklung des Säuglings und Kleinkindes.

1. Körpergewicht und Körperlänge [1]).

Alter

Alter	Gewicht	Länge	
Neugeboren	3250 g [2])	50 cm	
Ende des 1. Monats	4000 „	. „	
„ „ 2. „	4700 „	. „	
„ „ 3. „	5350 „	. „	
„ „ 4. „	5950 „	. „	
„ „ 5. „	6500 „	. „	
„ „ 6. „	7000 „	65 „	Säuglings-alter
„ „ 7. „	7450 „	. „	
„ „ 8. „	7850 „	. „	
„ „ 9. „	8200 „	. „	
„ „ 10. „	8500 „	. „	
„ „ 11. „	8750 „	. „	
„ „ 12. „	9000 „	75 „	
Ende des 2. Jahres	11000 „	85 „	
„ „ 3. „	12500 „	93 „	
„ „ 4. „	14500 „	97 „	Kleinkinder-alter
„ „ 5. „	16000 „	103 „	
„ „ 6. „	17000 ,	111 „	

Sehr brauchbar zur schnellen Bestimmung des Wachstums
und Ernährungszustandes ist die „Einfache Tafel zur Bestimmung von Wachstum und Ernährungszustand bei
Kindern" von Pirquet [3]).

---

[1]) Siehe auch Kapitel: Biometrie.
[2]) In den ersten Tagen findet eine „physiologische Gewichts-
abnahme" statt, die 200 g und mehr betragen kann. Am 10. Lebenstage, spätestens am 14., ist das Geburtsgewicht wieder erreicht.
[3]) Julius Springer, Berlin 1913.

2. Entwicklung im einzelnen.

a) Schädel.

Durchschnittlicher Schädelumfang (nach Gundobin[1]).

Alter	Umfang
Neugeboren	34.2 cm
3 Monate	38,9 ,,
6 ,,	41,9 ,,
9 ,,	44,5 ,,
1 Jahr	46,4 ,,
2 Jahre	48,1 ,,
3 ,,	49 ,,
4 ,,	49 ,,
5 ,,	50,1 ,,
6 ,,	50,8 ,,

Fontanellen: Schluß der kleinen in den ersten Lebensmonaten,
,, ,, großen ,, ,, ,, Monaten des 2.
Lebensjahres.
(Verzögerung des Fontanellenschlusses ist nicht immer krank-
haft, oft aber ein Symptom der Rhachitis.)

Erste Zahnung: Milchgebiß (Abb. 1)

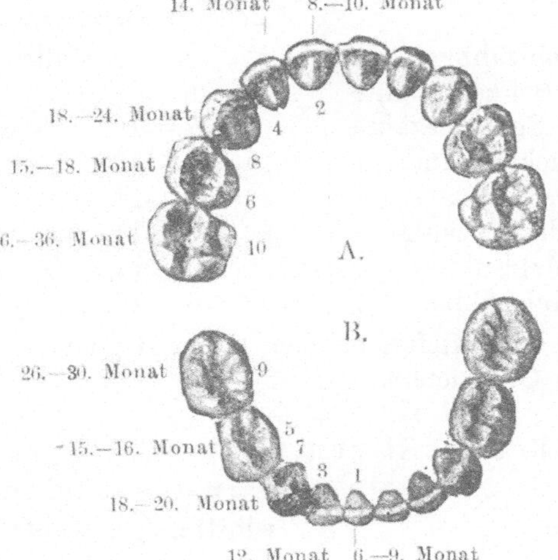

Abb. 1. Durchbruchszeiten der Milchzähne. (Die an der Innenseite der Zähne
stehenden Zahlen geben die Reihenfolge des Durchbruchs an.)
A Oberkiefer. — B. Unterkiefer.
(Entnommen aus Misch, Lehrb. d, Grenzgebiete d. Mediz. u. Zahnhlkde. Stuttgart,
Enke 1914. Kapitel: Kinderkrankheiten von Tugendreich-Misch.)

[1] Gundobin, Die Besonderheiten des Kindesalters. Berlin
1912. Allg. mediz. Verlagsanstalt.

	Zeit des Durchbruchs	Formel[1]
Medialer unterer Schneidezahn	6.—9. Monat	$\dfrac{\quad|\quad}{a\ \ |\ \ a}$
Medialer oberer Schneidezahn. Lateraler oberer Schneidezahn	} 8.—10. „	$\dfrac{a_1\,a\ \ |\ \ a\,a_1}{a\ \ |\ \ a}$
Erster oberer Backenzahn . . Lateraler unterer Schneidezahn Erster unterer Backenzahn . .	} 12.—15. „	$\dfrac{c\,a_1\,a\ \ |\ \ a\,a_1\,c}{c\,a_1\,a\ \ |\ \ a\,a_1\,c}$
Oberer Eckzahn . . . . . . Unterer Eckzahn	} 18.—24. „	$\dfrac{c\,b\,a_1\,a\ \ |\ \ a\,a_1\,b\,c}{c\,b\,a_1\,a\ \ |\ \ a\,a_1\,b\,c}$
Zweiter oberer Backenzahn. . Zweiter unterer Backenzahn .	} 30.—36. „	$\dfrac{c_1\,c\,b\,a_1\,a\ \ |\ \ a\,a_1\,b\,c\,c_1}{c_1\,c\,b\,a_1\,a\ \ |\ \ a\,a_1\,b\,c\,c_1}$

(Entnommen aus Misch: Lehrb. d. Grenzgebiete d. Mediz. u. Zahnhlkde. Stuttgart, Enke 1914. Kapitel: Kinderkrankheiten von Tugendreich-Misch.)

Die zweite Zahnung (Zahnwechsel) (Abb. 2) beginnt gegen Ende des Kleinkinderalters mit dem Durchbruch der ersten Molaren.

	Zeit des Durchbruches
Erste Mahlzähne	5.— 8. Jahr
Mittlere Schneidezähne	6.— 9. „
Seitliche Schneidezähne	7.—10. „
Erste Backenzähne	9.—13. „
Eckzähne	9.—14. „
Zweite Backenzähne	10.—14. „
Zweite Mahlzähne	10.—14. .,
Dritte Mahlzähne	16.—40. „

Die Zähne des Unterkiefers brechen in der Regel etwas früher durch als die des Oberkiefers.

b) Kopfheben, Sitzen, Stehen, Gehen.

Alter	in dem beginnt
3 Monate	selbständiges Kopfheben,
6 „	„ Sitzen,
9 „	„ Stehen,
12 „	„ Gehen.

---

[1]) In der Formel bedeutet a mittlerer Schneidezahn, a_1 seitlicher Schneidezahn, b Eckzahn, c erster Milchbackzahn, c_1 zweiter Milchbackzahn.

Es kommen nicht unerhebliche Abweichungen ohne krankhafte Ursache vor.

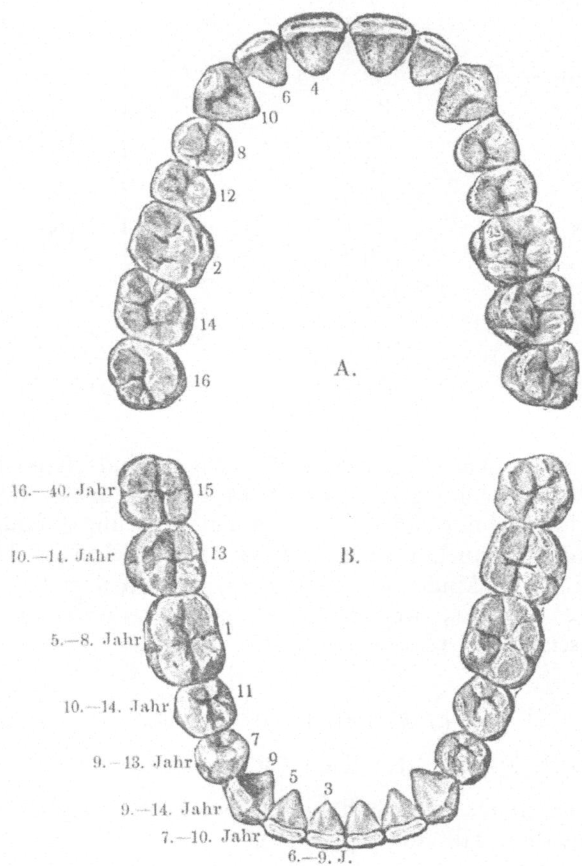

Abb. 2. Durchbruchzeiten der bleibenden Zähne. (Die an der Innenseite der Zähne befindlichen Zahlen geben die Reihenfolge des Durchbruches an.) Die Zähne des Unterkiefers brechen in der Regel etwas früher durch als die des Oberkiefers.

A. Oberkiefer. — B. Unterkiefer.

(Entnommen aus Misch, Lehrb. d. Grenzgebïete d. Mediz. u. Zahnhlkde. Stuttgart, Enke 1914.)

c) Brustkorb, Atmung, Puls.

Alter	Brustmaße (Knaben) Durchschnittlicher Umfang[1]	Atemzüge in der Minute	Puls[2] in der Minute
Neugeboren	32 cm	44	
3 Monate	37,5 ,,	35	
6 ,, ...	40,3 ,,	35	160—150
9 ,, ...	43 ,,	35	
1 Jahr	45,8 ,,	30	
2 Jahre	49 ,,	30	120
3 ,, ...	50,6 ,,	30	
4 ,, ...	52,6 ,,	30	
5 ,, ...	54 ,,	26	110
6 ,, ...	56 ,,	26	

d) Schlaf.

In den ersten Lebensmonaten schläft das gesunde Kind fast dauernd. Zu den Mahlzeiten wacht es auf, wenn es durch pünktliche Darreichung an die Zeiten der Nahrungsaufnahme gewöhnt wird. Mit zunehmendem Alter verringert sich das Schlafbedürfnis. Im Kleinkinderalter beträgt es, je nach dem Lebensjahr, 15—12 Stunden, wovon $1\frac{1}{2}$—2 Stunden während des Tages eingeschaltet werden sollen.

e) Zur geistigen Entwicklung.

Ende des 2. Monats: das Kind vermag zu lächeln.

3. Monat: fixiert vorgehaltene Gegenstände; reagiert auf Geräusche; lallt die ersten Laute.

2. Lebensjahr: die Sprachentwicklung macht große Fortschritte. Sätze werden gewöhnlich erst gegen Ende des 2. Lebensjahres gebildet.

(Manche Kinder beginnen erst erheblich später, im 3. oder 4. Jahre, zu sprechen, ohne krankhafte Ursache.)

---

[1]) Der Brustumfang der Mädchen ist durchschnittlich kleiner.

[2]) Der Puls ist im Kindesalter häufig etwas unregelmäßig ohne krankhafte Ursache.

III. Ernährung.

Vorbemerkung: Der Brennwert (Kaloriengehalt, Zahl der Wärmeeinheiten) der Nahrungsstoffe ist:

1 g Eiweiß rund 4,0 Kal.
1 „ Fett „ 9,0 „
1 „ Zucker „ 4,0 „

Weiß man, wieviel Gramm Eiweiß, Fett, Zucker mit der täg lichen Nahrung aufgenommen werden, so läßt sich mit Hilfe obiger Zahlen durch einfache Multiplikation und Addition der Resultate die tägliche Kalorienzufuhr berechnen. Dividiert man die Zahl der täglich zugeführten Kalorien durch das Körpergewicht, so erhält man den „Energiequotienten", d. h. die für das Kilogramm Körpergewicht zuzuführende Kalorienmenge.

Der Säugling bedarf grobdurchschnittlich:

im 1. Vierteljahr . . 100 Kal. für das Kilogr. Körpergewicht
„ 2.   „   . . 90 „   „   „   „   „
„ 3.   „   . . 80 „   „   „   „   „
„ 4.   „   . . 70 „   „   „   „   „
Das Kleinkind im 2. bis
6. Lebensjahr. 65—55 „   „   „   ,   „
in Ruhe, bei Bewegung Steigerung um ca. 30% auf durchschnittlich 80—100 Kal. Bei gesunden Kleinkindern wird man also 80—100 Kal. zugrunde legen müssen.

a) Die Ernährung im Säuglingsalter.

Die natürliche Ernährung an der Brust (die Stillung) ist das sicherste Mittel zur Erzielung einer normalen Entwicklung und zur Verhütung von Ernährungsstörungen und fördert die Heilung auch anderer Erkrankungen (Sterblichkeit der Brustkinder 7%, allgemeine Säuglingssterblichkeit 14% in Deutschland).

Durchschnittliche Zusammensetzung der Frauenmilch und Kuhmilch.

	Frauenmilch	Kuhmilch
Eiweiß	1,0%	3,0%
Fett	4,0%	3,5% [1]
Zucker	7,0%	4,0%
Salze	0,2%	0,7%

---

[1] Gegenwärtig ist infolge der unzulänglichen Viehfütterung der Fettgehalt geringer.

Schema zur Ernährung des Säuglings.

<table>
<tr><td>Bei Frauenmilch</td><td>Bei Kuhmilch</td></tr>
</table>

1. Tag:
keine Nahrung
(ausnahmsweise Tee mit Sacch.)

vom 2 Tag ab:

Bei Frauenmilch	Bei Kuhmilch
5 mal Frauenmilch	5 mal $\frac{1}{3}$ Milch, $\frac{2}{3}$ Wasser und $\frac{1}{2}$ Teelöffel Zucker.

vom 2. Monat ab:

Bei Frauenmilch	Bei Kuhmilch
5 mal Frauenmilch	5 mal $\frac{1}{2}$ Milch, $\frac{1}{2}$ Wasser und 1 gestr. Teelöffel Zucker

vom 4. Monat ab:

Bei Frauenmilch	Bei Kuhmilch
5 mal Frauenmilch	5 mal $\frac{2}{3}$ Milch, $\frac{1}{3}$ Wasser und 1 gestr. Teelöffel Zucker

vom 6. Monat ab:

Bei Frauenmilch	Bei Kuhmilch
1 mal Grießsuppe und Gemüse	1 mal Grießsuppe und Gemüse
4 mal Frauenmilch	4 mal Vollmilch

vom 8. Monat ab:

Bei Frauenmilch	Bei Kuhmilch
1 mal Grieß und Gemüse	1 mal Grieß und Gemüse
1 mal Zwiebackbrei	1 mal Zwiebackbrei
3 mal Frauenmilch	3 mal Vollmilch

vom 9. Monat ab:

1 mal Grieß und Gemüse
1 mal Zwiebackbrei
3 mal Vollmilch

vom 15. Monat ab:

1 mal Mittagessen
1 mal Abendessen
3 mal einen Becher Milch mit Gebäck.

Nachts soll keine Nahrung gereicht werden.

Die tägliche Trinkmenge die (besonders bei künstlicher Ernährung) möglichst gleichmäßig auf die einzelnen Mahlzeiten verteilt werden soll, richtet sich nach dem Gewicht und ist mit Hilfe der in der Vorbemerkung gemachten Angaben zu errechnen.

Im allgemeinen trinkt das Brustkind in 24 Stunden ein Sechstel seines Körpergewichts; beim künstlich genährten Kind beträgt die Menge der Milch etwa ein Zehntel des Körpergewichts, die der Gesamtnahrung ein Sechstel des Körpergewichts. (Beispiel: Gewicht 4200 g; Milch = 420 g (ein Zehntel des Körpergewichts), aufgefüllt mit Wasser oder Schleim auf 700 g (gleich ein Sechstel des Körpergewichts.)

Für ein gesundes, normal an Gewicht zunehmendes Flaschenkind würde etwa folgendes Schema gelten:

Lebens-wochen	Mahl-zeiten	Zahl der Trink-menge	Milch	Wasser	
1.	6[1])×	60 g	(20 g	40 g	¼ Teel. Zucker pro Fl.)
2.— 4.	6[1])×	90 „	(30 „	60 „	½ „ „ „ „)
4.— 8.	6[1])×	140 „	(60 „.	80 „	½ „ „ „ „)
8.—12.	6[1])×	150 „	(75 „	75 „	1 „ „ „ „)
12.—16.	5 ×	180 „	(100 „	80 „	1 „ „ „ „)
16.—20.	5 ×	180 „	(120 „	60 „	1 „ „ „ „)
20.—24.	5 ×	180 „	(150 „	30 „	1 „ „ „ „)
24.—26.	5 ×	180 „	(180 „	Vollmilch 1	„ „ „ „)
26.—52.	4 ×	200 „	(200 „	„	und mittags Beikost.)

Zwiemilchernährung.

Reicht die Brustnahrung nicht vollständig aus, oder soll allmählich abgestillt werden, so werden eine oder mehrere Brustmahlzeiten durch Flaschenmahlzeiten entsprechend dem Alter des Kindes ersetzt.

Die Mahlzeiten sind, besonders beim Flaschenkind, gleichmäßig über den Tag zu verteilen. Nachts soll, wie schon erwähnt, Nahrung nicht gereicht werden. Die Trinkmenge soll 1 Liter täglich niemals übersteigen.

Durchschnittliche Kalorienberechnung und Herstellungs-vorschriften der Milchmischungen.

Zur bequemen Berechnung der gebräuchlichsten Milchmischungen dienen folgende Tabellen[2]):

---

[1]) 6 ist die Maximalzahl. Man kommt gewöhnlich auch mit 5 aus.

[2]) Entnommen aus Sommerfeld in Baginsky-Sommerfeld: Säuglingskrankenpflege und Säuglingskrankheiten. Stuttgart 1906 bei Enke.

1. Verdünnte Milch mit Nährzucker.

Nummer der Mischung	Zusammensetzung pro Liter	Fett	Kohle-hydrate	Eiweiß	Fett	Kohle-hydrate	Eiweiß	Summe
		pro Liter			Kalorien pro Liter			
I	350 Milch, 650 Wasser, 35 Zucker	12,25	50,75	11,55	114	208	47	396
II	400 Milch, 600 Wasser, 35 Zucker	14	53	13,20	130	217	54	401
III	500 Milch, 500 Wasser, 35 Zucker	17,50	57,5	16,50	163	236	68	467
IV	750 Milch, 250 Wasser, 40 Zucker	26,25	73,75	24,75	244	302	101	647

2. Haferschleim-, Milchmischungen. Herstellung des Haferschleims: 30 g Hafermehl werden mit etwa 200 ccm heißem Wasser eingerührt, 800 ccm heißes Wasser nachgefügt und unter stetem Rühren 15 Minuten gekocht, nachdem gegen Schluß 50 g Rohrzucker hinzugefügt worden sind. Der fertige Haferschleim wird durch ein feines Sieb gegossen und eventuell mit der nötigen Menge Milch gemischt. Die Mischungen werden 10 Minuten sterilisiert.

Nummer der Mischung	1 Liter trinkfertiger Mischung enthält	Fett	Kohle-hydrate	Eiweiß	Fett	Kohle-hydrate	Eiweiß	Summe der Kalor.
		g	g	g	Kal.	Kal.	Kal.	
0	Reiner Haferschleim	2,4	69,2	6,1	22	284	25	331
I	4 Haferschl., 1 Milch 800 + 200 ccm	8,9	64,4	11,5	83	264	47	394
II	3 Haferschl., 1 Milch 750 + 250 ccm	10,6	63,2	12,9	98	259	53	410
III	2 Haferschl., 1 Milch 666 + 334 ccm	13,3	61,1	15,1	124	250	62	436
IV	1 Haferschl., 1 Milch 500 + 500 ccm	18,7	57,1	19,6	174	234	80	488
V	1 Haferschl., 2 Milch 334 + 666 ccm	24,1	53,1	24,0	224	218	98	540
VI	1 Haferschl., 3 Milch 250 + 750 ccm	25,4	51,0	26,3	236	209	108	553

3. Kindermehl-Milchmischungen. 50 g Mehl werden mit 1 l Wasser unter beständigem Umrühren 15 bis 20 Minuten gekocht und die fertige Mehlsuppe je nach der gewünschten Mischung mit der nötigen Menge Milch versetzt. Die Mischungen werden 5 Minuten sterilisiert.

Nummer der Mischung	1 Liter trinkfertiger Nahrung enthält	Fett	Kohlehydrate	Eiweiß	Fett	Kohlehydrate	Eiweiß	Summe der Kalor.
		g	g	g	Kal.	Kal.	Kal.	
0	Reines Kindermehl	3,63	50,39	9,54	34	206	39	279
I	4 Kindermehl, 1 Milch 800 ccm + 200 ccm	9,91	49,31	14,23	92	202	58	353
II	3 Kindermehl, 1 Milch 750 ccm + 250 ccm	11,47	49,04	15,41	107	201	63	371
III	2 Kindermehl, 1 Milch 666 ccm + 334 ccm	14,09	48,59	17,36	113	199	71	401
IV	1 Kindermehl, 1 Milch 500 ccm + 500 ccm	19,31	47,70	21,27	179	196	87	462
V	1 Kindermehl, 2 Milch 334 ccm + 666 ccm	24,54	46,76	25,18	228	192	103	523
VI	1 Kindermehl, 3 Milch 250 ccm + 750 ccm	27,16	46,35	27,14	253	190	111	544

4. **Buttermilch.** In 1 l Buttermilch werden (15—)25 g feinstes Weizenmehl (oder Reismehl, Hafermehl) gut eingequirlt, 35(—50) g Rohrzucker hinzugefügt, die Mischung unter beständigem Umrühren etwa 5 Minuten aufgekocht, sodann durch ein feines Sieb gegossen und in sterile Flaschen gefüllt.

In 1 l trinkfertiger Buttermilch (mit 25 g Mehl und 35 g Zucker bereitet) sind im Durchschnitt enthalten: 5,1 g Fett, 103,5 g Kohlehydrate, 34,4 g Eiweiß, d. h. 47,43 Fettkalorien, 424,35 Kohlehydratkalorien, 141,04 Eiweißkalorien = 612,82 Kalorien.

Buttermilch kann gebrauchsfertig als Holländische Säuglingsnahrung von den Milchwerken Vilbel in Hessen und von allen Apotheken bezogen werden.

5. **Malzsuppe nach Liebig-Keller.** 100 g alkalisierter Malzextrakt (Löflund) werden in ⅔ l Wasser von 50 bis 60° gelöst. Gleichzeitig werden 50 g feinstes Weizenmehl in ⅓ l Milch verrührt, durch ein enges Sieb gegossen, mit der Malzextraktlösung vermischt und die Mischung aufgekocht.

1 l trinkfertiger Malzsuppe enthält: 11,60 g Fett, 118,9 g Kohlehydrate, 21,0 g Eiweiß, 107,88 Fettkalorien, 487,49 Kohlehydratkalorien, 86,10 Eiweißkalorien = 681,47 Kalorien = rund 680 Kalorien.

6. **Rahmmischungen.** Hergestellt, wenn möglich, aus frischem Rahm (10—13% Fett), oder, wenn solcher nicht zu beschaffen, aus Biederts Rahmkonserve (Ramogen) nach des Erfinders bekannten Vorschriften (Zusammensetzung des Ramogen: 16,8% Fett, 36% Kohlehydrat, 7,4% Eiweiß).

7. **Buttermehlnahrung nach Czerny.** Die Buttermehlnahrung besteht aus Milch und einer Mischung von Butter, Mehl, Zucker und Wasser. Auf je 100 g Wasser kommen 5—7 g Butter, 5—7 g Mehl und 4—5 g Kochzucker. Beispiel: Butter (20 g) wird in einem Kochtopf über gelindem Feuer unter starkem Umrühren mit einem

Holzlöffel gekocht, bis sie schäumt und der Geruch nach Buttersäure verschwindet (3—5 Minuten). Dann fügt man 20 g Weizenmehl hinzu und vermengt es mit der zerlassenen Butter. Beides zusammen wird nun auf gelindem Feuer unter starkem Umrühren so lange gekocht, bis die Masse ein wenig dünnflüssig und bräunlich geworden ist (ca. 5 Minuten). Jetzt werden 300 g Wasser und 15 g Kochzucker zugegeben, nochmals aufgekocht, durch ein Haarsieb gegeben und schließlich das ganze noch warm der abgekochten und erkalteten Kuhmilch zugesetzt. Das Ganze soll nicht nochmals aufgekocht werden. Dauernde Kühlhaltung ist unerläßlich.

8. **Eiweißmilch.** Die Eiweißmilch wird so dargestellt, daß 1 l ungekochter Kuhmilch auf 40° erwärmt und mit einem Eßlöffel Simons Labessenz oder Pegnin (einem pulverförmigen Labferment nach v. Dungern) versetzt und auf eine halbe Stunde an einen warmen Ort oder in ein Wasserbad gestellt wird. In dieser Zeit vollzieht sich die Labung der Milch und die Trennung der Molke von dem Kaseingerinnsel. Das Ganze wird auf ein Seihtuch geschüttet, durch das die Molke langsam abtropft. Nach etwa 1 Stunde nimmt man den Käseklumpen — die Molke bleibt unbenutzt — und schickt ihn mehrmals unter hinzufügen von ½ l Leitungswasser durch ein Haarsieb, bis das Gerinnsel fein verteilt ist. Schließlich füllt man die Lösung mit ½ l Buttermilch wieder auf 1 l auf. Beim Sterilisieren muß die Eiweißmilch stark gerührt, am besten mit einem „Schneeschläger" geschlagen werden, da sie sonst klumpig wird. Trotzdem bilden sich oft zähe Gerinnsel, die das Loch im Sauger nicht passieren. Man pflegt deshalb, um die Mischung homogen zu halten, 1% Mondamin hinzuzufügen.

Die Milch, die man nunmehr vor sich hat, enthält Eiweiß und Kalk aus 1½ l Milch, Milchzucker aber nur aus ½ l, auch der Salzgehalt ist reduziert (abgesehen vom Kalk) und ferner ist das Fett von 3,5 auf 2,5% herabgesetzt. 1 l Eiweißmilch enthält 450 Kalorien.

Gebrauchsfertig als Eiweißmilch nach Finkelstein-Meyer zu beziehen von der Fabrik: Milchwerke Böhlen bei Rötha in Sachsen oder Vilbel in Hessen. (Einzelverkauf in allen Apotheken.).

Tee. Aus gewöhnlichem russischen Tee wird ein hellgelber Aufguß hergestellt. ½ Tabl. Saccharin pro Flasche.

Beikost.

Grießbrei. Auf 100 ccm Vollmilch werden 80 g Grieß genommen. Der Grieß und eine Prise Salz werden in die kochende Milch geschüttet. Man läßt ½ Stunde kochen unter Umrühren. Konsistenz: dicke Suppe.

Bouillongrieß. Eine dünne Fleischbrühe — die Fleischsorte ist gleichgültig — wird mit 5% Grieß ½ Stunde gekocht. Hat die Flüssigkeit stark durch Verdampfen abgenommen, so wird mit etwas Wasser aufgefüllt. Die Brühe muß so dünn sein, daß sie sich aus der Flasche trinken läßt.

Gemüse. Die gesäuberten Gemüse (Spinat, Mohrrüben) werden in Salzwasser weichgekocht, herausgenommen, zerkleinert und mit dem Kochwasser zu einem Brei verkocht. Dieser Brei wird durch ein feines Sieb getrieben.

Kartoffelbrei. Apfelmus. Fruchtsaft.

Die Kuhmilch.

Für den künstlich genährten Säugling ist eine einwandfreie Kindermilch nötig. Für ihre Erstellung sind von Bedeutung 1. Gewinnung der Milch, 2 ihre „Haltbarmachung", 3. ihre Lieferung. Die Kindermilch muß von gesunden Kühen stammen, die die probatorische Tuberkulininjektion, ohne darauf zu reagieren, überstanden haben. Die Kühe müssen auch sonst frei von Krankheiten sein (Eutererkrankung: Mastitis!). Der Gesundheitszustand der eingestellten Tiere muß dauernd von geschulten Tierärzten überwacht werden.

Für die Gesunderhaltung der Kühe ist die Stallung von großem Einfluß. Die Melkung soll sich möglichst „aseptisch" vollziehen, am besten im besonderen „Melkstall", der frei von Mist und Staub ist. Die Melker müssen gesund, sauber gekleidet sein und vor dem Melken sich gründlich Hände und Nägel säubern. Die Melkeimer müssen peinlich sauber gehalten werden. Die durch die ersten Striche gewonnene Milch soll nicht benutzt werden, da sie die in den Ausführungsgängen der Milchdrüse sitzenden Bakterien enthält. Sofort nach der Gewinnung muß Tiefkühlung auf etwa 6—8° C erfolgen. In diesem tiefgekühlten Zustande muß sie mittelst Füllapparats in vorher ausgekochte Flaschen gefüllt und mechanisch — mittelst Pappscheibe — verschlossen werden. Der Transport und die Lieferung der Milch muß im Sommer in eisgekühlten Waggons bzw. innerhalb der Stadt in eisgekühlten Wagen — zu empfehlen sind die Kuchlerwagen — erfolgen. Bei der Ablieferung an den Verbraucher soll ihre Temperatur 10° C nicht überschreiten.

Als Fütterung für die Milchtiere eignet sich am besten die Trockenfütterung, weil sie gut geregelt werden kann und einen festen, wenig verunreinigenden Kot gibt. Es empfiehlt sich, Mischmilch, also eine Milch, die von vielen Kühen gesammelt ist, zu verwenden, weil so Schwankungen der chemischen Zusammensetzung und des Keimgehalts ausgeglichen werden.

Für die Brauchbarkeit der Milch ist· die Stallhygiene am wichtigsten, da die Milch die Hauptverschmutzung und Hauptinfektion am Gewinnungsort erleidet.

Für die Belieferung einer Fürsorgestelle — sei es für die Milchküche, sei es für die Verteilung an die Besucher der

Fürsorgestelle — wird seitens der Fürsorgestellen (durch die vorgesetzte Behörde oder den Verein) mit einer Molkerei oder mehreren ein **Pachtvertrag** geschlossen, der Forderungen an die Stallhygiene, die Zusammensetzung der Milch (besonders den Fettgehalt), die Frische und Sauberkeit stellt.

Folgende Anforderungen sind zu stellen[1]):

Bedingungen für die Lieferung von Säuglingsmilch [2]).
1. Die Milch muß in dem von dem betreffenden Lieferanten unterhaltenen Stalle erzeugt und darf nicht anderweitig bezogen sein.

Die Haltung und Fütterung der Kühe muß nach den für den Stadtkreis Berlin für Kindermilch erlassenen polizeilichen Vorschriften (vom 15. März 1902) erfolgen. Für etwa in Betracht kommende, in diesen Vorschriften nicht erwähnte Punkte, wie z. B. Stallhygiene, Melkzeiten, Personal usw., sollen die im Auftrage „des Verbandes deutscher Milchhändlervereine" entworfenen „Grundsätze betreffend einheitliche gesetzliche Regelung des Verkehrs mit Milch" maßgebend sein.

Die Milch muß reines Naturprodukt sein, dem nichts hinzugefügt und nichts hinweggenommen ist.

2. Die Milch muß unmittelbar nach der Gewinnung tief gekühlt sein, und muß der Transport so erfolgen, daß die Temperatur der Milch bei Einlieferung in das Krankenhaus 10⁰ C nicht übersteigt.

3. Die Milch darf wägbare Mengen von Schmutz in 1 Liter nicht enthalten und muß die Gärungsprobe aushalten.

4. Die Milch muß die Alkoholprobe aushalten.

5. Die Milch muß einen Fettgehalt von mindestens 3% haben. Wasser- oder Magermilchzusatz zu einer Milch, welche einen Fettgehalt von mehr als 3% hat, ist ebensowenig gestattet, wie Rahmzusatz zu einer Milch, welche aus natürlichen Gründen vorübergehend einen geringeren Fettgehalt als 3% aufweist. Letzteres ist vielmehr mitzuteilen, damit Gelegenheit genommen werden kann, sich von dem Unverschulden der Molkerei zu überzeugen.

6. Die Milch darf keinerlei Konservierungsmittel oder sonstige Zusätze enthalten; auch darf dieselbe nicht erhitzt (pasteurisiert) und nachher wieder gekühlt werden.

7. Die Besichtigung der gesamten Molkereianlagen ist jederzeit ohne vorherige Anmeldung zu gestatten.

8. Milch, welche den in §§ 1—6 gestellten Anforderungen nicht genügt, wird zurückgewiesen und, wenn kein Ersatz geleistet werden kann, auf Kosten des Lieferanten anderweitig ersetzt.

Prüfung der Milch.

Die Innehaltung des Vertrages wird durch häufige Untersuchung der Milch geprüft. Ist am Orte ein Untersuchungs-

---

[1]) Vertrag des Kaiser- und Kaiserin-Friedrich-Kinderkrankenhauses zu Berlin.

Für den Handel mit Milch sind Polizeivorschriften erlassen.

[2]) Siehe Baginsky-Sommerfeld: Säuglingskrankenpflege usw. Stuttgart 1906 S. 62 ff.

amt, an dem ein Nahrungsmittelchemiker amtiert, so empfiehlt sich, diesem die regelmäßige Kontrolle zu übertragen. Fehlt eine solche Anstalt, so muß der Arzt die Prüfung vornehmen.

Diese erstreckt sich auf 1. Bestimmung des Fettgehaltes, 2. Bestimmung des Schmutzgehaltes, 3. des Keimgehaltes, 4. des Grades der Zersetzung mittelst der Aziditätsbestimmung.

Bestimmung der Azidität. Bis zu 20 Säuregraden ist Milch für die Ernährung von Säuglingen brauchbar. Milch mit mehr als 20 Säuregraden ist unbrauchbar.

Annähernde Bestimmung des Säuregrades mit 70 % (Vol.) Alkohol. Erfordernisse: Alkohol von 70 Volumprozent (in jeder Apotheke vorrätig).

Ausführung: Annähernd läßt sich der Säuregrad bestimmen, indem man in einem Reagenzglase zu 10 ccm Milch 10 ccm 68—70%igen Alkohol hinzufügt und umschüttelt. Tritt keine Gerinnung ein, so ist der Säuregrad unter 20, die Milch also brauchbar. (Diese Probe ist auch für den Haushalt geeignet.)

Genaue Bestimmung des Säuregrades durch Titration. Erfordernisse: 1. $^{1}/_{10}$ Normalkalilauge oder -natronlauge; 2. 1% alkoholische Phenolphthaleinlösung.

Ausführung: 10 ccm Milch werden in einem Becherglase oder Erlenmeyerschen Kölbchen mit etwa 90 ccm destilliertem Wasser verdünnt und mit einigen Tropfen Phenolphthaleinlösung versetzt. Unter beständigem Umrühren mit Hilfe eines Glasstabes bzw. Umschwenken des Kölbchens läßt man aus einer in $^{1}/_{10}$ ccm geteilten Bürette so lange $^{1}/_{10}$ Normalalkali in die verdünnte Milch tropfen, bis eine bleibende obere Rosafärbung entsteht. Man pflegt diejenige Menge von Alkali anzugeben, welche nötig ist, um 100 ccm Milch zu neutralisieren, und sagt, wenn hierzu z. B. 16 ccm $^{1}/_{10}$ Normalalkali nötig waren, die Milch hat den Säuregrad 16.

Die zur Verwendung kommenden Gefäße usw. sind vorher mit destilliertem Wasser auszuspülen. Das destillierte Wasser selbst muß auf Alkalifreiheit geprüft werden, darf also mit Phenolphthaleinlösung keine rötliche Färbung geben. Man mache stets zwei Bestimmungen, welche untereinander um höchstens 0,1 differieren dürfen.

Bestimmung des Fettgehaltes nach der acidbutyrometrischen Methode von Gerber. Erfordernisse: 1. Konzentrierte reine Schwefelsäure vom spezifischen Gewicht 1,84. 2. Amylalkohol (124—120° Siedepunkt).

Ausführung: In das Butyrometer werden mittelst Pipette, ohne den Rand zu befeuchten, 10 ccm konzentrierte Schwefelsäure gebracht und, ohne daß eine Mischung eintritt, mit 11 ccm Milch überschichtet, endlich 1 ccm Amylalkohol zugefügt. Es wird jetzt sofort mit einem Gummistopfen fest verschlossen und dieser so tief in das Gewinde des Butyrometerhalses hineingeschraubt, daß er beim Umkehren des Butyrometers bis nahezu an den Nullpunkt der Skala heranreicht. Nun wird einige Male kräftig geschüttelt (starke Erhitzung! Tuch umwickeln), das Butyrometer, und zwar mindestens zwei einander gegenüberliegend, in die Zentrifuge eingesetzt und 2 Minuten zentrifugiert. Nach dieser Zeit ist die Fettschicht völlig klar abgesetzt und wird der Prozentgehalt der Milch direkt abgelesen. Die Ablesung muß geschehen, solange der Inhalt des Butyrometers noch heiß ist, anderenfalls wird dasselbe erst auf kurze Zeit in ein auf 60—70° erwärmtes Wasserbad gelegt.

Das Butyrometer (Abb. 3) ist am Halse mit einer in 90 Teile geteilten Skala versehen. Zur Erleichterung der Ablesung ist jeder fünfte Teilstrich länger ausgezogen und jeder zehnte mit einer Zahl versehen. Der Raum zwischen zwei Teilstrichen beträgt 0,1 %, zwischen zwei mit Zahlen versehenen Strichen 1 % Fettgehalt. Zur Ablesung wird das Butyrometer mit dem schmalen Teil der Skala senkrecht nach oben gehalten, etwa in der klaren, hellen, scharf von der übrigen rotbraunen Flüssigkeit sich abtrennenden Fettschicht enthaltene Luftblasen durch sanftes Anklopfen mit dem Finger entfernt und das Volumen der Fettschicht festgestellt. d. h. die Zahlen des unteren und oberen Niveaus derselben abgelesen. Steht z. B. der untere Fettschichtmeniskus auf 32, der obere auf 62, so ist das Volumen 30, der Fettgehalt 3,0 %. Mit Hilfe einer Lupe kann man auch noch die zweite Dezimalstelle sicher ablesen. Um die Ablesung bequemer zu gestalten, kann man den Gummistopfen so in das Glasgewinde des Butyrometerhalses einschrauben, daß man den oberen oder unteren Meniskus der Fettschicht gerade auf einen langen, mit Zahl versehenen Teilstrich einstellt.

Hatte sich die Fettschicht nicht klar abgesetzt, so war nicht lange genug zentrifugiert. Man legt dann das Butyrometer in heißes Wasser und zentrifugiert von neuem. Ein Mißerfolg ist ausgeschlossen.

Die Zentrifuge ist eine sogen. Tellerzentrifuge, die sich an jeden Tisch anschrauben läßt und mit Kurbel-, Schnur- bzw. Riemenantrieb in Gang gebracht wird, aber auch für elektrischen, Wasser-

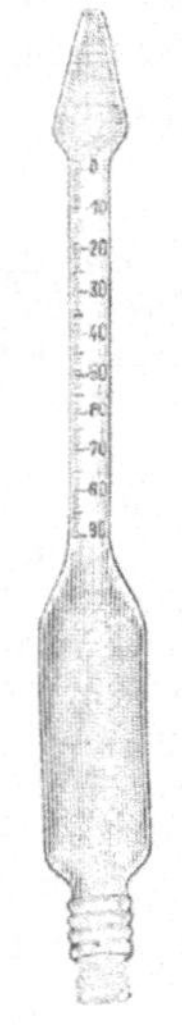

Abb. 3. Butyrometer.
(Entnommen aus Baginsky-Sommerfeld: Säuglingskrankenpflege usw. Stuttgart, Enke 1906.)

und Dampfantrieb hergestellt wird. Für kleine Laboratorien sind diese Zentrifugen — die mit Riemenantrieb sind sehr empfehlenswert — zur Aufnahme von vier Butyrometerröhrchen eingerichtet; für Molkereien und größere Institute werden sie für 32 und mehr konstruiert, so daß man eine beliebige Anzahl von Bestimmungen zu gleicher Zeit ausführen kann. Auch ist es zweckmäßig, sich bei einer großen Anzahl von Bestimmungen geeigneter Hilfsapparate: automatischer Pipetten für Milch, Amylalkohol und Schwefelsäure, Schüttelapparate und Reinigungsapparate für die Butyrometer usw. zu bedienen.

Die Milch darf keine erkennbaren Mengen von Schmutz enthalten. In einem nach unten trichterförmig sich verjüngenden, an seinem schmalsten Teil mit einem herausnehmbaren Sammelgefäß versehenen Glaszylinder werden 1 oder 2 Liter Milch gegossen und mit einem Glasdeckel bedeckt 24 Stunden ruhig stehen gelassen (Abb. 4). Das völlig dicht eingeschliffene Sammelgefäß, von etwa 5 ccm Inhalt, läßt sich durch einen Griff drehen, so daß es mit dem großen Gefäß kommunizieren oder aber von ihm getrennt werden kann. Bei Kommunikation beider setzt sich der spezifisch schwere Schmutz in dem kleinen Sammler ab; nach 24 Stunden wird er durch Drehung des Hahnes von der entschmutzten Milch abgesperrt, diese weggegossen und nun das Sammelgefäß herausgezogen. Sein Inhalt wird, vorausgesetzt, daß sich überhaupt Schmutz abgesetzt hat, mit Wasser und einigen Tropfen Ammoniak in ein Becherglas gespült und dann durch ein getrocknetes, gewogenes Filter filtriert. Es folgt nacheinander Waschen mit verdünntem Ammoniak (1 %), Alkohol und Äther, Trocknen bei 105° zum konstanten Gewicht und Wägen. Wer über eine Saugpumpe verfügt, benutzt statt des Filters zweckmäßig einen Goochschen Tiegel oder ein Asbest-filterröhrchen, wie sie zur gewichtsana-lytischen Bestimmung des Zuckers verwandt werden.

Um ein Gerinnen der Milch während des Stehens im Apparat, namentlich während der warmen Jahreszeit, zu verhindern, versetzt man sie mit einigen Tropfen Formalin. Natürlich wird durch diese Methode nur der ungelöste Schmutz bestimmt, während der bereits gelöste, z. B. aus den Fäces der Kühe stammende, der Bestimmung entgeht. Ist gelöster Schmutz vorhanden, so sind gewöhnlich auch viele Fäulnisbakterien in der Milch enthalten.

Sehr geeignet zur Schmutzmengen-bestimmung ist der Fliegelsche Schmutz-prüfer. Die Milch kommt in einen Zylinder, der einen siebartig durchlöcherten Boden enthält. Unter das Gefäß wird eine Me-tallsiebplatte gelegt. Zwischen dieser und

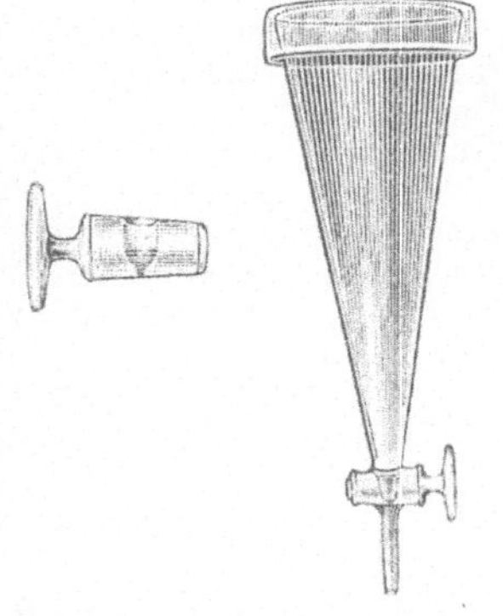

Abb. 4. Apparat zur Bestimmung d. Schmutzmenge. (Entnommen aus 'Baginsky-Sommer-feld: Säuglingskrankenpflege. Stuttgart, Enke 1906.)

dem durchlöcherten Boden des Zylinders liegt eine runde Watte-scheibe. Der Schmutz der Milch, der die Wattescheibe passiert, bleibt auf ihr haften und ist auf der weißen Unterlage deutlich sichtbar. Die Wattescheibe läßt sich auf Karton aufkleben, und der eingetrocknete Schmutz läßt sich so fixieren, um ebenfalls als Beweismaterial zu dienen.

Das Untersuchungsamt der Stadt Berlin prüft den Schmutzgehalt in der Weise, daß die meist in Halbliterflaschen eingelieferte Milch vor Beginn der weiteren Untersuchung ½ Stunde ruhig stehengelassen wird, ob sich auf dem Boden der Flasche deutlich erkennbare Schmutzpartikel abgeschieden haben. Je nachdem das nicht oder in geringerem oder höherem Grade der Fall ist, wird der Sauberkeitszustand als genügend oder mangelhaft bezeichnet. Von einer sorgfältig gewonnenen und behandelten Milch darf man erwarten, daß sie innerhalb einer halben Stunde keine nennenswerten Schmutzpartikel absetzt.

Diese Prüfungsart übertrifft an Einfachheit und Zuverlässigkeit alle übrigen Methoden.

Gärungsprobe zum Nachweis der Wirkung der Fäulnisbakterien. Man füllt sterile große Reagenzgläser von etwa 25 ccm Inhalt oder kleine sterile Erlenmeyerkolben mit der auf etwa 36° erwärmten zu untersuchenden Milch, welche aber noch nicht allzulange nach dem Melken gestanden hat oder wenigstens kühl aufbewahrt wurde, und läßt 8—12 Stunden im Brutschrank stehen. Sind keine oder wenige Fäulnisbakterien vorhanden, so ist nach dieser Zeit die Milch gleichmäßig geronnen bei saurer Reaktion. Ist jedoch die Gerinnung unter fauligem Geruch eingetreten, oder beginnt das Gerinnsel sich wieder aufzulösen, oder ist überhaupt keine Gerinnung eingetreten, so enthielt die Milch viele Fäulnisbakterien.

Keimgehalt. In der frisch angelieferten Milch darf im Kubikzentimeter die Zahl der Keime 50000—100000 keinesfalls überschreiten. Ein Keimgehalt von 50000 kann auch ohne besondere Maßnahmen und bei mäßiger Kühlhaltung gewährleistet werden.

Die Keime sind in der Regel nur Saprophyten. Am häufigsten finden sich Milchsäurebakterien (Bact. lact. acidi und — viel seltener— Bacill. lact. acid. Hueppe), ferner Buttersäurebakterien, Heu-, Kartoffel- und Erdbazillen, Farbstoffbakterien, schleimbildende Bakterien, Hefepilze und Schimmelpilze. In der rohen Milch haben die Milchsäurebakterien immer das Übergewicht. Die Milchsäurebakterien sind die Erreger der Milchgerinnung. Die Gerinnung tritt ein, wenn Milch längere Zeit bei höherer Temperatur steht, besonders schnell also in der warmen Jahreszeit. Die Milchsäurebakterien werden durch Erhitzung auf 65—70° C abgetötet.

Sind die Milchsäurebakterien abgetötet und findet kein Luftzutritt zur Milch statt — also in gut verschlossenen Gefäßen —, so tritt Buttersäuregärung ein. Die Buttersäurebakterien sind obligat anaërob.

Die Heu-, Kartoffel und Erdbazillen kommen u. a. im Heu und im Dünger vor. Sie finden sich also in reicher Menge in Milch, die aus unsauberen Ställen stammt.

Außer den Saprophyten kommen auch pathogene Bakterien in der Milch vor, entweder handelt es sich um Krankheitserreger des Milchviehs (z. B. Rindertuberkulose, Maul- und Klauenseuche), die durch die Milch ausgeschieden und mit ihr von den Menschen aufgenommen werden, oder um Krankheitserreger, die auf andere Weise, häufig von dem Stall- und Melkerpersonal, in die Milch eingesät werden. Zu den ersteren gehört der Erreger der Rindertuberkulose z. B. bei Milchtieren, die an Eutertuberkulose leiden.

Von den pathogenen Bakterien wächst besonders der Typhusbazillus sehr gut in Milch.

Sterilisierung und Pasteurisierung der Milch. Sterilisieren und Pasteurisieren dienen dazu, die Milch durch völlige oder teilweise Vernichtung der Keime haltbarer zu machen. (Völlig haltbar wird sie dadurch nicht.) Unter Sterilisieren versteht man Erhitzen auf oder über Kochtemperatur, unter Pasteurisieren Erhitzen auf höchstens 90°. Je höhere Temperaturen man anwendet, um so kürzer kann die Zeit der Einwirkung sein. Bei der Pasteurisierung wird gewöhnlich eine halbstündige Erhitzung auf 60—70° vorgenommen.

Beide Verfahren führen nicht zur Abtötung sämtlicher Keime.

Es überleben die „Flüggeschen Sporen", es verbleibt der Schmutz in der Milch.

Es ist zu fordern, daß auch sterilisierte und pasteurisierte Milch genau so sorgfältig im Großhandel, Transport, Kleinhandel, Haushalt behandelt wird wie die rohe Milch. Andernfalls wird sie frisch infiziert und kann, da man ihr die Verderbnis schwerer anmerkt als der rohen, sehr gefährlich wirken.

Besonders ist auch nach dem Sterilisieren rasche Kühlung und kühle Aufbewahrung nötig.

Aus diesem Grunde soll Kindermilch roh ins Haus gelangen.

Über die Behandlung der Milch im Haushalt siehe später.

b) Die Ernährung im Kleinkinderalter.

Das ruhende Kleinkind hat einen Kalorienbedarf für das Kilo Körpergewicht von 65—55 Kal. In der Bewegung steigert sich dieser Bedarf auf etwa 80—100. Für das gesunde, viel in Bewegung befindliche Kleinkind sind 80—100 Kal. für das Kilo Körpergewicht zugrunde zu legen. Man rechnet als Mindestmaß: 2—3 g Eiweiß auf Tag und Kilo. Der übrige Bedarf soll durch Fett und Kohlehydrate gedeckt werden, die sich in weitem Umfang gegenseitig vertreten können. Doch soll zweckmäßig ein Viertel des Bedarfs durch Fett gedeckt werden.

Die Nahrung soll gemischt sein mit vorwiegender Verwendung der Vegetabilien. Schädlich ist die sog. „kräftige Kost", d. h. Ernährung vorwiegend mit eiweißreichen Nahrungsmitteln: Milch, Eier, Fleisch. Diese Eiweißmast wirkt nachteilig. Die Milchmenge soll $\frac{1}{2}$ Liter täglich nicht überschreiten, Eier höchstens 1—2 Stück wöchentlich gereicht werden, Fleisch nur in geringen Mengen als Beilage.

Die Zahl der Mahlzeiten kann auf drei beschränkt werden.

Beispiele von Diätvorschriften:

Für 2jähriges Kind:

  morgens: 250 g Milch mit einem Brötchen oder Zwieback,
  vormittags: 1 Scheibe Butterbrot mit 2 Äpfeln oder
        Bananen,
  mittags: Fleischbrühe mit Einlage von Grieß oder
        Sago, 30 g Gemüse, 30 g Kartoffelbrei,
        25 g Fleisch,
  nachmittags: 250 g Milch, 1 Zwieback,
  abends: Brot mit weißem Käse oder Apfelreis oder
        Mondamin mit Fruchtsoße.

Vom 3. Lebensjahre ab:

morgens: Milch mit Butter- oder Musbrötchen,
vormittags: Obst und Butterbrot mit Quark,
mittags: Suppe, Gemüse mit Kartoffel- und Fleisch-
beilage, Obst,
nachmittags: Milch mit Gebäck,
abends: Mehlspeise oder belegte Brote oder Kartoffeln
mit Butter, Obst

Vom 3. Jahre ab soll keine besondere Kost für das Kind bereitet werden. Grundsätzlich soll es an den Mahlzeiten der Eltern teilnehmen. Zu achten ist auf mäßigen Verbrauch von Trinkwasser. Je 1 Glas Wasser zur Mittags- und Abendmahlzeit genügt. Ferner sollen die Pausen zwischen den Mahlzeiten nicht durch Reichung von Näschereien usw. unterbrochen werden.

IV. Überblick über die Mutterfürsorge.

Fürsorge für Schwangerschaft, Entbindung, Wochenbett.

Für Schwangerschaft, Entbindung und Wochenbett wird durch das „Gesetz über die Wochenhilfe und Wochenfürsorge" vom 26. September 1919[1]) folgende Fürsorge geboten, und zwar für einen weit größeren Personenkreis als die Reichsversicherungsordnung vorsieht.

Die Wochenhilfe nämlich steht zu:

1. den Wöchnerinnen, die im letzten Jahre vor der Niederkunft mindestens 6 Monate hindurch auf Grund der Reichsversicherung, also bei einer gesetzlichen Krankenkasse, oder bei einer knappschaftlichen Krankenkasse gegen Krankheit versichert gewesen sind;

2. den versicherungsfreien Ehefrauen, Töchtern, Stief- und Pflegetöchtern der Versicherten, die mit diesen in häuslicher Gemeinschaft leben.

   Anspruchsberechtigt ist der versicherte Haushaltungsvorstand;

3. minderbemittelten Wöchnerinnen deutscher Staatsangehörigkeit, die weder als Versicherte, noch als versicherungsfreie Angehörige Anspruch auf Wochenhilfe haben.

---

[1]) Reichsgesetzblatt S. 1757 ff.

Als minderbemittelt gilt:

a) eine verheiratete Wöchnerin, wenn ihres Ehemannes und ihr eigenes Gesamteinkommen in dem Jahre oder Steuerjahre vor der Entbindung den Betrag von 4000 Mk. nicht überschritten hat. Dieser Betrag erhöht sich für jedes vorhandene Kind unter 15 Jahren um 500 Mk.;

b) eine alleinstehende Wöchnerin, wenn ihr Gesamteinkommen in dem Jahre oder Steuerjahre vor der Entbindung 7000 Mk. nicht überstiegen hat. Dieser Betrag erhöht sich für jedes vorhandene Kind unter 15 Jahren um 500 Mk.

Die Wochenhilfe besteht in folgenden Regelleistungen:

a) einem einmaligen Beitrag zu den Kosten der Entbindung in Höhe von 50 Mk.;

b) einem Wochengeld von 1.50 Mk. täglich einschließlich der Sonn- und Feiertage für 10 Wochen, von denen mindestens 6 in die Zeit nach der Niederkunft fallen müssen;

c) einer Beihilfe bis zum Betrage von 25 Mk. für Hebammendienste und ärztliche Behandlung, falls solche bei Schwangerschaftsbeschwerden notwendig werden;

d) einem Stillgeld, solange die Wöchnerinnen ihre Neugeborenen stillen, von 75 Pf. täglich einschließlich der Sonn- und Feiertage, bis zum Ablauf der 12. Woche nach der Niederkunft.

Die Wochenhilfe wird gewährt:

durch die Krankenkasse, der die Versicherte bzw. der versicherte Ehemann oder Vater, Stief- oder Pflegevater angehören; für die Gruppe der „minderbemittelten Wöchnerinnen" durch die allgemeine Ortskrankenkasse, in deren Bezirk der gewöhnliche Aufenthaltsort der Wöchnerin liegt; wo es eine solche Kasse nicht gibt, durch die Landkrankenkasse dieses Bezirks.

Für die einzelnen Zeitabschnitte der Mutterschaft sind außerdem noch folgende fürsorgerische Maßnahmen und Einrichtungen vorhanden:

1. Schwangerschaft. Für die gewerbliche Arbeiterin gibt § 139a der Gewerbeordnung die Handhabe, Schwangere von

Beschäftigungen auszuschließen, die erfahrungsgemäß häufig Abort oder Frühgeburt herbeiführen (z. B. Beschäftigung mit Blei und Bleiverbindungen in Akkumulatorenfabriken).

Eine Reihe von Gemeinden hat ergänzende Maßnahmen getroffen. Charlottenburg z. B. hat Geldmittel bereitgestellt, aus denen der Hauspflegeverein minderbemittelten Schwangeren, die sich bereit erklären, ihr Kind zu stillen, für die Dauer von 4 Wochen vor der Entbindung wöchentliche Beihilfen bis zu 6 Mk. gewähren kann. Auch kann bedürftigen Schwangeren täglich ein kräftiges Mittagessen verabfolgt werden (die sog. „Vorernährung").

Das Vormundschaftsamt der Stadt Berlin hat eine Fürsorgestelle für Schwangere unter Mitarbeit eines Frauenarztes eingerichtet, welche die ärztliche, wirtschaftliche und rechtliche Beratung zu gleicher Zeit ermöglicht und die Schwangeren in dauernder fürsorglicher Beobachtung behält.

„Die ärztliche (geburtshilflich-spezialistische) Beratung — nicht Behandlung, die dem Arzt der Wahl überlassen bleibt — hat zunächst diagnostisch-prophylaktischen, sodann erzieherischen Zweck, indem den Schwangeren eine Hygiene und Diätetik der Schwangerschaft, Geburt und Wochenbett vermittelt und — besonders in der Frühgravidität — immer wieder die Heiligkeit der Schwangerschaft, Achtung und Ehrfurcht vor ihrer Leibesfrucht vorgeführt wird[1]."

In Großstädten kann auch eine räumliche Verbindung von Säuglings- und Schwangerenfürsorge zweckmäßig sein. Spricht für die Verbindung der Schwangerenfürsorge mit dem Vormundschaftsamt der Umstand, daß für die uneheliche Schwangere wesentlich Rechtsfragen von Bedeutung sind, so hat die Verbindung von Säuglings- und Schwangerenfürsorgestelle den Vorzug, daß die Säuglingsfürsorgestelle so am sichersten in der Lage ist, die Neugeborenen schon vom ersten Lebenstage ab in Obhut zu nehmen. Auch ist der Besuch einer der über die Stadt verteilten Säuglingsfürsorgestellen für die Schwangere oft bequemer als der Besuch des Vormundschaftsamtes.

Ein verhältnismäßig kleiner Teil Schwangerer kann in den letzten 6—8 Wochen der Schwangerschaft in Entbindungsanstalten als sog. „Hausschwangere" Aufnahme finden, ferner in „Wöchnerinnenheimen". Für unehelich Schwangere ist schließlich Aufnahme in den „Versorgungshäusern und Zufluchtsstätten

---

[1] Siehe Pryll, Ztschr. f. Säuglingsschutz 9, 519 (1912).

für ledige Mütter" möglich. Gewöhnlich nehmen diese aber nur Erstgebärende auf.

Fürsorge für die Entbindung. Wenngleich das Gesetz über die Wochenhilfe und Wochenfürsorge den größten Teil aller Fürsorgebedürftigen erfaßt, so wird die Gruppe der minderbemittelten Wöchnerinnen insbesondere bei pathologischen Entbindungen und pathologischem Verlauf des Wochenbetts doch genötigt sein, die Hilfe des Stadt- oder Armenarztes in Anspruch zu nehmen. Wird auch ein Teil dieser Frauen Anstalten überwiesen, so muß doch bei anderen die Entbindung in der Wohnung vorgenommen werden. Hierfür ist von Wichtigkeit die Herrichtung eines sauberen Entbindungsraumes und -bettes. Wenngleich die Gemeinden gewöhnlich die notwendigen Gebrauchsgegenstände zur Verfügung stellen, ist es doch verdienstlich, daß Hauspflegevereine u. ä. in Form von **Wanderkörben** (Wochenbettkörben, Notkästen) die erforderlichen Gegenstände zusammengestellt haben und verleihen.

Wöchnerinnenfürsorge. § 137 IV der Gewerbeordnung bestimmt: „Wöchnerinnen dürfen während vier Wochen nach ihrer Niederkunft überhaupt nicht und während der folgenden zwei Wochen nur beschäftigt werden, wenn das Zeugnis eines approbierten Arztes dies für zulässig erklärt."

Die ·bedürftige Wöchnerin zu pflegen, ihr ein hinreichend langes Wochenlager zu ermöglichen durch Stellung von Hilfskräften für die hauswirtschaftliche Arbeit, ist die Hauptaufgabe der **Hauspflegevereine.** Diese Vereine sind zu dem Zweck gegründet, unbemittelten Familien Hilfe zur Aufrechterhaltung des Hausstandes während solcher Zeiträume zu gewähren, in welchen die Ehefrau, insbesondere durch Wochenbett oder Krankheit oder deren Folgen, vorübergehend außerstande ist, ihrem Hauswesen selbst vorzustehen. Der Verein entsendet auf seine Kosten Pflegerinnen.

Die **anstaltliche Wochenpflege** leidet allgemein unter ihrer unzureichenden Dauer. Die Entbindungsanstalten sind wegen Platzmangels genötigt, manchmal schon am fünften Tage nach der Entbindung, häufig aber vor dem eigentlichen Ende des Wochenlagers, die Wöchnerinnen zu entlassen. Besonders für uneheliche Mütter ist diese frühzeitige Entlassung oft gleichbedeutend mit völliger Rat- und Hilflosigkeit.

In diesem Stadium hat nun die Fürsorge mit allen Mitteln eine **vorzeitige Trennung von Mutter und Säugling zu verhindern.** Die vorzeitige Aufnahme der Arbeit, gewöhnlich als Dienstmädchen, ist für die Mutter ebenso gesundheitsschädlich wie für den Säugling, der damit von der Stillung ausgeschlossen wird. Hier setzt nun die Tätigkeit der Anstalten ein, die den Zweck haben, der unehelichen Mutter den ruhigen Ablauf des Wochenbettes zu gewähren und ihr gleichzeitig die Möglichkeit zu verschaffen, ihr Kind zu stillen (Wöchnerinnenheime, Mütterheime usw.). Da der unehelichen Mutter das Zusammenbleiben mit ihrem Kinde auch ein großer moralischer Halt ist, so bemüht man 'sich, Maßnahmen zu treffen, um dies auch über die Wochenfrist hinaus zu ermöglichen. In diesem Sinne arbeitet z. B. die Deutsche Gesellschaft für Mutter- und Kindesrecht (Sitz: Charlottenburg) und der Verein Mutter und Kind, Abt. Müttersiedlungen, in Charlottenburg. Der Zweck dieses Vereins ist:

1. die Gründung von Müttersiedlungen, d. h. kleinen (der Leitung einer Vertrauensperson unterstellten) Wohngemeinschaften erwerbstätiger Mütter, die des eigenen Heimes und Familienanschlusses entbehren, denen aber durch wirtschaftlichen Zusammenschluß ein Ersatz dafür geschaffen und vor allem das Zusammenbleiben mit dem Kinde ermöglicht werden kann;

2. die Errichtung von Mütterheimen mit Arbeitsstätten, in denen Schwangere und junge Mütter mit ihrem Kinde bei angemessener Beschäftigung Unterkunft finden können, solange ihre Arbeits- und Erwerbstätigkeit verringert ist und das Gedeihen des Kindes es erfordert.

Der Verein geht hierbei von dem Grundsatze aus, daß die natürliche Zusammengehörigkeit von Mutter und Kind eine untrennbare und ihre Aufrechterhaltung die wichtigste Voraussetzung einer körperlich und sittlich gesunden Volksentwicklung ist. (Über Stillpropaganda usw. s. S. 49.)

V. Der Arzt der Säuglings- und Kleinkinderfürsorgestelle. (Die offene Fürsorge.)

Zweck der Einrichtung.

Die Säuglingsfürsorgestelle dient der offenen Fürsorge. In ihr halten Ärzte Sprechstunde ab, um fürsorgebedürftigen Müttern und Pflegemüttern von Säuglingen unentgeltlich Rat über Ernährung und Pflege der Kinder zu erteilen. Immer mehr wird diese Tätigkeit jetzt auch auf das Kleinkinderalter von 1—6 Jahren ausgedehnt.

Vor allen Dingen soll durch Belehrung und durch Gewährung materieller Hilfe Stillpropaganda getrieben werden. Fürsorgebedürftigen Müttern werden Stillprämien gewährt, falls ein gesetzlicher Anspruch auf Stillgeld nicht oder nicht mehr besteht. Mütter, die nicht stillen können, erhalten zu mäßigem oder ganz erlassenem Preise eine einwandfreie „Kindermilch". Bedingung für die Gewährung dieser Unterstützungen ist die regelmäßige Vorstellung der Kinder in der Fürsorgestelle.

Auch in den Fällen, in denen den Müttern das gesetzlich zustehende Stillgeld durch die Krankenkasse ausgehändigt wird, übernehmen die Fürsorgestellen die Überwachung der Kinder und die Bescheinigung der Stillung.

Die Ausdehnung der Überwachung auf die Kleinkinder erfolgt gewöhnlich mit der Maßgabe, daß diesen Unterstützungen nicht gewährt werden. Es muß zugegeben werden, daß dies Verfahren nicht folgerichtig ist. Zweifellos sollten auch für hinreichende Ernährung jenseits des Säuglingsalters Fürsorgemaßnahmen bestehen. Den Ruf nach „Kindervolksküchen" hat schon vor 10 Jahren Siegert[1]) erhoben. „Sie sollen angegliedert werden an die Menagen der großen Fabriken, an die Küchen der städtischen und privaten Spitäler, Krankenhäuser, gegründet werden als Kochschulen für schulentlassene Mädchen."

An mehreren Orten, z. B. in Berlin, sind inzwischen Vereine für Kindervolksküchen gegründet worden. Der Berliner Verein hat 34 Suppenküchen für Kleinkinder eingerichtet. Außerdem läßt der Verein durch die Fürsorgestellen Freimarken zu kostenlosem Bezug verteilen.

In zunehmendem Maße wird die Fürsorgestelle ärztliches Organ der Berufsvormundschaft. Sie übernimmt die Überwachung der städtischen Mündel. Ebenso werden ihr zur Überwachung gewöhnlich die städtischen Zieh- (oder Waisen-) kinder überwiesen, d. s. die Kinder, die auf städtische Kosten in Haltepflege untergebracht sind.

Die Tätigkeit der Säuglingsfürsorgestelle ist nicht mit der ärztlichen Belehrung in der Sprechstunde erschöpft. Daneben setzt eine außeranstaltliche Tätigkeit ein, die in Hausbesuchen besteht. Diese Tätigkeit liegt vornehmlich in Händen des weiblichen Hilfspersonals.

---

[1]) Siegert in Adele Schreibers Buch vom Kinde, II, S. 176, Leipzig-Berlin 1907.

Die Anstalt.

Die örtliche Lage der Fürsorgestelle ist von Wichtigkeit. Sie muß mitten in den Wohnvierteln der fürsorgebedürftigen Bevölkerungsschicht liegen. In größeren Städten muß die Zahl der Fürsorgestellen so groß sein, daß die Mütter keine weiten Wege von der Wohnung zur Anstalt zurückzulegen haben. Die Nähe von Straßenbahnlinien muß berücksichtigt werden. Bestehen mehrere Fürsorgestellen in der Stadt, so hat jede einen genau (nach Straßen und Häusern) abgegrenzten Fürsorgebezirk. Nur so kann verhütet werden, daß eine Mutter gleichzeitig von mehreren Fürsorgestellen unterstützt wird.

Sehr empfehlenswert ist die Unterbringung der Fürsorgestelle in städtischen Gebäuden, die womöglich verwandten Zwecken dienen (Bezirkswohlfahrtsamt, Bezirksjugendamt). Bei Neugründungen sollte jedenfalls Fürsorgestelle und Krippe, womöglich noch Kindergarten, in einem Gebäude untergebracht werden. Der Betrieb verbilligt sich dadurch, weil z. B. die Milchküche und Küche für alle Betriebe nutzbar gemacht werden kann, auch das Personal z. T. für alle Betriebe verwendet werden kann. Ebenso wird die ärztliche Aufsicht dadurch leichter und billiger. Auch für die kinderreiche Mutter bedeutet diese Zusammenfassung eine erhebliche Zeitersparnis, weil sie gegebenenfalls nur einen Weg statt mehrerer zurückzulegen hat.

Die Fürsorgestelle muß im Erdgeschoß, allenfalls im ersten Stockwerk liegen, damit der mit dem Kind belasteten Mutter das Treppensteigen möglichst erspart bleibt. In der Anstalt muß Gelegenheit vorhanden sein, die Kinderwagen vor Nässe, Kälte und Diebstahl[1]) geschützt einzustellen.

Die eigentlichen Anstaltsräume müssen so gelegen sein, daß eine bequeme Zirkulation der Besucher stattfinden kann. Solche Anordnung der Räume ist nötig, da in wenigen Stunden eine oft sehr große Zahl fürsorgebedürftiger Kinder aufgenommen, untersucht und abgefertigt werden soll.

Alle Räume sind hell, freundlich, geräumig. Fußboden und Wände sowie die Einrichtungsgegenstände sind leicht und gründ-

---

[1]) Am zweckmäßigsten übernimmt eine Angestellte (z. B. Aufwartefrau) die Aufsicht über die Kinderwagen, etwa indem sie den Müttern eine mit Nummer versehene Marke gibt, während eine gleichlautende am Kinderwagen befestigt wird. Oder man gibt den Müttern Eisenketten mit Schloß, mittelst deren sie selbst den Wagen an einer Eisenstange usw. anschließen. Natürlich müssen die Schlösser durchweg verschieden sein.

lich abwaschbar und desinfizierbar. Der Fußboden ist zweckmäßig mit Linoleum zu belegen, die Wände bis zu halber Höhe mit Ölanstrich zu versehen, den man gern mit einer auf das Kinderleben bezugnehmenden Zierleiste abschließt. Die Räume sind gut lüftbar und heizbar, besonders auch die Hausflure.

Folgende Räume sind nötig: **Warte- und Wiegeraum, Untersuchungs- und Abfertigungsraum, Isolierzimmer.** Bei größerem Betriebe sind Warte- und Wiegeraum sowie Untersuchungs- und Abfertigungsräume zu trennen, so daß fünf Räume vorhanden sind. Diese Einteilung liegt dem folgenden zugrunde:

1. Der **Warteraum** enthält große, gut abwaschbare Tische zum An- und Auskleiden der Kinder sowie Bänke für die wartenden Mütter. Eimer, über denen die Kinder abgehalten werden können, dürfen weder hier noch in anderen Räumen fehlen. Im Warteraum erhalten die Mütter numerierte Blechmarken, nach deren Folge sie ins Wiegezimmer gerufen werden. Im Warteraum wird durch das Hilfspersonal sorgsam Obacht gegeben, daß nicht Kinder mit ansteckenden Krankheiten Platz nehmen. Verdächtige werden in das **Isolierzimmer** gebracht und möglichst schnell ärztlich untersucht.

Der Betrieb ist so einzurichten, daß eine größere Anhäufung im Warteraum nicht stattfindet.

2. Das **Wiegezimmer.** Im Wiegezimmer findet die Wägung der Säuglinge, Kleinkinder und der stillenden Mütter statt. Zweckmäßig ist auch hier die Sammlung und Ausgabe der **Personalblätter,** die für jedes Kind angelegt sind. Die laufende Eintragung des festgestellten Gewichts in die **Gewichtstafel** des Personalblattes erfolgt gleichfalls hier. Die Wägung und Aushändigung der Personalbogen und das Eintragen in die Gewichtstafel geschieht durch weibliche Hilfskräfte. In einer Stunde fertigt eine eingearbeitete Hilfskraft etwa 25 Kinder ab.

Das Instrumentarium besteht aus mehreren Säuglingswagen (siehe Abb. 5, S. 38). (Mehr wie eine soll jedenfalls vorhanden sein, da Ausbesserungen häufig nötig werden.) Während der Sprechstunde muß die Wage öfters ausbalanciert werden.

Die Kinder werden nackt gewogen. Obwohl im Wiegezimmer nochmals eine Kontrolle der nackten Kinder auf ansteckende Krankheiten hin stattfindet, muß doch aus hygienischen Gründen beim Wiegen für jedes Kind eine neue Unterlage auf die Wagschale gelegt werden.

Windeltücher würden zu viel Waschkosten verursachen, da nur einmalige Benutzung statthaft ist. Es empfiehlt sich die Benutzung von Papier. Vor jeder Wägung wird ein neuer

Bogen auf die Wagschale gelegt, der nach der Wägung fort-
geworfen wird. Die Schale muß täglich gründlich mit Lysol
abgewaschen werden.

Im Wiegezimmer wird auch das Gewicht der Kleinkinder
und der stillenden Mütter festgestellt. Für diese ist eine Personen-
wage mit Laufgewicht vorhanden.

Zweckmäßig wird das Gewicht der stillenden Mütter in einen
besonderen Stab der Gewichtstafel des Kindes eingetragen.

Im Wiegezimmer wird auch, falls ärztlicherseits darauf Wert
gelegt wird, die Messung des Kindes vorgenommen. Für
Säuglinge bedient man sich dazu eines Meßbretts. Selbständig

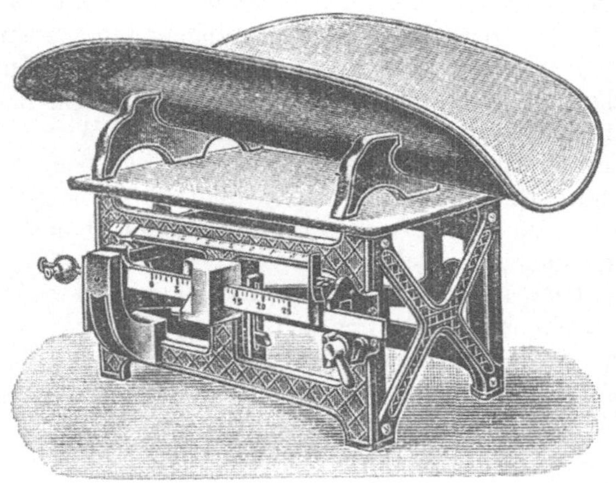

Abb. 5. Säuglingswage.
(Entnommen aus Tugendreich, Vorträge über Ernährung und Pflege des Kindes.
2. Aufl., S. 13. Stuttgart 1914, Ferdinand Enke.)

stehende Kleinkinder werden mittelst einfacher Holzschieber gemessen; sollen die Messungen ins einzelne gehen, so sind besondere Meßapparate notwendig.

Reichliche Waschgelegenheit für das Personal muß
unbedingt vorhanden sein.

3. Vom Wiegezimmer geht es in das Arztzimmer. Nach
Nummernaufruf gelangt das entkleidete und gewogene Kind mit
seinem Personalbogen zur ärztlichen Untersuchung. (Über diesen
s. S. 39.) Nach der Untersuchung trägt der Arzt den Befund in
den Personalbogen und gibt seine Ernährungsverordnung. Über
Einrichtung und Instrumentarium des Arztzimmers wird später
gesprochen (siehe S. 43). Aus dem Arztzimmer gelangt das
Kind endlich in das Abfertigungszimmer.

Etatsjahr 191........ bis ....   Monats-Nr. ....

Erste Beratung am.......... 191....   Letzte Beratung am .... 191....

Charlottenburger Säuglings-Fürsorgestelle ....

(Journalblatt Nr. ....).

Gesundheitsschein

für ....

geb. am .... in ....

$\frac{\text{Eheliches}}{\text{Uneheliches}}$ Kind des (der) .... Stand ....

Wievieltes Kind? ..... **Geschwister:** lebende.... verstorbene .....

Alter der Mutter ....

Für uneheliche Kinder: Lebt bei der Mutter? $\frac{\text{Ja}}{\text{Nein}}$

In anderer Pflege? $\frac{\text{Ja}}{\text{Nein}}$

Wohnung: ....$\frac{\text{Straße}}{\text{Platz}}$ Nr. .... $\left\{\begin{array}{l}\text{Vorderhaus......} \text{Trp.} \\ \text{Seitenflügel .....} \text{Trp.} \\ \text{Quergebäude ...} \text{Trp.}\end{array}\right.$

Angaben der Eltern.

Brustkind: .... Monate, Flaschenkind: .... Monate, Krämpfe? $\frac{\text{Ja}}{\text{Nein}}$

Erster Zahn: ...... Monat. Beginn des Laufens: ....

Beginn des Sprechens: ...... Geimpft? $\frac{\text{Ja}}{\text{Nein}}$ Erfolg ....

Bisherige Erkrankungen: ....

....

A. Befund bei der Aufnahme.

Blutbildung: ....

Lymphsystem: ....

Knochensystem: ....

Urin: ....

IIIL. Nr. 2. Gesundheitsschein.   **Wenden!**

(Rückseite.)

Allgemeiner Gesundheitszustand: ....

....

Erbliche Belastungen: ....

....

B. Bei der Entlassung auszufüllen.

1. Beschaffenheit der Augen (insbesondere Kurzsichtigkeit, Schielen, andere Abweichungen): ....

....

2. Beschaffenheit der Ohren (Schwerhörigkeit, Ohrenlaufen): ......

....

3. Sprache (Stottern): ....

4. a) Knochensystem (Wirbelsäule, Rachitis): ....

....

    b) Beschaffenheit der Zähne: ....

5. Lymphsystem (einschl. Rachen- und Gaumenmandeln): ....

....

6. Innere Organe (insbesondere Herz und Lungen, Urin): ....

....

7. Darmbrüche: ....

8. Seelische und intellektuelle Entwickelung (insbesondere ob Epilepsie, Nervenkrankheiten): ....

9. Welche Infektionskrankheiten überstanden und wann? ....

....

10. Andere wichtige Erkrankungen und deren Folgen: ....

....

11. Besondere Bemerkungen (Mißbildungen): ....

....

C. Während der Beobachtung auszufüllen.

	Körpergewicht	Körpergröße
Nach Beendigung des 1. Lebensjahres.	.... kg	.... cm
„ „ „ 2. „	.... „	.... „
„ „ „ 3. „	.... „	.... „
„ „ „ 4. „	.... „	.... „
„ „ „ 5. „	.... „	.... „
„ „ „ 6. „	.... „	.... „

Datum	Gewicht kg	Befund	Bemerkungen ·

Personalbogen und Ausweiskarte für die Mutter.

Säuglings- und Kleinkinderfürsorgestelle der Stadt Berlin.

Name des Kindes: ....
Erster Besuch: ....

Diese Karte ist bei jedem Besuch der Fürsorgestelle mitzubringen.

(Rückseite.)

Datum	Woche	Gewicht	Diät	Datum	Woche	Gewicht	Diät
	1.				27.		
	2.				28.		

4. Hier händigt eine Schwester, den Anordnungen des Arztes entsprechend, den Müttern gegen Quittung die Stillunterstützung aus oder für künstlich genährte Säuglinge einen Ausweis oder besser Milchkarten (etwa in Größe und Beschaffenheit der Eisenbahnfahrscheine), die sie für eine bestimmte Zahl von Tagen zum Abholen einer bestimmten Milchmenge vom Milchlieferanten bzw. aus der Milchküche berechtigen. Hiermit ist die Frau entlassen mit dem ausdrücklichen Hinweis, sich nach einer bestimmten Frist von 8—14 Tagen wieder vorzustellen. Nur für diese Frist erhält sie Milchmarken oder Geldunterstützungen; der Frau wird eingeschärft, aber auch vorher sogleich die Fürsorgestelle aufzusuchen, falls im Befinden des Kindes irgendwelche Störungen eintreten sollten.

5. Unbedingt notwendig ist ein Isolierzimmer, im größeren Betrieb mit mehreren Boxen eingerichtet, durchaus gut desinfizierbar. Sehr empfehlenswert ist ein kleines „Operationszimmer", in dem kleine Eingriffe (Magenausheberung, Katheterisieren usw.) vorgenommen werden.

Zweckmäßig ist der Anstalt eine Milchküche angegliedert, worüber noch eingehender gesprochen wird (S. 62).

Zahl der Sprechstunden.

Am zweckmäßigsten findet, besonders in Mittel- und Großstädten, wochentäglich Sprechstunde statt. Nur so kann bei dem oft raschen Eintritt von Ernährungsstörungen rechtzeitig eingegriffen werden. In Berlin ist danach verfahren. Andere Städte begnügen sich mit weniger Sprechstunden für die Woche.

Die Tagesstunde, in der die Sprechstunde angesetzt wird, ist so zu wählen, daß die Mütter keine häusliche Abhaltung haben. Mit Rücksicht darauf, daß der Morgen der Versorgung der schulpflichtigen Kinder gehört, der Vormittag dem Einkauf und der Zubereitung der Mittagsmahlzeit, ein Teil der Frauen ferner das Mittagessen zur Arbeitsstelle des Mannes trägt — die Mittagspause des Arbeiters beginnt um 12 Uhr, ist spätestens 1 Uhr beendigt —, mit Rücksicht auf diese Zeitverteilung der mütterlichen Pflichten empfiehlt es sich, die Sprechstunde etwa um ½2 Uhr anzusetzen.

Der gesunde Säugling soll in Abständen von 10—14 Tagen vorgestellt werden, das zweijährige Kind 4—5 wöchentlich, das drei- und vierjährige 8—12 wöchentlich, das fünf- und sechsjährige Kind halbjährlich.

Bei schwächlichen oder kranken Kindern muß nach ärztlichem Bedarf Vorstellung stattfinden.

Die ärztliche Untersuchung.

Die ärztliche Untersuchung hat nach allen Regeln sorgfältig zu geschehen. Besonders der Aufnahmestatus ist mit größter Gründlichkeit vorzunehmen und sorgfältig an Hand des vorgedruckten Schemas aufzuschreiben. Der Arzt muß sich bewußt sein, daß seine Aufzeichnung von größtem Wert für die ärztliche, Beurteilung in den späteren Lebensjahren des Kindes (z. B. bei der Einschulung) sein wird. Denn diese Personalbogen begleiten das Kind mindestens bis zur Schulentlassung.

Aber auch der wissenschaftlichen Erforschung besonders chronischer und konstitutioneller Krankheiten (Rachitis, Tuberkulose und Skrofulose, exsudative und spasmophile Diathese, Neuropathie, Erbsyphilis) kann das wichtige Material nur dann dienen, wenn die Untersuchungen sorgfältig vorgenommen und trotz der gebotenen Kürze genau niedergeschrieben werden. —

Bei dem Säugling ist regelmäßige Besichtigung der Entleerungen notwendig. Wenngleich der Stuhl keineswegs der einzige Anhalt für den Verlauf einer Ernährungsstörung ist, hierbei vielmehr auch Gesichtsausdruck, Turgor der Haut, Temperatur volle Beachtung beanspruchen, so ist doch neben der Gewichtskurve die Beschaffenheit des Stuhlgangs von besonderer Bedeutung. Der Stuhl der Brustkinder ist normalerweise goldgelb, von salbenartiger Konsistenz, gleichmäßig (homogen). Der Geruch ist säuerlich, nicht stinkend; er reagiert auf Lackmus sauer. Indes sieht man Brustkinder nicht selten vortrefflich gedeihen, deren Entleerungen grün, zerfahren, mit weißen Bröckeln durchsetzt sind, also einen dyspeptischen Eindruck machen. Das ist wohl ein Beweis für die durchaus nicht ausschlaggebende Bedeutung des Stuhlbildes; doch kommt dies Zusammentreffen von tadellosem Gedeihen und zerfahrenen Stühlen fast ausschließlich bei Brustkindern vor. Bei dem Flaschenkind ist regelmäßige Besichtigung des Stuhls in der Fürsorgesprechstunde durchaus geboten Auch deshalb, weil man unter Umständen damit beweisen kann, daß die ärztlich verordnete Diät von der Mutter nicht befolgt worden ist, z. B. kann die braune Färbung des Stuhls verraten, daß mehlhaltige Nahrung gegeben worden ist. Bei einfachen Milchwassermischungen und Zuckerzusatz sind die Stühle hellgelb, homogen, breiig, schwach sauer oder alkalisch. Störungen werden im Stuhlbilde hauptsächlich in zwei Formen offenbar. Entweder bietet es die Zeichen verstärkter Gärung, nämlich stark saure Reaktion auf Lackmus bei häufigerer Entleerung, ungleiches Aussehen, wie gehackt, durchsetzt mit weißen und schleimigen Partikeln. Oder es besteht vielmehr Neigung zu Obstipation, der Zusammenhang des Stuhls ist fest, geformt, trocken, das Kind setzt ihn meist nur mit großer Kraftanstrengung ab. Seiner Trockenheit wegen haftet er nicht an den Windeln. Seine Farbe ist hellgrau. Solche Stühle werden wegen ihres Gehaltes an Seifen „Seifenstühle“ genannt.

Der Gärungsstuhl kommt zustande durch mangelhafte Verarbeitung der zugeführten Kohlehydrate, der Seifenstuhl entsteht gewöhnlich, wenn zu wenig Kohlehydrate in der Mischung enthalten sind. (Daher wird man im ersten Fall die Kohlehydratmenge verringern und die Eiweißmenge steigern etwa in Form der Eiweißmilch, im zweiten Fall die Kohlehydratmenge steigern unter Verringerung des Fettgehalts.)

Die Untersuchung des Säuglings geht am zweckmäßigsten so vor sich, daß die sitzende Mutter das Kind auf ihrem Schoß hält. Dies Verfahren ist jedenfalls hygienisch einwandfrei, während die Untersuchung der Kinder hintereinander auf demselben Tisch hygienisch nicht unbedenklich ist. Der Arzt sitzt am Schreibtisch, das Personalblatt vor sich. Außer Hörrohr, Hammer und Plessimeter stehen zwei Schalen auf dem Schreibtisch. Die eine ist mit einer hinreichenden Zahl von ausgekochten Mundspateln gefüllt, die andere, mit Lysollösung gefüllt, nimmt die benutzten Spatel auf. Die Spatel sind aus Metall, Holz oder Glas. Die Besichtigung des Rachens ist niemals zu versäumen.

Ferner steht auf dem Tisch eine leere, richtig graduierte Milchflasche sowie vorschriftsmäßige und als Gegenbeispiel verbotene Saughütchen, ferner Milchpumpen und sonstige für die Pflege und Ernährung wichtige Anschauungsgegenstände.

Der handliche kleine Apparat zur Vornahme der Pirquetschen probatorischen Tuberkulinimpfung darf nicht fehlen.

Zeitraubendere Eingriffe und Untersuchungen, wie Katheterisieren und Urinuntersuchung (bei der im frühen Kindesalter nicht seltenen Cystitis und Pyelonephritis), Magenausheberung und Magenspülung, Kochsalzinfusionen werden zweckmäßig in einem besonderen Zimmer (dem „Operationszimmer“) vorgenommen.

Der Arzt erhebt von der Mutter eine eingehende Anamnese: Zahl der Fehl- und Frühgeburten, Geburten, Zahl der gestorbenen und lebenden Geschwister sowie deren Ernährungsweise als Säuglinge, Todesursache der etwa gestorbenen Geschwister, hereditäre Belastung bei vorliegenden Verdachtsmomenten (Tuberkulose, Syphilis, Alkoholismus, Nerven- und Geisteskrankheiten) werden erörtert. Stets muß der Arzt daran denken, daß er im Dienste der Volksgesundheit steht und nicht nur das Wohl des Kindes zu bedenken hat. Er hat auch der Mutter die Notwendigkeit ärztlicher Behandlung klarzulegen, wenn der Befund beim Kinde Rückschlüsse auf eine Erkrankung der Eltern zuläßt (Tuberkulose, Syphilis). Es liegt in der Eigenart der sozialen Fürsorgeeinrichtungen, daß hier häufig Krankheiten festgestellt werden in einem frühen Stadium, das noch keine Veranlassung zum Aufsuchen privater ärztlicher Hilfe gegeben hat. Je sorgfältiger die Anamnese aufgenommen, je schärfer alle aus derselben sich ergebenden Möglichkeiten durchdacht werden, je enger das Zusammenarbeiten mit anderen Fürsorgezweigen (z. B. Tuberkulosefürsorge) ist, um so größer wird im allgemeinen die Möglichkeit ärztlicher vorbeugender und heilender Einwirkung.

Der gesundheitlichen Anamnese folgt die Erörterung der sozialen Lage des Kindes bzw. seiner Familie. Das Einkommen der Familie wird festgestellt. Die Benutzung der Fürsorgestelle gilt nicht als Armenunterstützung. Das Familieneinkommen besteht nicht nur aus dem Einkommen des Familienhauptes, sondern auch aus den Zuschüssen anderer erwerbstätiger Familienmitglieder, sofern sie noch im Haushalte des Familienhauptes wohnen. Es ist also nicht die Frage zu vergessen, ob die Ehefrau und ob die Kinder erwerbstätig sind. (Die uneheliche Mutter ist selbst Familienhaupt.) Das Einkommen aus Ruhegehalt, Unfall- und Invaliditätsrenten ist festzustellen.

Die Ausgaben der Familie hängen in der sozialen Unterschicht wesentlich von der Kinderzahl ab. (Die Angaben der Mütter werden durch die Fürsorgerinnen nachgeprüft, siehe S. 64.)

Aus Einnahme und Ausgabe ergibt sich ungefähr das Bild der wirtschaftlichen Lage. Sie zu kennen ist wichtig nicht nur, um die Frage der Fürsorgebedürftigkeit zu entscheiden, sondern auch um die Höhe der Unterstützung festzusetzen.

Eine allgemeingültige Festlegung der oberen Grenze der Fürsorgebedürftigkeit ist nicht möglich. Sie ist abhängig von den ortsüblichen Löhnen und den ortsüblichen Haushaltungskosten. Daher kann nur die Ortsbehörde die Fürsorgebedürftigkeit begrenzen.

In einigen Städten, z. B. in Charlottenburg, wird die Aufnahme in die Fürsorgestelle überhaupt nicht von der Fürsorgebedürftigkeit abhängig gemacht. Es heißt in der übrigens mustergültigen Charlottenburger Geschäftsanweisung für die Säuglingspflege: „Eine Einkommensgrenze, über die hinaus eine Aufnahme nicht stattfinden darf, ist nicht gesetzt. Die Art des Betriebes der Fürsorgestellen bringt es ohnehin mit sich, daß sie von solchen Personen nicht benutzt werden, die ihrer Hilfe nicht bedürfen."

Nach Erhebung dieser Punkte wird nunmehr die Frage der Ernährung erörtert.

Gewöhnlich wird das Kind ja erst der Fürsorgestelle zugeführt, nachdem die Wahl der Ernährung bereits entschieden ist. Denn nur ausnahmsweise kommen die Kinder vor dem 8.—10. Lebenstage zur Aufnahme.

Die Fürsorgestelle könnte also gar nicht unmittelbar Stillpropaganda treiben.

Die Frage wird ja gewöhnlich gleich oder doch in den ersten Tagen nach der Entbindung entschieden. Die Stillpropaganda der Hebamme allein zu überlassen, empfiehlt sich nicht. Vielmehr sollen die Standesämter, denen die Geburt gemeldet werden muß, die zuständigen Fürsorgestellen benachrichtigen. Die Hebammen sind in Berlin durch Polizeiverordnung angewiesen[1]), mittels vorgeschriebener Kartenbriefe jedes ihnen dienstlich bekanntgewordene Lebendgeborene gleich nach der Entbindung der Säuglings- und Kleinkinderfürsorgestelle ihres Be-

---

[1]) s. Verfügung des preuß. Wohlfahrtsministeriums vom 8. 12. 19 betr. Geburtsmeldung der Hebammen an die zuständige Säuglingsfürsorgestelle.

zirks zu melden. Diese Fürsorgestellen müssen umgehend eine Fürsorgerin oder Bezirksschwester zu der Wöchnerin senden, um dieser die ersten Ratschläge über Ernährung und Pflege zu geben, falls Fürsorgebedürftigkeit besteht Gleichzeitig wird ihr geraten, mit ihrem Kinde nach Beendigung des Wochenbettes die Fürsorgestelle aufzusuchen.

Der Arzt der Fürsorgestelle hat die Aufgabe, auf hinreichend lange Stillung hinzuwirken und vorzeitige Abstillung zu verhüten.

Die folgenden Gesichtspunkte sind hierbei von Bedeutung.

Die Stillung.

Qualität der Brustmilch: Die Qualität der Frauenmilch ist im allgemeinen stets einwandfrei. (Nur ganz ausnahmsweise ist der durchschnittliche Fettgehalt so gesteigert, daß Ernährungsstörungen des Säuglings eintreten.)

Quantität der Brustmilch: Im allgemeinen wird die hinreichende Menge der Milchabsonderung durch die regelmäßige Gewichtszunahme beim gesunden Säugling festgestellt. Form und Größe der Brüste geben keinen Maßstab für die Beurteilung ab.

Zu beachten ist: Nach der Entbindung sondert die Brust zunächst Colostrum ab. Die Milch schießt erst am 1.—6. Tage ein.

Die Milchabsonderung wird angeregt, unterhalten und gesteigert durch den Saugreiz der kindlichen Lippen. Daher ist regelmäßiges, häufiges Anlegen gerade da geboten, wo die Milchabsonderung zunächst spärlich ist. In den meisten Fällen vermag das gesunde, kräftig ziehende Kind auch eine anfänglich spärlich spendende Brust zu genügender Absonderung anzuregen. (Auch wenn die Stillung längere Zeit unterbrochen war, z. B. durch Krankheit der Mutter, und die Brust schon versiegt ist, vermag der Saugreiz des Kindes die Absonderung wieder in Gang zu bringen.) Es ist wesentlich für die Erhaltung der Milchabsonderung, daß bei jeder Mahlzeit die Brust ganz geleert wird. Daher empfiehlt sich im allgemeinen, bei jeder Mahlzeit nur an einer Seite das Kind trinken zu lassen. Bildet die Brust erheblich mehr Milch als das Kind trinkt, wird also die Brust nicht jedesmal gut geleert, so muß die Mutter entweder noch ein Kind anlegen oder den Rest durch Abspritzen mit der Hand oder mit der Saugpumpe entleeren.

Die Ernährung der Stillenden hat keinen erheblichen Einfluß auf die Milchbildung. Nur hochgradig unterernährte Frauen sondern spärlich Milch ab. (Auch in der fürsorgebedürftigen Bevölkerung sind hohe Grade von Unterernährung in normalen Zeiten ganz selten.) Man ändert die Diät, an welche die Frau gewöhnt ist, nicht; nur die Flüssigkeitszufuhr steigert man entsprechend dem durch die Absonderung bedingten Bedürfnis. 1—1½ Liter Flüssigkeit, die nicht nur aus Milch, sondern auch aus Suppen, Limonaden, Wasser bestehen können, genügen. Keinesfalls darf die Flüssigkeitszufuhr so erheblich sein, daß sie den Appetit auf feste Kost verlegt.

Auch sonst soll die Stillende ihre Lebensweise nicht ändern; häusliche Arbeit ist anzuraten, zu widerraten körperlich sehr anstrengende Arbeit.

Die Stillung verzögert gewöhnlich den Wiedereintritt der Menses; ein erheblicher Prozentsatz Stillender menstruiert überhaupt nicht. Während der Menses wird die Milch dünner, ändert, dem Säugling oft wahrnehmbar, Geruch und Geschmack. Daher verweigern nicht selten die Kinder während der Menstruation die Nahrung oder trinken mit Unlust. Da die Menstruation nur wenige Tage dauert und zumeist schon gegen ihr Ende die Säuglinge wieder die Brust gern annehmen, so ist der Wiedereintritt der Menses gewöhnlich kein Grund zur Abstillung.

Bei erneuter Schwangerschaft soll zur Abstillung geschritten werden; doch ist diese keineswegs überstürzt und plötzlich vorzunehmen, sondern, falls nicht pathologische Zustände eintreten (Hyperemesis gravidarum u. a.), im Verlaufe von 2—3 Wochen.

Bei hereditärer Lues des Kindes ist die Mutter immun, weil sie auch ohne sichtbare Zeichen als infiziert gelten muß. Bei hereditärer Lues des Säuglings ist Stillung durch die Mutter dringend zu empfehlen.

Erschwerungen des Stillgeschäfts.

a) Körperliche seitens der Mütter.

Mißbildete Warzen. Die Papilla circumvallata obtecta, eine kraterförmige Hohlwarze, bei der die Areola eine an sich wohlgebildete Warze überragt, ist durch mechanischen Druck, z. B. Druck des Korsetts, in die Tiefe des umgebenden Gewebes gedrückt.

Die Papilla invertita, die echte Hohlwarze, ist eine Entwicklungshemmung.

Bei einem Teil der Frauen gelingt es, zumal wenn nicht die echte Form vorliegt, durch kräftiges Saugen des Kindes oder durch Anwendung von Saughütchen die Warze hervorzuziehen.

Das Kind saugt nicht unmittelbar an der Warze, sondern am Warzenhof.

2. Körperliche seitens des Kindes.

Wolfsrachen und Hasenscharte hindern gewöhnlich — nicht immer — das Saugen.

Erschwert wird dem Kinde das Saugen, so daß es gewöhnlich nach den ersten Zügen ermüdet und nicht weiter „zieht", durch anormale oder krankhafte Zustände der Mundhöhle und der Nase (Soor, Aphthen, Coryza, Adenoide).

Milchmangel. Vollständiger Milchmangel ist außerordentlich selten, teilweiser häufiger, in letzterem Fall wird Zwiemilchnahrung gegeben (siehe dies).

Gegenanzeigen. Das Stillen ist zu verbieten bei offener Tuberkulose mit Rücksicht auf Mutter und Kind, bei Geisteskrankheit der Mutter, bei allen zehrenden Krankheiten (Carcinom usw.) sowie bei akuten übertragbaren Krankheiten. Über Stillen bei neuer Schwangerschaft siehe oben.

Rhagaden, meist sehr schmerzhaft, gestatten fast immer das Weiterstillen mit oder ohne Saughütchen. Wird die Brust nicht genügend leergetrunken, kann es zur Bildung von Milchknoten kommen, die oft sehr schmerzhaft sind. Regelmäßige Entleerung der Brust, die hochgebunden wird, beseitigt den Zustand. Bei Mastitis ist gerade die Entleerung der Brust ein vortreffliches Heilmittel. Bringt die Mutter genügend Willensstärke auf, so ist das Weiterstillen möglich.

b) Soziale Ursachen des Nichtstillens.

Außerhäusliche Erwerbsarbeit der Mütter. Die Mütter sind darüber zu belehren, daß sie nicht vor Ablauf von 6 Wochen nach der Entbindung vom Arbeitgeber zur Arbeit zugelassen werden dürfen (§ 137 Gew.Ordn.).

Während dieser 6 Wochen erhalten sie das volle Krankengeld, außerdem die Stillunterstützung während 12 Wochen, falls sie stillen.

Die Mütter sind zu belehren, daß auch eine kurze Stillung großen Wert hat, und daß gerade in den ersten Lebenswochen die natürliche Ernährung von größter Bedeutung ist, da gerade in den ersten Lebenswochen die Widerstandsfähigkeit gegen künstliche Ernährung am geringsten ist (wie denn auch die Sterblichkeit in den ersten Lebenswochen am größten ist). Keinesfalls ist die Absicht, nach Ende der sechswöchigen Schutzfrist die Arbeit wieder aufzunehmen, ein Grund, mit der Stillung überhaupt nicht zu beginnen.

Nimmt die Mutter nach 6 Wochen die außerhäusliche Arbeit auf, so ist in eingehender Unterredung zu erörtern, ob und wie die Möglichkeit weiterer Stillung, wenigstens der Zwiemilchernährung, herbeigeführt werden kann. Die Stillung läßt sich ganz durchführen, wenn sich in der Arbeitsstätte eine Krippe (Fabrikkrippe) befindet und den Müttern ohne Lohnabzug die Stillung dortselbst erlaubt wird. Ist das nicht der Fall, so läßt sich gewöhnlich folgende Einteilung durchführen. Morgens vor dem Weggang zur Arbeit: Brust, vormittags 1 mal Flasche durch die Vertreterin der Mutter, mittags (falls die Arbeitsstätte in der Nähe der mütterlichen Wohnung liegt) Stillung, nachmittags 1 mal Flasche durch die Stellvertreterin der Mutter, abends nach Rückkehr von der Arbeit 1—2 mal Brust. Bei gutem Willen und bei körperlich nicht zu anstrengender Arbeit läßt sich diese Zwiemilchernährung erfahrungsgemäß gut durchführen. Zu betonen ist seitens des Arztes, daß die Stellvertreterin der Mutter (Verwandte, Nachbarin) nicht häufiger die Flasche reiche als ärztlich vorgeschrieben, damit das Kind nicht überfüttert wird oder gesättigt die Brust verweigere.

Gewöhnlich überträgt die außerhäuslich erwerbstätige Mutter die Versorgung des Kindes während ihrer Arbeit einer Nachbarin oder Verwandten, seltener übergibt sie das Kind einer Krippe. In letzterem Falle ist die Krippe zu benachrichtigen, wie die Ernährung des Kindes von der Fürsorgestelle aus geregelt ist.

Die Angliederung einer Krippe an die Säuglingsfürsorgestelle ermöglicht am besten die einheitliche Durchführung der Ernährung, wenn die Mütter nur vorübergehend außer dem Hause arbeiten. Die Kenntnis dieser Verhältnisse setzt den Fürsorgearzt in den Stand, auch in schwierig liegenden Fällen die Stillung oder doch wenigstens die Zwiemilchernährung durchzusetzen. (Über die Zahl der Mahlzeiten, Stillpause usw. siehe S. 18.)

Der Mutter wird wiederholt eingeschärft, unter keinen Umständen eigenmächtig abzusetzen, ohne den Arzt befragt zu haben.

Stillprämien.

Die Säuglingsfürsorgestellen, ursprünglich als Stätten der Stillpropaganda gegründet, haben diese Aufgabe durch Gewährung von Stillprämien zu erfüllen gesucht. Durch die gesetzliche Einführung des Stillgeldes, durch das Gesetz über Wochenhilfe und Wochenfürsorge, endlich durch die Hinaufsetzung der Zwangsversicherungsgrenze bis auf 15 000 Mk. Erwerbseinkommen sind die Säuglingsfürsorgestellen- in dieser Leistung sehr entlastet worden. Die Auszahlung von Stillprämien durch die Säuglingsfürsorgestellen selbst kommt wohl nur noch für die Kinder in Frage, die länger als 12 Wochen, dem Zeitpunkt, an dem die Zahlung des gesetzlichen Stillgeldes erlischt, gestillt werden. Hier soll die Fürsorgestelle einsetzen und durch Stillprämien eine möglichst lange Stilldauer erstreben.

Am zweckmäßigsten wird die Unterstützung bei jedesmaligem Besuch eingehändigt, weil sie dadurch die Mütter zu regelmäßigem Besuch der Fürsorgestelle erzieht.

Zur Abrechnung mit der Stadt dient ein Formular, das Name und Adresse sowie Journalnummer der unterstützten Frau enthält, ferner Höhe der ausgezahlten Unterstützung und die eigenhändige Namensunterschrift der Frau. Diese Formulare, etwa für je 50 Personen eingerichtet, werden nach Abschluß von dem Leiter der Anstalt geprüft, unterzeichnet und der Stadtverwaltung als Beleg zugestellt.

Die Abstillung.

Der natürliche Zeitpunkt des Abstillens ist der 9.—10. Monat. Gegen ein längeres Stillen ist natürlich nichts einzuwenden, falls hinreichend Beikost gegeben wird.

Wenn irgend angängig, muß die Abstillung langsam vor sich gehen. So kann sich das Kind langsam an die neue Nahrung gewöhnen; man ist auch in der Lage, falls bei der Überführung zur künstlichen Ernährung Störungen oder Schwierigkeiten auftreten, wieder für einige Zeit zur natürlichen Ernährung zurückzukehren. Für die Mutter hat die langsame Abstillung den Vorzug, daß sich die Brust allmählich zurückbildet, so daß Milchstauung möglichst vermieden wird. Der Arzt ordiniert also zunächst statt einer Brustmahlzeit 1 Mahlzeit $\frac{2}{3}$ Milch (200 g) ungezuckert. Nach 4—5 Tagen statt zweier Brustmahlzeiten 2×200 g $\frac{2}{3}$ Milch. Nach 4—5 Tagen 2×200 g Vollmilch ohne Zucker. Nach 4—5 Tagen 4×200 g Vollmilch. Die Beikost bleibt bestehen. Steht das Kind bei der Abstillung schon im 2. Lebenshalbjahr, so empfiehlt sich, nicht erst mit der Flaschendarreichung zu beginnen, sondern die Milch aus einer Schnabeltasse reichen zu lassen.

Ernährung der in Fürsorge befindlichen Säuglinge durch Stillfrauen.

Der Arzt der Fürsorgestelle wird nicht selten von privater Seite um die Vermittlung einer Amme gebeten. Im allgemeinen läßt sich in dem ambulanten Betrieb der Fürsorgestelle die Eignung zur Amme nicht so gründlich feststellen wie im Säuglingsheim, das daher auch die gegebene Stelle für Ammenvermittlung ist (siehe S. 82).

Für die fürsorgebedürftige Klientel kommt die Erstellung einer Amme des hohen Lohns wegen nicht in Betracht. Öfter besteht aber die Notwendigkeit, für ein in Fürsorge befindliches krankes Flaschenkind auf einige Zeit Frauenmilch zu beschaffen. Ein Säuglingsheim ist nicht überall vorhanden, nicht immer sind Betten frei. In solchen Fällen kann der Arzt eine stillende Frau, die über leichtgehende, reichlich produzierende Brustdrüsen verfügt, veranlassen, gegen Entgelt für das kranke Kind Milch abzuspritzen und in einer sauber ausgekochten und kühl aufbewahrten Flasche zu sammeln.

Es empfiehlt sich nicht, die Stillfrau das fremde Kind anlegen zu lassen. Soll das doch geschehen, so muß die Stillfrau, das eigene und das fremde Kind ebenso gründlich ärztlich untersucht werden, als ob es sich um eine Amme handele.

Von der Vornahme der Wassermannschen Reaktion kann man nur dann absehen, wenn der Arzt, was wohl nur in kleinen Städten möglich ist, durch genaue Kenntnis und lange Beobachtung der Familie Syphilis ausschließen kann.

Die künstliche Ernährung.

Die Hauptursache der großen Säuglingssterblichkeit ist die künstliche Ernährung. Man kann sich die Unkenntnis, in der sich die Mütter über Zubereitung und Dosierung der Milchmischungen befinden, nicht groß genug vorstellen.

Daher muß die künstliche Ernährung außerordentlich eingehend vom Fürsorgearzt mit der Mutter besprochen werden. Man darf, wie gesagt, keinerlei Kenntnisse voraussetzen.

Der Arzt beginnt am besten mit der Frage nach der Bezugsquelle und der Behandlung der Milch im Haushalt, die beide gleich wichtig sind. Wird die Milch nicht von der Fürsorgestelle bzw. der Milchküche geliefert, so empfiehlt man den Bezug aus einer großen Molkerei: sie liefert Mischmilch (siehe S. 23) und bietet gewöhnlich weit über die gesetzlichen Vorschriften hinausgehende Sicherheiten für hygienische Gewinnung.

In Großstädten bieten allerdings kleine, über die Arbeiterviertel verteilte Molkereien den Vorteil, daß die Frauen die

Milch unmittelbar nach dem Melken selbst holen können, also mehrmals täglich, was besonders im Hochsommer zweckmäßig ist.

Der Mutter wird folgende Anweisung gegeben: Die rohe Milch ist sofort nach ihrem Eintreffen im Haushalt in einem sauberen Emailletopf, der zu nichts anderem verwendet werden darf, abzukochen. Die Kochdauer soll nicht mehr als 3 bis 5 Minuten betragen.

Nach dem Abkochen muß die Milch rasch und tief unter ständigem Rühren gekühlt werden. Ist die Milch abgekühlt, so muß der Topf kühl und gut bedeckt an einem sauberen Ort aufbewahrt werden. Am besten eignet sich dafür der Eisschrank; falls dieser fehlt, die Kühlkiste[1]), deren Beschaffung bzw. Herrichtung auch meist dem Fürsorgebedürftigen möglich ist. Ist auch die Kühlkiste nicht zu beschaffen, so wird der Milchtopf in ein anderes mit kaltem Wasser gefülltes Gefäß gestellt. Das Wasser ist je nach Bedarf zu erneuern bzw. im Sommer durch Eisstückchen kühl zu halten.

Es darf nicht übersehen werden, daß manche Molkereien bereits pasteurisierte Milch an das Publikum abgeben. Pasteurisierte Milch darf nicht mehr im Haushalte gekocht werden. Es würde damit eine zu große Hitzeeinwirkung stattfinden, die schädliche Veränderungen der Milch hervorruft, und so zu Krankheiten führen kann (Barlowsche Krankheit!).

Die bereits in pasteurisiertem Zustande ins Haus gelieferte Milch ist nur kühl aufzubewahren, wie es im einzelnen oben geschildert ist.

Ist eine Milchmischung verordnet, so wird der Zusatz, z. B. die Mehlsuppe, besonders nach Vorschrift zugerichtet und besonders aufbewahrt. Zur Mahlzeit füllt man die kalte Milch, genau nach vorgeschriebener Menge, in die Trinkflasche, fügt genau nach Vorschrift das Zusatzmaterial und die vorgeschriebene Menge Zucker zu, zieht den Sauger über und stellt die Flasche in warmes Wasser, bis die Milch Trinkwärme hat: diese ist gleich der Körperwärme. Die Wärme prüft die Mutter am besten, indem sie einige Tropfen auf den Handrücken spritzt und kostet. Keinesfalls darf sie aus der schon mit dem Saughütchen

---

[1]) Die Kühlkiste kann in folgender einfachen Weise hergestellt werden: Eine Kiste, etwa von der Größe der bekannten Stärkemehlkisten, wird am Boden und an den Seiten gut mit Sägespänen gepolstert. Dann wird eine kleinere Kiste hineingestellt. Die Zwischenräume zwischen beiden Kisten müssen gut mit Sägespänen gefüllt sein. In die kleine Kiste kommt die abgekühlte Milch hinein. Die große Kiste wird geschlossen.

versehenen Flasche trinken. Beim Trinken liegt das Kind im Bett, allenfalls auf dem mütterlichen Schoße. Die Flasche ist während der ganzen Mahlzeit zu halten.

Für die fürsorgebedürftige Bevölkerung kommt der Soxhletsche Sterilisierapparat gewöhnlich seines Preises wegen nicht in Frage. Das Prinzip des Apparates ist die Erhitzung der Milch im Wasserbade. Ein großer Kochtopf dient zur Aufnahme des Wassers. In den Topf wird ein Gestell, zur Aufnahme von acht Flaschen eingerichtet, hineingestellt. Die Mischung wird trinkfertig in die Flaschen gegossen, die Flasche dann mit einer flachen Gummischeibe geschlossen, die sich beim Erhitzen fest an die Öffnung saugt. Es werden so viel Flaschen gefüllt, wie Mahlzeiten verordnet sind, und zweckmäßig noch eine Reserveflasche. Nunmehr kommt der Topf aufs Feuer, das Wasser wird zum Kochen gebracht und 8—10 Minuten kochen gelassen. Dann läßt man unter Zufluß kalten Wasser das heiße Wasser abfließen, füllt so den Topf mit kaltem Wassers und kann also im Apparat selbst gleich die Kühlung der Milch anschließen. Der Hauptvorzug des Soxhletschen Apparates besteht darin, daß die trinkfertige Mischung gekocht wird, so daß die sterilisierte Milch nicht wieder in ein anderes Gefäß gegossen zu werden braucht.

An die Besprechung der Behandlung der Milch im Haushalte schließt sich zweckmäßig die Belehrung über die Milchflasche an. Es wird der Mutter statt der leider noch verbreiteten Strichflasche die Grammflasche mitgegeben,

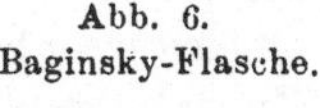

Abb. 6.
Baginsky-Flasche.

die den Vorzug hat, eine genaue und einfache Anordnung der Trink- und Mischmengen zu ermöglichen.

In der Strichflasche enthält der Abstand zwischen zwei Strichen 17—19 ccm. Jede Verordnung nötigt also erst zu einer Umrechnung. Die Grammflasche ist in zwei Arten vorrätig, nämlich die Baginsky-Flasche (siehe Abbildung)[1]) und die vom Kaiserin-Augusta-Viktoria-Haus zur Bekämpfung der Säuglingssterblichkeit konstruierte und empfohlene sog. Normalflasche[2]).

---

[1]) Lieferant Paul Altmann, Berlin, Luisenstr. 47.
[2]) Hergestellt in der A.-G. für Glasindustrie vormals Friedrich Siemens, Dresden-A.

Als **Sauger** ist nur die bekannte Zuckerhutform zu empfehlen. Streng zu verbieten sind die noch immer hie und da auftauchenden mit langem Gummi- oder Glasrohr versehenen. Diese Rohre sind gar nicht gründlich zu reinigen und sind Brutstätten für allerlei Keime. Der Sauger wird von den Fabriken ohne Öffnung hergestellt; vor dem Gebrauche wird eine Öffnung mittelst erhitzter Nadel durchbohrt. Je kleiner die Öffnung, desto größere Anstrengung erfordert das Saugen und umgekehrt; man kann also durch die Größe der Öffnung auf die Schnelligkeit des Trinkens Einfluß gewinnen.

Belehrt muß die Mutter dann eingehend über die Reinigung und Reinhaltung von Sauger und Flasche werden.

Die Flasche soll sogleich nach beendeter Mahlzeit gründlichst mit Wasser ausgespült, sodann mit Schrotkörnern oder Sandwasser mittelst einer Flaschenbürste sauber ausgebürstet werden, wobei besondere Aufmerksamkeit dem aus Bauch und Boden der Flasche gebildeten Winkel gewidmet werden muß. Dann wird ausgiebig mit klarem Wasser nachgespült. Jetzt wird die Flasche gegen das Licht gehalten, um etwa zäh an der Wand haftende Milchhäutchen erkennen und entfernen zu können. Schließlich hängt man die so gesäuberte Flasche umgestülpt auf einen Zapfen zum Abtrocknen. Den Sauger reinigt man am besten so, daß man ihn, nachdem er gründlich abgespült ist, täglich auskocht. Freilich leidet darunter der Gummi, doch konnte — vor dem Kriege — auch die arme Frau sich etwa alle 2—3 Wochen einen neuen Sauger erstehen. Nach dem Auskochen hebt man ihn am besten in einer bedeckten Schale trocken auf.

An dieser Stelle kann gleich eine Belehrung über den **Schnuller** (Zulp) angeschlossen werden. Zweifellos ist er entbehrlich. Anderseits vermag er bei nervösen Kindern wohl beruhigend zu wirken. Die Frauen müssen aber darüber belehrt werden, daß der Schnuller eine große Infektionsgefahr bedeutet, wenn er nicht peinlich sauber gehalten wird. Streng zu verbieten sind daher abgelegte Saugpfropfen, die mit Papier oder Zucker oder Brot gefüllt werden. Am ungefährlichsten ist noch ein geschlossenes Saughütchen, das das Kind an einem Halsband trägt, so daß es nicht auf die Erde fallen kann. Der Schnuller muß mehrmals täglich ausgekocht werden. Die Zahl der Mahlzeiten, ihr Zeitpunkt, Dauer der Trinkpausen, daß nachts gar keine Milch gereicht werden darf, alles muß besprochen werden.

Wie nun beim gesunden Flaschenkind die Ernährung zu gestalten ist, ist S. 18 ff. geschildert. Der Fürsorgearzt hat aber, ehe er seine Verordnung trifft, festzustellen, ob das Kind wirklich nicht ernährungsgestört ist. Die Aussagen der Mutter sind durchaus nicht maßgebend. Zur Feststellung gehört die Besichtigung des Säuglingsstuhles. Ist bei der ersten Vorführung keine stuhlhaltige Windel mitgebracht, so wird die Mutter zum nächsten Tag wieder bestellt mit dem Hinweis, die Entleerung des Säuglings mitzubringen und bis dahin in der bisherigen Ernährung fortzufahren. So ist die Verordnung, falls keine sonstigen Zeichen von Ernährungsstörung oder Krankheit vorliegen. Der überwiegende Teil der zum ersten Male dem Fürsorgearzt vorgeführten künstlich ernährten Kinder ist aber ernährungsgestört.

Ist das Krankheitsbild so, daß auch ohne Besichtigung des Stuhls die Ernährungsstörung unverkennbar ist (Brechdurchfall oder Atrophie [Dekomposition]), so werden natürlich die entsprechenden Verordnungen ungesäumt gegeben. Ist andererseits guter Gesundheitszustand bei der ersten Untersuchung festgestellt, so wird der Arzt zweckmäßig die bisher von der Mutter gegebene Diät möglichst wenig ändern, auch wenn sie nicht genau der Lehre entspricht. Zum Schlusse der ärztlichen Belehrung wird der Mutter eingeschärft, unter keinen Umständen größere Mengen oder häufigere Mahlzeiten zu gewähren, vielmehr sofort in die Sprechstunde zu kommen, falls das Kind die verordnete Diät nicht zu vertragen scheine. Bis dahin soll die verordnete Diät ausgesetzt und dem Kinde nur sacharingesüßter Tee gegeben werden (hellgelber Aufguß aus russischem Tee, auf die Mahlzeit $\frac{1}{2}$ Sacharinplätzchen).

Die mündliche eingehende Belehrung wird unterstützt durch schriftliche Verordnung, auf der die wichtigsten Regeln über die Behandlung der Milch im Haushalt abgedruckt sind.

Säuglingsfürsorgestelle der Schmidt-Gallisch-Stiftung
Sprechstunde wochentäglich 2—3 Uhr.

Beim ersten Durchfall muß das Kind gleich vorgestellt werden.
Mund nicht auswaschen, da das dem Kinde schadet.
Ihr Kind bekommt . . . . . mal täglich, d. h. alle . . . . . . Stunden
nachts . . . . . . mal aussetzen,
. . . . . . Strich, und zwar
. . . . . . Strich Milch,
. . . . . . Strich Zusatz.
Der Zusatz wird bereitet . . . .

Milch schnell abkühlen und immer **kühl** aufbewahren!
Flasche und Sauger gut reinigen!

Wenden!

(Rückseite.)

Die Milch muß sofort, nachdem sie ins Haus gebracht ist, in einem sauberen Kochtopf gekocht und 3—5 Minuten im Kochen erhalten werden. Nach dem Kochen muß die Milch **schnell** abgekühlt und gut zugedeckt an einem kühlen Ort, im Sommer am besten in einem Eisspind oder in einer Schüssel mit kaltem Wasser, das öfter erneuert wird, aufbewahrt werden.

Die Milch erhält die Mutter entweder als rohe Vollmilch ins Haus zur eigenen Zubereitung oder trinkfertig aus der Milchküche.

Die Körperpflege.

Eingehend wird die Mutter über die Körperpflege belehrt. Wir beschränken uns hier auf die wichtigsten Fragen. Tägliches Bad von 35⁰ C 3—5 Minuten, Pudern mit Zinkpuder (den sich die Mutter selbst mischt aus gleichen Teilen Talkum und Zinkoxyd). Der Mund darf nicht gereinigt werden.

Das Kind darf nicht gewickelt werden. Die Kleidung muß lose sitzen. Das Kind darf nicht zu warm gehalten werden. Es liegt am besten auf fester Matratze und wird nicht mit einem Federbett, sondern mit einer bezogenen Wolldecke oder Kamelhaardecke zugedeckt.

Es ist nicht angebracht, der Entwicklung der statischen Funktionen (Aufrichten, Sitzen, Stehen, Gehen) künstlich nachzuhelfen.

Belehrung über die Gefahren der Sommerhitze.

Die Bekämpfung der Sommersterblichkeit muß von der Fürsorgestelle unermüdlich und energisch geführt werden. In Großstädten bringen gewöhnlich auch die ersten warmen Frühlingstage, wie sie häufig Ende April oder im Mai vorkommen, eine Vermehrung der akuten Brechdurchfälle mit sich. Die Hauptsteigerung findet August bis September statt.

Eingehend ist jede Besucherin der Fürsorgestelle auf die schädliche Wirkung der Sommerhitze hinzuweisen. Sie ist über leichte Bekleidung des Kindes, Durchlüftung und Kühlhaltung der Wohnung, Vermeiden unmittelbarer Sonnenbestrahlung zu belehren. Auch hier kann die Belehrung durch ein Hitzemerkblatt unterstützt werden. Ein solches Hitzemerkblatt ist durch das Kaiserin Augusta-Viktoria-Haus zur Bekämpfung der Säuglingssterblichkeit in Charlottenburg zu beziehen.

Flugblatt zum Schutze der Säuglinge.

Ratschläge für die heißen Monate.

Bearbeitet im Kaiserin-Auguste-Viktoria-Haus zur Bekämpfung der Säuglingssterblichkeit im Deutschen Reiche.

Mütter! Der größte Feind Eurer Kleinen ist der Sommer mit seiner großen Hitze!

Unter den Lebensmitteln verdirbt am leichtesten die **Tiermilch.**

Darum **ernährt Eure Kinder an der Brust und setzt nie im Sommer ab. — Brustmilch verdirbt nicht.**

Gebt Euren Kindern alle 4 Stunden, d. h. 5mal des Tages, abwechselnd die rechte und linke Brust und **laßt ihnen nachts die Ruhe.**

Künstlich ernähren dürft Ihr **nur auf Anordnung** und unter Aufsicht des **Arztes, Ihr müßt** dann **besonders genau** und **sauber** dabei sein.

Ihr müßt **jede Flasche** nach **jeder Mahlzeit** sofort mit Wasser füllen und sie mit einer Flaschenbürste und mit Soda, Borax oder Seifenwasser reinigen, mit gekochtem Wasser nachspülen und sie umgekehrt an einen reinen Ort, möglichst in einen reinen Topf stellen.

Gebraucht **nur Flaschen,** auf denen der Inhalt in Zahlen 5, 10, 20...bis 200 g (Kubikzentimeter) abgemessen werden kann (Grammflaschen), denn nur mit ihnen könnt Ihr die Nahrungsmenge genau bestimmen.

Ihr müßt den Sauger nach jedem Gebrauch mit heißem Soda-, Salz- oder Boraxwasser gründlich reinigen und in sauberem, zugedecktem Gefäß aufbewahren. Am besten ist es, ebensoviel Sauger wie Flaschen zu haben.

Verboten ist Euch, die **Flaschensauger als Schnuller** zu benutzen!

Verboten sind Euch **Glasröhren** oder **Gummischläuche** als **Flaschensauger,** ebenso der **Zuckerschnuller!**

Kauft Eure **Milch nur** in einem **Kuhstall,** von dessen **Sauberkeit** Ihr Euch überzeugt habt, am besten fragt Ihr den Arzt oder die Fürsorgestelle, wo Ihr die Milch zu nehmen habt.

Ihr dürft die **Milch nicht** zu Hause **herumstehen lassen,** müßt sie **sofort 3 Minuten** in einem reinen Topf **kochen, schnell abkühlen,** indem Ihr den Topf, mit einem Deckel versehen, in kaltes Wasser setzt und dieses **häufig** erneuert.

Ihr dürft die **Milch nach dem Kochen nicht in andere Töpfe gießen,** sondern **müßt sie so lange in dem kühl aufbewahrten Topf lassen,** bis Ihr sie **unmittelbar vor dem Gebrauch** in vorgeschriebener Menge in die Flasche füllt.

Stehen Euch 5 Flaschen zur Verfügung, was natürlich am besten ist, so **müßt Ihr** die Milch **sofort nach dem Kochen** in vorgeschriebener **Menge in Flaschen füllen** und sie **verschlossen an einem kühlen Platz,** am besten in einem Eisschrank, **aufbewahren.**

Am besten Ihr benutzt einen Eisschrank oder eine Kühlkiste,

die Ihr Euch selbst mit ganz geringen Kosten herstellen könnt. Ihr holt Euch vom Kaufmann eine Holzkiste, bestreut den Boden mit Sägespänen, setzt zwei Eimer von verschiedener Größe ineinander hinein und füllt sie bis zum oberen Rande des größeren Eimers mit Sägespänen nach. In den kleineren Eimer werden die Fläschchen mit Nahrung, umgeben von einigen Eisstückchen, gesetzt und mit dem Deckel des Eimers zugedeckt. Der Deckel der Kiste wird mit einigen Lagen Zeitungspapier beklebt.

Ihr müßt beim Flaschenkinde besonders die **Vorschriften des Arztes befolgen, niemals öfter als verordnet die Flasche geben. Lieber weniger Nahrung in der heißen Zeit** geben **als zuviel.**

Tritt Durchfall ein, so laßt die Milch fort, gebt Tee (Fenchel-, Lindenblüten-, Pfefferminz-, einfachen Tee) ohne Milch, **bis ein Arzt zu erreichen ist,** aber nicht länger als 12 Stunden.

In der heißen Jahreszeit hat der Säugling wie der Erwachsene Durst. **Gebt** ihm dann — er zeigt seinen **Durst** durch große **Unruhe** — **abgekochtes Wasser** oder **dünnen Tee,** möglichst ohne Zucker.

Auch zu warmes Einpacken oder ein **überhitzter Raum** machen den Säugling krank, daher **weg mit allen Federbetten und dicken Wickeltüchern, weg mit der Gummiunterlage!**

Ihr könnt im Sommer Euer Kleines fast nackt im Bettchen oder Korb **strampeln lassen, eine leichte dünne Decke genügt** zum Zudecken!

Ihr müßt Eure Kinder vor den sie quälenden **Fliegen schützen,** indem Ihr einen leichten Schleier über Bettchen oder Korb legt.

Das beste und kühlste, häufig gelüftete Zimmer Eurer Wohnung ist für Euer Kind **das geeignetste.** Dieses Zimmer könnt Ihr **noch kühler** machen, wenn Ihr die **Fensterscheiben häufig** mit möglichst kühlem **Wasser besprengt!**

Ihr dürft das Kind nicht in der heißen, feuchten Küche stehen haben!

Hat Eure Wohnung kein kühles, schattiges Plätzchen, so **versucht** im Hause ein solches **ausfindig zu machen** (Keller), dort stellt Euer Kind hin.

Könnt Ihr auch im Hause kein solches Plätzchen finden, so bringt das Kind **möglichst viel an einen schattigen, nicht schwülen Ort** im Freien; auch da darf es bloßliegen.

Geringe **Zuluft schadet** Eurem Kinde im Sommer **nichts!**

Ihr müßt Euer Kind im Sommer mindestens einmal täglich baden, oder **öfters mit kühlem Wasser waschen!**

Geeignete Nahrung, Sauberkeit und frische Luft sind zum Gedeihen des Kindes unbedingt erforderlich!

Preis 5 Pf., 100 Expl. Mk. 2,—; 1000 Expl. Mk. 16,—; 5000 Expl. Mk. 13,—; 10000 Expl. Mk. 12,— pro Tausend.

Verlag von Georg Stilke, Berlin NW. 7, Dorotheenstr. 66/67.

Wie verfährt der Fürsorgearzt bei Erkrankung des Kindes?

Meist ist die Behandlung kranker Kinder durch die Fürsorgestelle verboten. Eine Ausnahme machen gewöhnlich die Ernährungsstörungen. Zudem kämen ja nur solche Krankheiten in Frage, die der ambulanten Behandlung zugängig sind. In der fürsorgebedürftigen Bevölkerungsschicht kommen für die Überweisung ins Krankenhaus nicht nur ärztliche, sondern in bedeutendem Maße auch soziale Gründe in Frage. Die Pflege eines kranken Säuglings erfordert so viel Übung, Kenntnis, Komfort, daß fast immer die Behandlung in einer gut geleiteten und gut eingerichteten Anstalt den Vorzug vor der häuslichen verdient.

Gewöhnlich ist die Klientel der Fürsorgestelle nicht in der Lage, das Kind privatärztlich versorgen zu lassen. Der Besuch der Fürsorgestelle ist nicht an die Bewilligung eines Armenscheins gebunden. Soll nun also das Kind entweder zur ambulanten oder häuslichen Behandlung dem Stadt- oder Armenarzt oder auf Rechnung des Armenamtes einem Krankenhause überwiesen werden, so müßte zunächst ein Armenschein besorgt werden. Das erfordert Zeit, die für den kranken Säugling oft sehr kostbar ist. Daher muß der Fürsorgearzt berechtigt sein, das Kind unmittelbar — ohne Vermittlung des Armenamtes — überweisen zu können.

Die Feststellung der Unterstützungsbedürftigkeit im armenrechtlichen Sinne kann dann nachträglich erfolgen.

Bei der Überweisung an eine andere ärztliche Stelle (Privat-, Armenarzt oder Krankenhaus) sind die zuletzt gegebene Diät sowie wichtige ärztliche Befunde mitzuteilen. Ein enges Zusammenarbeiten zwischen allen Stellen der offenen und geschlossenen Fürsorge ist außerordentlich wichtig. So haben Armenarzt und Krankenhaus der Fürsorgestelle Mitteilung über die Entlassung des Kindes, über die Diät bei der Entlassung bzw. über den erfolgten Tod zu machen. Nichts ist wichtiger für den Erfolg der Fürsorge als die möglichst ununterbrochene Fortdauer der Beobachtung.

Diese ist desto besser sichergestellt, je weniger Ärzte an der Beobachtung und Behandlung eines Kindes beteiligt sind. Daher wäre es vom sozialhygienischen Standpunkt zweifellos am besten, wenn die Fürsorgestelle auch die ambulante Behandlung kranker Kinder übernehmen würde. Es sind wirtschaftliche Rücksichten auf die frei praktizierenden Ärzte, die hiergegen sprechen. Indes beginnt man, den Fürsorgestellen wenigstens die Behandlung solcher Krankheiten zuzuweisen, die von besonderer Bedeutung für die Volksgesundheit sind. Die Stadt Berlin hat die Säuglingsfürsorgestellen angewiesen, die ambulante Behandlung hereditär-syphilitischer Kinder zu übernehmen und dafür Geldmittel bereit gestellt, da die Behandlung umsonst erfolgen soll. Begründet wird diese Maßnahme damit, daß nur ein kleiner Teil der Mütter früher dem Rat des Fürsorgearztes, das Kind ärztlicher Behandlung zuzuführen, gefolgt ist.

So liegt überhaupt eine sehr bedeutsame, der Fürsorgestelle ganz besonders zugehörige Aufgabe darin, die chronischen Krankheitszustände der Behandlung zuzuführen. Erbsyphilis, Tuberkulose und Skrofulose, Rachitis, exsudative Diathese, das sind Zustände, die, wenn sie nicht floride Erscheinungen machen, die Mutter selten zum Aufsuchen des Arztes veranlassen. Bei der regelmäßigen Vorstellung in der Fürsorgestelle werden sie in ihren ersten Anfängen entdeckt und sind bei der großen Bedeutung, die sie nicht nur für das Individuum, sondern für die Bevölkerung überhaupt haben, zur Behandlung zu bringen. Die Maßnahmen sind dabei zum erheblichen Teil mehr hygienischer als medikamentöser Art.

Licht und Luft sind für Skrofulose, Tuberkulose, Rachitis gewaltige Heilmittel, und ebenso ist die Regelung der Diät dabei von Bedeutung.

Die Fürsorgestelle muß in möglichst enger Verbindung mit den geeigneten Einrichtungen für Heilbehandlung (Waldheime, Seehospize, Soolbäder, Heime für erblich kranke [erbsyphilitische] Kinder u. a.) stehen und für Auswahl der geeigneten Fälle und für rechtzeitige Anmeldung Sorge tragen. Der Entlassungsbefund dieser Anstalten muß zur Kenntnis des Fürsorgearztes gelangen.

Nicht minder sind beginnende Verkrümmungen des Skeletts geeigneter Behandlung zu überweisen (rachitische Verkrümmungen, Plattfüße, um nur die häufigsten Leiden zu nennen). Auch hierbei ist der rechtzeitige Beginn der Behandlung meist von entscheidender Bedeutung für die Frage der Heilbarkeit.

Die Zunahme der Rachitis und der Tuberkulose infolge der Hungerblockade legen aufs neue die Erwägung nahe, die Behandlung dieser Volkskrankheiten in den Fürsorgestellen soweit angängig selbst vorzunehmen, weil, solange die Familienversicherung aussteht, die Behandlung dieser chronischen Krankheitszustände für den größten Teil der Bevölkerung unerschwinglich ist. Die Fürsorgestellen müßten also mit Höhensonne und den einfachsten Einrichtungen für orthopädisches Turnen versehen sein. In vorbildlicher Weise derart eingerichtet ist das Kinderheim von Dr. Neumann in Berlin O. Wird die Familienversicherung eingeführt, so wäre es zweckmäßig, wenn mit Beihilfe der Krankenkassen die Fürsorgestellen sich immer mehr zu diagnostischtherapeutischen Anstalten für die Jugend auswachsen würden.

Viel zu wenig Beachtung bei Eltern und Fürsorgern findet die **Pflege des Milchgebisses.** Etwa 90% der Kleinkinder, die die Fürsorgestellen aufsuchen, und etwa ebensoviel Schulrekruten haben ein mehr oder minder defektes Gebiß. Besonders die zirkuläre Halskaries, oft beginnend mit einem grünlich-schmierigen Belag, ist häufig und führt zu vorzeitigem Verlust der Milchzähne und Erkrankungen des Zahnfleisches.

Den Müttern von Kleinkindern ist aufs dringlichste eine sorgfältige Zahn- und Mundpflege einzuschärfen (weiche Zahnbürste, Schlämmkreide, Gurgeln). Kariöse Milchzähne müssen zahnärztlicher Behandlung zugängig gemacht werden. In **Charlottenburg** sind die **Schulzahnkliniken** für die Behandlung in Fürsorge stehender Kleinkinder nutzbar gemacht.

Die Belieferung der Klientel mit Milch.

Um den künstlich genährten Kindern eine einwandfreie, ärztlich überwachte Kuhmilch zu liefern, sind verschiedene Wege eingeschlagen worden.

Anfänglich versprach man sich von selbständigen großen städtischen Milchküchen Vorteil, die für alle fürsorgebedürftigen Säuglinge einwandfreie Milch liefern ·sollten. Es wurden gewöhnlich 3—4 für die verschiedenen Altersstufen berechnete Mischungen hergestellt und an die Klientel abgegeben. Der große Nachteil dieser Einrichtung bestand in ihrem notwendigen Schematismus. Es konnte nicht, was bei der Säuglingsernährung unbedingt nötig ist, individualisiert werden, es konnte kaum vermieden werden, daß ernährungsgestörte Kinder diese auf gesunde, normale berechnete Nahrung erhielten.

So ist man allmählich zu der heute als einzig richtig geltenden Lösung der Frage gelangt, **Milchküchen nur in enger Verbindung mit den Beratungsstellen** einzurichten.

In Berlin und in vielen Orten ist jeder Fürsorgestelle eine Milchküche angegliedert.

Sie stellt — und auch das halten wir für sehr zweckmäßig — aber keineswegs die Nahrung für alle Flaschenkinder dieser Anstalt dar, sondern beschränkt sich darauf,, solche Mischungen herzustellen, deren Zubereitung besondere Sorgfalt erfordert (Buttermehlnahrung, Malzsuppen, Buttermilch, Eiweißmilch, Molken usw., falls diese Diätetika nicht aus Fabriken trinkfertig[1])

---

[1]) Trinkfertig in Flaschen werden u. a. hergestellt konservierte **Buttermilch** unter der Bezeichnung: Holländische Säuglingsnahrung (nach **Koeppe**) und die sog. Anfangsnahrung (ohne Zucker

bezogen werden können oder sollen) oder deren, wenn auch einfache Zubereitung man unsauberen oder begriffsstutzigen Müttern nicht anvertrauen will. Die große Mehrzahl der Kinder erhält eine einwandfreie Kuhmilch zu eigener Zubereitung nach genauer ärztlicher Vorschrift.

Am besten wird diesen Müttern die Milch ins Haus geliefert, oder es sind über die Stadt zahlreiche Niederlagen verteilt, aus denen die Mütter sich gegen Vorzeigen eines auf die verordnete Milchmenge ausgestellten Beleges die Milch abholen können. Dieser Beleg wird nur auf die Frist bis zur nächsten Vorstellung des Kindes in der Säuglingsfürsorgestelle ausgestellt. Selbstverständlich müssen Maßnahmen getroffen sein, daß dem Lieferanten die täglich zu liefernde, durch Zu- und Abgang der Klientel wechselnde Milchmenge rechtzeitig aufgegeben wird.

Die zu liefernde Menge kann nicht auf Gramm genau geliefert werden. Gewöhnlich werden vom Lieferanten nur $\frac{1}{4}$- und $\frac{1}{2}$-Liter-Flaschen abgegeben, so daß, falls $\frac{3}{4}$ oder 1 Liter Milch erforderlich ist, zwei Flaschen geliefert werden müssen.

Die Abrechnung findet gewöhnlich monatlich statt, indem der Lieferant die von den Müttern abgegebenen Beläge einsendet. Alles Nähere über die Anforderungen an Kindermilch über Lieferantenverträge S. 24.

Die der Säuglingsfürsorgestelle angegliederte Milchküche ist zweckmäßig folgendermaßen eingerichtet: In einem genügend großen Raum, der gut ventilierbar sein muß, werden ein Sterilisator, Flaschenreinigungs- und -spülapparate sowie Kühlapparate aufgestellt. Nachdem die Flaschen vorschriftsmäßig gefüllt sind, werden sie mit einem Verschluß versehen, dessen Prinzip dasselbe ist wie bei dem bekannten Bierflaschenverschluß; jedoch mit wichtigen Unterschieden: Der Bügel ist so eingerichtet, daß er weder den Flaschenhals noch den Porzellanknopf durchbohrt — Durchlochungen lasen sich schlecht reinigen —. Der Verschluß besteht also aus zwei völlig getrennten Teilen, dem Knopf und dem Bügel. Der flache Porzellanknopf ist an seiner Unterseite mit einer schmalen Gummidichtung, an seiner Oberseite mit einer Rinne versehen; er wird auf die Öffnung der Flasche gelegt und mit dem Bügel, der über die Rinne läuft, durch einen einfachen leichten Druck befestigt. Nunmehr werden

---

und Mehl nach Rietschel) und Eiweißmilch, sämtlich zu beziehen von den Milchwerken Vilbel in Hessen. Außerdem sind im Handel noch trockene Dauerpräparate der Buttermilch: Bucco und Lactoserve, und der Eiweißmilch (Larosan).

die Flaschen gekennzeichnet und in große viereckige Drahtkörbe
gestellt. Jeder Drahtkorb ist durch Zwischenwände in 6 Abteilungen geteilt, deren jede 6 Flaschen faßt; jeder Korb kann
also 36 Flaschen aufnehmen. Im Sterilisator haben gleichzeitig
4 Körbe, also 144 Flaschen Platz. Die Erhitzung geschieht nach
dem Prinzip des Wasserbades.

Der Sterilisator trägt auf hölzernem Gestell und bei
hölzerner Wandbekleidung einen Blechkasten, der 110 cm lang,
55 cm breit und 22 cm hoch ist. Dieser Kasten wird, nachdem
die Drahtkörbe mit den gefüllten Flaschen hineingestellt sind,
mit Wasser gefüllt und mittelst Gas erhitzt. (Der Apparat ist
an die Wasserleitung angeschlossen.) An einem in den Apparat
eingelassenen Thermometer wird die Temperatur abgelesen.
Nachdem 98—99° C etwa 10 Minuten eingewirkt haben, wird
der Gashahn abgestellt und darauf kaltes Wasser in den Apparat
vom Boden her eingeleitet. Der Kasten enthält in seiner Mitte
einen Überlauf, und indem kaltes Wasser von unten her zuströmt,
fließt das heiße durch den Überlauf ab, und so kühlt sich in
etwa 10—12 Minuten die Temperatur des Wasserbades bis auf
etwa 10° ab.

Die für größere Milchküchen empfehlenswerte Dampf-
sterilisation ist für enge Räume nicht zu verwenden, weil der
Dampf den Aufenthalt in ihnen unerträglich macht und das
Inventar zu sehr angreift.

Die so im Sterilisator selbst vorgekühlten Flaschen gelangen
darauf in den Kühlkasten. Dies ist ein rechteckiger Blechkasten von 150 × 50 Inhalt. Durch eine perforierte Wand ist
ein Eisbehälter abgetrennt, der etwa ein Viertel des Gesamtinhalts
einnimmt. Nachdem dieser mit Eis beschickt ist, wird der Kühlkasten bis reichlich zu halber Höhe mit Wasser gefüllt, das durch
die perforierte Wand auch in den Eisbehälter strömt. Der Effekt
ist, daß das Wasser eine für unsere Zwecke genügend konstante
und niedrige Temperatur erhält und die Flaschen bis zur Ausgabe kalt bleiben. Die Ausgabe erfolgt 2 Stunden nach der
Sterilisation um 8 Uhr früh in der Fürsorgestelle. Die Frauen
erhalten die vorgeschriebene Zahl der Flaschen in einem hand-
lichen Drahtgestell mit Tragbügel.

Am nächsten Morgen werden die leeren, bereits vorgereinigten
Flaschen von den Müttern gegen die neue Portion eingetauscht.
Die zurückkommenden Flaschen werden sogleich in gründliche
Reinigung genommen. Hierzu dient ein geräumiges Spülbecken
und ein besonderer Flaschenspülapparat. Die Flaschen
werden zunächst mittelst Bürste in warmer Sodalösung gründ-

lich gereinigt. Nach dieser Prozedur gelangen sie in den Spülapparat. Die Flasche wird über einen hohlen, oben offenen
Zapfen gestülpt, und durch leichten Druck auf den Flaschenboden
wird ein kräftiger Wasserstrahl aus dem Hohlzapfen hervor-
getrieben, der beim Emporheben der Flasche versiegt. Jetzt gelangt die Flasche auf einen zweiten Zapfen, aus dem bei gleichem
Verfahren ein mit Sand gemischter Wasserstrahl emporsteigt;
darauf wird nochmals mit Wasser nachgespült, und nun erst
kommt die Flasche zum Abtropfen mit der Öffnung nach ab-
wärts in ein Gestell. Dort verbleibt sie bis zur Füllung.

Die Tätigkeit der Fürsorgerinnen.

Die außeranstaltliche Tätigkeit liegt vornehmlich in den
Händen der Fürsorgerinnen. Diese sind zweckmäßig nicht ehrenamtlich tätig, sondern angestellt und besoldet.

Durchaus empfiehlt sich für die verantwortungsvolle Aufgabe
die Anstellung von Säuglingsschwestern oder Fürsorgerinnen,
die in geordnetem Lehrgang ausgebildet sind und die staatlich
vorgeschriebenen Prüfungen bestanden haben.

Die Schwestern suchen regelmäßig die Neuaufgenommenen
in der Wohnung auf und erfüllen dabei mehrfache Aufgaben.
Erstens stellen sie die Bedürftigkeit der Leute fest; es wird Einblick genommen in die Lohnbücher des Mannes, mit Hilfe der
Quittungskarte der Arbeiter-Krankenversicherung wird die Dauer
der Arbeitslosigkeit festgestellt, Anfragen beim Hauswirt oder
Verwalter können über die Verschuldung der Familie aufklären,
kurz, es gelingt den Schwestern bei einigem Verständnis und
einiger Übung zumeist, ein treffendes Bild der sozialen Lage zu
entwerfen, in der sich die Familie des Säuglings befindet. Der
Befund wird in einem mit Vordruck versehenen Bogen eingetragen. Die zweite Aufgabe der Schwestern besteht darin, zu
kontrollieren, ob die Anordnungen des Arztes auch recht befolgt werden. Es fehlt den Müttern öfters an gutem Willen
hierzu, noch öfters an der Fähigkeit. In diesem Fall soll die
Schwester die Mutter in der Ausführung der ärztlichen Vorschriften praktisch anleiten. Diese Hausbesuche werden öfters
wiederholt, teils, um etwaige wichtige Veränderungen in der
sozialen Lage festzustellen (Wiederaufnahme der Arbeit durch
den bisher kranken oder arbeitslosen Familienvater usw.), teils,
um sich abermals von der Durchführung der ärztlichen Vorschriften zu überzeugen. Mütter, die andauernd die ärztlichen
Vorschriften unbeachtet lassen, werden nicht weiterbehandelt.

Schließlich hat die Schwester auch ihr Augenmerk auf Krankheiten unter den Familienmitgliedern zu richten. Ihre Beobachtungen tragen sie in den folgenden Fragebogen ein, der auch für Wohnungsausmessungen eingerichtet ist. Für diesen Dienst verwenden die Schwestern der Fürsorgestelle die Vormittagsstunden. Sie finden sich so rechtzeitig in der Anstalt ein, daß sie nach einer Frühstückspause in der Sprechstunde tätig sein können.

Säuglings- und Kleinkinderfürsorgestelle Nr. V.

Datum: ....   Nr. ....
Name des Kindes:..................geb. am:..............
Ehel.: ....Wohnung der Eltern: ....
Unehel.: ....In Pflege bei:.....:...................

Name des Vaters bzw. der Mutter:....................
Ledig, verh., eheverl., verwitw.: ....
Tag und Ort der Geburt des Vaters: ....
Tag und Ort der Geburt der Mutter:...................
Seit wann in Berlin:...............................
Beruf (möglichst speziell):.........................
Wochenverdienst:........Regelm.:..........Schulden:.........
Verdienst der Frau:...........Abverm.:........für.......Mk.
Monatliche Miete: ....
Wieviel Kinder:.............wie alt:...............
Grund der Bedürftigkeit: ....
....
Lage der Wohnung (Himmelsrichtung):.................
Wieviel Räume: ....
Größe der Räume

Raum.... | ....Fenster — Fläche...Länge...Breite...Höhe ...
  .„ .... „ ← „ ... „ ... „ ... „ ...

	a	b	c	d
Bodenfläche....	....	....	....	....
Kubikinhalt....	....	....	....	....
% Fensterfläche.				
der Bodenfläche	....	....	....	....

Wieviel Personen teilen den Raum mit dem Säugling bei Tage:....
  bei Nacht:......
Beschaffenheit der Wohnung: durchlüftbar, teilw. durchlüftbar, undurchlüftbar, hell, dunkel, feucht, sauber, heiß, kalt.
Wieviel Betten:..........Wo schläft der Säugling: ....
Wird im Zimmer gekocht:........Wo ist die Wasserleitung:....

Haltung des Kindes: ....
Nahrung: ....

Auskunft von: ....
....

Jede Schwester stattet täglich etwa 10—12 Besuche ab. Diese müssen ohne Hast erledigt werden; die Schwester soll mit Muße alle in Betracht kommenden Fragen mit der Mutter durchsprechen und ihr, wo nötig, praktische Anleitung geben. Der Arzt der Fürsorgestelle muß natürlich die Oberaufsicht über diesen wichtigen Zweig der Anstaltstätigkeit haben. Die Beobachtungen des Arztes und der Schwestern müssen sich gegenseitig ergänzen.

Aus beider Beobachtungen soll sich ein klares Bild von den Lebensbedingungen ergeben, unter denen das fürsorgebedürftige Kind aufwächst.

Der Krippenarzt.

Die Krippe dient dazu, Kinder außerhäuslich erwerbstätiger Mütter während der mütterlichen Arbeitszeit aufzunehmen. Die Mütter liefern die Kinder vor Antritt der Arbeit in der Krippe ab und holen sie nach Feierabend wieder ab.

Die Krippe nimmt entweder nur Säuglinge, gewöhnlich erst von der sechsten Lebenswoche an, auf oder dehnt das Aufnahmealter aus bis etwa zum dritten Lebensjahre, d. h. bis zu der Altersstufe, wo das Kind für die bereits geordnetere Erziehung des Kindergartens reif wird.

Krippe und Kindergarten sind sog. halbgeschlossene Fürsorgeformen, stehen also zwischen offener und geschlossener Fürsorge. Das darf aber nicht dazu verleiten, an die Hygiene der Anstalten geringere Anforderungen zu stellen als an geschlossene. Die Gefahr der Krankheitsübertragung, die bei jeder Anhäufung von Kindern groß ist, wird gerade durch die nicht völlige Geschlossenheit der Anstalten erheblich gesteigert. Denn in der geschlossenen Anstalt (Krankenhaus, Hospiz, Säuglingsheim usw.) kann das einmal aufgenommene Kind viel leichter und wirksamer gegen Ansteckung geschützt werden als in der halbgeschlossenen Fürsorge, wo täglich sein Aufenthalt zwischen Anstalt und Wohnung wechselt, wo also täglich die Möglichkeit der Ansteckung außerhalb der Anstalt gegeben ist. Nicht die geschlossenen Anstalten sind Infektionsherde, von denen aus die sog. „Kinderkrankheiten‟ sich über ganze Stadtteile und Städte ausbreiten, sondern die Krippen, Kindergärten, Schulen. Gerade für das Kleinkind sind diese Epidemien besonders gefährlich, weil die Letalität, die Lebensbedrohung durch die Krankheit, desto größer ist, je jünger das Kind.

Es würde so eine erhebliche Ersparnis an Menschenleben bedeuten, wenn es z. B. gelänge, die Durchmaserung der Kinder vom Kleinkinderalter möglichst auf das Schulalter zu verschieben.

So erfordert schon die Verhütung von Anstaltsepidemien eine dauernde ärztliche Überwachung der Krippe. Dann aber verlangen Ernährung und Pflege ebenfalls ständige ärztliche Überwachung. Nicht nur handelt sich es in diesen wie in allen sozialen Einrichtungen darum, Krankheiten zu verhüten, sondern mit allen Mitteln den Körperzustand der anvertrauten Kinder zu fördern, zu „ertüchtigen".

In der Krippe steht die Körperpflege so im Vordergrund, daß der Arzt die Leitung der Krippe übernehmen muß. Der leitende Arzt muß durchaus mit der Säuglings- und Kleinkinderpflege vertraut sein. Er muß angestellt und dem Umfange seiner Tätigkeit entsprechenden Entgelt erhalten. Keineswegs aber ist es angängig (wie es leider noch oft geschieht), daß der Arzt nur von Fall zu Fall nach Gutdünken der Schwester herbeigerufen wird.

Der Arzt ist verantwortlich dafür, daß Einrichtung und Betrieb der Anstalt hygienischen Anforderungen entsprechen.

Folgende Mindestforderungen sind an Einrichtung und Betrieb der Krippe zu stellen:

Die Krippe soll für höchstens 30—40 Kinder eingerichtet sein.

An Räumen sind nötig: 1. ein geschützter und heizbarer Raum zum Unterstellen von Kinderwagen. 2. Aufnahmeraum; über diesen hinaus dürfen die Mütter die Anstaltsräume nicht betreten. 3. Geräumige Kleiderablage. — Die Kleider jedes Kindes hängen luftig, am besten jedes in einem weiten Leinenbeutel. 4. Baderaum, hygienisch am unbedenklichsten zum Brausen eingerichtet. Dieser Raum muß gleichfalls hell sein, weil hier am besten die Besichtigung des Körpers auf ansteckende Krankheiten erfolgt. Für jedes Kind ist besonderer Seifenlappen und besonderes Handtuch erforderlich; für Kleinkinder Zahnbürste und Gurgelglas. Nach dem Bade wird das Kind mit waschbarer Anstaltskleidung versehen, die es abends bei der Rückgabe an die Mutter wieder gegen seine eigene Kleidung eintauscht. 5. Der Aufenthaltsraum für die Säuglinge; für ein Bett sind mindestens 12 cbm Luftraum erforderlich. 6. Davon getrennt Aufenthaltsraum für die Kriech- und Gehlinge. 7. Schlafraum für die Kriech- und Gehlinge; der Schlafraum enthält Pritschen aus eisernem Rahmen, mit Segelleinwand bespannt. 8. Hinreichendes Absonderungszimmer für krankheitsverdächtige Kinder. Dies muß so eingerichtet sein, daß es leicht und gründlich jederzeit desinfiziert werden kann. 9. Koch- und Milchküche. 10. Waschküche. 11. Wäschetrockenraum. 12. Wirtschaftskeller. 13. Bureau. 14. Wohn- und Schlafräume und Bad für das Personal. 15. Aborte für Erwachsene und Kinder, letztere mit selbsttätiger Spülung, Spülraum für Windeln.

Die Räume, in denen die Säuglingsbetten stehen, sind zweckmäßig mit einer geräumigen Veranda verbunden. Sehr empfehlenswert ist ein Garten, in den im Sommer die Säuglinge verbracht werden können, und in dem die älteren Kinder spielen können. Für diese ist das beste Spielzeug der Sand, der zweckmäßig in großen hölzernen Rahmen zusammengehalten wird.

Die innere Einrichtung soll einfach und gesundheitlich einwandfrei, also gut rein- und desinfizierbar sein. Die Anforderungen dürfen, wie schon erwähnt, nicht niedriger gestellt werden als für eine Vollanstalt (Säuglingsheim). Folgende Zusammenstellung [nach Rott[1])] gibt einen Anhalt.

Für die Einrichtung eines Säuglingsbettes sind erforderlich:

1. Bett mit Matratze (am besten eiserne Bettstelle auf Rädern, empfehlenswert Modell Baginsky[2]) mit verstellbarem Tragrost und verschieblichen Seitenwänden),
1 Kopfkissen aus Roßhaar,
4 Laken,
3 Kopfkissenbezüge,
2 Wolldecken.

2. 24 Windeln,
4 Wickeltücher,
2 kleine Gummiunterlagen,
9 Moltounterlagen,
6 Hemdchen,
6 Windelhosen,
6 Höschen.

3. 2 Badetücher,
2 Handtücher,
4 Seiflappen,
3 Deckbettbezüge,
1 Gummiunterlage,
1 Fliegenschleier.

4. 2 Leibchen,
6 Jäckchen,
4 Paar Strümpfe,
1 Paar gestrickte Schuhchen,
2 Überziehjäckchen,
1 Mützchen,
1 Paar Lederschuhe.

5. 1 Puderbüchse,
1 Thermometer,
1 Windeleimer.

(Durch Benutzung desselben Thermometers für mehrere Kinder können leicht Übertragungen stattfinden!)

---

[1]) Siehe Mediz. Reform **25,** 154 (1917).
[2]) Hergestellt bei Ernst Lentz, Berlin NW.

Im Säuglingsraum sind ferner aufgestellt: mehrere Waschbecken, Wäscheschrank, Schrank für Medikamente und ärztliche Gebrauchsgegenstände, Tisch und Stuhl, Säuglingswage und Schemel, Uhr.

Für die Ausstattung der älteren Kinder sind erforderlich:

6 Hemdchen,	3 Unterröckchen,
6 Höschen,	2 Kittel,
6 Jäckchen,	6 Paar Strümpfe,
4 Leibchen,	1 Paar Schuhe.
1 Hosenhalter	

Für den Tagesraum der Kleinkinder sind notwendig: Tische, Stühle, Bänke, Laufkrippen;

für den Schlafraum: Schlafpritschen, auch einige Betten;

für die Milchküche: 1 Gasherd, 2 Tische, 2 Bottiche zum Weichen der Flaschen, 1 Spülapparat mit Zubehör, 1 Brett zum Trocknen der Flaschen, 1 Schrank für Vorräte, 1 Milchsterilisator, 1 Wage, Eisschrank oder andere Kühlvorrichtung.

Betrieb. Am zweckmäßigsten ist es, wenn der Arzt bereits bei der Aufnahme der Kinder zugegen ist. Da die Krippe aber gewöhnlich um 6 Uhr morgens geöffnet wird, wird dieser Forderung selten genügt werden können. Jedenfalls soll der ärztliche Besuch täglich und so früh wie möglich erfolgen.

Die Körpertemperatur aller Kinder muß täglich, am besten vor dem Baden, gemessen werden.

Vor der Aufnahme muß jedes Kind gründlich vom Krippenarzt untersucht werden. Der Befund ist in einen „Aufnahmebogen" einzutragen.

Bei der Untersuchung ist sorgfältig Anamnese zu erheben, ob in der Familie oder im Hause in den letzten 8 Wochen ansteckende Krankheiten vorgekommen sind. Ist ein Kind 4 bis 5 Tage der Krippe ferngeblieben, so hat vor der Wiederaufnahme wieder eine gründliche ärztliche Untersuchung stattzufinden. (Übertragbare Krankheiten, auch Vulvovaginitis!)

Die Regelung der Diät ist nur Sache des Arztes. Sie erfordert völlige Beherrschung der Lehre von der Säuglings- und Kinderernährung. Doch soll bei gesunden, gut entwickelten Kindern die bisherige Diät möglichst nicht geändert werden.

Sind Kinder der Krippe von einem Krankenhaus oder einer Fürsorgestelle überwiesen, so soll die dort verordnete Diät zunächst fortgesetzt werden. Der größte Wert ist darauf zu legen, daß die Mutter wenigstens 2—3mal täglich stillt. Dies läßt sich in Fabrikkrippen leicht durchführen. Aber auch sonst kann die Mutter einmal morgens (vor dem Abbringen des Kindes) und ein- oder zweimal abends (nach dem Abholen des Kindes) stillen.

Die Zubereitung der künstlichen Nahrung muß nach strengen hygienischen Vorschriften nicht anders wie in einem Säuglingsheim erfolgen. — Die ärztliche Überwachung des Personals ist nicht zu vergessen. Besonders sind Personen, die an Tuberkulose oder Nasen- und Racheninfektionen leiden, auszuschließen.

Der Arzt soll auf seinem Rundgang alle Kinder sehen, die wegen Krankheitsverdachts Abgesonderten zuletzt.

An der Spitze des weiblichen Hilfspersonals steht eine in Säuglings- und Kinderpflege gut ausgebildete und erfahrene Oberschwester, die für die genaue Durchführung der ärztlichen Anordnungen verantwortlich ist.

Im übrigen rechnet man auf 4—6 Säuglinge oder 8—10 Kleinkinder eine Pflegerin.

Dazu kommen noch Arbeitskräfte für die hauswirtschaftlichen Aufgaben.

Der Dienst in der Milchküche ist am besten von einer Pflegerin unter ständiger Aufsicht der Oberschwester zu versehen.

Die Krippe soll für die in Betracht kommenden Mütter bequem und schnell zu erreichen sein. Zweckmäßig ist die Errichtung der Krippe im Fabrikbezirk (Fabrikkrippe, Fabrikstillstube) oder inmitten der Arbeiterwohnblocks. Empfehlenswert ist die Angliederung der Krippe an die Säuglingsfürsorgestelle, weil viele Mütter nur vorübergehend außer dem Hause erwerbstätig sind und so die ärztliche Aufsicht stetig bleibt. Bei hygienisch einwandfreiem Bau ist auch die Vereinigung von Krippe und Kindergarten anzuraten. Doch muß räumlich völlige Trennung der Säuglinge, jüngeren und älteren Kleinkinder durchgeführt werden.

Solche Zusammenlegung erleichtert den Müttern das Hin- und Zurückbringen ihrer verschiedenen Altersstufen angehörigen Kinder und verbilligt den Betrieb etwas (gemeinsame Küche usw.).

(Über die Maßnahmen zur Verhütung von Anstaltsepidemien siehe später S. 74.)

Hausordnung
für alle Angestellten der Auguste-Viktoria-Krippe in Berlin.

Morgens: 6 Uhr Aufstehen, Ankleiden.

I. Oberschwester, Schwestern und Schülerinnen vom Kursus A.

6½— 6¾ gemeinsames Frühstück,	2 — 3½	Ruhe,
6¾—10 Dienst,	3½— 4½	Dienst,
10 zweites Frühstück,	4½— 4¾	Kaffee,
10¼— 1½ Dienst,	4¾— 7½	Dienst,
1½— 2 gemeinsames Mittagessen,	7½— 8	gemeinsames Abendessen,
	8 —10	frei,
	10 Uhr Schlafengehen.	

Während der Zeit der 14 tägigen Dauerwache hat die Nachtwachenschülerin von abends um 8 Uhr bis morgens 7 Uhr Dienst.

Alle Mahlzeiten werden gemeinsam im Speisesaal eingenommen.

Auf den Zimmern dürfen Mahlzeiten nur in Krankheitsfällen verabreicht werden. Freizeit wird gewährt an jedem Sonntag abwechselnd vormittags von 9 bis 1 Uhr zum Kirchgang und nachmittags von 2 bis 11 Uhr, in jeder Woche an einem Nachmittag von 4 bis 11 Uhr.

II. Dienstmädchen und Wärterinnen vom Kursus B.

6½— 6¾ Frühstück,	2 —3¼	Dienst,
6¾—10 Dienst,	3¼—3½	Kaffee,
10 zweites Frühstück,	3½—7½	Dienst,
10¼—1½ Dienst,	7½—8	Abendessen.
1½— 2 Mittagessen,		

Nach 8 Uhr Arbeit nach Bedarf (Aufräumen, Reinigen usw.).
10 Uhr Schlafengehen.

Der Kindergartenarzt.

Der Kindergarten dient denselben sozialen Indikationen wie die Krippe mit dem Unterschied, daß er für ältere Kleinkinder, etwa vom dritten Lebensjahre ab, bestimmt ist. Ungefähr mit dem dritten Lebensjahr, je nach dem Stande der geistigen Entwicklung, wird das Kind reif für den Kindergarten; es ist der Grad der Entwicklung erreicht, wo das Kind sich seiner Persönlichkeit im Gegensatz zur Außenwelt deutlich bewußt wird und von sich selbst nicht mehr in der dritten Person spricht, sondern „Ich" sagt.

So besteht denn für den Kindergarten die Möglichkeit und Pflicht erzieherischer Einwirkung. Hierfür hat sich der Fröbelsche Gedanke siegreich durchgesetzt und beherrscht gegenwärtig die im Kindergarten zur Anwendung kommenden Erziehungsmethoden, auch wenn dies nicht im Namen der Anstalt zum Ausdruck gelangt.

Fröbel lehrte: Das Kleinkind lernt spielend. Und: Der Mensch erkennt nur das völlig, was er darzustellen imstande ist. So schuf er ein durchgebildetes System von Beschäftigungen und Spielen, wobei er sich mathematischer Grundformen (Würfel, Kugel, Walze) bediente. Das Darstellen und Anschauen wird aber erst recht lebendig durch das Wort. Deshalb muß Rede und Gesang der Betätigung zu Hilfe kommen. Zuletzt wird das Kind selbst für das Spiel und seine Gefährten der geeignetste Spielgegenstand.

Nicht der Gegenstand bildet die Hauptsache in der Fröbelerziehung, sondern Wesen und Entwickelung des Kindes.

Die geschichtliche Entwickelung hat es mit sich gebracht, daß die Kindergartenerziehung ohne ärztliche Mitwirkung blieb, ähnlich wie es bei der Schule bis vor wenigen Jahrzehnten war. Zweifellos ist aber der Kindergartenarzt noch nötiger als der Schularzt. Denn je jünger das Kind, desto größer die Möglichkeit erfolgreicher ärztlich-hygienischer Einwirkung besonders auf chronische Zustände, desto wichtiger die Verhütung von Anstaltsepidemien, weil die ansteckenden Krankheiten das Leben um so mehr bedrohen je jünger das Kind ist; je jünger das Kind ist, desto eher kann es auch durch unzweckmäßige Einrichtungen dauernden Schaden erleiden. Durchaus ist zu fordern, daß, wie es den Schularz gibt, so auch jeder Kindergarten seinen angestellten besoldeten Arzt hat.

Die Aufgaben des Kindergartenarztes gehen, ähnlich denen des Schularztes, nach zweierlei Richtung. Ärztliche Beratung und Überwachung von Einrichtung und Betrieb der Anstalt und gesundheitliche Überwachung der Kinder.

An Räumen für den Kindergarten sind nötig: 1. Warteraum, 2. Kleiderablage, 3. Bad (Brause), 4. Aufenthaltsräume (für jedes Kind wird 4—6 cbm Luftkubus und 1 qm Bodenfläche berechnet), 5. Eßraum, 6. Spielsaal oder gedeckte Halle, 7. Schlafraum, 8. Absonderungszimmer, 9. Aborte, 10. Wirtschaftsräume, 11. Wohnräume für das Personal. Dazu unbedingt ein geräumiger Garten, der auf ein Kind etwa 3 qm Bodenfläche enthalten soll. Der Garten enthält einen Sandhaufen oder besser mehrere bewegliche Sandkästen.

Über Warteraum, Kleiderablage, Bad vgl. S. 67.

Die Einrichtung der Aufenthaltsräume muß sich durchaus der Eigenart der Fröbelschen Erziehung anpassen. Keinesfalls darf diese einen schulmäßigen Charakter annehmen, wie es leider noch immer vorkommt. Der Kindergartenarzt darf nicht dulden, daß diese licht- und lufthungrigen

Kleinkinder mit ihrem dem Alter entsprechenden, für ihre Körperentwicklung ersprießlichen Bewegungsdrang stundenlang an Bank und Tisch gebunden werden wie das Schulkind. Durchaus soll die Erziehung im Kindergarten familienhaften Charakter haben. Nicht mehr als 8—12 Kinder sind zu einer Gruppe vereinigt; jede hat ein Zimmer, das mit Blumen, Vogelbauer, Bildern usw. einem wohnlichen Familienzimmer ähnelt. Im Pestalozzi-Fröbelhaus in Berlin hat jedes Zimmer eine Bodenfläche von 3,5 × 6 qm und eine Höhe von 4,5 m, somit einen Luftraum von 94,5 cbm. In jedem Zimmer sind Tische und kleine Bänke oder Stühle, ein Schrank zum Einordnen der Spielsachen. Findet Mittagsbeköstigung in der Anstalt statt, so ist ein hinreichender Raum dafür zweckmäßig. Der Spielsaal oder die Halle muß hell, gut lüftbar und groß genug sein, um bei schlechtem Wetter etwa 100 Kinder zu Reihen- und Liederspielen aufnehmen zu können.

Durchaus muß der Arzt darauf dringen, daß ein Schlafraum mit Pritschen (siehe Krippe) vorhanden ist, in dem die Kinder nach der Mahlzeit 1—2 Stunden schlafen können. (Es ist nicht scharf genug zu tadeln, daß es noch Kindergärten gibt, wo die ermüdeten Kinder mangels Liegestätten sitzend am Tisch schlafen müssen.) Die Abortanlagen sollen streng hygienisch sein, zweckmäßig mit selbsttätiger Spülung. Man rechnet auf je 100 Kinder 4 Sitze.

Für Beheizung, Lüftung, Beleuchtung gelten die für Schulen aufgestellten Grundsätze.

Die Tätigkeit des Kindergartenarztes hat zunächst dafür Sorge zu tragen, daß der Bau der Anstalt hygienischen Anforderungen entspricht, aber auch, daß der Betrieb hygienisch einwandfrei ist. Hierzu gehört auch die Beurteilung der Erziehungsmethoden vom ärztlichen Standpunkt. Für hinreichenden Wechsel von Ruhe und Bewegung ist Sorge zu tragen, ebenso für genügenden Aufenthalt im Freien. Jede geistige und körperliche Überanstrengung ist zu verhindern. Zu beachten ist, daß Spazierengehen im Sinne der Erwachsenen Kleinkindern nicht behagt und nicht dienlich ist. Für die Bewegung des Kleinkindes kommt nur das Spiel in Frage. Wird Beköstigung im Kindergarten gewährt, so muß der Arzt den Speisezettel prüfen. Die Grundzüge der Ernährung des Kleinkindes sind S. 29 kurz geschildert[1]).

---

[1]) Speisezettel siehe: Einrichtung von Volkskindergärten, Frankfurt 1913, S. 44.

Schließlich hat der Arzt auch die Reinhaltung der Anstalt zu überwachen.

Der zweite Aufgabenkreis ist die Überwachung des Gesundheitszustandes der Kinder selbst. Wie der Schularzt, hat er sich dabei nicht nur auf Bekämpfung übertragbarer Krankheiten zu beschränken, sondern hat im Sinne der Ertüchtigung alle Maßnahmen zu treffen, um die Gesundheit der Kinder zu heben.

Deutlicher als im Krippen- und Säuglingsalter werden sich im Kindergarten schon sogenannte Charakterfehler, wird sich die psychopathische und neurasthenische Veranlagung offenbaren sowie Mängel der geistigen Entwicklung und Sinnesfehler. Hier kann der Arzt durch rechtzeitige Diagnose und rechtzeitige Herbeiführung zweckmäßiger Behandlung außerordentlich segensreich wirken.

Die chronischen Krankheitszustände und Konstitutionsanomalien (außer der Psychopathie die Tuberkulose, Rachitis, Erbsyphilis, Exsudative, Diathese) werden, wie schon im Säuglingsalter und in der Krippe, seine besondere Aufmerksamkeit erfordern.

Der Arzt muß alle in Betracht kommenden Einrichtungen kennen und sie für seine Pfleglinge nutzbar machen. Auch im Kindergarten sollte der Arzt sein Augenmerk darauf richten. daß sich unter dem Anstaltspersonal keine an Tuberkulose oder chronischem Rachenkatarrh leidende Personen befinden.

Die Verhütung von Anstaltsepidemien.

Eine besonders bedeutsame Aufgabe fällt dem Krippen- und Kindergartenarzt mit der Verhütung und Bekämpfung von Anstaltsepidemien zu. Die hygienische Einrichtung, der hygienische Betrieb sind die ersten Voraussetzungen zur Verhütung solcher Epidemien. Die Beschränkung auf eine nicht zu große Zahl von Aufnahmen (30—40 in jeder Krippe), die Trennung der Kindergartenpfleglinge in kleine Gruppen von 8—12 Kindern ist schon ein wertvolles Vorbeugungsmittel.

Die gründliche ärztliche Untersuchung vor der Aufnahme und vor jeder Neuaufnahme trägt des weiteren bei zur Verhütung von Infektionen (bei Mädchen ist auch an die nicht ganz seltene gonorrhoische Vulvovaginitis zu denken). Von der Schwester ist so viel Kenntnis und Blick zu fordern, daß sie ein Kind als „krank" erkennt (worauf es abgesondert wird). Unerläßlich ist die tägliche sorgfältige Messung der Körperwärme bei jedem Kinde.

Wir fügen hier die Vorschriften an, die in der **Auguste Viktoria-Krippe in Berlin** erlassen sind, und die nicht minder für Kindergärten gelten.

Vorschriften für das Verhalten beim Ausbruch von Infektionskrankheiten.

I. Allgemeine Vorschriften.

1. Die Aufnahme eines Kindes in eine Krippe darf nur erfolgen, wenn der Krippenarzt auf Grund einer eingehenden Untersuchung die Zustimmung erteilt. Der Befund der ärztlichen Untersuchung ist in die für alle Krippen vorgeschriebenen Aufnahmebogen einzutragen und der Krippenleitung zu übermitteln.

2. Die Krippenleitung macht dem zuständigen Polizeirevier Mitteilung von der erfolgten Neuaufnahme eines Kindes bzw. Entlassung. Das Polizeirevier muß dauernd im Besitze von Namen und Wohnung der Krippenkinder sein, um bei Meldung über das Auftreten einer Infektionskrankheit im Hause oder der Wohnung eines Krippenkindes der Krippe Mitteilung machen zu können.

3. Die Angehörigen des neuaufzunehmenden Kindes sind über die Bedeutung der Infektionskrankheiten und über das Verhalten beim Ausbruch einer Infektionskrankheit durch Arzt und Schwester bei der Aufnahme des Kindes aufzuklären. Ein Mahnzettel[1]) mit einer gemeinverständlichen Belehrung ist bei der ersten Aufnahme des Kindes dem Bringer auszuhändigen.

4. Die Krippenkinder sind jeden Morgen sofort, wenn sie gebracht werden, von der Pflegerin auszukleiden, zu baden und mit Anstaltskleidung zu versehen. Dabei ist genau die Haut auf Ausschläge zu betrachten sowie auf sonstige Merkmale einer Infektionskrankheit, wie Halsentzündung, Fieber, trockenen Husten, zu achten. Werden bei einem Kinde verdächtige Krankheitszeichen festgestellt, so ist es der Mutter mit einer entsprechenden Weisung sofort zurückzugeben. Ein verdächtiges Kind ist bis zur erfolgten Entscheidung des Arztes von den übrigen Kindern abzuschließen (Isolierung); der Arzt ist zu benachrichtigen.

II. Besondere Vorschriften.

Masern. Das erkrankte Kind ist sofort aus der Krippe zu entfernen. Die Krippe wird auf 2 Tage geschlossen und eine

---

[1]) Siehe S. 77.

Desinfektion der Räume durch eine öffentliche Desinfektionsanstalt vorgenommen. Am dritten Tage kann die Wiederaufnahme
der bereits durchmaserten Kinder erfolgen. Die nicht durchmaserten und nicht erkrankten Kinder können nach 14 Tagen
wieder aufgenommen werden, die erkrankten nach 4 Wochen,
sofern sie nicht mehr husten.

Scharlach. Das erkrankte Kind ist unverzüglich einem
Krankenhause zu überweisen, der Polizei ist Mitteilung zu machen.
Der Krippenraum, in dem sich das Kind aufgehalten hat, ist
einschließlich des Bettes und der Gebrauchsgegenstände des
Kindes zu desinfizieren, und zwar durch die öffentliche Desinfektionsanstalt. Eine Schließung der Krippe ist zunächst nicht
notwendig, jedoch müssen die übrigen Kinder, welche sich in
der nächsten Nähe des erkrankten aufgehalten haben, genau
daraufhin beobachtet werden, ob sich bei ihnen Scharlach-
erscheinungen zeigen. Folgen weitere Erkrankungsfälle, so ist
die Krippe, mindestens aber dann, wenn 10% der Kinder erkrankt sind, nach erfolgter Meldung im Polizeirevier zu schließen
und zu desinfizieren. Nach 2 Tagen können die Kinder, die
bereits früher Scharlach überstanden haben, wieder aufgenommen
werden, nach 1 Woche die nicht erkrankten, die erkrankten
dürfen erst nach 8 Wochen die Krippe wieder besuchen.

Diphtherie. Das erkrankte Kind ist dem Krankenhause zu
überweisen, und der Polizei ist Mitteilung zu machen. Die Krippe
ist zu schließen und zu desinfizieren. Die nicht erkrankten Kinder,
einschließlich derjenigen, die schon früher an Diphtherie erkrankt waren, dürfen erst wieder aufgenommen werden, wenn
die Untersuchung eines Mandelabstriches dreimal ein negatives
Resultat ergeben hat. Die drei Abstriche sind in etwa zwei-
tägigen Zwischenräumen vorzunehmen. Auch das Krippen-
personal ist durch wiederholte Halsmandelabstriche auf Diphtherie-
bazillen zu untersuchen. Erkrankte Personen werden dem
Krankenhause überwiesen. Bazillenträger sind auf die Dauer
ihrer Ansteckungsfähigkeit von der Arbeit auszuschließen. Die
erkrankten Kinder und Pflegepersonen sowie Bazillenträger sind
nach dreimaligem negativen Resultat der Untersuchung des
Mandelabstriches zum Krippenbesuche wieder zuzulassen, auch
wenn mehrere Wochen und Monate darüber vergehen.

Keuchhusten. Das erkrankte Kind ist sofort aus der Krippe
zu entlassen, auf Keuchhusten verdächtige Kinder sind zu
isolieren. Die Krippe wird geschlossen und desinfiziert. Nach
zwei Tagen werden diejenigen Kinder, die bereits früher Keuchhusten gehabt haben, wieder aufgenommen, nach vierzehn Tagen

die nicht erkrankten Kinder, sofern in einer ärztlichen Untersuchung festgestellt ist, daß sie nicht husten.

Windpocken. Das erkrankte Kind wird vom Besuche der Krippe ausgeschlossen. Die Krippe braucht nicht geschlossen zu werden. Sollten noch mehrere Windpockenfälle nachfolgen, so ist zu empfehlen, auch die erkrankten Kinder zum Besuche der Krippe zuzulassen, um so eine schnelle Durchseuchung der Kinder mit den an und für sich harmlosen Windpocken herbeizuführen. Anders lautende Maßnahmen sind der Entscheidung des Arztes vorbehalten.

Ziegenpeter (Mumps). Das erkrankte Kind ist vom Besuche der Krippe auszuschließen. Die Krippe braucht nicht geschlossen zu werden. Folgen weitere Fälle, so entscheidet der Arzt über die zu ergreifenden Maßnahmen.

Mahnung an die Krippenmütter.

1. Um die Einschleppung von ansteckenden Krankheiten zu vermeiden, darf ein Krippenkind, das an einer ansteckenden Krankheit, wie Masern, Scharlach, Diphtherie, Keuchhusten, Windpocken, Ziegenpeter, erkrankt ist, oder in dessen Familie oder Haus eine dieser Krankheiten herrscht, die Krippe nicht besuchen.

2. Die Angehörigen des Kindes sind gehalten, in diesem Falle an die Krippe eine kurze schriftliche, telephonische oder mündliche Mitteilung gelangen zu lassen; die Krippenräume dürfen sie nicht betreten.

3. Es wird ausdrücklich darauf hingewiesen, daß die Nichtbefolgung dieser Vorschriftrn nicht nur das eigene, sondern auch zahlreiche fremde Kinder in schwere Lebensgefahr bringt und unter Umständen strafgerichtliche Folgen nach sich ziehen kann.

Im Entwurf des Reichsjugendwohlfahrtsgesetzes, das wahrscheinlich in Kürze Gesetzeskraft erlangen wird, ist zur Aufnahme von Kindern unter 14 Jahren auch in Tagespflege die Erlaubnis des Jugendamts erforderlich. Damit unterliegen auch Krippen und Kindergärten der Genehmigung und Aufsicht des Jugendamts. Die Voraussetzungen für die Erlaubnis, ihr Erlöschen und ihren Widerruf können durch das Reichsjugendamt oder die Landesjugendämter näher bestimmt werden.

Der Ziehkinderarzt.

Das Zieh- oder Haltekind ist ein Kind, das von seiner Mutter getrennt bei fremden Leuten untergebracht und aufgezogen wird.

Die soziale Fürsorge zählt diese Kinder zu den „besonders gefährdeten". Großenteils sind es uneheliche Kinder.

Die Sterblichkeit der Ziehkinder war und ist zum Teil noch, besonders im Säuglingsalter, erheblich höher als die allgemeine Sterblichkeit der betreffenden Altersklasse.

Der Grad ihrer Gefährdung ist wesentlich abhängig von der Güte der Pflegestelle, diese wieder von der Höhe und regelmäßigen Zahlung des Kostgeldes, insbesondere aber von der mehr oder minder zuverlässigen und straffen Haltekinderaufsicht. Die Erkenntnis dieser Zusammenhänge hat den Wunsch nach Neuregelung des Haltekinderwesens erweckt, die durch Gesetz bald zu erwarten ist.

Der bereits erwähnte, von den zuständigen Reichsbehörden ausgearbeitete Entwurf eines Reichsjugendwohlfahrtsgesetzes regelt in Abschnitt III das Haltekinderwesen. Die einheitliche Regelung für das Reich würde allein schon einen wesentlichen Fortschritt gegenüber dem jetzigen buntscheckigen Zustand bedeuten Weitere Verbesserungen sind: die Erlaubnis-(Konzessions)pflicht für die Annahme eines Pflegekindes wird auf Kinder bis unter 14 Jahren, auf die unentgeltliche Pflege und die Tagespflege ausgedehnt. Befreit sind nur nahe Verwandte des Kindes, falls dies ehelich ist.

Die Haltekinderaufsicht wird durch das Jugendamt ausgeübt und erfaßt auch die unehelichen Kinde., die sich bei der Mutter befinden.

Zuständig für die Erteilung und den Widerruf der Erlaubnis ist das Jugendamt, während bisher, auch in den meisten Städten, die staatliche Polizei dies Recht hatte. Das Haltekinderwesen wird in diesem Gesetzesentwurf der Gemeinde übertragen. Die Gesetzgebung sucht · mit allen derartigen Regelungen den Artikel 121 der Verfassung des Deutschen Reichs vom 11. August 1915 zu erfüllen: „Den unehelichen Kindern sind durch die Gesetzgebung die gleichen Bedingungen für ihre leibliche, seelische und gesellschaftliche Entwicklung zu schaffen wie den ehelichen."

Gegenwärtig gilt noch für Preußen als Grundlage des Haltekinderwesens der Runderlaß des Ministers der Medizinalangelegenheiten und des Innern, betreffend das Haltekinderwesen, vom 25. August 1880. Er empfiehlt folgende Gesichtspunkte:

· 1. Personen, welche gegen Entgelt fremde, noch nicht sechs Jahre alte Kinder in Kost und Pflege nehmen wollen, bedürfen dazu der Erlaubnis der Polizeibehörde.

2. Die Erlaubnis wird nur auf Widerruf und nur solchen Personen weiblichen Geschlechts erteilt, welche nach ihren persönlichen Verhältnissen und nach der Beschaffenheit ihrer Wohnungen geeignet erscheinen, eine solche Pflege zu übernehmen.

3. Die Erlaubnis muß vor einem etwaigen Wohnungswechsel aufs neue nachgesucht werden.

4. Im Falle einer üblen Behandlung der Kinder oder einer denselben nachteiligen Veränderung der häuslichen Verhältnisse der Kostgeberin wird die Erlaubnis zurückgenommen.

5. Den Beamten der Polizeibehörde oder den von der letzteren beauftragten Personen ist von den Kostgeberinnen der Zutritt zu ihren Wohnungen zu gestatten, auf alle die Pflegekinder betreffenden Fragen Auskunft zu erteilen; auch sind die Kinder auf Erfordern vorzuzeigen.

6. Die einzelnen in Pflege zu nehmenden Kinder sind bei der Polizeibehörde anzumelden und, sobald das Verhältnis aufhört, wieder abzumelden.

7. Bei den Meldungen sind der Name des Kindes, Ort und Tag seiner Geburt, Name und Wohnung seiner Eltern, bei unehelichen Kindern Name und Wohnung der Mutter und des Vormundes anzuzeigen.

8. Die Übertretung der gegebenen Vorschriften ist mit 30 Mk. Geldstrafe oder verhältnismäßiger Haft zu bedrohen.

§ 5 dieses Erlasses gibt den Polizeibehörden die Möglichkeit der Überwachung der Haltekinder an die Hand. Es war so die Gelegenheit geschaffen, durch den beamteten Arzt (Kreisarzt) die Pflege kontrollieren zu lassen. In der Praxis aber hat sich erwiesen, daß diese Aufsicht bei der Überlastung der Kreisärzte nur mangelhaft geschah. Deshalb empfiehlt ein Erlaß des Kultusministers vom 11. Februar 1905 den Polizeibehörden, Aufsichtsdamen mit der regelmäßigen Aufsicht der Haltekinder zu betrauen. Dies ist auch geschehen, und in Berlin, Cöln und anderen Städten sind solche polizeiliche Aufsichtsdamen, die entsprechend vorgebildet sein sollen, angestellt. Das Polizeipräsidium Berlin hat vor wenigen Jahren auch noch Ärzte durch Privatdienstvertrag mit der Oberaufsicht betraut.

Inzwischen sind nun die Säuglingsfürsorgestellen ins Leben getreten und in Mittel- und Großstädten mit wenigen Ausnahmen vorhanden. Da lag es nahe, diese mit der Aufsicht über die Haltekinder zu betrauen. Ein Erlaß des Kultusministers sowie des Ministers des Innern vom 16. Juni 1908 weist darauf hin.

Hierzu kommt die Verbreitung, die die Einrichtung der

kommunalen Berufsvormundschaft gefunden hat. Durch die Einrichtung einer Berufsvormundschaft werden die Vormundschaften über die unehelichen Kinder einer rechtskundigen, in großen Städten nur mit dieser Aufgabe betrauten Persönlichkeit übertragen, die nun in viel wirksamerer Weise, als es vordem der zum Einzelvormund bestimmte Laie vermochte, die Rechtsansprüche der Mündel verfolgt, also auf regelmäßige und möglichst hohe Alimentierung hinarbeitet. Da ein großer Teil der Haltekinder unehelich ist, also Mündel des Berufsvormundes sind, so ist ein enges Zusammenarbeiten der Haltekinderaufsicht mit dem Vormundschaftsamt erwünscht.

Diese wünschenswerte Zentralisierung der Haltekinderpflege läßt sich da leicht durchführen, wo die Polizei das Recht der Haltekinderaufsicht an die Gemeinde abgegeben hat, oder wo die Polizeibehörde nicht wie in Berlin, Cöln und einigen anderen Städten staatlich, sondern gemeindlich ist. Daß der Entwurf des Reichsjugendwohlfahrtsgesetzes das Haltekinderwesen der Gemeinde überträgt, ist bereits hervorgehoben.

Die Stadt Berlin hat gegenwärtig nur über die Haltekinder eigenes Aufsichtsrecht, die sie auf eigene Kosten im Wege der Armen- und Waisenpflege oder der Fürsorgeerziehung in Pflege gibt. Für diese Kinder besteht nun eine sehr gut arbeitende zentralisierte Fürsorge, die als vorbildlich für die Regelung des Haltekinderwesens überhaupt gelten kann.

Bevor das „Waisenkind" — wie diese Kinder genannt werden, meist ohne Waisen zu sein — in Einzelpflege von der Stadt gegeben wird, wird es zuvörderst im Kinderasyl aufgenommen. Ist es gesund, so steht seiner Überweisung in Einzelpflege nichts im Wege, ist es krank, so wird es zur Behandlung einem Krankenhause überwiesen. Das Kinderasyl arbeitet nach Art einer Quarantäne und Beobachtungsstation; es verhütet, daß kranke Kinder in Einzelpflege kommen (wobei auch an geistige Erkrankung zu denken ist).

Bedenkt man nun, daß diese Kinder zu den Ärmsten von den Armen gehören, daher größtenteils an irgendwelchen krankhaften Zuständen leiden, so begreift man, wie segensreich dies Filter wirken muß.

Ist das Kind in Einzelpflege in Berlin untergebracht — ein Teil zumal der älteren Kinder wird aufs Land gegeben —, so findet die Überwachung dieser Kinder durch die Säuglingsfürsorgestellen statt, und zwar hauptsächlich durch Hausbesuche sowohl des Arztes wie der Schwestern. Von Wichtigkeit ist, daß die Pflegestelle vom Arzt gründlich nach hygienischen Gesichtspunkten geprüft wird. Hierzu gehört nicht nur die Prüfung der Größe und Durchlüftbarkeit des Zimmers, der Beschaffenheit des Bettes, der Reinlichkeit, sondern auch die Begutachtung des Gesundheitszustandes der Pflegefamilie. Keinesfalls genügt es, sich nur über den Gesundheitszustand der Pflegefrau selbst Gewißheit zu verschaffen, sondern auch über den der übrigen Familienmitglieder. Tuberkulose eines Mitgliedes macht die Familie zur Haltepflege ungeeignet. Auch die Neigung zu infektiösen Nasopharynxerkrankungen ist ein Hinderungsgrund, da sie auf Kinder leicht übertragbar sind und bei ihnen oft schwere Krankheitszustände auslösen.

Die ärztlichen Hausbesuche finden bei Kindern bis zu einem halben Jahr einmal monatlich, von einem halben bis zum ersten Jahr zweimal vierteljährlich, vom ersten bis dritten Jahr vierteljährlich und vom vierten bis fünften Jahr halbjährlich statt.

Außerdem kann der Arzt nach Bedarf Vorstellung des Kindes in der Fürsorgestelle anordnen.

Die Besuche der Schwestern finden häufiger, mindestens in monatlichen Abständen statt.

Erkrankt das Kind, so ist, da die Fürsorgestelle die Behandlung kranker Kinder nicht übernimmt, der Armenarzt zuständig bzw. kommt Überweisung in das Krankenhaus in Frage.

Auf diese Weise findet eine sorgfältige und, was wichtig ist, einheitliche Beaufsichtigung statt. Gleichzeitig ist der städtische Berufsvormund in der Lage, sich durch die städtischen Fürsorgestellen über den Gesundheitszustand seiner Mündel regelmäßig Bericht erstatten zu lassen.

Die Haltekinderaufsicht dauert in den meisten Staaten gegenwärtig nur bis zum Ende des sechsten Lebensjahres[1]). Dann ist durch den Schulbesuch ohnehin die Möglichkeit weitgehender Beaufsichtigung durch den Lehrer gegeben.

Ammenwesen.

Die moderne Säuglingsfürsorge hat auch dem Ammenwesen ihre Aufmerksamkeit zugewandt. Sie ging dabei von der Tatsache aus, daß die Ammenkinder zu den besonders gefährdeten Säuglingen gehören. Die gute alte Sitte, daß die Amme ihr Kind in die Familie der Herrschaft mitbringt und es dem Herrschaftskind zum Milchgeschwister gibt, ist ja längst so gut wie ganz verschwunden. Vielmehr ist die Amme genötigt, ihr Kind

---

[1]) Der Entwurf des Reichsjugendwohlfahrtsgesetzes sieht Ausdehnung der Aufsicht bis zum 14. Jahre vor.

in fremde Pflege zu geben und es damit der großen Sterblichkeit der Haltekinder auszuliefern. Dies Schicksal ist um so trauriger, als in diesem Falle die Mutter des Haltekindes augenscheinlich besonders gut zum Stillgeschäft geeignet ist und nur aus wirtschaftlichen Gründen ihrem eigenen Kinde die Brustnahrung verweigert. Das traurige Schicksal der Ammenkinder ist nicht die einzige Ursache, weswegen die Säuglingsfürsorge eine Regelung des Ammenwesens fordert. Auch die hygienischen Beziehungen zwischen Amme und Herrschaftskind verdienen ernste Beachtung. Schon lange hat man sich davor zu schützen gesucht, daß die Amme Krankheiten auf das Herrschaftskind übertrage.

Der einzige deutsche Bundesstaat, in dem eine staatliche Ammenordnung besteht und ein Ammenarzt staatlich angestellt ist, die Stadt Hamburg, hat in der Regelung des Ammenwesens nur diese Beziehung berücksichtigt. Man wird aber mit dem gleichen Recht auch die Amme vor Ansteckung durch das Herrschaftskind schützen müssen. Vornehmlich ist es die Syphilis, die bei der engen Berührung von Herrschaftskind und Amme übertragen werden kann. Doch dürfen auch andere Krankheiten, z. B. die Tuberkulose, keineswegs als gleichgültig angesehen werden. Diese Gefahren zu vermeiden oder möglichst zu mindern, gelingt, wenn die Ammenvermittlung der privaten Stellenvermittlung ganz entzogen wird, zumal das Stellenvermittlergesetz der Amme nirgends besonders gedacht hat, sie also nicht anders behandelt als die Dienstboten. Daß sie aber eine Ausnahmestellung einnimmt, ist schon oben dargelegt. Auch darf gefordert werden, daß die gleiche Sorge, die Gesetze und Polizei der Erstellung der Tiermilch widmen, auch auf die Frauenmilch ausgedehnt wird.

Die Hauptforderung lautet, daß eine Mutter nur dann Ammendienste annehmen darf, wenn sie mindestens sechs Wochen lang nach der Entbindung in einem öffentlichen Säuglingsheim mit ihrem Kinde geweilt hat. Während dieser Zeit, die besser noch länger auszudehnen wäre, gelingt es erstens, den Milchreichtum der Frau, ihre Eignung zur Amme festzustellen. Ihr Gesundheitszustand ferner kann sorgfältig festgestellt werden. Die Wassermannsche Reaktion ermöglicht mit fast völliger Gewißheit die Frage zu entscheiden, ob Mutter und Kind frei von Syphilis sind. Schließlich wird durch die Forderung eines mindestens sechswöchigen Aufenthalts im Säuglingsheim erreicht, daß wenigstens in dieser Zeit das Ammenkind die Mutterbrust erhält und erst in einem nicht mehr ganz so gefährdeten Lebensalter, wie die ersten Wochen es sind, in Haltepflege kommt.

Ein öffentliches, kommunales Säuglingsheim hat auch genügend Autorität, um die Rechte der Amme und ihres Kindes der Herrschaft gegenüber zu wahren. Das Säuglingsheim bestimmt als Vermittlerin den Lohn, es verpflichtet die Herrschaft, einen bestimmten Bruchteil des Lohnes monatlich unmittelbar an das Säuglingsheim abzuführen, das damit die Haltepflege des Kindes bezahlt. Diese wird von der Anstalt ausgewählt, das in Haltepflege befindliche Ammenkind dauernd durch Angestellte des Heims überwacht.

Es würde sich empfehlen, daß die Vermittelungsanstalt auch von der Herrschaft, Eltern und Säugling, ein Gesundheitszeugnis verlangt.

Die so durchgeführte Ammenvermittlung, die eine hohe Gewähr für die Qualität der Amme, für den Schutz der Amme und das Gedeihen des Ammenkindes bietet, ist nicht billig. Es werden von den Anstalten beträchtliche Gebühren für jede Vermittelung von der Herrschaft gefordert. Wem die Höhe dieser Gebühr unsozial dünkt, der möge bedenken, daß der größte Teil aller Mütter körperlich imstande ist, selbst zu stillen, also Ammen nicht selten nur aus äußerlichen Beweggründen, Bequemlichkeit usw., genommen werden. In den seltenen Fällen, wo die eigene Mutter wirklich außerstande ist, selbst zu stillen, oder im Wochenbett gestorben ist, und gleichzeitig die künstliche Ernährung versagt, kann der Säugling in den mit Ammen versehenen Säuglingsheimen untergebracht werden. Wenn also die hohe Vermittlungsgebühr, der hohe Ammenlohn dahin führen sollte, die Nachfrage nach Ammen zu verringern, so wäre das vom sozialen Standpunkt aus keineswegs ein Nachteil. Die beste Gewähr nun für die Durchführung dieser Forderungen bieten die städtischen Säuglingsheime. Mustergültig sind in dieser Hinsicht die Säuglingsheime in Magdeburg, Dresden und Weißensee (bei Berlin) und die von der privaten Fürsorge erhaltenen Anstalten in München und Posen, sowie das Kaiserin-Auguste-Viktoria-Haus in Charlottenburg.

Die Einrichtungen haben sich derart bewährt, daß wiederholt gefordert wurde, auf gesetzlichem Wege die Ammenvermittelung ausschließlich den öffentlichen oder unter öffentlicher Aufsicht stehenden Säuglings- und Mütterheimen zu überlassen. Wir fügen einen Auszug aus den „Bestimmungen über das Ammenwesen beim städtischen Säuglingsheim zu Dresden" an.

Junge, auf Erwerb angewiesene Mütter, welche gesonnen sind, eine Ammenstellung anzunehmen, finden mit ihrem Kinde im städtischen Säuglingsheim zur Beobachtung, Feststellung ihrer Tauglichkeit und Zuweisung in eine Ammenstellung Aufnahme. Das Säuglingsheim gewährt für die Mutter und das Kind freie Verpflegung, Anstaltskleidung und Wohnung.

Durch den Eintritt in das städtische Säuglingsheim übernehmen die Mütter die Verpflichtung, die ihnen zugewiesene Stellung als Amme anzunehmen und alsbald anzutreten. Sie haben in dieser Stellung so lange als nötig zu verbleiben, Wäsche, Kleidungs- und Ausstattungsstücke für ihren eigenen Bedarf und für das Kind zu beschaffen sowie sich eines tadellosen Verhaltens zu befleißigen und sich auf Erfordern leichten häuslichen Arbeiten zu unterziehen (Waschen der Kinderwäsche und dergleichen).

Für die Zuweisung einer Amme ist an die Kasse des Säuglingsheims eine Gebühr von 60 Mk.[1]) vor Abgabe der Amme zu entrichten. Werden besondere Bedingungen an die Amme gestellt (zweitstillende, verheiratete Frau usw.), oder wird die Amme außerhalb Dresdens abgegeben, so ist die Gebühr angemessen zu erhöhen und kann bis auf 100 Mk. festgesetzt werden. Die Zuweisungsgebühr gilt als Entgelt für die Verpflegung der Amme im Säuglingsheim, für ärztliche Untersuchung (insbesondere Blutuntersuchung nach Wassermaun), ärztliche Überwachung und Feststellung des Milchgehalts.

Der einer Amme zu gewährende Lohn unterliegt freier Vereinbarung.

Hat die Amme ihr Kind selbst in fremder Pflege untergebracht, so soll ·der Monatslohn bei einem Kinde nicht unter 42 Mk., bei Zwillingen nicht unter 52 Mk. betragen.

Wird das Kind der Amme nicht von ihr selbst in geeigneter Weise untergebracht, so übernimmt es die Anstalt, das Kind im Auftrage der Mutter einer geeigneten Ziehmutter in Pflege zu geben. Die Anstalt vertritt in diesem Falle, und zwar auf so lange, als die Mutter in der ihr von der Anstalt zugewiesenen Ammenstelle verbleibt, die Mutter sowohl der Ziehmutter als auch der das Ziehkinderwesen beaufsichtigenden Behörde gegenüber.

Die Dienstherrschaft hat sich zu verpflichten, für Vermittelung der Ziehpflege und zur Deckung des Ziehgeldes beziehentlich für Aufnahme des Kindes in die Anstalt an die Kasse des Säuglingsheims monatlich 22 Mk. und bei Berechnung des Ziehgeldes nach Tagen 75 Pf. täglich kostenfrei abzuführen. Dafern die Amme ungeachtet einer an sie zu richtenden Aufforderung die zur Unterbringung des Kindes bei einer Ziehmutter erforderlichen Ausstattungsgegenstände nicht beschafft, hat die Dienstherrschaft der Anstalt gegenüber auch diese Kosten zu übernehmen.

Der in diesem Falle der Amme von der Dienstherrschaft zu gewährende Lohn soll nicht nur unter 20 Mk. und bei Zwillingen nicht unter 30 Mk. betragen.

Die Zahlungsverpflichtung der Amme gegenüber dem Säuglingsheim bleibt durch die Vereinbarungen mit der Dienstherrschaft unberührt.

Neben dem Lohne hat die Dienstherrschaft der Amme in jedem Falle freie Wohnung und Beköstigung zu gewähren.

---

[1]) Diese und die folgenden Gebührensätze sind jetzt erhöht.

Die geschlossene Fürsorge.

Die geschlossene oder anstaltliche Fürsorgeform soll grundsätzlich nicht für gesunde Kinder in Anwendung kommen. Grundsätzlich sind diese der offenen Fürsorge zuzuführen.

Hingegen ist für akut und chronisch kranke Kinder gerade der fürsorgebedürftigen Bevölkerungsschicht die Anstaltspflege der häuslichen vorzuziehen. Das gilt zunächst von allen übertragbaren Krankheiten, weil sich in der Wohnung der Ammen kaum die Möglichkeit wirksamer Absonderung bietet. Aber auch bei länger dauernden nicht übertragbaren Krankheiten empfiehlt sich der besseren Pflege und Wartung wegen Anstaltsbehandlung. Eine Ausnahme machen Brustkinder, die man nur dann einer Anstalt überweisen wird, wenn entweder die stillende Mutter mit aufgenommen werden kann und will oder sonst die Möglichkeit besteht, das Kind weiter mit Frauenmilch zu ernähren. Jedenfalls ist es durchaus zu widerraten, ein Brustkind, gerade wenn es erkrankt ist, abzustillen.

Bei dem großen Mangel an Anstalten für das erste Kindesalter, besonders an solchen, die der Behandlung chronischer Krankheitszustände[1]) dienen, ist es bedeutsam, daß die Landesversicherungsanstalten in zunehmendem Maße die Errichtung und Unterhaltung solcher Anstalten in ihren Aufgabenkreis einbeziehen.

Vorbildlich geworden ist das Vorgehen der Landesversicherungsanstalt der Hansestädte. Auf Grund §§ 1259 ff. RVO. erhalten Waisenrente nach dem Tode des versicherten Vaters und unter Umständen auch der versicherten Mutter oder Großeltern eheliche und uneheliche Kinder sowie elternlose Enkelkinder unter 15 Jahren. Gemäß § 1277 RVO. kann der Vorstand einer Landesversicherungsanstalt durch seine Satzung ermächtigt werden, den Waisenrentenempfänger auf Antrag in einem Waisenhaus oder einer ähnlichen Anstalt unterzubringen und dazu die Rente ganz oder teilweise zu verwenden. Dieser Paragraph bot die Handhabe, um insbesondere die hinterbliebenen erblich belasteten Kinder Tuberkulöser in zweckmäßige Pflegeverhältnisse zu bringen, die für eine gesunde Lebensentwicklung möglichst große Gewähr bieten. Diese Kinder wurden teils in ländlichen Kolonien untergebracht, wo sie auch Unterricht erhalten, teils in einem

---

[1]) Mustergültig ist das Kindergenesungsheim der Stadt Berlin in Buch.

Erholungsheim, das für 100 Kinder eingerichtet ist. Seit 1914 ist aber bedeutsamerweise der Landesversicherungsanstalt auf Grund des § 1274 RVO. vom Reichsversicherungsamt die Genehmigung erteilt worden, eine ähnliche Fürsorge für kranke und pflegebedürftige Kinder von lebenden Versicherten zu treffen. Diese Entscheidung des Reichsversicherungsamtes ist von weittragender grundsätzlicher Bedeutung. Sie gibt den Versicherungsanstalten das Recht, sich mit ihren großen Mitteln auch in den Dienst der Kinderfürsorge zu stellen. Das liegt zweifellos auch im eigensten Vorteile der Versicherungsanstalten selbst. Denn ein großer Teil der in erwerbsfähigem Alter zur Behandlung gelangenden, die Krankenkassen belastenden Krankheiten ist auf Ansteckungen oder Schäden im frühen Kindesalter zurückzuführen, es sei nur an die Tuberkulose erinnert.

Mit erheblich geringeren Mitteln, dabei mit erheblich größerem Erfolge können in der Kindheit gerade die chronischen Krankheitszustände bekämpft werden. Die von den Landesversicherungsanstalten für solche Zwecke aufgewandten Mittel müssen allmählich zu einer erheblichen Verminderung der Ausgaben für die Versicherten selbst führen.

Nach dem Geschäftsbericht der Landesversicherungsanstalt der Hansestädte für das Jahr 1918 befanden sich in diesem Jahre 991 tuberkulöse und tuberkulosebedrohte Kinder lebender Versicherter in Heilfürsorge mit einer Gesamtzahl von 83 494 Pflegetagen und einem Kostenaufwand von 530 083 Mark.

Das Hilfspersonal.

Die Ausbildung der Fürsorgerin.

Helferinnen der Sozialärzte sind Krankenschwestern und Fürsorgerinnen. Gegenwärtig hat in vielen Großstädten wohl noch jede sozialhygienische Einrichtung (die Säuglings- und Kleinkinderfürsorgestellen, die Schulärzte, die Tuberkulose- und Geschlechtskrankenfürsorgestellen, die bakteriologischen Untersuchungsämter usw.) ihre besonderen Hilfsschwestern. Dazu kommen noch die Fürsorgerinnen der Jugendämter, der Wohnungsämter, der Armenpflege, der Kirchengemeinde, der Wohlfahrtsvereine. Ein wichtiger Teil der Arbeit dieser Helferinnen sind die Hausbesuche in den fürsorgebedürftigen Familien. So findet unvermeidlich eine Überhäufung von fürsorgerischen Hausbesuchen in den bedürftigen Familien statt. Es ist keine Seltenheit, daß vier bis sechs Helferinnen zu gleicher Zeit die gleichen Erhebungen in einer Familie anstellen, sich dort womöglich treffen. Das bedeutet zweifellos eine Vergeudung von Zeit, Kraft und Geld und wird zudem — mit vollem Recht — von den Fürsorgebedürftigen als eine überflüssige Belästigung empfunden.

Aus dem Bedürfnis, hierin Wandel zu schaffen, ist die Stellung der „Kreisfürsorgerin" geschaffen worden. Diese soll für einen bestimmten Bezirk als Helferin in allen Angelegenheiten der gesundheitlichen und erzieherischen Fürsorge tätig sein. Dazu bedarf sie einer gründlichen Ausbildung in den gesundheitlichen und sozialen Fächern.

In den Landkreisen, in kleineren und mittleren Städten, aber auch in einigen Großstädten hat sich das System, dem sehr wahrscheinlich die Zukunft gehört, bereits durchgesetzt.

Die Wohlfahrtsschulen in Charlottenburg und Cöln und mehrere staatlich anerkannte soziale Frauenschulen dienen der Ausbildung dieser Fürsorgerinnen.

Für die Zulassung zur staatlichen Prüfung als Fürsorgerin[1]) sind folgende Nachweise zu erbringen: 1. über den erfolgreich abgeschlossenen Besuch eines Lyzeums, 2. die staatliche Anerkennung als Krankenpflegeperson oder Säuglingspflegerin, 3. die staatliche Prüfung als Kindergärtnerin, Hortnerin oder Lehrerin, 4. der Nachweis über die nach Ableistung der staatlichen Prüfung als Krankenpflegeperson oder Säuglingspflegerin sowie Kindergärtnerin, Hortnerin oder Lehrerin erfolgte anderthalbjährige erfolgreiche und einwandfreie Teilnahme an einem zusammenhängenden Lehrgange der staatlichen oder staatlich anerkannten Wohlfahrtsschule (sozialen Frauenschule usw.).

Die Prüfung erstreckt sich auf folgende Gegenstände:

1. allgemeine und besondere Gesundheitslehre:
   a) Wohnung und Kleidung,
   b) Ernährung,
   c) Körperpflege,
2. allgemeine Krankheitslehre,
3. soziale Gesundheitslehre (Hygiene des Kindesalters, Schulhygiene, Gewerbehygiene, Arbeiterschutz, Berufskrankheiten, Volksseuchen usw.),
4. öffentliche Fürsorge und Berufskunde:
   a) Säuglingsschutz, Mutterschutz, Kinderpflege und -fürsorge,

---

[1]) Erlaß der preußischen Minister des Innern und der geistlichen usw. Angelegenheiten vom 10. September 1918, betreffend Vorschriften über die staatliche Prüfung von Fürsorgerinnen.

   b) Tuberkulosefürsorge,
   c) Kinderfürsorge,
   d) Wohnungsfürsorge,
   e) sonstige Fürsorgegebiete,
5. Seelenkunde und Erziehungslehre, erziehliche Betreuung und Beschäftigung von Kindern und Jugendlichen,
6. allgemeine Bürgerkunde, Versicherungsgesetzgebung sowie sonstige Gesetze und Vorschriften auf dem Gebiete der Volkswohlfahrt und des Gesundheitsschutzes.

Nach besonderer Prüfung hat die Bewerberin ein **Probejahr** in der praktischen Wohlfahrtspflege und Fürsorge abzuleisten. Wenn sie sich hierbei bewährt, erhält sie die **staatliche Anerkennung als Fürsorgerin.**

Die rege Nachfrage von Kreisen und Gemeinden nach staatlich anerkannten Fürsorgerinnen beweist am besten, wie groß der Fortschritt dieser Einrichtung gegenüber der bisherigen zersplitterten Fürsorgerinnenarbeit ist. Nur in den großen Städten wird noch vielfach an dem alten System festgehalten. Doch dürfte sich allmählich, wie gesagt, auch in der Großstadt die „**Bezirksfürsorgerin**", der ein entsprechend kleiner Bezirk für die Hilfsarbeit auf allen Fürsorgegebieten zugewiesen wird, einführen.

Die Ausbildung der Säuglingspflegerin.

Die Ausbildung, die zur Erlangung der staatlichen Anerkennung als „Krankenpflegeperson" erforderlich ist, genügt nicht für die besonderen Aufgaben der Säuglingspflege. Die besondere Ausbildung in Säuglingspflege war aber bisher ganz ungeordnet, und so legten sich Personen die Bezeichnung als Säuglingspflegerin bei, deren Ausbildung und Kenntnis nicht selten völlig ungenügend waren. Dem soll nun ein Riegel vorgeschoben werden.

Ein Erlaß des Kgl. preußischen Ministers des Innern vom **31. März 1917** (Min.-Bl. f. Mediz.-Angel. S. 160) ordnet **eine staatliche Prüfung für Säuglingspflegerinnen an.**

Die Zulassungsgesuche zur Prüfung müssen unter anderem enthalten:

Den Nachweis einer erfolgreich zum Abschluß gebrachten Volksschulbildung oder einer gleichwertigen Bildung, ferner den Nachweis der erfolgreichen und einwandfreien Teilnahme an einem halbjährigen zusammenhängenden Lehrgange in einer staatlichen oder staatlich anerkannten Krankenpflegeschule und an einem im Anschluß hieran abgelegten, zusammenhängenden halbjährigen Lehrgange in einer staatlichen oder staatlich anerkannten Säuglingspflegeschule.

Besondere Bestimmungen regeln die Zulassung von bereits geprüften Krankenpflegerinnen und Hebammen. Nach bestandener Prüfung erhalten die Prüflinge einen Ausweis als staatlich geprüfte bzw. auf Grund früherer Prüfungen staatlich anerkannte Säuglingspflegerin.

Diese eignen sich für die Pflege gesunder Säuglinge im Privathaushalt und Säuglingsheimen. Für Säuglingskrankenanstalten bevorzugt man Säuglingsschwestern, die außer ihrem dreijährigen Lehrgang in Krankenpflege noch eine halbjährige Sonderausbildung in Säuglingspflege erhalten haben.

Die Ausbildung der Kindergärtnerin und Jugendleiterin.

In Preußen sind Prüfungsordnungen erlassen für die Abschlußprüfung an den an Frauenschulen angegliederten Kursen zur Ausbildung von Kindergärtnerinnen und Jugendleiterinnen (Ministerialerlaß vom 16. August 1911 — Zentralblatt für die gesamte Unterrichtsverwaltung 1911, S. 330ff. und Erlaß vom 6. Februar 1911 — Zentralblatt S. 258ff.)

Als Vorbildung wird das Lyzeum (zehnklassige höhere Mädchenschule oder die neunklassige Mittelschule) gefordert.

Die Ausbildung erfolgt in Preußen:

in einem staatlich anerkannten Fachseminar oder
in einer Frauenschule mit angegliederten anerkannten Kursen und staatlichen Abschlußprüfungen.

Die Ausbildung dauert im Fachseminar anderthalb Jahre, in der Frauenschule zwei Jahre.

Die bestandene staatliche Prüfung berechtigt zur Tätigkeit in der Familie und in einem kleinen Kindergarten und als Gehilfin in mehrgliederigen Kindergärten.

Zur Leitung von mehrgliederigen Kindergärten berechtigt die erfolgreiche Prüfung als Jugendleiterin

Als Vorbildung für die Ausbildung als Jugendleiterin wird gefordert:

1. Vollendung des neunzehnten Lebensjahres,
2. das Abgangszeugnis eines Gymnasiums oder des der zehnklassigen höheren Mädchenschule,
3. das Zeugnis der Abschlußprüfung an einer staatlich an-

erkannten, zur Ausbildung von Kindergärtnerinnen berechtigten Frauenschule oder eines Fachseminars,

4. eine Bescheinigung über einjährige praktische Arbeit in einem Kindergarten oder Kinderhort nach Absolvierung der staatlichen Kindergärtnerinnenprüfung. Die Ausbildung im Jugendleiterinnen-Seminar dauert ein Jahr.

Geschäftsanweisung für die Säuglingspflege und Kleinkinderfürsorge der Stadt Charlottenburg.

I. Allgemeine Bestimmungen.

1. Zweck der Einrichtungen.

Die von der Stadt Charlottenburg getroffenen Fürsorgemaßnahmen haben folgenden Zweck:

1. Beratung der Mütter durch Wort und Schrift vor und nach der Entbindung über Säuglingspflege und -ernährung, insbesondere über die naturgemäße Nahrung, die Mutterbrust, sowie Beratung nichtstillender Mütter und Pflegemütter über die zweckmäßigste Säuglingsernährung;
2. Fürsorge für die Säuglinge;
3. Gewährung von Beihilfen an Schwangere und stillende Mütter;
4. Ausgabe von Säuglingsnahrung zu ermäßigten Preisen, an Unbemittelte auf Empfehlung der Armenkommissionsvorsteher oder Waisenräte unentgeltlich;
5. gesundheitliche Überwachung der Kinder vom vollendeten ersten bis zum vollendeten sechsten Lebensjahre;
6. Beaufsichtigung und hygienische Überwachung der städtischen Pflegekinder, Haltekinder und unter General(Berufs-)vormundschaft stehenden Mündel bis zum vollendeten zweiten Lebensjahre durch die Fürsorgestellen.

   Eine ärztliche Behandlung der Kinder findet, soweit sie sich nicht auf rein diätetische Maßnahmen beschränkt, abgesehen von dem Falle einer Lebensgefahr, in den Fürsorgestellen nicht statt.

2. Inanspruchnahme der Einrichtungen.

Die auf städtische Kosten betriebenen Fürsorgeeinrichtungen dürfen nur Charlottenburger Einwohnern einschließlich der aktiven Militärpersonen zugute kommen.

Eine Einkommensgrenze, über die hinaus eine Aufnahme in die Säuglingsfürsorge nicht stattfinden darf, ist nicht gesetzt. Die Art des Betriebs der Fürsorgestellen führt an sich dazu, daß sie von solchen Personen nicht benutzt werden, die ihrer Hilfe nicht bedürfen.

Die Inanspruchnahme der Fürsorgeeinrichtungen und anderer für die Zwecke der Säuglingspflege vorhandener Anstalten muß den Hilfesuchenden so leicht gemacht werden wie nur irgend möglich. Insbesondere ist, wenn ein kranker Säugling der Anstaltspflege bedarf, oder wenn eine Schwangere obdachlos ihrer Entbindung entgegensieht, die Aufnahme in eine Anstalt nicht erst von der Beschaffung eines Überweisungsscheines der zuständigen Stelle abhängig zu machen. Alle in Betracht kommenden hiesigen Anstalten sind daher ermächtigt, in solchen Fällen jeden in Charlottenburg wohnhaften Aufnahmebedürftigen ohne vorherige Anfrage und ohne Vorschußzahlung, nötigenfalls für Rechnung der Armenverwaltung, aufzunehmen. Die Armenverwaltung prüft dann ihrerseits nach, ob ein wirklicher Armenpflegefall vorliegt, und ob eine Wiedereinziehung der Kosten möglich ist. Es kann weiter zur Entbindung nicht nur auf Grund des vom Armenkommissionsvorsteher ausgestellten Scheines die Hilfe jeder beliebigen hiesigen Hebamme in Anspruch genommen werden, sondern der Schein kann auch nachträglich innerhalb 14 Tagen nach der Entbindung nachgesucht werden, damit keine hilfsbedürftige Frau ohne die Hilfe einer Hebamme bei der Entbindung bleibt. Ferner sind die städtischen Waiseninspektoren ermächtigt, wenn augenblickliche Hilfe geboten ist, aus einer ihnen zur Verfügung gestellten Handkasse sofort kleine Unterstützungen für Rechnung der Armenverwaltung zu zahlen, bis die Organe der Armenpflege eintreten; sie sind weiter ermächtigt, jedes ihrer Vormundschaft unterstehende Kind ohne weiteres für Rechnung der Stadt in eine städtische Pflegestelle unterzubringen, wenn und solange von anderer Seite Mittel zur Zahlung nicht zu erlangen sind.

Die Inanspruchnahme der Fürsorgeeinrichtungen und der Bezug von Säuglingsnahrung durch die Fürsorgestellen gilt auch dann, wenn er ganz unentgeltlich erfolgt, nicht als Armenunterstützung. Eine Beeinträchtigung der politischen Rechte tritt also dadurch nicht ein.

Jede Mutter und Pflegemutter, die ihr Kind in den Sprechstunden der Fürsorgestelle vorstellt, erhält eine Ausweiskarte und ein Merkblatt.

II. Schutz der Mutter und des Kindes.

A. Vor der Geburt.

1. Überblick.

Dem Schutz des Kindes vor der Geburt dient die Vorernährung der Mutter durch den Hauspflegeverein für Rechnung der Stadt, die die Mutter in den Stand setzen soll, das Kind später selbst zu nähren. Die Hebammen sind aufgefordert, die Schwangeren auf die Vorernährung durch den Hauspflegeverein — Abschnitt 2 — aufmerksam zu machen.

Dem Schutz der Mutter und des Kindes dient ferner die Aufnahme Schwangerer schon längere Zeit vor der Entbindung in das Krankenhaus Sophie-Charlotte-Straße. Daneben finden Mütter vor der Entbindung kostenlose Aufnahme im Säuglingsheim Westend und im Kaiserin-Auguste-Viktoria-Haus. Die General(Berufs-)vormundschaft setzt mit ihren Maßnahmen für Mutter und Kind unter Umständen gleichfalls schon vor der Geburt des Kindes ein.

2. Beihilfen für Schwangere.

Der Hauspflegeverein ist ermächtigt, minderbemittelten Schwangeren, von denen angenommen werden kann, daß sie ihr Kind selbst werden stillen können, und sich hierzu bereit erklären, für die Dauer von etwa vier Wochen vor der Entbindung und für die Zeit des Wochenbettes Beihilfen bis zur Höhe von 6 Mk. wöchentlich zu gewähren.

Die regelmäßige Form für die Gewährung von Vorernährung ist die Verabfolgung eines kräftigen Mittagessens täglich (als Stärkungsmittel für die Schwangeren). Diese Unterstützung wird nur gewährt, wenn sie erforderlich und die Bedürftigkeit der Schwangeren festgestellt ist.

Tuberkuloseverdächtige Frauen sind sofort dem Fürsorgeamt für Lungenkranke zu überweisen.

Zur Verabreichung der Vorernährung, soweit sie in Form einer Mittagsmahlzeit geschieht, sind Speisungsstellen eingerichtet.

Die Speisen sind im allgemeinen in den Speisungsstellen von den Frauen zu verzehren.

Über die gewährten Unterstützungen ist vierteljährlich Rechnung zu legen.

Die Beihilfe kann ausnahmsweise über vier Wochen hinaus gewährt werden, sofern die Vorernährung länger als vier Wochen vor der Entbindung begonnen hatte, weil die Zeit der Entbindung nicht mit Sicherheit festzustellen war oder besondere ärztliche oder wirtschaftliche Gründe eine längere Bewilligung rechtfertigen. Die Gründe für eine derartige Ausdehnung sind in Spalte 12 der Beihilfenliste zu vermerken.

Der Hauspflegeverein hat die von ihm gepflegten oder unterstützten Mütter stets rechtzeitig vor dem Aufhören der Pflege oder der Vorernährung schriftlich an die nächste Säuglingsfürsorgestelle zu überweisen, damit diese in unmittelbarem Anschluß hieran die weitere Fürsorge übernehmen kann.

B. Wöchnerinnenfürsorge.

Für Entbindungen stehen das Krankenhaus Sophie-Charlotte-Straße und das Kaiserin-Auguste-Viktoria-Haus zur Verfügung. Beide Anstalten nehmen nicht nur ledige, sondern auch verheiratete Schwangere und Mütter auf. Abgesehen von solchen verheirateten Frauen, deren Wohnungs-, häusliche oder sonstige Verhältnisse die Entbindung in einer Anstalt und vielleicht einen anschließenden längeren Aufenthalt in ihr wünschenswert erscheinen lassen, finden insbesondere eheverlassene Schwangere und Mütter, namentlich solche, bei denen es sich um die erste Geburt handelt, in diesen Anstalten eine geeignete Zufluchtsstätte.

Patienten III. Klasse, sie sich bei der Aufnahmemeldung verpflichten, 4 Wochen vor der Entbindung in die Anstalt einzutreten und ihr Kind und eventuell noch ein weiteres auf der Mütterabteilung zu stillen, und zwar mindestens 6 Wochen lang nach der Entbindung, gewährt das Kaiserin-Auguste-Viktoria-Haus eine Ermäßigung der Kurkosten auf 30 Mk. für den gesamten Aufenthalt.

Für unbemittelte, in Charlottenburg wohnende Ledige und Verheiratete werden die Kosten von der Armenverwaltung übernommen. Für Entbindungen von Ehefrauen in der Wohnung können durch Vermittlung des Hauspflegevereins auf 10—14 Tage gegen Zahlung mäßiger Sätze Pflegerinnen gestellt werden, um der Hausfrau die zu ihrer Wiederherstellung erforderliche Ruhe zu ermöglichen. Bei ganz mittellosen Familien kann der Verein Pflegerinnen auf Kosten der Armendirektion stellen. Der Elisabeth-Frauenverein gewährt Wochensuppen und erforderlichenfalls in sogenannten Wanderkörben auch Kinderwäsche.

C. Nach der Geburt.

Für das uneheliche Kind setzt unmittelbar nach der Geburt die General-(Berufs-)Vormundschaft ein. Diese hat insbesondere die Aufgabe, unter Benutzung aller einer Behörde zur Verfügung stehenden Hilfsmittel möglichst sofort nach der Geburt mit einer Fürsorge für die Person, und für die Rechtsansprüche der Kinder einzusetzen, weiter aber sie dauernd zu überwachen und zu fördern.

Um das Band zwischen Mutter und Kind fester zu knüpfen, können diese sowohl im Mütterheim des Krankenhauses Sophie-Charlotte-Straße, als auch im Säuglingsheim Westend bis zu drei Monaten — im Kaiserin-Auguste-Viktoria-Haus auch für längere Zeit — kostenlos zusammenbleiben. Im Säuglingsheim Westend darf der Aufenthalt von Mutter und Kind unter Umständen bis zum 6. Lebensjahre des Kindes gegen eine geringe Bezahlung ausgedehnt werden.

Während des Aufenthalts der Mütter in den Entbindungsanstalten — Abschnitt B — soll grundsätzlich eine Entwöhnung des Kindes von der Brust nicht stattfinden; diese Anstalten haben auch darauf hinzuwirken, daß die zu entlassenden Mütter, soweit das irgend möglich ist, die Kinder wenigstens noch einige Zeit nach der Entlassung weiter stillen.

Die Säuglinge sind vor der Entlassung der zuständigen Säuglingsfürsorgestelle zu überwisen. (Zweck der Fürsorgestellen s. S. 7.)

Die Fürsorgestellen haben sofort nach Eingang der Überweisung das Kind in der Wohnung besuchen zu lassen. Sie haben auch darauf hinzuwirken, daß die in städtische Pflege oder Haltepflege gekommenen Kinder von den Müttern, soweit es sich ermöglichen läßt, noch weiter gestillt werden, wenigstens morgens und abends.

Erachtet der Arzt der Fürsorgestelle bei einem aus einer Entbindungsanstalt entlassenen Säugling zunächst noch eine Anstaltspflege für geboten, so hat er sich telephonisch wegen erneuter Aufnahme mit einer der im Abschnitt V, Ziffer 2 bezeichneten Anstalten in Verbindung zu setzen. Diese Anstalten sind ermächtigt, Säuglinge auf solches Ersuchen der Fürsorgeärzte ohne weiteres aufzunehmen.

Die Hebammen sind aufgefordert, die entbundenen Frauen für das Selbststillen ihrer Kinder zu gewinnen und die Mütter auf die Fürsorgestellen aufmerksam zu machen.

III. Säuglingsfürsorge.

A. Betrieb der Säuglingsfürsorge- und Milchausgabestellen.

1. Lage der Fürsorgestellen.

Jeder Fürsorgestelle ist ein bestimmter Bezirk zugewiesen; die Stellen sind das ganze Jahr hindurch geöffnet.

2. Lage der besonderen Milchausgabestellen.

Um den Frauen die täglichen, häufig weiten Wege nach den Fürsorgestellen zu ersparen, sind zurzeit neben diesen folgende

Milchausgabestellen eingerichtet. (Folgen die Anschriften von sechs Milchausgabestellen.)

3. Leitung.

Die Ärzte sind die Leiter der Fürsorgestellen. Ihre Anstellung, Besoldung und Entlassung erfolgt durch die Vereine, die die Fürsorgestellen betreiben, unter Zustimmung des Magistrats. Sie sind in ärztlichen Fragen völlig selbständig und an die Anweisungen der Vereine nicht gebunden, jedoch verpflichtet, sich mit ihren Verordnungen in den Grenzen der zur Verfügung gestellten Mittel zu halten.

Den leitenden Ärzten sind auch die Schwestern und Angestellten in ärztlichen Angelegenheiten unterstellt.

Es wird vorausgesetzt, daß die Ärzte mit den Vereinen Hand in Hand arbeiten. Bei Meinungsverschiedenheiten, die nicht beseitigt werden können, ist die Entscheidung des Magistrats herbeizuführen.

Die leitenden Ärzte erhalten für jede Wochensprechstunde eine Entschädigung in Höhe des durch den Haushaltplan ausgeworfenen Betrages, der vierteljährlich nachher zu zahlen ist.

4. Verwaltung.

Diese Vereine usw. sind der Stadtgemeinde gegenüber für die ordnungsmäßige Verwaltung und den gesamten Wirtschaftsbetrieb der Fürsorgestellen verantwortlich. Sie sollen mit den leitenden Ärzten Hand in Hand arbeiten, entscheiden aber in allen Verwaltungsfragen selbständig. Sämtliche Mietverträge sind von den Vereinen abzuschließen, vor dem Abschluß aber dem Magistrat zur Zustimmung vorzulegen. Das zum Betrieb der Fürsorgestellen erforderliche Wirtschaftspersonal ist von den Vereinen in den Grenzen der zur Verfügung gestellten Mittel anzunehmen, zu besolden, zu beaufsichtigen und zu entlassen.

Die Mitglieder der Vereine arbeiten ehrenamtlich; sie leisten in den Sprechstunden Hilfe und suchen, wo es geboten scheint, mit der Schwester Mütter und Säuglinge in den Wohnungen auf.

Sämtliche Fürsorgestellen haben ihre Einrichtungen für die Unterrichtsaufgaben der städtischen Wohlfahrtsschule für Fürsorgerinnen zur Verfügung zu stellen, leitende Ärzte und Schwestern am Unterricht und der Unterweisung nach den Anweisungen der Schule mitzuwirken.

5. Schwestern.

a) Allgemeines.

Die Anzahl der auf städtische Kosten zu beschäftigenden Schwestern richtet sich nach den jeweilig zur Verfügung gestellten Mitteln. Eine Vermehrung der Schwesternstellen ist nur mit Zustimmung der städtischen Körperschaften zulässig.

Für die Schwestern zahlt die Stadtgemeinde den Vereinen die alljährlich im Haushaltsplan hierfür ausgeworfenen Beträge.

Die Leibwäsche der Schwestern darf nicht auf städtische Kosten gereinigt werden.

b) Dienstverhältnis.

Die Anstellung, Besoldung, Beaufsichtigung und Entlassung der Schwestern erfolgt durch die Vereine, die die Fürsorgestellen betreiben. Den leitenden Ärzten ist Gelegenheit zu geben, die anzustellenden Schwestern zu prüfen und sich über ihre Geeignetheit zur Anstellung zu äußern. Jede neue Schwester ist zunächst auf ¼ Jahr zur Probe anzustellen. Hält der Arzt eine Schwester für nicht geeignet, so ist von ihrer Anstellung auch auf Probe Abstand zu nehmen. Außerdem müssen diejenigen Schwestern entlassen werden, welche nach dem Urteil des Arztes sich als untauglich erwiesen haben; sonst ist aber die Entschließungsfreiheit der Vereine über die Belassung der Schwestern in ihrem Dienst nicht beeinträchtigt.

Jede Schwester ist mit einer Ausweiskarte zu versehen.

c) Beschäftigung.

Die Schwestern sind die Gehilfinnen der leitenden Ärzte. Sie sind, soweit sie nicht andere besondere Aufgaben zu erfüllen haben, von erster Linie mit Hausbesuchen zu beschäftigen.

Trifft die Schwester bei ihren Besuchen ein Kind nicht an, so hat sie von Fall zu Fall den geeigneten Weg zu suchen, um eine Besichtigung zu ermöglichen; empfohlen wird, durch den Briefkasten oder bei der Nachbarin eine Benachrichtigung zu hinterlassen.

Die Schwestern haben an den Sprechstunden regelmäßig teilzunehmen und den leitenden Ärzten ihre bei den Besuchen gemachten Beobachtungen und etwaige besondere Vorkommnisse sofort mitzuteilen.

Falls Mütter oder Pflegemütter ohne Grund aus der Fürsorge fortbleiben, haben die Schwestern die Ursache festzustellen und zu versuchen, die Mütter zur Rückkehr in die Fürsorge zu bestimmen.

Die Schwestern haben von jedem Fall von offener Tuberkulose, den sie bei ihren Besuchen in der Familie der Säuglinge und Kleinkinder feststellen, dem leitenden Arzt zur Mitteilung an das Lungenfürsorgeamt Meldung zu machen, auch haben sie auf Zusammenarbeit mit der Fürsorgestelle für Alkoholkranke und dem Wohnungsamt Bedacht zu nehmen.

Die Schwestern sind ständig anzuweisen, sich jedes ärztlichen Ratschlages zu enthalten[1]).

Auf Ersuchen des Statistischen Amts sind die Schwestern verpflichtet, in den Fällen, in denen beim Tode eines Säuglings die Frage nach der Ernährungsweise auf dem Totenschein nicht beantwortet ist, diese festzustellen.

Über die sonstige Beschäftigung der Schwestern entscheiden die Vereine, wobei die Wünsche der leitenden Ärzte nach Möglichkeit zu berücksichtigen sind.

Zur Erledigung der schriftlichen Arbeiten stehen sämtlichen Schwestern die Räume der Fürsorgestellen nach näherer Anordnung der Vereine zur Verfügung.

Auf möglichste Sparsamkeit bei den Fahrgeldern haben die Schwestern dauernd Bedacht zu nehmen.

---

[1]) Das Verbot der Verabreichung von Milch bei plötzlicher Darmerkrankung ist als ärztlicher Ratschlag nicht zu betrachten; jedoch soll in jedem derartigen Falle auf Zuziehung eines Arztes gedrungen werden.

6. Schreibhilfen.

Zur Erledigung der Schreibarbeiten, wie Buch- und Listenführung, Aufstellung der Abrechnungen für die Stadt und zur Vertretung ehrenamtlicher Kräfte in den Sommermonaten sind die Vereine ermächtigt, Schreibhilfen gegen Entschädigung in den Grenzen der zur Verfügung gestellten Mittel zu beschäftigen.

Diese Schreibhilfen sind nach näherer Anordnung der Vereine dafür verantwortlich, daß sämtliche Schriftstücke (z. B. Sitzungsberichte, Verfügungen von allgemeinem Wert usw.) allen in Frage kommenden Personen vorgelegt und ordnungsmäßig geheftet und aufbewahrt werden.

Die Höhe der den Vereinen zur Besoldung der Schreibhilfen bewilligten Mittel richtet sich nach der Zahl der in Fürsorge befindlichen Kinder.

B. Vorstellung der Säuglinge.

1. Geburtsmeldungen.

Über jede Geburt wird den Fürsorgestellen durch Vermittelung des Statistischen Amtes sofort Mitteilung gemacht; die Wohnungen der Eltern sind hierbei genau nach Vorder- und Hinterhaus, Seitenflügel usw. sowie Stockwerklage zu bezeichnen.

Die Fürsorgestellen haben auf Grund des in der Geburtsmeldung angegebenen Standes der Eltern des Kindes zu entscheiden, ob sich das Kind zur Aufnahme in die Fürsorge eignet.

In allen Fällen, die für die Fürsorge in Frage kommen, ist regelmäßig binnen 24 Stunden nach Eingang der Geburtsmeldung ein Besuch in der Wohnung zu machen, wobei zu versuchen ist, die Mütter für den Besuch der Fürsorgestellen zu gewinnen.

Jede Geburtsmeldung muß durch die zuständige Schwester mit einem kurzen Vermerk darüber versehen werden, ob und wann der Besuch durch die Schwester stattgefunden hat, gegebenenfalls aus welchem Grunde von einem Besuch abgesehen wurde. Bei den besuchten Kindern ist ferner anzugeben, ob Brust, Zwiemilch oder Flasche gegeben und ob das Kind in Fürsorge gebracht werden wird. Die Fürsorgeschwester hat endlich auf der Meldung zu vermerken, ob das Kind in Fürsorge gekommen ist oder nicht. Die Vermerke (durch Stempelaufdruck) haben wie folgt zu lauten:

Nicht besucht, weil für die Fürsorge nicht geeignet.

Unterschrift der Schwester.

Besucht am ....
Brust. Kommt in Fürsorge.
Will nicht kommen.

Unterschrift der Schwester.

In Fürsorge gekommen am ....
Nicht in Fürsorge gekommen.

Unterschrift der Schwester.

Die Geburtsmeldungen sind vierteljährlich der zuständigen Geschäftsstelle des Magistrats vorzulegen, und zwar aus den Monaten

März, April, Mai zum 1. Juli, aus den Monaten Juni, Juli, August zum 1. Oktober, aus den Monaten September, Oktober, November zum 2. Januar, aus den Monaten Dezember, Januar, Februar zum 1. April.

Bis zur Einreichung an den Magistrat sind die Meldungen in den dazu bestimmten Kästen alphabetisch geordnet aufzubewahren.

2. Allgemeine Vorschriften.

Die Säuglinge sind im allgemeinen wöchentlich einmal in den ärztlichen Sprechstunden vorzustellen; im Winter ist ausnahmsweise vierzehntägige Vorstellung gestattet.

Die im Winter geborenen Säuglinge, welche aus Rücksicht auf die Witterung den Fürsorgestellen nicht zugeführt werden, können unter Oberaufsicht und nach Anweisung des leitenden Arztes von der Schwester in der Wohnung besucht und beraten werden.

Bei der Aufnahme von Kindern, die die ersten Lebenswochen bereits überschritten haben, ist die Mutter oder Pflegemutter stets zu befragen, ob und in welcher Stelle das Kind bereits in Fürsorge gewesen ist.

Die Mütter sind berechtigt, ihre Kinder in einer beliebigen Fürsorgestelle vorzustellen. Die Fürsorgestellen sind aber verpflichtet, diejenigen Mütter, die nicht wissen, an welche Fürsorgestelle sie sich zu wenden haben, an die örtlich zuständige zu verweisen.

3. Fürsorgeblätter.

Über jedes in Fürsorge genommene Kind ist ein Fürsorgeblatt anzulegen. Diese Blätter sind mit peinlichster Genauigkeit zu führen.

Für jeden über das laufende Rechnungsjahr hinaus in Fürsorge befindlichen Säugling ist bei Beginn des neuen Jahres ein zweites Fürsorgeblatt auszufertigen. Die Fürsorgeblätter über die aus dem Vorjahre übernommenen Kinder sind auf der Titelseite oben mit einem roten Kreuz deutlich zu bezeichnen. In diesen Fürsorgeblättern ist nur der Kopf und das Datum der ersten Beratung und Datum und Inhalt der letzten Raterteilung im alten Jahre auszufüllen.

Bei der Überweisung von Säuglingen von einer Fürsorgestelle zur andern hat das über das Kind geführte Fürsorgeblatt bei der Fürsorgestelle zu verbleiben, bei der das Kind zuerst in Fürsorge war. Erforderlichenfalls hat die neue Fürsorgestelle eine Abschrift des Fürsorgeblatts zu erbitten. Bei einem solchen Wechsel hat die erste Fürsorgestelle auf dem Fürsorgeblatt zu vermerken, wohin das Kind überwiesen ist, die neue Fürsorgestelle hat anzugeben, wo das Kind bereits in Fürsorge war.

Zur Aufstellung der den Verwaltungsberichten beizufügenden Übersichten findet alljährlich eine Aufarbeitung der Fürsorgeblätter durch das Statistische Amt statt. Zu diesem Zwecke haben die Fürsorgestellen zum 1. Mai jeden Jahres dem Statistischen Amt sämtliche Fürsorgeblätter aus dem vergangenen Rechnungsjahr einschließlich derjenigen über die aus dem Vorjahre übernommenen Kinder einzureichen.

Die leitenden Ärzte sind dafür verantwortlich, daß die Fürsorgeblätter vollständig ausgefüllt sind.

Die Fürsorgeblätter sind nach der Auszählung durch das Statistische Amt den einzelnen Fürsorgestellen wieder zuzustellen, wo sie jahrgangsweise geordnet aufzubewahren sind.

C. Ernährung der Säuglinge.

1. Natürliche Ernährung.

Beihilfen für stillende Mütter.

Stillbeihilfen sollen in der Hauptsache an solche Mütter gewährt werden, denen wegen ihrer wirtschaftlichen Verhältnisse ohne die Beihilfe das weitere Stillen ihres Kindes nicht oder nur schwer möglich wäre.

Die Vereine, die die Fürsorgestellen betreiben, sind daher ermächtigt, diesen stillenden Müttern bis zur Dauer von etwa 13 Wochen Beihilfen bis zur Höhe von 6 Mk. wöchentlich zu gewähren. Die regelmäßige Form für die Gewährung von Stillbeihilfen ist die Verabfolgung von 1 Liter Milch täglich (als Stärkungsmittel für die Mütter). Bedingung für die Bewilligung dieser Unterstützung ist, daß die Mütter ihre Kinder selbst stillen und sich mit dem Kinde einmal wöchentlich in der Fürsorgestelle vorstellen.

Die Auswahl der stillenden Mütter, die die Beihilfe erhalten sollen, ist in das Ermessen der Vereine gestellt. Es ist aber der Grundsatz zu befolgen, daß die Beihilfe nur zu bewilligen ist, um den Müttern das Selbststillen zu ermöglichen oder wenn die Bereitwilligkeit der Mütter zum Selbstnähren von der Gewährung der Beihilfe abhängt. Die wirtschaftlichen Verhältnisse der in Betracht kommenden Familien sind stets sorgfältig zu prüfen.

Falls nicht vom Hauspflegeverein oder vom Elisabeth-Frauen-Verein Wochensuppen gewährt werden, ist es zulässig, die Stillbeihilfe schon für die Zeit des Wochenbettes zu geben; Voraussetzung hierfür ist, daß die Bedürftigkeit durch die Schwester persönlich geprüft und festgestellt ist.

Für die Gewährung von Beihilfen bleibt die Dauer von 13 Wochen die Regel. Über 13 Wochen hinaus soll die Beihilfe nur gewährt werden, wenn bestimmt feststeht, daß die Mutter wirklich weiternährt und wenn eine weitere Beihilfe nach Lage der wirtschaftlichen Verhältnisse angebracht erscheint, um das weitere Selbststillen zu erreichen, oder wenn der leitende Arzt die Weitergewährung aus besonderen Gründen für dringend erforderlich erachtet. Die Gründe für eine Ausdehnung der Beihilfe über 13 Wochen hinaus sind in Spalte 12 der Beihilfenliste zu vermerken.

In den Monaten Juli und August können die Mütter, die zu dieser Zeit unterstützt werden, neben der allgemeinen Beihilfe 1 Mk. in bar für die Woche erhalten.

Die den stillenden Müttern als Beihilfe gewährte Vollmilch wird von den Mitgliedern des Vereins Charlottenburger Molkereibesitzer unter den aus dem Vertrage mit ihnen ersichtlichen Bedingungen geliefert. Die Mütter empfangen die Milch gegen Gutscheine entweder unmittelbar in den Kuhställen oder in den Milchausgabestellen. Die etwa in anderer Form gewährte Beihilfe ist in den Fürsorgestellen zu verausgaben.

Die unterstützten Mütter sind in die den vierteljährlichen Abrechnungen beizufügenden Beihilfelisten einzutragen. Diese Listen sind mit größter Genauigkeit auszufüllen; in Spalte 11 ist stets die Anzahl der Kinder einschließlich der Säuglinge anzugeben.

Tuberkuloseverdächtige Frauen sind sofort dem Fürsorgeamt für Lungenkranke zu überweisen.

2. Künstliche Säuglingsnahrung.

a) Allgemeine Vorschriften.

Künstliche Nahrung wird durch die Fürsorgestellen nur für Säuglinge verabfolgt.

Voraussetzung für den Bezug dieser Nahrung ist die regelmäßige Vorstellung des Säuglings, der sie erhalten soll, in der Sprechstunde.

Die Art und Menge der für jeden Säugling zu verabfolgenden Nahrung ist von den leitenden Ärzten zu bestimmen; sie sind ermächtigt, Diätvorschriften nach ihrem Ermessen auszugeben.

Die regelmäßige Ausgabe der Nahrung findet täglich morgens zwischen 7 und 9 Uhr in den Fürsorge- oder Milchausgabestellen durch die Schwestern gegen Gutscheine, die bei der wöchentlichen Vorstellung des Säuglings immer auf eine Woche erneuert werden, statt.

Es ist darauf zu halten, daß die Nahrung in möglichst kurzer Zeit verausgabt und bis dahin nicht in einem der Sonne ausgesetzten Raume aufbewahrt wird.

Bei der Milchausgabe haben die Schwestern die Mütter über die Kühlhaltung der Nahrung im Hause zu belehren; Kühlkisten werden nicht verliehen.

Der Preis für eine ganze gegen Bezahlung abzugebende Tagesportion (1 Liter Milch oder 1 trinkfertige Portion oder 1 Portion Eiweißmilch usw.) wird unter Berücksichtigung der allgemeinen Milchpreislage besonders festgesetzt.

Zwar sind weder die Mütter noch insbesondere die Pflegemütter städtischer Pflegekinder zum Bezuge der Milch durch die Fürsorgestellen verpflichtet, zur Überwachung der Ernährung der Säuglinge ist es indes dringend notwendig, auf den Bezug der Milch durch die Fürsorgestellen nachdrücklichst zu halten.

Die Empfänger künstlicher Säuglingsnahrung sind in die zu führenden Listen alphabetisch geordnet einzutragen. Die Listen sind getrennt nach der Art der Nahrung und der Art der Abgabe („gegen Bezahlung" oder „unentgeltlich") zu führen; die Listen über die unentgeltlich abgegebene Nahrung sind den Abrechnungen beizufügen.

b) Milchlieferung.

Die Kindermilch für die Fürsorgestellen I—V und VII wird in rohem Zustande von Mitgliedern des „Vereins Charlottenburger Molkereibesitzer" unter den aus den Verträgen ersichtlichen Bedingungen geliefert; die Kindermilch für die Fürsorgestelle VI liefert das Kaiserin-Auguste-Viktoria-Haus. Die Lieferung erfolgt in ½- und ¼-Literflaschen. Die Milch darf nicht auf offenen Wagen befördert werden.

Die Fürsorgestellen haben mit den Molkereibesitzern die Lieferzeit so zu vereinbaren, daß zwischen Lieferung und Verausgabung nur eine kurze Frist besteht.

Über die Flaschen ist eine dauernde Kontrolle auszuüben. Neue Flaschen sind nur gegen Rückgabe der alten zu verabfolgen; die Abnehmer haben die nicht zurückgelieferten Flaschen zu bezahlen.

Jede nach Ablieferung an die Fürsorgestellen zerschlagene Flasche ist den Molkereibesitzern zu vergüten.

c) Milchabgabe.

α) **Gegen Bezahlung.** Wegen Inanspruchnahme der Fürsorgeeinrichtungen vgl. Abschnitt I, Ziffer 2.

Für jedes gegen Bezahlung abgegebene Liter zahlt die Stadtgemeinde einen Zuschuß.

Daher sollen auch gegen Bezahlung nur solche Personen Milch erhalten, die nach ihrer wirtschaftlichen Lage nicht imstande. sind, sich die in den Fürsorgestellen zur Verausgabung gelangende oder gleichwertige Säuglingsmilch anderweit zu beschaffen. Die Entscheidung über die Zulassung muß dem sorgfältigen Ermessen der Vereine überlassen werden. Anderseits ist aber auch die Erhöhung der vorstehend unter a festgesetzten Preise zum Zwecke der Zulassung bemittelter Besucher unstatthaft.

β) **Unentgeltlich.** Eine unentgeltliche Milchabgabe darf nur auf Grund einer Bescheinigung der Armenkommissionsvorsteher oder Waisenräte erfolgen. Der Waisenrat ist nur zuständig bei Haltekindern, d. h. solchen Kindern, die sich auf Kosten anderer, nicht der Stadtgemeinde in Pflege befinden.

Ist eine Mutter zur Bezahlung der Milch außerstande, so hat sie bei der Fürsorgestelle die Ausfertigung eines Armenscheines zu beantragen. Der Schein ist vom leitenden Arzt oder im Falle seiner Behinderung von einer Vereinsdame zu unterzeichnen und der Antragstellerin zu übergeben.

Die Armenkommissionsvorsteher und Waisenräte sind angewiesen, die Verabfolgung von Freimilch nur an **wirklich bedürftige Personen nach sorgfältiger Prüfung der wirtschaftlichen Verhältnisse** zu befürworten.

Die unentgeltliche Abgabe von Milch wird immer nur auf 4 Wochen bewilligt; nach deren Ablauf ist nötigenfalls Verlängerung zu beantragen.

Die Armenscheine müssen unterschrieben und unterstempelt sein.

Für städtische Pflegekinder dürfen Armenscheine überhaupt nicht ausgefertigt werden, weil das Pflegegeld so bemessen ist, daß die Nahrung der Säuglinge daraus bestritten werden kann (vgl. auch Ziffer VIII S. 37ff.).

Freimilch darf grundsätzlich erst gewährt werden, wenn die Bescheinigung des Armenkommissionsvorstehers oder Waisenrats **vorliegt,** und zwar nur für die Zeit, auf die sich die Befürwortung erstreckt.

Falls für Säuglinge, die das erste Lebensjahr bereits überschritten haben, Freimilch verabfolgt werden soll, ist die Notwendigkeit hierzu vom leitenden Arzt auf dem Armenschein kurz zu begründen.

Die Vereine sind berechtigt, die **unentgeltliche** Milchabgabe **schon vor Ablauf** der vierwöchigen Frist einzustellen, wenn durch die Ermittelungen der Schwester oder anderweit festgestellt wird, daß die Mittellosigkeit nicht mehr oder nicht mehr im früheren

Umfange fortbesteht. In übrigen ist darauf zu achten, daß von der gesamten, zur Verausgabung gelangenden Milch höchstens 25% unentgeltlich abgegeben werden.

Für die unentgeltlich verabfolgte Milch trägt die Stadt die vollen Kosten.

Die Armenscheine sind alphabetisch zu ordnen, mit der Nummer der Milchliste zu versehen und den Abrechnungen beizufügen.

d) Milchuntersuchungen und Stallbesichtigungen.

Die in der Säuglingspflege verwendete Milch mit Ausnahme der Kindermilch für die Fürsorgestelle VI wird durch das städtische Untersuchungsamt für ansteckende Krankheiten im Krankenhause Westend regelmäßig untersucht. Die Untersuchungen haben sich auf die gesamten für die hygienische Beurteilung in Betracht kommenden Eigenschaften zu erstrecken. Die biologischen Prüfungen sind von dem Leiter des Untersuchungsamts auszuführen; zur Durchführung der chemischen Untersuchungen bedient sich der Leiter des Untersuchungsamts der Hilfe des Oberapothekers des Krankenhauses Westend.

Das Untersuchungsamt hat die Proben wöchentlich einmal unvermutet durch einen Boten aus jeder Fürsorgestelle, Milchausgabestelle und Milchküche abholen zu lassen. Diese Stellen haben täglich eine ½-Literflasche mehr als erforderlich zu bestellen und zur Abholung bereitzuhalten. Von denjenigen Lieferanten, die an zwei Stellen liefern, ist Milch nur an einer Stelle zu entnehmen, und zwar in jeder Woche abwechselnd. Beanstandungen sind dem betreffenden Milchlieferanten sofort durch den Leiter des Untersuchungsamtes unmittelbar anzuzeigen und bei dreimaliger Wiederholung außerdem dem zuständigen Magistratsdezernenten mitzuteilen.

Die zusammengestellten Untersuchungsergebnisse sind monatlich dem Kreistierarzt und zum 10. Januar, 10. April, 10. Juli und 10. Oktober mit einer Begutachtung des Untersuchungsamtes dem Magistrat zu übersenden; sie werden von hier aus den leitenden Ärzten zur Kenntnisnahme mitgeteilt.

Die Kindermilch aus der Säuglingsfürsorgestelle VI wird vom Kaiserin-Auguste-Viktoria-Haus nach den vorstehenden Grundsätzen untersucht, die Ergebnisse sind zu den obigen Terminen dem Magistrat und zum Vergleich dem städtischen Untersuchungsamt mitzuteilen.

.Die Ställe der die Milch liefernden Molkereibesitzer sind der ständigen Überwachung durch den Kreistierarzt oder durch den von ihm beauftragten Tierarzt und außerdem durch die Ärzte der Säuglingsfürsorgestellen unterworfen, denen jederzeit der Zutritt gestattet werden muß.

e) Trinkfertige Portionen.

Trinkfertige Portionen sind nur auf Anordnung und nach Vorschrift der leitenden Ärzte für besonders schwächliche Säuglinge oder dann zu verabfolgen, wenn es die häuslichen Verhältnisse der Eltern oder Pflegeeltern der betreffenden Kinder erfordern.

Zur Herstellung solcher Portionen sind den Fürsorgestellen I und IV Milchküchen angegliedert. Die Milchküche der Fürsorgestelle I versorgt die Stellen I, II und V, die der Fürsorgestelle IV die

Stellen III, IV und VII; die für die Fürsorgestelle VI erforderlichen trinkfertigen Portionen werden aus der Milchküche des Kaiserin-Auguste-Viktoria-Hauses bezogen, das auch die zur Herstellung dieser Portionen erforderliche Milch liefert.

Die in den Milchküchen der Fürsorgestellen I und IV zur Herstellung trinkfertiger Portionen erforderliche Kindermilch liefern die Mitglieder des Vereins Charlottenburger Molkereibesitzer unter den aus dem Vertrage mit ihnen ersichtlichen Bedingungen.

Die Molkereibesitzer haben die Portionen von den Milchküchen nach den Fürsorgestellen behufs Verausgabung an die Mütter unentgeltlich zu befördern.

Für die Abgabe und Verrechnung der trinkfertigen Portionen gelten die im Abschnitt c für die Milchausgabe usw. gegebenen Vorschriften. Der Selbstkostenpreis einer Portion, der sich aus Herstellungskosten und Kosten für die Bestandteile zusammensetzt, richtet sich nach den jeweiligen Milchpreisen.

Den Vereinen wird jede unentgeltlich abgegebene Portion in Höhe des festgesetzten Selbstkostenpreises vergütet.

Für jede gegen Bezahlung abgegebene Portion wird den Vereinen von der Stadt ein Zuschuß gewährt, der so bemessen ist, daß von den Abnehmern nur der zurzeit geltende Milchpreis (Abschnitt 2 c α) zu zahlen ist.

Die Löhne usw. für die in den Milchküchen beschäftigten Personen sind aus den Herstellungskosten zu bestreiten.

Als Ersatz für den durch Bruch im Sterilisator eintretenden Verlust können täglich zwei Portionen in jeder Milchküche in Rechnung gestellt werden.

Die für die Kindererholungsstätte Eichkamp erforderlichen trinkfertigen Portionen liefert die Milchküche der Fürsorgestelle I gegen Zahlung der vollen Kosten. Die Milchküche hat diese Portionen besonders zu buchen; sie dürfen der Stadt durch die Abrechnung nicht nachgewiesen werden.

f) Eiweißmilch und Larosanmilch.

Die leitenden Ärzte sind ermächtigt, für darmkranke Säuglinge Eiweißmilch und Larosanmilch zu verordnen. Diese Milch ist von den Vereinen freihändig zu beschaffen und in den Milchküchen trinkfertig herzustellen.

Die Stadt vergütet den Vereinen jede unentgeltlich abgegebene Portion in Höhe des Selbstkostenpreises und zahlt zu jeder gegen Bezahlung abgegebenen Portion einen Zuschuß. Mithin ist, soweit Eiweiß und Larosanportionen gegen Bezahlung abgegeben werden, von den Abnehmern nur der Unterschied zwischen dem von der Stadt gewährten Zuschuß und dem Selbstkostenpreise zu erheben. Im übrigen gelten auch hier die unter Abschnitt c gegebenen Vorschriften.

g) Andere Nährpräparate.

In besonderen Ausnahmefällen und nur mit jedesmaliger ausdrücklicher Zustimmung des Fürsorgearztes sind die Vereine ermächtigt, an durchaus zuverlässige Frauen, die auf Grund eines Armenscheines Milch unentgeltlich erhalten, Nährpräparate zur selbständigen Herstellung einer Säuglingsnahrung kostenfrei abzugeben. Die hiermit bedachten Frauen sind unter Bezeichnung der Kosten der abgegebenen Präparate in die Milchlisten aufzunehmen.

Neue Nährpräparate sind grundsätzlich in den Fürsorgestellen erst dann zu verordnen, wenn sie die klinische Prüfung bestanden haben.

h) Normaltrinkflaschen.

Die Fürsorgestellen sind verpflichtet, die mit städtischer Zustimmung eingeführten Normaltrinkflaschen an die Mütter zum Selbstkostenpreise zu verkaufen. Es ist darauf zu halten, daß die Flaschen nach Möglichkeit allgemein eingeführt und auch für die Milchküchen beschafft werden, sobald dort Bedarf vorhanden ist.

Die Flaschen sind mit der Aufschrift „Charlottenburger Säuglingsfürsorge" versehen.

Der Vertrieb der Flaschen erfolgt lediglich durch die Vereine ohne Inanspruchnahme städtischer Mittel.

IV. Ärztliche Behandlung und Anstaltspflege.

1. Überweisung kranker Säuglinge an die Stadtärzte.

Die leitenden Ärzte der Fürsorgestellen sind ermächtigt, kranke Säuglinge unmittelbar, also ohne Vermittelung der Armenkommissionsvorsteher, den Stadtärzten zu überweisen, und zwar:

    a) solche Kinder, die bereits unentgeltlich künstliche Nahrung auf Grund eines Armenscheines oder deren Mütter Stillunterstützung erhalten,

    b) alle übrigen, soweit Mittellosigkeit der Eltern anzunehmen ist, unter dem Vorbehalt, daß der vorgeschriebene Armenschein nachgebracht wird.

Der Stadtarzt ist berechtigt und verpflichtet, hinterher bei der Armendirektion den Antrag zu stellen, daß die freie Behandlung abgelehnt wird, wenn er feststellt, daß die Voraussetzungen für die armenärztliche Behandlung nicht vorhanden sind.

Personalveränderungen bei den Stadtärzten werden den Fürsorgestellen sofort mitgeteilt.

Die leitenden Ärzte sind ferner ermächtigt, die Entnahme von Blut bei Säuglingen und die Untersuchung des entnommenen Blutes auf Syphilis nach eingeholter Zustimmung der Eltern oder gesetzlichen Vertreter durch das Krankenhaus Kirchstraße ausführen zu lassen.

2. Aufnahme gesunder sowie schwächlicher und kranker Säuglinge in Anstalten.

Gesunde Säuglinge finden, sofern es zu ihrer Unterbringung an geeigneten Pflegestellen mangelt, im Krankenhaus Sophie-Charlotte-Straße, im Säuglingsheim Westend und im Kaiserin-Auguste-Viktoria-Haus Aufnahme. Beim Krankenhaus Sophie-Charlotte-Straße ist es dringend erwünscht, Säuglinge nicht ohne weiteres dorthin zu überweisen, sondern von Fall zu Fall den Tag der Überweisung vorher telephonisch mit der Aufnahmeschwester zu vereinbaren.

Für schwächliche und kranke Säuglinge dienen die städtischen

Krankenhäuser Westend und Kirchstraße, die Säuglingsklinik Christstraße 9, das Säuglingsheim Westend und das Kaiserin-Auguste-Viktoria-Haus.

Falls es erforderlich ist, Mutter und Kind im Falle der Erkrankung eines von beiden zusammen zu lassen, weil die Mutter das Kind nährt, stehen für solche Fälle die städtischen Krankenhäuser Kirchstraße und Sophie-Charlotte-Straße sowie das Säuglingsheim Westend zur Verfügung.

Bei der Entlassung von Säuglingen aus den Krankenhäusern, den Säuglingsheimen usw. haben die Anstalten den Fürsorgestellen die Art der Ernährung der Kinder mitzuteilen.

3. Aufnahme von Säuglingen in die Kindererholungsstätte Eichkamp.

In Verbindung mit den Fürsorgestellen steht eine Säuglingsabteilung in der vom Vaterländischen Frauenverein betriebenen Kindererholungsstätte zu Eichkamp. Sie dient zur Aufnahme besonders schwächlicher chronisch kranker Säuglinge, die zu Hause nicht gedeihen; diese finden .in der Erholungsstätte für Tag und Nacht Aufnahme. Die Erholungsstätte ist nur während des Sommerhalbjahres — in der Regel vom Mai bis September — geöffnet und für 10 Säuglinge eingerichtet.

Die Überweisung der Säuglinge in die Erholungsstätte erfolgt ausschließlich durch die leitenden Ärzte der Fürsorgestellen.

In der Erholungsstätte ist ständig für Ammenmilch gesorgt. Soweit zur Ernährung der Kinder trinkfertige Portionen aus der Milchküche erforderlich sind, werden sie von der Fürsorgestelle I gegen Zahlung der Selbstkosten geliefert.

Für das Kind und den Tag werden besonders festgesetzte Einheitsbeträge gezahlt. Die Kosten werden am Schlusse jeden Monats von der Erholungsstätte bei der Stadt angefordert.

V. Poliklinische Behandlung.

Das Kaiserin-Auguste-Viktoria-Haus hat ärztliche poliklinische Sprechstunden für Kinder mit besonderer Berücksichtigung von Säuglingen und Kleinkindern eingerichtet. Die Sprechstunden finden täglich von 11½—1 Uhr vormittags, Sonntags nur in dringenden Fällen, statt. Zu dieser poliklinischen Behandlung werden im allgemeinen nur solche Kinder zugelassen, die von Charlottenburger Ärzten, insbesondere von den städtischen Fürsorgeärzten, überwiesen werden.

Das Kaiserin-Auguste-Viktoria-Haus ist von der Armendirektion ermächtigt, nach den mit dieser vereinbarten Grundsätzen für die ihm von den städtischen Fürsorgeärzten überwiesenen Kinder nötigenfalls Arzneien, Verbandstoffe usw. für Rechnung der Armenverwaltung zu verordnen.

VI. Krippen.

1. Säuglingskrippen.

a) Allgemeines.

Die Säuglingskrippen sollen als Ersatz von Stillstuben dienen. Es sind daher möglichst nur Säuglinge von solchen ledigen Müttern in diese Krippen aufzunehmen, die tagsüber auf Arbeit gehen und ihre Kinder selbst stillen. Brustkinder von verheirateten Müttern dürfen nur in zweiter, künstlich ernährte Säuglinge erst in letzter Linie aufgenommen werden.

Die Kinder sind den Krippen früh zuzuführen und abends wieder abzuholen.

Von den Müttern ist ein besonders festgesetzter geringer Verpflegungsbeitrag für den Tag und Säugling zu zahlen. Für diesen Beitrag erhalten die Kinder Wartung und Verpflegung. Sofern eine Mutter ausnahmsweise nicht in der Lage ist, diesen Beitrag zu leisten, haben die Krippen einen Antrag auf Zahlung an die Armendirektion zu richten.

Falls die Krippen nicht voll belegt sind, dürfen Kinder solcher weniger bemittelter Einwohner, deren Frauen mit verdienen müssen und die Kinder nicht verpflegen können, aufgenommen werden. Für diese Fälle sind angemessene Verpflegungsbeiträge, die dem Magistrat durch die vierteljährlichen Abrechnungen nachzuweisen sind, mit den betreffenden Eltern zu vereinbaren.

b) Die Säuglingskrippe der Fürsorgestelle IV und V.

Gegenwärtig sind nur den Fürsorgestellen IV und V je eine Säuglingskrippe angegliedert, die auf Kosten der Stadt vom Elisabeth-Frauenverein und Vaterländischen Frauenverein ehrenamtlich verwaltet und von den leitenden Ärzten dieser Fürsorgestellen gegen eine vierteljährlich nachher zu zahlende, im Haushaltungsplan festzusetzende Jahresentschädigung geleitet werden. Die Betriebskosten haben sich nach den jeweilig zur Verfügung gestellten Mitteln zu richten.

Die Krippen sind mit höchstens je 15 Säuglingen zu belegen. Soweit die Plätze nicht durch Kinder aus dem Bezirke der Fürsorgestelle IV und V in Anspruch genommen werden, können auch andere Fürsorgestellen den Krippen Säuglinge überweisen.

Die für die Säuglinge der Krippen erforderliche künstliche Nahrung ist von den Fürsorgestellen IV und V zu liefern. Die Krippen haben den Fürsorgestellen für jede volle Tagesportion die Selbstkosten abzüglich des von der Stadt gewährten Zuschusses (s. Abschn. III C Ziff. 2e und f) zu erstatten. Die Kinder sind von den Fürsorgestellen in den Listen über die „bezahlte Säuglingsnahrung" zu führen.

2. Andere Krippen.

Im Stadtgebiet Charlottenburg befinden sich neben den „Säuglingskrippen der Fürsorgestellen IV und V zurzeit folgende Krippen (folgen Anschriften von 5 Krippen).

Diese Krippen werden nicht auf städtische Kosten, sondern auf Kosten der beteiligten Vereine betrieben. Da die Stadtgemeinde jedoch laufende Jahresbeiträge zum Betriebe dieser Krippen zahlt, hat sie sich ein Kontrollrecht vorbehalten und folgende Grundsätze für den Betrieb der Krippen mit den beteiligten Vereinen vereinbart:

1. Bezeichnung der Einrichtungen.

Jede von den beteiligten Vereinen ins Leben gerufene Einrichtung zur Aufnahme von Kindern bis zum schulpflichtigen Alter wird als Kleinkinderfürsorge („Krippe") bezeichnet.

2. Unterhaltung der Krippen.

Die Krippen sind zu unterhalten:

a) aus den von den Vereinen aufzubringenden Beiträgen,
b) aus den Verpflegungsbeiträgen der Eltern,
c) aus dem städtischen Zuschuß.

Zu b. Für jedes Kind ist ein besonders festgesetzter mäßiger Betrag je nach der Unterbringung auf einen ganzen oder halben Tag oder kürzere Zeit zu erheben, wobei zwischen Säuglingen und älteren Kindern unterschieden wird.

Befinden sich aus einer Familie mehrere Kinder in der Krippe, so ist von den Eltern für das erste Kind der vorstehend genannte Betrag, für das zweite Kind 1 Mk. und für jedes weitere Kind 50 Pf. wöchentlich zu zahlen. Diese Sätze verstehen sich einschließlich voller Verpflegung und ermäßigen sich entsprechend, wenn nur halbtägige oder kürzere Versorgung der Kinder erfolgt.

Sind die Verpflichteten zur Zahlung der vorstehenden Verpflegungsbeiträge nicht in der Lage, so sind Anträge auf Zahlung an die Armendirektion zu richten.

Zu c. Die städtischen Zuschüsse werden alljährlich durch den Etat teils aus Kämmerei-, teils aus Stiftungsmitteln (Raußendorff-Stiftung) bereitgestellt.

3. Gleichmäßigkeit des Betriebes.

Die Krippen sind werktäglich von ½7 Uhr vormittags bis mindestens 7 Uhr nachmittags offenzuhalten. Die Vereine sind jedoch nach freiem Ermessen berechtigt, die Betriebszeiten dem jeweiligen Bedürfnis entsprechend zu verlängern; sie sind ferner befugt, Kinder auf Stunden und auch über Nacht aufzunehmen. Für die Nachtverpflegung ist den Vereinen die Festsetzung der zu erhebenden Beiträge überlassen.

Für den Betrieb der Krippen sind Hausordnungen aufzustellen und in der Krippe auszuhängen.

4. Auswahl der Kinder.

Die Auswahl der in die Krippen aufzunehmenden Kinder hat unter besonders eingehender und sorgfältiger Prüfung der häuslichen Verhältnisse zu geschehen. Das Pflichtbewußtsein der Mütter darf durch diese Einrichtungen auf keinen Fall geschwächt werden. Grundsätzlich sind in erster Linie die Kinder erkrankter oder außerhalb ihrer Wohnung arbeitender Mütter aufzunehmen.

In den Krippen ist über alle Kinder ein Buch zu führen, aus dem insbesondere auch die Gründe der Aufnahme ersichtlich sein müssen.

5. Ärztliche Überwachung der Kinder.

Für jede Krippe ist ein Arzt zu bestellen, der dem Magistrat namhaft zu machen ist. Der Magistrat hat sich das Recht des Einspruchs gegen die Wahl des Arztes vorbehalten.

Der Arzt hat jedes Kind bei der Aufnahme zu untersuchen und die Kinder unter 1 Jahr im allgemeinen täglich, die älteren Kinder mindestens zweimal wöchentlich in der Krippe zu besuchen. Eine ärztliche Behandlung der Kinder in der Krippe findet nicht statt. Von jeder ansteckenden Krankheit in der Krippe ist dem Magistrat sofort Anzeige zu erstatten.

6. Einheitliche Gestaltung der Leitung der Krippen.

Das zum Betriebe der Krippen erforderliche Personal ist von den Vereinen nach eigenem Ermessen anzunehmen und zu entlassen. Die Leiterin der Krippe muß eine Schwester oder eine geprüfte Kindergärtnerin sein.

7. Kontrollrecht des Magistrats.

Die Vereine haben sich damit einverstanden erklärt, daß der Magistrat durch seine Organe Prüfungen des Wirtschaftsbetriebes der Krippen vornehmen läßt. Das Kassenbuch muß stets ein klares Bild über die Einnahmen und Ausgaben des Krippenbetriebes geben.

VII. Die gesundheitliche Überwachung der Kleinkinder.

1. Allgemeines.

Die gesundheitliche Überwachung der Kleinkinder bezweckt die Fürsorge über die zwischen dem Säuglings- und dem schulpflichtigen Alter stehenden Kinder. Zugelassen zu dieser Einrichtung werden alle Kinder im Alter von 1—6 Jahren, auch wenn sie die Säuglingsfürsorgestellen vorher nicht besucht haben.

Es wird lediglich eine Fürsorgetätigkeit ausgeübt, eine ärztliche Behandlung der Kinder erfolgt daher nicht.

Für die in dieser Fürsorge befindlichen Kinder darf künstliche Nahrung durch die Fürsorgestellen nur in besonderen Fällen an stärkungsbedürftige Kleinkinder verabfolgt werden. Milch oder andere Stärkungsmittel für unbemittelte Kinder sind durch die Stadtärzte zu verordnen.

2. Sprechstunden.

Zur Vorstellung der Kinder sind zurzeit folgende Sprechstunden eingerichtet (folgen Angaben. Es findet in jeder Fürsorgestelle wöchentlich 1 Sprechstunde statt).

Wie oft die Kinder zur Sprechstunde zu erscheinen haben, ist in das Ermessen der leitenden Ärzte gestellt. Letztere erhalten für Abhaltung der Sprechstunde als Jahresvergütung den im Haushaltsplan ausgeworfenen Betrag.

Den Damen der Vereine steht es frei, auch an diesen Sprechstunden teilzunehmen.

3. Gesundheitsscheine.

Über jedes vorgestellte Kind ist ein Gesundheitsschein anzulegen.

Auf den Gesundheitsscheinen ist anzugeben, ob die Kinder als Säuglinge vorgestellt waren oder nicht. Die Gesundheitsscheine über städtische Pflegekinder sind besonders zu kennzeichnen.

Die Abkürzungen in den Gesundheitsscheinen sind so zu fassen, daß sie auch für Dritte verständlich sind.

Die Gesundheitsscheine bleiben solange bei den Säuglingsfürsorgestellen, bis die Kinder schulpflichtig werden, alsdann sind sie durch den Magistrat an den zuständigen Schularzt weiterzugeben. Zu diesem Zweck sind die Scheine der eingeschulten Kinder pünktlich zum 1. Mai und 1. November jeden Jahres der zuständigen Geschäftsstelle des Magistrats ohne besondere Aufforderung einzureichen.

Das Statistische Amt hat vorher die für die statistische Bearbeitung
erforderlichen Auszüge zu fertigen. Da diese Arbeiten zweckmäßigerweise in den Räumen der Fürsorgestellen ausgeführt werden, haben
die Vereine dafür zu sorgen, daß den städtischen Arbeitskräften ein
geeigneter Platz in den Fürsorgestellen von 8 Uhr vormittags bis
3 Uhr nachmittags zur Verfügung gestellt wird.

4. Maßnahmen zur Verhütung ansteckender Krankheiten.

Eine ständige Desinfektion nach jeder Sprechstunde hat nicht
stattzufinden; es genügen vielmehr folgende Maßregeln:

a) Eine Schwester hat jedes hinkommende Kind zu beobachten,
jedes einer ansteckenden Krankheit verdächtig erscheinende
sofort dem Arzt zu melden und in ein besonderes Zimmer
zu bringen, wo es vom Arzt sofort zu untersuchen ist. Die
Ärzte sind ermächtigt, krank befundene Kinder direkt den
Stadtärzten unter dem Vorbehalt der nachträglichen Beibringung des Armenscheins zur Behandlung zu überweisen.
Die für die Entnahme und Untersuchung von Blut auf S. 29
für Säuglinge gegebenen Vorschriften finden auf die Kleinkinder sinngemäße Anwendung.

b) Wird eine ansteckende Krankheit festgestellt, so haben die
Fürsorgeärzte sofort telephonisch bei der städtischen Des-
infektionsanstalt die Desinfektion der in Betracht kommenden
Räume zu beantragen.

5. Hausbesuche.

Die der Gesundheitsüberwachung unterstehenden Kinder, insbesondere diejenigen bis zur Vollendung des zweiten Lebensjahres
sind nach näherer Anordnung der leitenden Ärzte regelmäßig durch
die Schwestern in den Wohnungen zu besuchen.

6. Überweisung an die Schulzahnklinik, Heil- und Erholungsstätten und Horte.

Die leitenden Ärzte sind ermächtigt, die in den Sprechstunden
zahnkrank befundenen Kinder der städtischen Schulzahnklinik zur
Behandlung zu überweisen. Die Behandlung findet unentgeltlich
wochentäglich von 11—1 Uhr statt. Für die Behandlung der Kinder
in der Schulzahnklinik sind dieselben Grundsätze maßgebend wie
für die Überweisung an andere städtische Einrichtungen.

Die leitenden Ärzte sind ferner ermächtigt, auch die Überweisung
von Kindern in Heil- und Erholungsstätten, Krüppelheimen usw.
zu vermitteln. Die Vorschläge sind zu richten:

a) für die Überweisung von Kindern in die Heil- und Erholungsstätten an das städtische Fürsorgeamt für Lungenkranke,
Berliner Straße 137,

b) für die Überweisung von Kindern in Krüppelheime an die
Armendirektion,

c) für die Überweisung von Kindern in das Jugendheim an den
Verein Jugendheim, Goethestraße 22.

Kinder mit Sprachstörungen sind dem Stadtarzt zuzuführen
behufs Überweisung an einen Spezialarzt.

VIII. Beaufsichtigung und hygienische Überwachung der städtischen Pflegekinder, Haltekinder und unter Generalvormundschaft stehenden Mündel.[1])

1. Beobachtung der Kinder vor der Überweisung in Pflegestellen.

Jeder in städtische Pflege zu nehmende Säugling — ohne Ausnahme — ist, bevor er von der Stadt in Privatpflege gegeben wird, zur Feststellung des Fehlens oder Vorhandenseins konstitutioneller übertragbarer Erkrankungen für die Zeit von mindestens 5 Tagen einer Anstalt zu überweisen, und zwar zunächst dem Säuglingsheim Westend, Rüsternallee; nur wenn dort kein Platz ist, dem städtischen Krankenhaus Kirchstraße, und wenn auch dort kein Platz ist, dem Kaiserin-Auguste-Viktoria-Hause, Mollwitzstraße, oder dem städtischen Krankenhause Westend. Der Säugling ist erst dann in Pflege zu geben, wenn der leitende Arzt der betreffenden Anstalt die Familienpflege als unbedenklich bezeichnet.

2. Maßnahmen bei dem Verdacht oder dem Vorhandensein der Erbsyphilis.

a) Im Falle der Feststellung von Erbsyphilis ist der Säugling sofort dem Krankenhaus Kirchstraße zur Behandlung zu überweisen mit der Maßgabe, ihn solange dort zu behalten und zu behandeln, bis jede Gefahr einer Übertragung auf andere beseitigt ist.

b) Die nach der Behandlung aus dem Krankenhause Kirchstraße entlassenen Kinder und die der Erbsyphilis verdächtigen Kinder sind nur in solche Familien in Pflege zu geben, in denen keine eigenen Kinder oder andere Pflege- und Haltekinder vorhanden sind.

c) Die Pflegemütter sind auf das Bestehen des Verdachts oder auf die Gefahr eines Rückfalles ausdrücklich hinzuweisen, und es ist ihnen mitzuteilen, daß sie bei jeder verdächtigen Veränderung, besonders einer Hauterkrankung, sofort die Kinder dem Leiter der Säuglingsfürsorgestelle vorzustellen haben.

d) Von der Unterbringung des Kindes und dem bestehenden Verdacht oder der Gefahr eines Rückfalles bei den genesenen entlassenen Kindern ist sofort schriftlich der zuständigen Säuglingsfürsorgestelle Mitteilung zu machen. Die Waisenschwester der Fürsorgestelle hat über den Gesundheitszustand alle 3 Monate an die Waisenverwaltung zu berichten.

---

[1]) Alle Pflegestellen, in denen Säuglinge gegen Entgelt untergebracht werden sollen, werden im Einvernehmen mit dem Polizeipräsidium durch besoldete weibliche Angestellte der Stadt und durch eine ständige Kommission von ehrenamtlichen Waisenpflegerinnen geprüft. Vor Genehmigung einer Pflegestelle wird bei dem städtischen Fürsorgeamt für Lungenkranke festgestellt, ob in der Familie ein Lungenkranker vorhanden ist, um, soweit irgend möglich, eine Infektionsgefahr auszuschließen.

Gesund.
Erkrankt am ....   ·
Dem Krankenhause überwiesen am ....

e) Die Geschäftsstelle der Waisenverwaltung führt über die der
Erbsyphilis verdächtigen und über die an Erbsyphilis erkrankten, aus der Anstalt geheilt entlassenen Kinder eine Liste.

f) Die Erkrankung oder Wiedererkrankung eines dieser Kinder
ist der Waisenverwaltung sofort durch den Arzt der Fürsorgestelle zu melden und die Überführung des Kindes in das
Krankenhaus Kirchstraße sofort nach der Feststellung durch
den Arzt zu veranlassen.

g) Die Leiter der Säuglingsfürsorgestellen haben der Waisenverwaltung sofort Anzeige zu machen, wenn bei einem
städtischen Pflegekind, Haltekind oder Mündel der General-
(Berufs-)Vormundschaft Erbsyphilis festgestellt wird.

h) Die leitenden Ärzte der Säuglingsfürsorgestellen haben die
Schwestern in halbjährlichen Zeiträumen über die Erscheinungen der Erbsyphilis zu unterrichten, auf die Wichtigkeit der Sache hinzuweisen und sich von ihrer Kenntnis der
wichtigsten Fragen zu überzeugen. Sie haben ferner den ihnen
als genesen oder verdächtig gemeldeten Kindern eine besondere
Aufmerksamkeit zu schenken, auf ständige Vorstellung zu
achten und sich regelmäßig Berichte der besuchenden Schwester
abstatten zu lassen.

3. Beaufsichtigung der Kinder durch die Fürsorgestellen.

a) Allgemeines.

Alle städtischen Pflegekinder, Haltekinder und unter General-
(Berufs-)Vormundschaft stehenden Mündel sind bis zum Ablauf des
zweiten Lebensjahres in erster Reihe durch die Säuglingsfürsorgestellen zu beaufsichtigen.

Die hygienische Überwachung dieser Kinder erfolgt demgemäß nicht durch die Stadtärzte, sondern durch die leitenden
Ärzte der Säuglingsfürsorgestellen. Hausbesuche durch die Ärzte
sind nur bei den Kindern erforderlich, die nicht die Fürsorgestellen
besuchen, sich der Schwesternaufsicht entziehen, oder bei denen
die Schwesternberichte Mängel aufweisen. Eine Behandlung der
Kinder durch die Fürsorgeärzte hat nicht stattzufinden.

Mit Beginn des dritten Lebensjahres hört die Aufsicht durch
die Fürsorgestellen und durch deren Ärzte auf und wird nunmehr
allein durch die Waisenräte, Waisenpflegerinnen und Stadtärzte ausgeübt, jedoch ist von den Fürsorgestellen darauf hinzuwirken, daß
die Kinder dort bis zur Einschulung regelmäßig vorgestellt werden.

b) Überweisung an die Fürsorgestellen.

Jede Fürsorgestelle besitzt ein Verzeichnis der in ihrem Bezirk
vorhandenen Pflegekinder, Haltekinder und unter General-(Berufs-)
Vormundschaft stehenden Mündel. Zugänge werden den Fürsorgestellen sofort von der Deputation für die Waisenpflege mitgeteilt.

Regelmäßig wird jedes Pflegekind, Haltekind und Mündel der
nach der örtlichen Einteilung zuständigen Fürsorgestelle überwiesen.
Besteht jedoch der Wunsch, aus besonderen Gründen eine andere

Fürsorgestelle aufzusuchen, so soll das zulässig sein. Die Schwestern sollen dann die Karten austauschen und der Deputation für die Waisenpflege von der Änderung schriftlich Mitteilung machen.

Den Fürsorgestellen werden auch diejenigen Pflegekinder, Haltekinder und Mündel im Alter von 1—6 Jahren überwiesen, die als Säuglinge nicht vorgestellt sind.

c) Pflicht der Pflegemütter, Haltefrauen und Mündelmütter zur Vorstellung der Kinder.

Jede Pflegemutter, Haltefrau und Mündelmutter erhält einen Hinweis auf die Fürsorgestelle mit der Aufforderung, das Kind regelmäßig in den Sprechstunden vorzustellen. Die Pflegemütter sind zu dieser Vorstellung verpflichtet; die Haltefrauen und Mündelmütter werden von den zuständigen Stellen hierzu nach Möglichkeit angehalten.

Werden solche Kinder, deren regelmäßige Vorstellung vom leitenden Arzt für erforderlich erachtet wird, nicht wunschgemäß vorgestellt, so ist unter Namhaftmachung der Kinder der Deputation für die Waisenpflege Anzeige zu erstatten.

d) Pflichten der Waisenschwestern.

Die die Aufsicht über die zu **a)** bezeichneten Kinder führenden Schwestern (Waisenschwestern) haben sich zur gegenseitigen Besprechung und Verständigung sowie zur Empfangnahme aller Veränderungsmitteilungen und zur Zurückgabe von Kontrollkarten usw. — Absatz e — mindestens zweimal wöchentlich zwischen 12 und 2 Uhr nachmittags in der Geschäftsstelle der Generalvormundschaft einzufinden. Dieser Geschäftsstelle werden von den einzelnen Expeditionen der Waisenverwaltung alle für die Fürsorgestellen bestimmten Schriftstücke kurzerhand übersandt.

Die Waisenschwester hat unverzüglich nach Empfang der Mitteilung von dem Vorhandensein eines der Fürsorge unterworfenen Kindes schon vor der nächsten Sprechstunde das Kind in der Wohnung aufzusuchen, sich über die Wohnungs- und häuslichen Verhältnisse usw. genau zu unterrichten und die Pflegemutter zu veranlassen, das Kind vorzustellen.

Die Waisenschwestern haben die Kinder, namentlich in der heißen Jahreszeit, unter allen Umständen so oft aufzusuchen, wie es im Interesse des Gedeihens des Kindes erforderlich ist, nötigenfalls, wenn es der Zustand des Kindes erfordert, mehrmals wöchentlich. Zu welchen Zeiträumen sie im einzelnen Falle ihren Besuch zu wiederholen für notwendig erachten, muß ihrem pflichtmäßigen Ermessen nach Prüfung der gesamten Verhältnisse überlassen werden[1]). Die Waisenschwestern können auch dann nicht von diesen Besuchen befreit werden, wenn die Kinder regelmäßig einmal wöchentlich in der Fürsorgestelle vorgestellt werden; denn die Schwester soll bei den Besuchen nicht nur den Zustand des Kindes, sondern die ganzen Verhältnisse, in denen es aufwächst, prüfen

---

[1]) Es kann unter Umständen notwendig sein, ein Kind alle 2 Tage aufzusuchen; es kann in andern Fällen genügen wenn es, auch in den ersten Lebensmonaten, nur alle 14 Tage, unter Umständen sogar nur alle 4 Wochen aufgesucht wird.

und feststellen, ob die Anordnungen der Fürsorgestelle in bezug auf Körperpflege und Ernährung, Lagerstätten usw. genau beachtet werden. Von jedem besonderen Vorkommnis hat die Schwester unverzüglich dem leitenden Arzte Mitteilung zu machen und nötigenfalls seine ärztliche Entscheidung einzuholen. Besondere Aufmerksamkeit ist auf das Vorkommen von Tuberkulose bei Familiengliedern zu richten.

Werden Kinder von den Waisenschwestern wiederholt nicht angetroffen und besteht der Verdacht, daß das Kind von der Pflegemutter nicht ordentlich gehalten und die Wohnung der besuchenden Schwester absichtlich nicht geöffnet wird, so ist der Deputation für die Waisenpflege Anzeige zu erstatten.

e) Kontrollblätter.

Die Fürsorgestellen haben über jedes ihrer Beaufsichtigung überwiesene Kind ein Kontrollblatt zu führen. Von der Waisenschwester ist jeder Besuch und der Befund sofort nach dem Besuch einzutragen. Die Kontrollblätter sind mindestens einmal monatlich dem leitenden Arzte der Fürsorgestelle vorzulegen, der auf jedem Kontrollblatt die Kenntnisnahme zu vermerken hat.

Scheidet ein Kind durch Änderung der Wohnung aus der Aufsicht einer Fürsorgestelle aus, so sind das Kontrollblatt und der Pflegebogen sofort der Deputation für die Waisenpflege mit einem kurzen Vermerk zurückzureichen.

f) Künstliche Nahrung für Pflegekinder.

Es ist darauf zu halten, daß die Pflegemütter die für die Säuglinge erforderliche künstliche Nahrung durch die Fürsorgestellen beziehen, wenn auch eine Verpflichtung der Pflegemütter hierzu nicht besteht; vgl. S. 23 Abschn. 2 a.

Unentgeltlich darf künstliche Nahrung für diese Kinder durch die Fürsorgestellen überhaupt nicht veräusgabt werden (vgl. III C Abschn. 2 c β), von den Pflegemüttern ist vielmehr der „für bezahlte Nahrung" festgesetzte Satz zu erheben.

g) Bekleidung der Kinder.

Den in städtischer Pflege befindlichen Kindern liefert die Stadt fortlaufend auch die erforderliche Kleidung. Die gewährten Kleidungsstücke sind auf den Pflegebogen, die für jedes einzelne städtische Pflegekind den Fürsorgestellen ausgefertigt zugehen, zu vermerken.

Für Haltekinder und unter General-(Berufs-)Vormundschaft stehende Mündel, die nicht in städtischer Kostpflege sind, wird Kleidung von der Deputation für die Waisenpflege nicht gewährt. Wird für sie eine Beihilfe notwendig, so ist ein Antrag an die Armendirektion zu richten.

h) Behandlung kranker Kinder.

Im Falle der Erkrankung eines Kindes übernimmt bei den städtischen Pflegekindern der Stadtarzt ohne weiteres die kostenlose ärztliche Behandlung. Bei den übrigen Kindern haben die Pflegemütter, Mütter oder sonstigen Angehörigen selbst für die nötige ärztliche Behandlung auf eigene Kosten Sorge zu tragen. Sind sie dazu außerstande, so übernimmt der Stadtarzt gleichfalls die kostenlose ärztliche Behandlung, wenn der Waisenrat einen dahin lautenden Schein ausstellt. Für die unter General-(Berufs-) Vormundschaft stehenden Kinder kann dieser Schein auch von dem zuständigen Waiseninspektor erteilt werden.

Die Säuglingsfürsorgestellen haben dafür zu sorgen, daß kein ihrer Aufsicht unterstelltes Kind ohne die etwa erforderliche ärztliche Behandlung bleibt und sich nötigenfalls kurzer Hand mit den Stadtärzten und Waisenräten in Verbindung zu setzen.

i) Regelmäßige Berichte an die Deputation für die Waisenpflege.

a) Die Fürsorgestellen haben halbmonatlich der Deputation für die Waisenpflege die Namen derjenigen Pflegekinder mitzuteilen, die nicht in die Fürsorge gebracht worden sind.

b) Halbjährlich einmal haben die Fürsorgestellen über jedes einzelne ihnen überwiesene Kind nach Vordruck zu berichten. Vorbehalten bleibt die Einforderung weiterer Berichte in kürzeren Zwischenräumen. Diese Berichte sind über die Deputation für Gesundheitspflege einzureichen.

4. Mitwirkung der Waisenräte und Stadtärzte.

Alle Pflegekinder, Haltekinder und Mündel werden auch den Waisenrat, die Pflegekinder außerdem dem Stadtarzte des Bezirks namhaft gemacht. Diese Organe haben jedoch ihre Aufsichtstätigkeit tunlichst einzuschränken, damit eine mehrfache Überwachung nach Möglichkeit vermieden wird.

IX. Sonstige Maßnahmen.

1. Besprechungen.

Um eine möglichst gleichmäßige Behandlung aller Säuglingsfürsorgeangelegenheiten zu sichern, findet unter dem Vorsitz des zuständigen Magistratsdezernenten in der Regel vierteljährlich eine gemeinsame Besprechung mit den Vereinen im Rathause statt.

Jeder Säuglingsfürsorgestelle ist eine Abschrift des Protokolls über die gepflogenen Verhandlungen zu übersenden.

Von den Beschlüssen in den Sitzungen, die der Dezernent nur mit den leitenden Ärzten abhält, ist den Vereinen Mitteilung zu machen. Die Schwestern treten unter abwechselndem Vorsitz eines der Vereine allmonatlich einmal zu gemeinsamen Besprechungen zusammen.

2. Mütterabende.

Die leitenden Ärzte sind ermächtigt, zur Belehrung der Mütter in den Räumen der Fürsorgestellen Mütterabende nach ihrem Ermessen abzuhalten. Kosten dürfen der Stadtgemeinde hierdurch außer für Heizung und Beleuchtung nicht entstehen.

X. Die Kosten.

Die zur Ausübung der Säuglings- und Kleinkinderfürsorge erforderlichen Kosten trägt die Stadtgemeinde nach Maßgabe der in dieser Geschäftsanweisung gegebenen Vorschriften. Über die zur

Verfügung gestellten Mittel geht den in Betracht kommenden Vereinen zu Beginn jedes Rechnungsjahres ein Verteilungsplan zu. Die Mittel werden den Vereinen vorschußweise gezahlt. Die zuständige Verwaltungsstelle des Magistrats hat darauf zu achten, daß die Haushaltsplansätze nicht überschritten, die Vorschüsse im Verhältnis zu den verfügbaren Mitteln nicht zu schnell und zu hoch erhoben werden, und daß dauernd möglichste Sparsamkeit geübt wird.

Die Vereine haben über die Verwendung der Vorschüsse Rechnung zu legen. Die zu diesem Zwecke aufzustellenden Abrechnungen sind dem Magistrat nach vorgeschriebenem Muster vierteljährlich bis zum 15. Juli, 15. Oktober, 15. Januar und 15. April unter Beifügung sämtlicher Unterbelege, deren Richtigkeit zu bescheinigen ist, einzureichen.

Kleine Ausgaben, die im einzelnen 1 Mk. nicht überschreiten, brauchen nicht belegt zu werden. Diese Ausgaben sind in Nachweisungen, nach den Haushaltsplansätzen geordnet, einzutragen. Die Nachweisungen sind mit Richtigkeitsbescheinigungen zu versehen.

Die Krankenkassenbeiträge und die Beiträge zur Angestellten- und Invalidenversicherung für das Personal werden von der Stadt nur in den gesetzlichen Grenzen getragen ($\frac{1}{3}$ der Krankenkassenbeiträge und $\frac{1}{2}$ der Beiträge der Angestellten- und Invalidenversicherung).

Trinkgelder und Botenlöhne an Lieferanten trägt die Stadt nicht. Bei Bezahlung von Rechnungen sind Skontoabzüge zu beachten. Vertretungskosten für Aufwärterinnen dürfen der Stadt nicht in Rechnung gestellt werden.

Das zum Betriebe der Fürsorgestellen und der Vorernährungsabteilung erforderliche Gas und der zu diesem Zwecke entnommene elektrische Strom werden von den Werken zu den für städtische Gebäude festgesetzten Preisen geliefert.

Die zur Aufstellung des Haushaltsplanes vorzubringenden Wünsche sind zum 15. September jeden Jahres der zuständigen Geschäftsstelle des Magistrats einzureichen.

II. Der Schularzt und die Fürsorge für das schulpflichtige Alter.

Von

A. Gastpar.

I. Allgemeine Schulgesundheitspflege.

1. Begriffsbestimmung und Stellung innerhalb der Jugendfürsorge. Unter Schulgesundheitspflege versteht man die Durchführung der Grundsätze der allgemeinen und speziellen Gesundheitspflege im Rahmen der Schule. Die Objekte, mit denen sie sich zu befassen hat, sind die Gebäude und Einrichtungen der Schule, der Unterricht und endlich die Personen in der Schule, die Lehrer und Schüler. Der Vermittler der Grundsätze der Gesundheitspflege ist der Arzt. Die Grundsätze selbst sind wie alle Grundsätze und besonders die auf dem Gebiet der Gesundheitspflege nicht absolut feststehend, ein für allemal gegeben, sondern sie sind ständig in der Entwicklung begriffen. Auch die Art und Weise ihrer Vermittlung durch den Arzt ist trotz der mannigfach schon geübten Festlegung durch Gesetz und Verordnung noch nicht abgeschlossen und endgültig.

Ist deshalb auf dem Gebiet der Schulgesundheitspflege ein überraschender Reichtum aller Formen der Organisation und der praktischen Anwendung festzustellen, so wird das Bild noch abwechslungsreicher, wenn die Schulgesundheitspflege, der Entwicklung der letzten Jahre folgend, nicht etwa mit der Übermittlung gesundheitlicher Grundsätze und der Überwachung ihrer Durchführung sich zufrieden gibt, sondern wenn sie sich, in Anlehnung an die Fürsorgegesetzgebung, allmählich zu einer Tätigkeit der praktischen Fürsorge für die ihr anvertrauten Personen entwickelt.

Sobald einmal diese Fürsorgetätigkeit aus einem gelegentlichen Kapitel der Schulgesundheitspflege zu deren Hauptinhalt geworden war, mußten eine Reihe neuer Ziele und neuer Formen der Betätigung auftauchen. Das war ungefähr zu der Zeit, als die Schulschwester ihre Tätigkeit zum ersten Male aufnahm.

Die Schulgesundheitspflege verläßt damit ihre ursprüngliche Arbeitsstätte, die Schule. Sie legt ein Gewand, das sie in ihrer vollen Wirksamkeit beengt, ab und wird zur Gesundheitspflege und -Fürsorge für das Kind im Schulalter.

Sie tritt damit in Berührung mit dem Elternhaus und über diesen Weg in Berührung mit allen andern Einrichtungen der öffentlichen Gesundheits- und Wohlfahrtspflege. Sie, die bisher gewohnt war, das Schulkind als etwas Gegebenes, als ein „Ding an sich" anzusehen, wird, ob sie will oder nicht, zwangsweise auf die Lebensbedingungen hingewiesen, unter denen das Kind zum Schulkind heranwächst, und sie muß im Interesse der Schule und der Volksgesundheit versuchen, diese Lebensbedingungen günstig zu beeinflussen. — Und wenn später das Kind die Schule verläßt, so kann sie es wiederum nicht ziehen lassen, sondern wie eine treue Mutter wird sie sich des Kindes annehmen, bis dessen körperliche Entwicklung zu einem gewissen Abschluß gekommen ist.

So führt die Entwicklung der Dinge ganz von selbst dazu, daß die Schulgesundheitspflege, für sich allein genommen, etwas Unvollständiges ist. Erst im Zusammenhang mit der Säuglingsfürsorge, der Kleinkinderfürsorge und der Fürsorge für das schulentlassene Jugendalter ist ein organisches, logisch aufgebautes Gebilde entstanden.

Es ist deshalb kein Wunder, wenn in den großen Städten, in denen alle diese Verhältnisse mehr als auf dem Lande eine schützende und sorgende Hand verlangen, in neuester Zeit die Schulgesundheitspflege auch in der Praxis in engste Berührung mit den genannten Einrichtungen gebracht wird und wenn diese alle zusammen zu einheitlicher zielbewußter Arbeit, zu einem Jugendamt[1]) zusammengefaßt werden. Damit ist dann, weit über den ursprünglichen Rahmen der Schulgesundheitspflege hinaus, endlich diejenige Organisation für die Praxis geschaffen, die allein imstande ist, wirklich Wertvolles unter möglichster Ausnutzung der vorhandenen Mittel zu leisten.

Für unsere Abhandlung ergibt sich daraus, daß eine große Reihe von Einrichtungen und Bestrebungen der öffentlichen Gesundheits- und Wohlfahrtspflege nicht nur vom Standpunkt der Schulgesundheitspflege allein zu betrachten sind, sondern daß sie Anspruch darauf haben, in den organischen Zusammenhang gebracht zu werden, in dem sie allein lebensfähig und lebenspendend sind, in den Zusammenhang mit allen

---

[1]) Siehe S. 197.

Fragen des gesamten Jugendschutzes vom Tag der Geburt an bis zum Abschluß der körperlichen Entwicklung.

2. Die Stellung der Schulgesundheitspflege zur Schule und zu den Organen der Gesundheits- und Wohlfahrtspflege. Die Schulgesundheitspflege ist ein Teil der öffentlichen Gesundheitspflege. Damit ist ihr zugleich ihre Stellung zu deren einzelnen Organen angewiesen. Die öffentliche Gesundheitspflege hat sich etwa seit der Mitte des vorigen Jahrhunderts eingehender mit den Einrichtungen der Schule und ihres Betriebes befaßt. In den Dienstvorschriften der beamteten Ärzte finden sich Bestimmungen, die sich auf die Durchführung der Grundsätze der Gesundheitspflege zunächst in Fragen der Gebäudehygiene beziehen. Als durch die Arbeiten von Cohn in Breslau im Jahre 1864—66 die allgemeine Aufmerksamkeit sich außerdem dem Gesundheitszustand der Kinder und der Hygiene des Unterrichts zuwandte, begann auch innerhalb der Dienstanweisungen der beamteten Ärzte da und dort ein Niederschlag dieser Anschauungen in der Form von Anweisungen und Verordnungen sich einzustellen. Über den Rahmen medizinalpolizeilicher Verordnungen gingen aber alle diese Vorschläge nicht oder nicht wesentlich hinaus.

Die Schulverfassung der einzelnen Staaten ist noch keine einheitliche. Immerhin läßt sich so viel feststellen, daß überall die Schule eine Staatsangelegenheit und nicht etwa nur Sache der Gemeinden ist, wenn auch die einzelnen Einrichtungen vielfach im Besitz und Betrieb der Gemeinden sich befinden. Beide, die öffentliche Gesundheitspflege wie die Schule, sind Sache des Staates. Es ist so ohne weiteres klar, daß auch die Schulgesundheitspflege eine Sache des Staates ist. Dieser kann die Durchführung entweder selbst in die Hand nehmen, er kann sie aber auch den einzelnen Gemeinden und Kreisen übertragen. In jedem Fall ist sein Aufsichtsrecht unbestreitbar. In der Praxis ist dies unschwer durchzuführen, da der Staat in seinen Kreis- resp. Oberamtsärzten geeignete Gesundheitsbeamte schon besitzt, denen er sowohl die Arbeit des Schularztes, jedenfalls aber die Dienstaufsicht über die Schulgesundheitspflege nicht nur übertragen kann, sondern m. E. einfach übertragen muß, wenn er nicht auf seine Rechte und die damit zusammenhängenden Pflichten verzichten will. Dabei bleibt es ihm natürlich unbenommen, in der Praxis dieses Recht, wenigstens bei den unteren Instanzen, auf andere zu übertragen, wie er dies schon bei der Schule selbst gemacht hat

Er wird davon Gebrauch machen namentlich in größeren
Städten, die ihre eigenen Gesundheitsbeamten in der Form von
Stadtärzten angestellt haben.

Das Verhältnis der Schulgesundheitspflege zur Schule und
ihren Behörden ergibt sich daraus von selbst. Sie kann nicht
Sache der Schule sein, sondern sie ist Sache des Staates oder
der Gemeinde, genau wie die Schule auch. Für den Schularzt
und seine Stellung zur Schule ergibt sich daraus, daß er nicht
Angestellter der Schule oder der Schulverwaltung sein
kann. Damit wäre seine Unabhängigkeit der Schule gegenüber
verloren und damit seine Wirksamkeit eingeengt. Er kann aber
auch in keinem Vorgesetztenverhältnis zur Schule stehen, da er
damit seine Kompetenz wesentlich überschreiten würde. Er ist
als Schularzt der gegebene technische Berater der Schulbehörden in allen Fragen der Gesundheitspflege und wird als
solcher sowohl in den unteren, wie in den Mittel- und Ober-
instanzen vertreten sein müssen. Demnach ist er im Lehrerkonvent,
im Ortsschulrat, in den Kreis- und Provinzialschulbehörden und
in den Ministerien als Berater anzustellen und zu hören.

Verwickelter werden die Verhältnisse mit dem Augenblick, in
dem die Schulgesundheitspflege über den einfachen Charakter der
sachverständigen Beratung hinaus sich entwickelt und die Wege der
individuellen Schülerfürsorge geht. Es ist kein Zweifel, daß
diese Aufgabe nicht Sache der Schule oder des Staates
sein kann. Stets ist es Aufgabe des Elternhauses, für das
körperliche Wohl der Kinder zu sorgen. Das wird ihm vielfach
erleichtert durch die Zugehörigkeit zu einer Kasse. Wenn beides
miteinander versagt, ist es zunächst Aufgabe der Armenverwaltung,
sich der Kinder anzunehmen. Nie aber gehört es zu den
Aufgaben der Schule, diese Tätigkeit auf sich zu
übernehmen. Die Schule kann bestimmte Aufgaben, z. B.
das Schulfrühstück, durch ihre Organe ausführen lassen und auch
sonst sich zur Mitarbeit zur Verfügung stellen, es ist aber
zweckmäßiger, den Schularzt mit all diesen Arbeiten zu betrauen, aus dem einfachen Grunde, weil sich die Fürsorgetätigkeit
organisch anschließt an die Untersuchungsarbeit des Schularztes.
Die Einrichtungen auf dem Gebiet der Jugendfürsorge, Ferienkolonien, Erholungsheime, Solbäder, Schulfrühstück und Mittagspeisung, sind die Heilfaktoren für gewisse Schwächezustände,
und der Schularzt muß über sie verfügen können, wie über andere
Heilfaktoren auch. Zum mindesten muß die Aufnahme durch
die Hände des Schularztes gehen. Inwieweit er sich an der Ver-
waltungsarbeit dieser Einrichtungen beteiligen kann, hängt von

anderen Umständen ab. Jedenfalls muß sein Einfluß auch hier ausschlaggebend sein.

Vielfach sind die genannten Wohlfahrtseinrichtungen Schöpfungen kommunalen oder privaten Opfersinns. Die Tätigkeit des Schularztes führt ihn deshalb von selbst in das Vereinsleben auf diesem Gebiet. Seine Aufgabe wird es sein, im Interesse der Jugend eine möglichst einheitliche Zusammenarbeit all dieser verschiedenen, in Aufbau und Zusammensetzung oft auseinanderstrebenden Vereinigungen zu schaffen. Ist ihm dies gelungen, so ist von da aus nur noch ein kleiner Schritt auch zu einer organisatorischen Zusammenfassung aller dieser Bestrebungen in dem Jugendamt, in welchem dem Schularzt von selbst die wichtigste Tätigkeit zufallen wird, nämlich die des direkten Vermittlers der einzelnen Heilfaktoren an die einzelnen Schüler.

3. Das geeignetste Schularztsystem. Der Träger der Anschauungen der Gesundheits- und Wohlfahrtspflege im Gebiet der Schule ist der Schularzt. Die Wirksamkeit seiner Arbeit ist unter anderem auch von der Art und Weise seiner Anstellung abhängig, ebenso wie von der Summe von Einzelaufgaben, die ihm von seiner Behörde zugewiesen ist. Diese Fragen, welche die Anstellung und Dienstführung des Schularztes betreffen, haben in den letzten 20 Jahren einen breiten Raum in der Literatur und auf Kongressen eingenommen. Das Schularztsystem wurde so eifrig erörtert, daß es oft den Anschein hatte, als ob von seiner mehr oder weniger praktischen Lösung alles abhinge. Und doch gilt auch hier wie sonst der Satz, daß es nicht auf das Gewand ankommt, sondern auf den Mann, der drin steckt.

Der Schularzt im Hauptamt und der Schularzt im Nebenamt sind zwei besonders ausgiebig und mit viel Temperament behandelte Fragen. Das Wiesbadener Schularztsystem sieht zahlreiche Schulärzte im Nebenamt vor, ähnliche Einrichtungen wurden in Berlin und in vielen anderen Großstädten getroffen. Anderswo ging man zur Anstellung von einem oder einigen wenigen Schulärzten im Hauptamt (Breslau, Mannheim, Dortmund) über. Die notwendige Zusammenfassung der Schulärzte im Nebenamt wurde erreicht entweder durch Wahl eines Schularztes zum Vorstand aller Schulärzte (Berlin) oder durch Betrauung des hauptamtlich tätigen Stadtarztes mit der Dienstaufsicht über die Schulärzte im Nebenamt (Breslau). In Stuttgart wurde der hauptamtliche Stadtarzt zugleich hauptamtlicher Schularzt, und es wurden ihm hauptamtliche Assistenzärzte beigegeben. Im Krieg waren sie durch nebenamtliche ersetzt ohne daß der Betrieb irgendwie Not gelitten hätte. In zahlreichen Industriebezirken des Westens sind in den letzten Jahren hauptamtliche Kreiskommunalärzte angestellt worden, bei denen alle Fäden der Kreisgesundheitspflege zusammenlaufen und die dabei selbstverständlich auch den Schularztdienst zu versehen haben.

Während die früheren Einrichtungen zu einer Zeit entstanden, in der die Hauptaufgaben des Schularztes sich innerhalb der Schule abspielten, führte die Erkenntnis, daß die Schulkinderfürsorge nur ein Teil der Jugendfürsorge überhaupt ist, mehr und mehr zu einer strafferen Organisation gerade dieser Fürsorge und damit ganz von selbst zur Bevorzugung der hauptamtlich angestellten Fürsorgeärzte.

Es ist erfreulich zu verfolgen, wie dieser Gedanke der Schulkinderfürsorge, der zuerst von Stuttgart und Charlottenburg in die Praxis umgesetzt wurde, allmählich sich überall durchsetzt und mit den gleichlaufenden Bestrebungen der Säuglings- und Kleinkinderfürsorge zusammentrifft. Die Fragestellung Schularzt im Hauptamt oder Schularzt im Nebenamt ist daher überholt. Die Fragestellung ist vielmehr die, wie gliedert sich die schulärztliche Tätigkeit, insbesondere die Schulkinderfürsorge ein in die gesamte Jugendfürsorgetätigkeit überhaupt.

Dabei kann man davon ausgehen, daß es weniger darauf ankommt, ob einer oder mehrere Schulärzte im Haupt- oder Nebenamt die Kinder in der Schule und in der Sprechstunde untersuchen, sondern vielmehr darauf, daß von einer Zentrale aus das Nötige zur Beseitigung oder Linderung der Gebrechen geschieht. Je vollkommener diese Organisation ist, je reichhaltiger die Zahl der zur Verfügung stehenden Heilfaktoren ist, desto wirksamer das Schularztsystem. In großen Städten oder Kommunalverbänden wird ganz von selbst diese Tätigkeit in eine Hand gelegt werden, auf dem Lande werden sich die einzelnen Schularztbezirke mit der Zeit ebenfalls in diesem Gedanken zusammenfinden müssen zu leistungsfähigen Verbänden, die in der Lage sind, die Fürsorgeeinrichtungen zu treffen.

Es wäre nun unwirtschaftlich, diese Fürsorgeeinrichtungen lediglich im Hinblick auf die Schuljugend vom 6. bis 14. Lebensjahr zu treffen. Gerade die Skrofulose z. B. spielt im Kriech- und Spielalter der Kinder eine fast noch größere Rolle als im Schulalter, und die Maßnahmen zur körperlichen Ertüchtigung, die im Schulalter in der Form von Turnen, Spielen, Wandern geschaffen wurden, müssen doch auch auf die Zeit der schulentlassenen Jugendlichen hinübergreifen. Schon aus diesen beiden

Beispielen ergibt sich, daß die Jugendfürsorge als Ganzes zu betrachten ist und — auf das Schularztsystem angewandt — den Schularzt zwingt, auch organisatorisch den Anschluß nach oben und unten zu suchen.

Auch vom Standpunkt der Leistungsfähigkeit eines Schularztsystems ist daher in Zukunft noch mehr als seither die Betonung darauf zu legen, daß ein leistungsfähiges System nur im Zusammenhang mit der gesamten Jugendfürsorge gefunden werden kann. Die Leistungsfähigkeit hängt in der Hauptsache davon ab, daß dem Schularztdienst die nötigen Heilfaktoren zur Verfügung stehen. Dagegen ist die Frage, ob der Schularztdienst im Hauptamt oder Nebenamt zu versehen ist, dann von untergeordneter Bedeutung, wenn die örtlichen Verhältnisse einer Zentralisierung aller Fürsorgebestrebungen günstig sind, oder wenn eine solche schon bestehen sollte.

Ein Beispiel für die einheitliche Zusammenfassung der gesamten Jugendfürsorge gibt das württembergische Jugendamt-Gesetz vom 8. Okt. 1919: Zur Durchführung der Aufgaben der öffentlichen Jugendfürsorge ist in jeder Amtskörperschaft von der Amtsversammlung und in jeder großen Stadt von dem Gemeinderat ein Jugendamt einzurichten und für seine Leitung eine Jugendkommission zu bestellen. Die Jugendämter sind für werdende Mütter, Kinder und Jugendliche bis zu 18 Jahren zuständig, die sich in ihrem Bezirk aufhalten. Die Tätigkeit der Jugendämter umfaßt:

1. die Förderung, wenn nötig Schaffung von Einrichtungen des Mutterschutzes, der Säuglings- und Kleinkinderfürsorge;
2. die Fürsorge für die Schulkinder außerhalb des Unterrichts und für die nicht schulfähigen Kinder;
3. die Pflege und den Schutz der schulentlassenen Jugendlichen, sowie die Fürsorge für deren Gesundheit, insbesondere durch Unterstützung der auf diesem Gebiet tätigen Vereine und Personen.

Die Jugendkommission soll ausschließlich des Vorsitzenden, der von der Amtsversammlung (Gemeinderat) gewählt wird, in der Regel aus nicht mehr als 12 Personen bestehen, von denen mindestens $\frac{1}{4}$ Frauen sein müssen. Von Amts wegen gehören ihr als Mitglieder an:

1. der Oberamtsarzt, in den Städten der Stadtarzt, falls ein solcher bestellt ist;
2. der Bezirksschulinspektor;

3. ein vom Justizministerium beauftragter Richter oder Vormundschaftsrichter.

Für die Besorgung der Geschäfte ist ein Geschäftsführer oder eine Geschäftsführerin im Hauptamt zu bestellen. Sie sind zu den Sitzungen der Jugendkommission mit beratender Stimme beizuziehen. Außerdem sind hauptamtliche Bezirksfürsorgerinnen und nach Bedarf in den einzelnen Gemeinden freiwillige Helfer und Helferinnen zu bestellen. Die Bezirksfürsorgerin nimmt an den ihren Geschäftskreis betreffenden Sitzungen der Jugendkommission mit beratender Stimme teil.

Das Ministerium des Innern führt als Landesjugendamt die Aufsicht über die Jugendämter. Bei ihm wird ein Landesbeirat für Jugendfürsorge errichtet, der über grundsätzliche Fragen der Jugendfürsorge zu hören ist.

Das Gesetz tritt am 1. April 1920 in Kraft.

4. Die inneren Einrichtungen und Voraussetzungen eines wirksamen Schularztdienstes. Aus dem Gesagten geht hervor, daß der Schularzt einer Reihe von Hilfseinrichtungen bedarf, teils persönlicher, teils sachlicher Natur. Alles dies bedeutet eine Betonung des Geldaufwands, der immerhin ins Gewicht fällt.

Die persönliche Eignung eines Arztes zum Schularzt ist nicht ohne weiteres gegeben. So wünschenswert die Vorbildung als Kinderarzt ist, so ist doch davon allein die Eignung nicht abhängig. Vor allem ist ein warmes Empfinden für die heranwachsende Jugend nötig. Sozialhygienische Vorbildung, womöglich in der Praxis des Arztes gewonnen, Vertrautsein mit den örtlichen Bedürfnissen der einzelnen Bevölkerungsschichten, eine gründliche Kenntnis der Hygiene in Theorie und Praxis, Bekanntschaft mit den einschlägigen gesetzlichen Bestimmungen, Übersicht über die örtlichen Einrichtungen ist Voraussetzung zur Eignung als Schularzt. Es wird Aufgabe des Staates sein, im Hinblick auf die Jugendfürsorge schon auf den Universitäten Gelegenheit zum Besuch der einschlägigen Vorlesungen zu schaffen und später durch Kurse, am besten im Zusammenhang mit akademischen Einrichtungen der Großstädte, Gelegenheit zur Vertiefung dieser Kenntnisse zu geben. Die Ablegung der Prüfung als Kreisarzt kommt jedenfalls dann in Frage, wenn es sich um Verbindung der Schularzttätigkeit mit der Oberamtsarzttätigkeit handelt. Am weitesten ist in dieser Beziehung bis jetzt Württemberg gegangen [1]).

---

[1]) Der preußische Minister für Volkswohlfahrt hat einen Erlaß vom 28. 12. 1919 herausgegeben, der Richtlinien für die Ausbildung von Kommunalärzten, darunter auch Schulärzten, gibt; vgl. S. 478.

Der Schularzt im Hauptamt, ebenso der Vorstand der Schulärzte im Nebenamt, unter Umständen auch die letzteren selbst,
benötigen zur Erledigung der mancherlei Schreib- und Büro-
arbeiten eines Hilfspersonals, am besten Schreibhilfen.
Auf dem Lande wird es ohne die Mitwirkung des Lehrers hierbei
nicht abgehen. Diesem ist dafür eine besondere Entschädigung
zu gewähren. Dazu kommt das Institut der Schulschwestern,
welche die Fürsorgearbeiten im einzelnen durchzuführen haben.
Endlich wird er, je nach der Schülerzahl, eines oder mehrerer
Hilfsärzte benötigen, die entweder haupt- oder nebenamtlich
tätig sein können.

An Instrumenten und Apparaten benötigt er außer den
üblichen Hilfsinstrumenten des praktischen Arztes zum mindesten
einer oder mehrerer Personenwagen. Federwagen sind
unzuverlässig. Bandmaße, Tasterzirkel, Meßlatten,
Augenuntersuchungsapparate, Sehprobentäfelchen,
Stimmgabeln gehören ebenfalls dazu. Wünschenswert ist die
Möglichkeit zur Benutzung eines Laboratoriums zur Untersuchung von Rachenabstrichen, Sputum und Urin. In großen
Städten stehen ihm ferner zur Verfügung Röntgenapparate
sowie die Hilfe von Spezialärzten[1]).

An Diensträumen kommen für den Schularzt vor allem in
Betracht ein Untersuchungszimmer im Schulgebäude, oft in
behelfsmäßiger Form. Der Schularzt im Hauptamt bedarf neben
einem Untersuchungszimmer eines Warteraums, der zugleich
als Registratur dienen kann, eines Schreibzimmers für die Schreibhilfen und eines Zimmers für die Schulschwester, nebst den
nötigen Nebenräumen (Bad, Aborte). — In Stuttgart und
Halle a. S. sind diese Räume im Dienstgebäude des Stadtarztes
vorhanden; in Mannheim ist die ganze Einrichtung in einer
Reihe von Zimmern in einem Schulhaus untergebracht.

An Heilmitteln im gewöhnlichen Sinn stehen dem Schularzt keine zur Verfügung, es sei denn, daß er als Schularzt im
Nebenamt zugleich auch als praktischer Arzt seine Tätigkeit
ausübt. Die ärztliche Behandlung der Schulkinder ist
nicht Sache des Schularztes. Dagegen wird ihm die Vermittlung ärztlicher Behandlung und geeigneter anderweitiger
Fürsorge zufallen. Hier stehen zunächst zur Verfügung Milch-
frühstück, Mittagspeisung, Ferienkolonien, Erholungsheime, Solbäder, Walderholungsstätten, Waldschulen

---

[1]) In Berlin z. B. sind je ein Fachschularzt für Nerven-, Nasen-
und Ohren- sowie für Augenkrankheiten angestellt.

u. a. Jetzt, in der Gegenwart, wird bei der knappen Ernährung auch der Kinder häufig auf das Gutachten des Schularztes zur Gewährung von Zulagen zurückgegriffen werden müssen.

Dort, wo es sich um die Vermittlung ärztlicher Behandlung handelt, wird zunächst durch den Schularzt die Kostenfrage im Benehmen mit den zuständigen Kassen (Ortskrankenkasse, Armenkasse, Gemeindekasse) unter Beiziehung der Eltern zu regeln sein (vgl. ärztliche Behandlung). Dann aber liegt dem Schularzt besonders auch die Kontrolle ob, daß auch tatsächlich seitens der Eltern das Nötige gegen die gefundenen Krankheitszustände erfolgt. Hierin wird er unterstützt von der Schulschwester.

Wie weit nun im einzelnen diese Einrichtungen nötig und möglich sind, richtet sich ganz nach den lokalen Verhältnissen. Jedenfalls hat der Schularzt die Pflicht, sich zu vergewissern, daß bei keinem Schulkind die notwendige Behandlung und Fürsorge unterbleiben muß, weil es an dem guten Willen der Eltern oder an den nötigen Einrichtungen fehlt. Hier hat dann die schriftstellerische Arbeit des Schularztes, die Beeinflussung der Öffentlichkeit einzusetzen.

II. Spezielle Schulgesundheitspflege.

1. Die Hygiene des Schulhauses. Meist ist dem zuständigen Kreis- oder Bezirksarzt als Vertreter der öffentlichen Gesundheitspflege durch Dienstvorschrift eine Anweisung gegeben, die sich auf die Schulgebäude und ihre Benutzung bezieht. Schon bei der Neuanlage von Schulen, bei der Wahl des Platzes, der Orientierung des Gebäudes auf dem Platz, der Raumverteilung innerhalb des Gebäudes, bei der Wahl des Heizungs- und Lüftungssystems wird der ärztliche Rat eingeholt werden müssen. Das württembergische Oberamtsarztgesetz schreibt ausdrücklich vor, daß dem Oberamtsarzt als Schularzt Einsicht in die Pläne zu geben ist, und daß er sich über das Bauvorhaben gutachtlich zu äußern habe. Vom Standpunkt der Schulgesundheitspflege und der Schülerfürsorge sei dabei noch besonders auf die Prüfung folgender Punkte hingewiesen: Aborteinrichtung, Wasch- und Badegelegenheit, besondere Räume für Schulküchen, Kinderspeisung und Kinderhorte.

Häufiger als in Bauplansachen wird der Schularzt Gelegenheit haben, sich von der Benutzung der Schule und ihrer Nebenräume zu überzeugen und Anregungen in dieser Richtung zu geben. Bei Gelegenheit der Klassenbesuche· und der für die Etatsaufstellung notwendigen Bauumgänge wird ihm in dieser Beziehung manches auffallen. Die Reinlichkeit in Gängen und Zimmern, in den Aborten und Wascheinrichtungen, die Benutzung der einzelnen Schulzimmer, ihre Belegung, die Stellung der Bänke, ihre Eignung für die anwesenden Schüler werden eingehend zu prüfen sein. Seine Wahrnehmungen wird er der zuständigen Schulbehörde schriftlich zugleich mit den nötigen Anträgen auf Abstellung vorgefundener Mißstände übergeben. Dringend zu verlangen ist, daß ihm von dem Schicksal seiner Anträge Mitteilung gemacht wird, und daß er so in den Stand gesetzt ist, die Durchführung wirksam zu kontrollieren.

Seine Besuche in der Schule wird er nicht nur in der guten Jahreszeit ausführen, sondern namentlich auch in den Übergangszeiten sich vom Zustand der Schule und ihrer Einrichtungen überzeugen.

2. Die Hygiene des Unterrichts. Sie ist ein noch umstrittenes Gebiet, auf dem der Schularzt sich noch weit mehr Klarheit verschaffen muß. Es fehlt ihm vielfach an den pädagogischen und psychologischen Vorkenntnissen. Das Einarbeiten in diese Gebiete erfordert Zeit, und nur schwer wird es dem Schularzt gelingen, sich den wünschenswerten Einfluß zu verschaffen. Zunächst, insbesondere im Anfang seiner Tätigkeit, wird er sich am besten einer gewissen Zurückhaltung befleißigen. Das hindert nicht, daß er in enger Fühlungnahme mit der Lehrerschaft, z. B. auf den Lehrerkonventen, sich zu orientieren sucht und die medizinischen Gesichtspunkte für den Unterricht zur Besprechung bringt. Ferienordnung, ungeteilter Unterricht, Schulanfang im Sommer und Winter, Zahl und Länge der Pausen, Hausaufgaben werden ihm hierzu Gelegenheit bieten, desgleichen die Verteilung der Stunden innerhalb der Tageszeit, die Aufstellung der Lehrziele für die einzelnen Klassen.

3. Die Gesundheitspflege der Schüler, die Verhütung und Bekämpfung von Krankheiten und Gebrechen ist die eigentliche Domäne des Schularztes. Hier wird es ihm möglich sein, die ganze Fülle des Rüstzeugs der modernen Gesundheits- und Wohlfahrtspflege zur Anwendung zu bringen. Vor allem interessiert hier die Frage, auf welche Kreise der Jugend sich die schulärztliche Tätigkeit zu erstrecken hat.

Zunächst wird auf den Unterschied zwischen Stadt und Land hinzuweisen sein. Der Einwand, die Landkinder seien so

gesund, leben unter so günstigen Bedingungen, daß eine schulärztliche Tätigkeit dort nichts zu leisten finde, ist ein irriger.
Nach den ausgedehnten Erfahrungen in Württemberg ist zwar
der Gesundheitszustand auf dem Land etwas besser als der der
Stadtkinder, aber doch findet der Schularzt ein reiches Feld
der Betätigung auf dem Gebiet der Tuberkulosebekämpfung, im
Kampf gegen den Alkoholmißbrauch, im Kampf gegen frühzeitige körperliche Überbürdung.

Auch ein Unterschied zwischen den einzelnen Schulkategorien:
Volksschule und höhere Schule ist nicht statthaft. Die Anforderungen an die geistige Leistungsfähigkeit unserer höheren
Schüler sind keine kleinen. Gerade in den höheren Schulen ist
deshalb die Zuziehung des Arztes notwendig. Die Kreise, deren
Kinder die höheren Schulen besuchen, sind wirtschaftlich nicht
immer besser gestellt als die der Volksschüler. Die Inanspruchnahme des Arztes vollends ist gerade dem Mittelstand, der keine
Kassenärzte besitzt, viel schwerer als den Arbeitern. Der Gesundheitszustand der höheren Schüler ist ein anderer, aber nicht
besserer als der der Volksschüler, insbesondere sind die Störungen
der Herztätigkeit, der Nierentätigkeit, des Nervensystems weit
zahlreicher bei den höheren Schülern als bei den Volksschülern.
Ganz besonders aber sind die Augen der höheren Schüler gefährdet.

Einen Unterschied zwischen den beiden Geschlechtern zu
machen, ist ebenfalls nicht zulässig, auch nicht in den höheren
Schulen.

Das württembergische Schularztgesetz dehnt die Tätigkeit
des Schularztes aus einmal auf die Fortbildungsschüler,
dann aber auch auf das Kriech- und Spielalter des Kindes.
Bei den Fortbildungsschülern haben wir neben der geringen
Widerstandsfähigkeit dieses Entwicklungsalters schon mit den
verschiedenen spezifischen Schädigungen zu rechnen, die der
Beruf des einzelnen mit sich bringt. Dazu kommt die mitunter
mangelhafte Unterbringung und Versorgung der Lehrlinge bei
ihren Lehrherren. Es kommen dazu die Verlockungen der Großstädte, begünstigt durch die abnorme Höhe der Löhne der Jugendlichen und die frühzeitige Loslösung von der Familie. Endlich
setzen in dieser Zeit die Vereinsbestrebungen ein, die als Turn-
vereine, als Sport- und Wandervereine, als Jungdeutschland,
Pfadfinder u. a. oft recht erhebliche, zum Teil den Körper-
kräften nicht entsprechende Anforderungen an den wachsenden
Körperstellen, wenn nicht seitens des Arztes ein Einwand erhoben
wird.

Beim Kriech- und Spielalter des Kindes ist die schulärztliche Überwachung nötig einmal mit Rücksicht auf die oft
in keiner Weise den gesundheitlichen Anforderungen entsprechende
Unterbringung in Krippen und Kleinkinderschulen, dann
aber auch, weil in diesem Alter so häufig der Grund gelegt wird
zu späteren Krankheiten. Ich verweise nur auf Tuberkulose
und Skrofulose. Zahlreiche Kinder sind als Schulrekruten
mit Rücksicht auf ihren Gesundheitszustand nicht brauchbar.
Es hat keinen Sinn, sie nur vom Schulbesuch zurückzuweisen.
Es müssen vielmehr auch die Maßnahmen zur Besserung der
Verhältnisse getroffen werden.

Der Schularzt und sein Verhältnis zur Einheitsschule. Zunächst wird festzustellen sein, daß die Einheitsschule
in Deutschland noch nirgends besteht, dagegen in Nordamerika,
in der Schweiz, ebenso in den nordischen Staaten zu finden ist.
Anfänge dazu bestehen in Bayern (vierstufige gemeinsame Grundschule) und in Österreich (fünfstufige gemeinsame Grundschule).
In welcher Form die Grundschule oder gar die Einheitsschule
in Deutschland kommen wird, darüber läßt sich heute noch
nichts Sicheres feststellen. Im allgemeinen bietet die Einheitsschule folgendes Bild: Auf einen Unterbau, die gemeinsame
Grundschule, folgt eine Gliederung in zwei große Gruppen,
einmal eine Schule für die Gedächtnis- und Verstandesbegabten
und eine Schule für die übrigen Begabungsgruppen. Tews nennt
erstere Mittelschule, letztere Bürgerschule. Auf die Mittelschule folgt die Oberschule (Obersekunde und beide Primen)
sowie die für höhere Stufen des gewerblichen Lebens bestimmten
Berufsschulen, während man von der Bürgerschule aus in
eine verkürzte Oberschule, die Aufbauschule und die Berufsschulen aller Arten gelangt. Aus den Oberschulen und
Berufsschulen führt dann der Weg auf die Hochschule. Die
Volkshochschule für alle Schaffenden und Arbeitenden erhebt
sich über diesem Unterbau.

Es ist keine Frage, daß eine solche Gliederung der Schule
einen Fortschritt in gesundheitlicher Beziehung bedeutet. Wenn
es gelingt, die Gedächtnis- und Verstandesmenschen von den
übrigen Begabungen zu trennen, wenn es ferner gelingt, den
Lernstoff nach der Begabung der einzelnen Gruppen zu gliedern,
so verschwindet damit aus den Schulen das, was wir Überlastung nennen. Ein gesundheitsschädigendes Moment, zugleich auch eine Quelle fehlerhafter Charakterentwicklung fällt
damit weg, und schon aus diesem Grund begrüßt die Schulgesundheitspflege die Einheitsschule.

Aber abgesehen von dieser erheblichen Entlastung des Schulkindes und der dadurch erreichten größeren Schulfreudigkeit der Kinder darf die Erwartung einer wesentlichen Förderung der Gesundheit unserer Jugend durch die Einheitsschule als solche nicht zu hoch gespannt werden. Die Einheitsschule hätte einem reichen Volke großen Segen gebracht. Bei der immer mehr zutage tretenden Verarmung Deutschlands ist zwar die Einheitsschule nicht weniger notwendig geworden, aber alle die ungünstigen, die Gesundheit schwer bedrohenden wirtschaftlichen und sozialen Momente, welche außerhalb der Schule liegen — und das sind die Hauptgefahren —, werden durch die Errichtung der Einheitsschule nicht beseitigt oder abgeschwächt, und daher gilt auch für diese Schule, daß die schulärztliche Fürsorge für ihre Besucher so eindringlich als möglich zu gestalten ist.

4. Die Untersuchung der Kinder gibt dem Schularzt einen Überblick über den Gesundheitszustand des einzelnen Kindes sowie ganzer Klassen und Schulen. Auf ihr bauen sich alle weiteren Maßnahmen der Schulgesundheitspflege auf. Die Untersuchung der Kinder ist vorwiegend als Reihenuntersuchung ganzer Klassen, als Einzeluntersuchung in der Sprechstunde des Schularztes und bei Gelegenheit der Klassenbesuche üblich.

a) Die Reihenuntersuchung ganzer Klassen und Jahrgänge. Ihre Notwendigkeit bei der Einschulung der Schulrekruten ist unbestritten. Auch das wird noch allgemein zugegeben, daß ihre Wiederholung in einer mittleren Klasse und in der Schlußklasse zweckmäßig und erwünscht ist. Bestritten wird die Notwendigkeit der jährlichen Reihenuntersuchung aller Schulklassen und betont, daß hier die Tätigkeit des Schularztes in der Sprechstunde und bei den Klassenbesuchen einen vollwertigen Ersatz gewähren. Dem kann ich auf Grund meiner 16jährigen Erfahrung als Schularzt einer Großstadt durchaus nicht beipflichten. Wir nehmen alle Schulkinder jährlich einmal in Reihenuntersuchungen durch, und die nicht zu bestreitende Mühe und Selbstüberwindung hat sich dadurch gelohnt, daß wir zahlreiche Gebrechen aufgefunden haben, die dem Auge des Lehrers und des Schularztes bei den Klassenbesuchen entgangen sind. Für diese Kinder wäre ohne die Reihenuntersuchung nichts geschehen. Im Lauf dieser 16 Jahre haben wir außerdem für jedes Schulkind durch wiederholte Untersuchungen und Aufschrieb des Befundes eine Unterlage geschaffen, deren Zusammenstellung und Verarbeitung uns in ausgezeichneter Weise bei der

Bereitstellung der nötigen Fürsorgeeinrichtungen unterstützt hat. Statistik kann nicht Selbstzweck der schulärztlichen Tätigkeit sein, aber wo sie uns hilft, etwas für die Jugend zu erreichen, ist sie uns hochwillkommen. Die Veränderungen, die der Krieg bei der Jugend im Gefolge hatte, sind durch solche Untersuchungen sämtlicher Kinder klar festgelegt, und man hat nicht nötig, sich auf unzuverlässige Stichproben zu verlassen.

Die Einwände, die sich gegen die Reihenuntersuchungen richten, heben hauptsächlich die Beeinträchtigung von Gründlichkeit und Genauigkeit durch den Massenbetrieb hervor. Zeit und Mühe lohne das Ergebnis nicht.

Allerdings ist der Zeitaufwand nicht klein, und der Arzt läuft Gefahr, im Einerlei der Massenuntersuchung früher zu erlahmen als in der abwechslungsreicheren Sprechstunde. Aber das Ergebnis lohnt sich doch, wie schon erwähnt.

Vorausbedingung ist das Vorhandensein geeigneter Räume, genügenden Hilfspersonals, das dem Arzt die einfacheren Feststellungen (Gewicht, Länge, funktionelle Prüfung von Auge und Ohr) abnimmt.

In der Praxis gestaltet sich in Stuttgart die Vornahme der Reihenuntersuchungen wie folgt:

1. **Räume.** Vorhanden sind (in doppelter Ausführung) 3 Untersuchungszimmer für Messen und Wägen, Prüfung von Gesicht und Gehör, ärztliche Untersuchung, nebst Warte- und Ankleideraum und den notwendigen Aborten.
2. **Personal** für eine Untersuchungsabteilung: 1 Arzt, 1 Schulschwester, 2 Schreibhilfen, 1 Putzfrau. Derartige Untersuchungsabteilungen sind 4 vorhanden.
3. **Vorbereitung der Kinder.** Die Kinder kleiden sich alle zu gleicher Zeit im Auskleideraum unter Beihilfe des weiblichen Personals aus. Sie behalten das Hemd und die Strümpfe an. Hierfür wird ein besonderer Gewichtsabzug nicht gemacht.
4. **Gang der Untersuchung.** Aus den Kindern einer Klasse werden 4 Unterabteilungen gebildet. Während die eine vom Arzt untersucht wird, wird die zweite gemessen und gewogen, die dritte wird auf Gesicht und Gehör geprüft, und die vierte befindet sich auf dem Abort zur Urinentnahme. Der Arzt untersucht und diktiert den Befund einer Schreibhilfe, die zweite Schreibhilfe mißt und wägt, die Schulschwester prüft die Sehschärfe mit Hilfe des Cohnschen Sehprobentäfelchens für jedes Auge getrennt

und bestimmt mit Hilfe der Flüstersprache die Hörweite. Auf dem Abort wird mit Hilfe der Wartefrau der Urin in numerierten Gläsern aufgefangen und der Kochprobe unterzogen. — Bei dieser Einteilung werden die einzelnen Unterabteilungen annähernd zur gleichen Zeit fertig, und nun erfolgt ein Austausch in den einzelnen Zimmern, bis alle 4 Abteilungen in jedem Zimmer fertig sind.

5. **Zeitaufwand.** Die Reihenuntersuchung einer Klasse von durchschnittlich 50 Kindern ist unter den Voraussetzungen von Ziff. 4 in längstens 1½ Stunden, wovon ½ Stunde auf Aus- und Ankleiden gerechnet wird, fertig. Für jedes Kind beträgt der Zeitaufwand demnach 4—5 Minuten, was immerhin genügen dürfte.

6. **Fachärzte** Ihre Zuziehung zur Untersuchung erübrigt sich. **Es handelt sich bei der Untersuchung nicht um Stellung von Diagnosen, sondern lediglich um eine gründliche Auswahl aller schwächlichen, gebrechlichen, schonungsbedürftigen Kinder.** Die Stellung der Diagnose ist der genauen Untersuchung im Sprechzimmer vorbehalten, während die fachärztliche Mitarbeit erst bei der Behandlung der Kinder einsetzt.

7. Die Ergebnisse der Reihenuntersuchung finden Verwendung für die Auswahl der Überwachungsschüler, für die einwandfreie Feststellung von Gewicht und Länge und endlich für die schulärztliche Statistik.

8. **Die Zahl der Schulkinder,** die der Schularzt bei seinen Reihenuntersuchungen bewältigen kann, ergibt sich durch folgende Rechnung. Die Sommerzeit scheidet für die Untersuchung aus, da hier der Schularzt besonders auf dem Gebiet der Schülerfürsorge tätig ist (Solbäder, Ferienkolonien, Erholungsheime usw.). Im Herbst und Winter stehen für Zwecke der Untersuchung seitens der Schule rund 120 Tage zur Verfügung. Bei einer täglichen Leistung von 2 Klassen (= 100 Schüler für den Arzt) werden demnach 240 Klassen zu je 50 Schülern = 12000 Schüler untersucht werden können, eine Zahl, die auch sonst als oberste Grenze für einen Schularzt im Hauptamt anzusehen ist.

b) **Die Einzeluntersuchung in der schulärztlichen Sprechstunde.** Die Absicht bei der Einzeluntersuchung ist eine verschiedene. Dort, wo Reihenuntersuchungen fehlen, dient sie als ein gewisser Ersatz bei der Auswahl und Überwachung der sog. Überwachungsschüler und der vom Schulbesuch ausgeschlossenen Schulinvaliden. In Verbindung mit Klassenbesuchen und Reihenuntersuchungen dient sie vor allem der Sicherung der Diagnose der dort beanstandeten Kinder.

In beiden Fällen ist sie unentbehrlich.

Weiterhin werden in der schulärztlichen Sprechstunde diejenigen Kinder untersucht, die von der Schule aus irgendeinem Anlaß zur Begutachtung auf ihren Gesundheitszustand geschickt werden, also meist Fälle zweifelhaften Charakters, wo entweder das hausärztliche Zeugnis versagt oder überhaupt nicht beigebracht wird. Dem Lehrer und dem Schulvorstand ist die schulärztliche Sprechstunde von größtem Wert, weil er hier ohne viel Zeitverlust Gelegenheit findet, ein auf eingehender Untersuchung beruhendes Gutachten über den Gesundheitszustand eines Kindes zu bekommen.

Die Häufigkeit der Sprechstunde richtet sich nach der Größe des Bezirks. Der Lehrer und der Schulvorstand sollten jedenfalls jederzeit in der Lage sein, Kinder in die Sprechstunde zum Schularzt schicken zu können. Es ist nicht nötig, daß diese Sprechstunde im Schulhaus selbst stattfindet. Der Schularzt im Nebenamt wird die Schulkindersprechstunde ohne weiteres in Verbindung mit seiner allgemeinen Sprechstunde bringen können. Der Schularzt im Hauptamt wird täglich 1—2 Stunden für seine Sprechstunde auf seinem Amtszimmer aufzuwenden haben. Auf dem Lande ergeben sich hier Schwierigkeiten, die eben mit der Entfernung des Arztes überhaupt zusammenhängen. Hier wird die Sprechstunde häufig ebenfalls in Zusammenhang mit der ortsüblichen Sprechstunde des Arztes gebracht.

c) Die Klassenbesuche geben dem Schularzt Gelegenheit, die Kinder in ihrer nächsten Umgebung in der Schule, bei ihrer Arbeit zu sehen. Neben der Besichtigung der einzelnen Kinder ist deshalb hier ein Auge auf die Einrichtung und Betrieb der Klasse zu richten.

In manchen Städten dient der Klassenbesuch hauptsächlich zur Ermittlung kränklicher Kinder. Daß er hierzu nicht das unter allen Umständen geeignete Mittel ist, habe ich schon ausgeführt. Zugleich dient er der Überwachung der Überwachungsschüler.

In erster Linie wird der Klassenbesuch Aufschluß über die äußere Haltung der Klasse, die Reinlichkeit der Kinder, die Sitzordnung geben. Dann wird der Schularzt im Benehmen mit dem Klassenlehrer die Versäumnisse der Kinder in der Versäumnisliste durchgehen und auf diese Weise manchen Schüler finden, dessen nähere Untersuchung in der Sprechstunde erwünscht ist. Auf das Auftreten ansteckender Krankheiten wird dabei ein Augenmerk gerichtet werden können.

Endlich wird sich der Schularzt an der Hand der Gesundheitsbogen überzeugen, ob für alle die wegen Seh- und Hörstörungen notierten Kinder das Erforderliche geschehen ist, ob sie in ärztlicher Behandlung stehen, ob sie die vorgeschriebenen Brillen tragen, ob der ihnen angewiesene Platz der richtige ist. Ebenso wird er nach den wegen anderer Schwächezustände vermerkten Kindern sehen und feststellen, was für sie geschehen ist und was noch etwa geschehen kann.

Zweckmäßig ist es, wenn die Schulschwester bei diesen Klassenbesuchen des Schularztes mit anwesend ist. Eine ganze Anzahl kleinerer und größerer Anstände kann auf diese Weise rasch erledigt werden.

Bei den Klassenbesuchen findet der Schularzt noch Gelegenheit, sich mit den Lehrern bekannt zu machen und in zwangloser Form Anregung zu geben und zu nehmen.

Die Kontrolle des Gebäudes, der Schulzimmer und Nebengelasse, sowie ihrer Einrichtung schließt sich ohne weiteres an die bereits angeführten Maßnahmen an.

Die Häufigkeit der einzelnen Klassenbesuche schwankt in weiten Grenzen, je nachdem, ob sich in ihnen die Haupttätigkeit des Schularztes abspielt oder ob sie nur als Kontrollbesuch gedacht ist. Im letzteren Fall genügt ein zweimaliger Besuch im Jahr, einmal im Sommer und im Winter, bzw. in den Übergangszeiten.

Die für die Kontrollbesuche nötige Zeit beläuft sich nach meinen Erfahrungen, wenn alles gründlich vorbereitet ist, bei der einzelnen Klasse auf 15—20 Minuten. In der Stunde erledigt der Schularzt ohne Mühe 3—4 Klassen. Selbstverständlich wird man mehr Zeit brauchen, wenn man bei den Klassenbesuchen unter Umständen Arbeiten vornimmt, die eigentlich in die Sprechstunde gehören, z. B. eingehendere Untersuchung von Schülern, weitläufige Besprechungen mit Lehrern und Rektoren.

5. Die Schulschwester. Die Notwendigkeit, die beratende Arbeit des Schularztes in unmittelbare Arbeit zum Nutzen des Schulkindes umzusetzen, hat zur Einführung der Schulschwester geführt. Ohne ihre Kleinarbeit ist die beste schulärztliche Einrichtung zu einer gewissen Wirkungslosigkeit verdammt.

Die verschiedenen Dienstanweisungen unterscheiden meist

zwischen der Hilfstätigkeit der Schulschwestern bei den schulärztlichen Untersuchungen und der Fürsorgetätigkeit für die beanstandeten Kinder. Dazu kommt noch als Drittes eine gewisse selbständige Tätigkeit in Sachen der Ungezieferbekämpfung. Die Dienstvorschriften sind in manchen Städten peinlich genau ausgearbeitet, in anderen wieder nur in wenigen Sätzen umschrieben.

Im allgemeinen ist die Schulschwester unmittelbar dem Schularzt unterstellt, nach dessen Anweisungen sie im einzelnen ihren Dienst auszuüben hat. Anderswo, z. B. in Essen, ist sie unmittelbar dem Oberbürgermeister unterstellt. Zweckmäßig ist es, sie dort, wo ein Schularzt im Hauptamt tätig ist, diesem zu unterstellen und nicht etwa der Schulleitung.

Die Zahl der Kinder, die einer Schulschwester anvertraut werden können, schwankt je nach den sozialen und wirtschaftlichen Verhältnissen ihres Bezirks. Im allgemeinen werden ihr nicht mehr als 5—6000 Kinder anvertraut werden können. Wenn wir uns erinnern, daß ein Schularzt im Hauptamt etwa 10—12000 Kinder versorgen kann, so wird er hierzu mindestens 2 Schulschwestern nötig haben.

Die Vorbildung der Schulschwester. Erforderlich ist neben guter Allgemeinbildung und guten Kenntnissen in Haushaltung unbedingt die Ausbildung als Krankenschwester. Nicht weil sie ihre hierbei erworbenen Kenntnisse zur Pflege der Kinder direkt verwenden kann — das ist nicht ihre Aufgabe —, sondern weil sie nur auf diese Weise die nötigen gründlichen Kenntnisse besitzt, die ihr den Eltern der Kinder gegenüber die nötige Geltung verschaffen. Der Posten einer Schulschwester ist im übrigen kein Ruheposten für ältere, im Krankendienst nicht mehr verwendbare Schwestern, er erfordert vielmehr eine volle ungebrochene körperliche und geistige Kraft. Insbesondere darf es den Schwestern nicht an Tatkraft fehlen.

Das Gehalt einer Schulschwester schwankte früher zwischen 1500—2500 Mk. im Jahr Gegenwärtig ist natürlich eine wesentliche Erhöhung notwendig geworden. Zurzeit rechnet man mindestens mit 6—7000 Mk.

Die Kreise, in denen die Schulschwester ihre Hauptarbeit zu verrichten hat, sind dieselben, die auch sonst eine Reihe öffentlicher Einrichtungen in Anspruch nehmen müssen. Die Tuberkulosefürsorge, die Wohnungsaufsicht, die offene Säuglings- und Kleinkinderfürsorge, die Berufsgenossenschaft, das Armenamt lassen durch ähnlich vorgebildete Persönlichkeiten die Fürsorge im einzelnen ausüben. Da kann es in der Praxis nicht ausbleiben, daß ein und dieselbe Familie am gleichen Tag oder doch kurz nacheinander die Besuche der Schulschwester, der Tuberkuloseschwester, der Wohnungspflegerin, der Waisenpflegerin oder Säuglingsschwester erhält. Dies Vorgehen ist unwirtschaftlich und gefährdet den Erfolg häufig durch nicht ganz übereinstimmende Anordnungen.

Es liegt nun nahe, eine Organisation zu schaffen, welche unter Schaffung kleiner Bezirke alle die erwähnten Funktionen einer einzigen Persönlichkeit überträgt, die damit natürlich über den Rahmen der eigentlichen Schulschwester hinauswächst und als „Fürsorgerin" eine wesentlich umfassendere und wirkungsvollere Tätigkeit ausüben wird als die Schulschwester.

Vorbedingung ist hierbei, daß die Gesundheits- und Wohlfahrtspflege in dem betreffenden Bezirk so zentralisiert ist, daß der gleiche ärztliche Leiter in allen einzelnen Zweigen tätig ist, daß also ein **ärztlich geleitetes** oder wenigstens **einheitlich beratenes Jugendamt** besteht[1]).

In **Württemberg** ist in jüngster Zeit diese ganze Fürsorgerinnenfrage durch Ministerialverordnung erledigt worden, deren Anordnungen als vorbildlich zu bezeichnen sind und deshalb hier Platz finden sollen[2]):

Bekanntmachung des Württemb. Ministeriums des Innern, betr. die Ausbildung von Fürsorgerinnen, vom 6. Okt. 1917.

Damit den Trägern der allgemeinen Wohlfahrtspflege und des öffentlichen Gesundheitswesens zur Erfüllung ihrer Aufgaben zweckentsprechend vorgebildete Hilfskräfte zur Verfügung stehen, werden nachstehend bezeichnete Einrichtungen getroffen.

§ 1. Für weibliche Personen, welche die in § 4 beschriebene Vorbildung nachweisen, wird an staatlichen oder vom Staate anerkannten Fürsorgerinnenschulen ein etwa 6 Monate dauernder Lehrgang eingerichtet. Sitz und Namen der Fürsorgerinnenschulen werden im Staatsanzeiger und im Amtsblatt des Ministeriums des Innern bekanntgegeben.

§ 2. In dem Lehrgang sollen die Schülerinnen die zur Versehung der Stelle einer Fürsorgerin[3]) und dergleichen erforderlichen

---

[1]) Siehe S. 197.

[2]) Siehe auch S. 86.

[3]) Die Fürsorgerin soll im wesentlichen belehrend und unterstützend wirken, nicht aber selbst Kranke, Säuglinge usw. pflegen. Sie soll die Lehren und Grundsätze einer richtigen Menschenpflege in die Familien hineintragen; da, wo man der Hilfe des Arztes bedarf, soll sie seine Berufung betreiben; wo anstaltsbedürftige Familien-Rechtskenntnisse sich aneignen und über den neuesten Stand der Wohlfahrts- und Fürsorgebestrebungen auf den für sie wichtigen

Gebieten unterrichtet werden. Es wird ihnen ferner ein Überblick über die in Württemberg vorhandenen wichtigsten Wohlfahrtseinrichtungen und Wohltätigkeitsanstalten gegeben, auch sollen sie in die Geschäftsführung einer Reihe dieser Einrichtungen und Anstalten praktisch eingeführt werden. Zugleich wird ihnen die Gelegenheit geboten, die Fertigung von Eingaben an Behörden und Anstalten sowie die Kassen- und Rechnungsführung zu erlernen.

§ 3. Die Lehrgänge werden nach Bedarf abgehalten. Sie erstrecken sich insbesondere auf die württembergische Behördenorganisation, die Grundzüge der Arbeiter- und Angestelltenversicherung, des Armenrechts, des Vormundschaftswesens, der Fürsorgeerziehung, auf die Kriegsfürsorge, auf das Gesetz über die Kost- und Pflegekinder, die württembergische Schularzteinrichtung, die Vorschriften über die Bekämpfung übertragbarer Krankheiten, auf die Wohnungspflege, die Tuberkulosefürsorge und die Trinkerfürsorge.

§ 4. Die Voraussetzungen für die Zulassung zu einem Lehrgang sind:

1. guter Leumund (nachzuweisen durch ein Leumundszeugnis);
2. ein Alter von in der Regel mindestens 25 bis höchstens 40 Jahren;
3. gute Schulbildung. Bloße Volksschulbildung genügt nur ausnahmsweise und wenn eine entsprechende Fortbildung stattgefunden hat;
4. praktische Ausbildung und Erfahrung in der Haushaltung (Flicken, Nähen, Kochen, Behandlung der Wäsche usw. durch Zeugnisse nachzuweisen);
5. der Besitz des Ausweises als staatlich geprüfte Krankenpflegerin mit mindestens dem Zeugnis „gut";
6. der Besitz des Ausweises als staatlich geprüfte oder anerkannte Säuglingspflegerin;
7. der Nachweis der Ausbildung in der Wochenpflege.

§ 5 und § 6 handelt von der Prüfung der Zulassungsgesuche und von den praktischen Übungen.

§ 7. Nach Abschluß eines Lehrganges findet in Gegenwart eines Regierungsvertreters eine Abgangsprüfung statt. — Wer die Prüfung mit Erfolg abgelegt hat, gilt als staatlich anerkannte Fürsorgerin und erhält hierüber einen vom Ministerium des Innern ausgefertigten Ausweis.

§ 8. Sportelansätze.

Wenn so in einigen Jahren in jedem Stadt- und Landbezirk eine oder mehrere derartiger Fürsorgerinnen tätig sein werden, ist damit zu rechnen, daß die Jugendfürsorge und damit auch die fürsorgende Seite der Schulgesundheitspflege erfolgreiche praktische Arbeit leisten wird. Es wird ein Verdienst der Schul-

---

angehörige sind, soll sie mit Rat und Tat an die Hand gehen. Die Familien, die auf sie angewiesen sind, soll sie durch Hausbesuche und durch Anwohnen bei den Tagfahrten des öffentlichen Impf- und Schularztes herausfinden. Es liegt auf der Hand, daß sich zur Fürsorgerin nur begabte, geistig regsame und gewandte Frauen eignen.

schwestern gewesen sein, gezeigt zu haben, wie hoch die Mithilfe sachverständiger Frauen gerade auf diesem Gebiet anzuschlagen ist, so daß die bei ihrer Tätigkeit gemachten günstigen Erfahrungen dazu geführt haben, Ähnliches auch bei den übrigen Zweigen der Jugendfürsorge zu erwarten.

6. Die ärztliche Behandlung der Schuljugend ist nicht Aufgabe des Schularztes. Er hat lediglich die Aufgabe, diese Behandlung zu vermitteln. Dem steht auf der anderen Seite nichts im Wege, daß Schularzt und behandelnder Arzt, namentlich beim Schularzt im Nebenamt oder in ländlichen Distrikten oft eine und dieselbe Person sein können. Aber, und das ist das Ausschlaggebende — es ist nicht Aufgabe der Schule, die Leistung des Arztes zu bezahlen. Dies ist stets Sache der Eltern bzw. der von diesen in Anspruch zu nehmenden Kassen.

Ehe daher eine Gemeinde an die Regelung der ärztlichen Versorgung ihrer Kinder geht, ist es zunächst notwendig, festzustellen, in welchem Umfang Kinder vorhanden sind, deren ärztliche Versorgung weder durch Kassen noch durch die Armenverwaltung sichergestellt ist. Die Verhältnisse weichen hier in den einzelnen Gemeinden erheblich voneinander ab, da namentlich die Leistungen der Ortskrankenkassen hierbei nicht überall die gleichen sind, insofern die freie ärztliche Versorgung der Angehörigen der Kassenmitglieder ebenso wie die Versorgung mit freier Apotheke zu den freiwilligen Kassenleistungen gehört. Während des Kriegs haben zudem manche Kassen ihre freiwilligen Leistungen erheblich einschränken müssen. Die obligatorische Ausdehnung der Versicherungspflicht auf die Angehörigen wäre eine große Erleichterung der gesamten Fürsorgebestrebungen.

Darüber, daß eine solche Regelung notwendig ist, kann ein Zweifel nicht bestehen. Ein gewisser Prozentsatz der Eltern, nicht nur solcher, die ihre Kinder in die Volksschule schicken, sondern auch solcher, deren Kinder höhere Schulen besuchen, ist wirtschaftlich in einer Lage, daß die Inanspruchnahme eines Arztes mit Rücksicht auf die dadurch entstehenden Kosten so lange als irgend möglich hinausgeschoben wird, abgesehen von manchen gleichgültigen Eltern, die sich um das Wohl ihrer Kinder nicht in dem nötigen Maße kümmern. Die Verweisung dieser Eltern an das Armenamt hat die Folge, daß ärztliche Hilfe überhaupt nicht in Anspruch genommen wird.

Erhebungen in der oben angedeuteten Richtung wurden in großem Umfang zuerst in Stuttgart im Jahr 1904 angestellt. Es stellte sich dabei heraus, daß 72% der Kinder Arzt und

Apotheke durch die Kassenmitgliedschaft ihrer Eltern frei hatten. Weitere 4% stehen in Armenfürsorge, sind demnach auch versorgt, der Rest von 24% = 2400 Kinder war unversorgt. Die früheren Berechnungen können unter den heutigen Verhältnissen keine Gültigkeit mehr haben, da einmal die Prozentverhältnisse der fürsorgebedürftigen zu der Gesamtzahl der Kinder sich ganz erheblich zuungunsten der letzteren verschoben haben, dann aber auch im Hinblick auf die wesentliche Steigerung aller Ausgaben. Der früher berechnete Satz von 12 Mk. für das Kassenmitglied und Jahr als Aufwand für Arzt, Apotheke und Kurmittel ist in der Gegenwart mindestens verdreifacht. Während früher eine Summe von etwa 5000 Mk. zur Versorgung der nicht einer Kasse angehörenden Kinder ausreichte, ist heute mindestens ein Betrag von 15 000 Mk. für die gleiche Anzahl von Kindern einzusetzen.

Erscheint so die ärztliche Behandlung geldlich annähernd sichergestellt, so erhebt sich die zweite Frage, wie die Behandlung durchzuführen ist, ob durch die Gesamtheit der Ärzte auf Grund der freien Arztwahl oder durch die Errichtung besonderer Polikliniken. Dort, wo klinische und poliklinische Institute schon bestehen, also namentlich in den Universitätsstädten, ist es das gegebene, sie auch für die ärztliche Versorgung der Schulkinder heranzuziehen. Anderswo kann es zweckmäßiger sein, die Lösung auf dem Gebiet der freien Arztwahl zu suchen. Es ist keine Frage, daß diese Lösung die glücklichere ist, insofern sie den berechtigten Interessen des Ärztestandes weitgehend Rechnung trägt und namentlich dort, wo die Tätigkeit eines Schularztes im Hauptamt vielleicht diese Interessen zu verletzen scheint, mit dazu beiträgt, die Stellung der Ärzteschaft gegenüber der Schularzteinrichtung auch auf dem Weg über das Erwerbsleben günstig zu beeinflussen.

Im nachstehenden möge das Muster eines Vertrages zwischen Stadtverwaltung und Ärzten über Behandlung bedürftiger Kinder Platz finden:

Vertrag mit dem Verein für freie Arztwahl über die spezialärztliche Behandlung für Schulkinder.

Die bürgerlichen Kollegien haben am 12. März 1908 beschlossen, von seiten der Stadtverwaltung mit dem Verein für freie Arztwahl einen Vertrag abzuschließen dahingehend, daß durch Spezialisten für Augen- und Ohrenkrankheiten sowie Orthopädie für die Behandlung bedürftiger Schulkinder, die nach Anweisung des Stadtschultheißenamts auf Kosten der Stadt erfolgen kann, ein möglichst niederer Satz berechnet werden soll. Der von dem genannten Verein auf Grund der stattgehabten Verhandlungen entworfene und hierher übergebene Vertrag hat nach Vornahme einiger von der gemeinderätlichen Abteilung für innere und ökonomische Verwaltung vorgenommenen unwesentlichen Abänderungen folgenden Wortlaut:

§ 1. Die Mitglieder des Vereins übernehmen, soweit sie sich dazu bereit erklärt haben, die ärztliche Beratung und Behandlung derjenigen Schulkinder, die ihnen vom Stadtarzt zugewiesen werden und sich über diese Zuweisung durch eine Bescheinigung ausgewiesen haben. Eine Beeinflussung durch den ersten Stadtarzt bezüglich der Wahl des zuzuziehenden Arztes ist in allen in Betracht kommenden Fällen (auch bei den auf Kosten der Eltern oder einer Kasse zu behandelnden Kindern) ausgeschlossen.

§ 2. Die Zuweisung von Schulkindern durch den Stadtarzt erfolgt nur insoweit, als die Eltern nicht zahlungsfähig sind und für die ärztliche Behandlung ihrer Kinder keinen Anspruch an eine Krankenkasse haben.

Den Kindern wird von der Stadtarztstelle ein Überweisungsschein ausgestellt. Die Stadtarztstelle bestimmt, ob ein Kind in die Behandlung eines Spezialarztes, und zwar welcher Spezialität, oder eines allgemeine Praxis ausübenden Arztes kommen soll. Im übrigen steht den Eltern die Wahl des Arztes unter den Vertragsärzten frei.

Der Wechsel des Arztes ist nur mit Genehmigung der Stadtarztstelle und nach Anhörung des zuerst zugezogenen Arztes gestattet.

§ 3. Der Verein verpflichtet sich, für die ausreichende Zahl von Ärzten zu sorgen. Er stellt jeweils auf 1. Januar eine Liste der Vertragsärzte auf.

Die Stadtgemeinde verpflichtet sich, keinen anderen Ärzten, als den ihr vom Verein bezeichneten, Schulkinder zuzuweisen oder Rechnungen anderer Ärzte zu bezahlen.

§ 4. Der Arzt hat spätestens am dritten Tage nach der ersten Beratung unter Benutzung des zur Verfügung zu stellenden Formulars und frei gelieferten Dienstkuverts dem I. Stadtarzt die Diagnose mitzuteilen.

§ 5. Für die ärztliche Behandlung werden die niedersten Sätze der Gebührenordnung vergütet.

Es ist jedoch der Stadtarztstelle sofort Mitteilung zu machen, wenn zu erwarten ist, daß die ärztliche Behandlung voraussichtlich höhere Kosten als 15 Mk. verursachen wird, und die Behandlung ist jedenfalls bis zum Einlauf eines neuen Überweisungsscheins einzustellen, wenn die Forderung des Arztes 15 Mk. erreicht hat.

Die Gültigkeit eines Überweisungsscheins läuft mit der 13. Woche nach dem Tag der Ausstellung ab, auch wenn die Forderung des Arztes die Höhe von 15 Mk. noch nicht erreicht hat.

Für Forderungen, die sich nicht im Rahmen der vorstehenden Bestimmungen bewegen, kommt die Stadtgemeinde nicht auf.

Die Rechnungen sind verpflichtet, d. h. auf den Quartalersten, einzureichen. Rechnungen, die nicht spätestens ein Vierteljahr nach dem Quartalersten eingehen, ist die Stadt nicht zu bezahlen verpflichtet.

§ 6. Allenfallsige Beschwerden gegen Mitglieder des Vereins für freie Arztwahl sind dem I. Stadtarzt vorzulegen, welcher sich dieserhalb mit dem Vorstand des Vereins für freie Arztwahl ins Benehmen zu setzen hat. Der Verein für freie Arztwahl erledigt derartige Beschwerden entsprechend der §§ 28—30 seiner Satzungen.

Rechnungen, welche der I. Stadtarzt beanstandet, sind der Honorarprüfungskommission zur Begutachtung vorzulegen.

§ 7. Alle Formulare, die zur Durchführung dieses Vertrags nötig sind, werden zwischen der Stadtarztstelle und dem Verein für freie Arztwahl vereinbart.

§ 8. Der Assistent des I. Stadtarztes ist mit Ausnahme der in § 2 Abs. 1 und 2 aufgeführten Funktionen nicht zur Stellvertretung des I. Stadtarztes berechtigt, soweit er nicht im allgemeinen Stellvertreter des Stadtarztes ist.

§ 9. Soweit in diesem Vertrag von dem Stadtarzt die Rede ist, tritt an dessen Stelle der von der Stadtverwaltung beauftragte Arzt innerhalb seines Geschäftskreises.

§ 10. Jedem der Vertragsschließenden steht nach vorgegangener dreimonatlicher Kündigung das Recht des Rücktritts vom Vertrag frei.

Das gleiche Verfahren verdient auch alle Beachtung bei der Errichtung der Schulzahnkliniken (siehe III. Schulzahnpflege); doch ist gerade hier meist der Weg der Errichtung von Polikliniken gewählt worden, nicht zuletzt auf Anregung der Zahnärzte selbst[1]).

7. Krankheitsbezeichnungen, Formulare, Statistik. Die Ergebnisse der schulärztlichen Untersuchung verlocken zu statistischer Bearbeitung. Erst durch eine klare übersichtliche Zusammenfassung bekommen sie einen Wert für die Öffentlichkeit, ebenso für den Schularzt selbst, der sie nun mit den Ergebnissen aus anderen Schulen und Städten vergleichen kann oder vielmehr könnte, wenn die Zahlen überall auf dieselbe Weise gewonnen und nach denselben Grundsätzen verarbeitet würden. Da dies nicht der Fall ist, da insbesondere die Grundbedingung einer einheitlichen Bezeichnung der Krankheiten noch nicht erfüllt ist, sind alle Versuche in dieser Richtung bis jetzt noch aussichtslos.

Jede statistische Arbeit beginnt schon mit der Gewinnung des Urmaterials. Das Urmaterial besteht bei den schulärztlich-statistischen Arbeiten aus den Gesundheitsbogen[2]). Sie enthalten neben den Angaben der Eltern und Lehrer in anamnestischer Hinsicht die Feststellungen der schulärztlichen Untersuchungen und die Vorschläge zur Beseitigung etwaiger Schäden.

Dieser Gesundheitsbogen begleitet den einzelnen Schüler durch die ganze Schulzeit, wird beim Wechsel einer Schule mit den übrigen Schülerpapieren von der alten Schule der neuen übergeben und beim Austritt des Schülers in einer besonderen

---

[1]) Vgl. S. 159.
[2]) Vgl. auch S. 144.

Registratur gesammelt, wo er noch mehrere Jahre, mindestens bis zur Erreichung des früher militärpflichtigen Alters, aufzubewahren ist.

Schon die Frage, ob für jeden Schüler ein solcher Bogen anzulegen ist oder nicht, ist noch nicht einheitlich gelöst. An manchen Orten (z. B. für ganz Württemberg) ist die Frage in bejahendem Sinn gelöst, anderswo begnügt man sich mit der Aufstellung von Gesundheitsbogen für die Überwachungsschüler. Die Anlage eines Gesundheitsbogens für jeden Schüler ist zwar eine Vermehrung des Schreibwerks und verlangt eine gewisse Mühe und Arbeit, aber diese Mühe ist nicht umsonst. Wir gewinnen dadurch erst die Möglichkeit einer Beleuchtung der Gesundheitsverhältnisse der Schüler in ihrer Gesamtheit. Schon allein die anamnestischen Angaben sind wertvoll und gewähren Anhaltspunkte und Unterlagen für eine Reihe von Fürsorgemaßnahmen. Dann aber enthält ein solcher Bogen noch mindestens die Ergebnisse der jährlichen Wägung und Messung, auf Grund deren wir weitere individuelle und allgemeine Fürsorgemaßnahmen anregen und einrichten können.

Die Abschaffung unseres Volksheeres beseitigt leider auch die Ergebnisse des militärärztlichen Musterungsgeschäftes, Ergebnisse, die in wissenschaftlicher Beziehung außerordentlich wertvoll waren. Man denke nur an die Zusammenhänge der fortschreitenden Industrialisierung des flachen Landes, der Änderung der landwirtschaftlichen Produktion und der militärischen Tauglichkeit, an die Beziehungen zwischen militärärztlichem Befund und anthropologischer Wissenschaft. Hier muß die schulärztliche Statistik in die Lücke springen wenn unsere deutsche Wissenschaft auf der Höhe bleiben will. Der württembergische anthropologische Verein hat sich an das Ministerium des Innern mit einer hierauf sich beziehenden Eingabe gewandt, und es ist zu hoffen, daß die in Württemberg geltenden Gesundheitsbogen nunmehr neben Länge und Gewicht auch noch Abschnitte für die Haar- und Augenfarbe, für Mißbildungen aller Art u. a. m. erhalten, um jenen Fortfall auszugleichen.

Von manchen Schulärzten wird beanstandet, daß auf den Gesundheitsbogen der Schüler die Einträge sehr lückenhaft erfolgt sind. Das darf natürlich nicht zur Regel werden, rührt aber nach meiner Erfahrung häufig von einer wenig zweckmäßigen Überfülle von Vordrucken her.

Die schulärztliche Tätigkeit ist eine andere als die des Klinikers. Es kommt auf die Ausscheidung der zu beanstandenden Schüler an, nicht auf eine bis ins einzelne gehende Diagnosenstellung, was wir bei den Vordrucken häufig übersehen. Jedes für die Schule wichtige Organ aufzuführen, ist ebenfalls nicht nötig. Eine kurze Notiz, ein Wort, ja nur ein Zeichen genügt dem Schularzt, um zu wissen, daß dem Inhaber der Karte eine besondere Aufmerksamkeit in der oder jener Hinsicht zu widmen ist.

Es ergibt sich daraus eine Beschränkung der Vordrucke auf gewisse Organgruppen.

Ehe man sich mit der Aufstellung dieser Vordrucke befaßt, ist es notwendig, sich über die einzelnen Krankheitsbezeichnungen, die bei der schulärztlichen Untersuchung als möglich anzusehen sind, klar zu werden immer unter dem Gesichtspunkt, daß es sich, ob nun Massenuntersuchungen oder Sprechstundenuntersuchungen vorgenommen werden, nie um die gleichen Bestrebungen handelt, die der Kliniker, der behandelnde Arzt verfolgt.

Unter diesen Gesichtspunkten ist die nachstehende Klassifikation entstanden, die in Anlehnung an den vom Staate vorgeschriebenen Gesundheitsbogen bei uns in Württemberg üblich ist, und nach der wir seit 14 Jahren arbeiten:

1. Gewicht und Maß wird stets von dem nur mit Hemd und Strümpfen bekleideten Kinde notiert. Beim Brustumfang wird Inspiration und Exspiration aufgezeichnet, gemessen über der unbekleideten Brust bei herabhängenden Armen. Ein nicht zu unterschätzendes Maß ist die Sitzhöhe nach Prof. Pirquet-Wien. Sie gibt mit dem Gewicht zusammen nach der Formel

$$\sqrt[3]{\frac{10.\ \text{Gewicht}}{\text{Sitzhöhe}}}$$

einen zur Beurteilung des Allgemeinzustandes außerordentlich zweckmäßigen Index (siehe auch Kapitel Biometrie).

2. Der äußere Habitus ist eine nur schwer zu fixierende, subjektiven Einflüssen in der Beurteilung unterworfene Sache. Wir haben uns seit Jahren dadurch geholfen, daß aus der Gesamtzahl der Kinder zunächst die blassen, blutarmen ausgeschieden wurden. Aus beiden Gruppen, den blühenden und den blutarmen, wurden dann die mageren und die wohlgenährten ausgeschieden, und der Rest wurde mit „mittel" bezeichnet, je mit oder ohne den Zusatz „blaß".

3. Rachitis wird nur notiert beim Vorhandensein der bekannten Verbiegungen und Verdickungen der Röhrenknochenepiphysen, bei Vorhandensein deutlicher Veränderungen des Brust-

korbs, beim Rosenkranz, sowie beim Vorhandensein rachitischer Zähne. Das subjektive Ermessen ist weder hier noch bei Ziffer 2 auszuschalten.

4. Brüche werden bei Knaben durch Inspektion festgestellt unter Hustenlassen oder Pressen; bei Mädchen wird überhaupt nicht danach gefahndet.

5. Wirbelsäuleverkrümmungen werden notiert, einerlei ob es sich um Haltungsfehler oder um nicht auszugleichende dauernde Verbiegungen handelt, da in beiden Fällen doch der Rat des Orthopäden einzuholen ist.

6. Adenoide Wucherungen gelten als festgestellt, wenn behinderte Nasenatmung vorhanden war, oder wenn bei der Inspektion eine Vergrößerung der Rachenmandeln festzustellen war. Eine Untersuchung mit dem Finger verbietet sich von selbst.

7. Zähne. Hier werden die schlechten und fehlenden notiert.

8. Herz. Im allgemeinen kann bei Massenuntersuchungen nur auskultiert werden. Mit der Bezeichnung „Herzfehler" ist man sehr vorsichtig. Diese Diagnose wird nur bei Geräuschen und Verbreiterung der Herzdämpfung gestellt, während alles übrige unter der Bezeichnung „Herzgeräusche" zusammengefaßt wird. Auffallende Schwankung oder Beschleunigung der Herztätigkeit wird als „Aktion" notiert.

9. Lunge. Die gewöhnlichen katarrhalischen Erkrankungen bedürfen keiner Erläuterung. Das puerile Atmen darf hier nicht übersehen werden.

10. Tuberkulose. Im allgemeinen wird bei der Untersuchung nur die Diagnose Tuberkuloseverdacht gestellt. und die Kinder zu nochmaliger genauer Untersuchung bestellt. Erst wenn hier sich die Erscheinungen durch Auskultation und Perkussion wiederholt feststellen ließen, wurde die Diagnose Tuberkulose gestellt. Von der Cutanreaktion nach Pirquet wurde nach eingeholter Erlaubnis der Eltern sehr häufig Gebrauch gemacht.

11. Drüsen werden nur notiert, wenn entweder ganze Reihen oder einzelne besonders große festzustellen sind. Die häufigen, kleinen, harten, vereinzelten Drüsen werden nicht gezählt. Das subjektive Ermessen hat hier wieder einen ziemlich weiten Spielraum.

12. Urin. Der von jedem Kind frisch gelassene Urin wird in numerierten Gläsern aufgefangen, in numerierten Reagenzröhrchen durch Kochprobe im Wasserbad untersucht. Positive Fälle werden nach Esbach quantitativ weiter untersucht und

zentrifugiert. Die mikroskopische Untersuchung des Sediments schließt die Untersuchung ab. In positiven Fällen wurde regelmäßig der Urin verschiedener Tageszeiten untersucht.

13. Augen. Die Sehschärfe jedes Auges wird für sich mit den Cohnschen Täfelchen untersucht und notiert. Augenleiden werden ebenfalls notiert. Die Brechungsfehler können, wie wiederholte mißglückte Versuche beweisen, bei Massenuntersuchungen nicht festgestellt werden. Auf sie muß bei den Klassenbesuchen gefahndet werden. Die verdächtigen Kinder werden dann einzeln in die Sprechstunde bestellt.

14. Ohren. Jedes Ohr wurde für sich durch Flüstersprache mit Residualluft auf die Entfernung von 8 m geprüft. Eine Spiegeluntersuchung wurde nur in besonderen Fällen vorgenommen.

15. Etwaige nervöse Störungen werden jeweils bei den betreffenden Organen eingetragen oder, wenn es sich um Krankheitsbilder wie Chorea, Epilepsie usw. handelt, bei den „inneren Organen" verzeichnet. Die Zahlen sind so gering, daß sich besondere Vordrucke gar nicht lohnen.

Aus dem beigedruckten Gesundheitsbogen geht nun deutlich die Form der Benutzung hervor.

Für die Anamnese kommen in Betracht folgende Punkte: Name, Geburtstag, Geburtsort des Kindes. Stand der Eltern. Zahl der Geschwister. Wohnung, Schule und Klasse. Beginn der Schulzeit, frühere Krankheiten, Gesundheitszustand der Familie, Entwicklung des Kindes. Häusliche Verhältnisse. Jetzt wird außerdem nach der Art der Verköstigung, ob zu Hause oder in öffentlichen Speiseanstalten, gefragt. Alle diese Fragen werden bei der Einschulung des Kindes von den Eltern erhoben und, wenn nötig, jedes Jahr wiederholt.

Die Untersuchungsergebnisse. Neben dem Datum der Untersuchung ist wichtig für Gewicht und Längenwachstum das Untersuchungsalter des Kindes, das sofort eingetragen wird. Die übrigen Notizen erklären sich trotz der Kürze von selbst: E + = Ernährungszustand gut, A = Anämie, R = Rachitis, + = positiv, ad = adenoide Wucherung, L = Lunge, H = Herz. Tuberkuloseverdacht wird mit Tbc? bezeichnet, sichere Tuberkulose mit Tbc!, Herzgeräusche mit G, Herzfehler mit Vit. Jeder Arzt ist selbstverständlich in der Lage, für sich seine eigenen Abkürzungen zu wählen, nur müssen sie auch später noch verständlich sein. Ausrufungszeichen bedeuten entweder einen erheblichen Befund oder bei der Behandlung den Auftrag zur Einleitung derselben.

Vor- und Zuname: *Samstag, Bernhard,*
geboren den *5. 7. 02* zu *Stuttgart*

Vater:	Mutter:
Julius —, Schutzmann	*Emilie —*
	Haushalt.
1911 Polizeiwachtmeister	

Geschwister: *2 Knaben, 4 Mädchen. Gesund.*

Wohnung:	Schule:
1902 Leonhardstr. 11 II	*kath. Schloßschule II*
1916 Langestr. 26. Untertürkheim.	*„ „ III*
	Lindenschule IV
	„ V
	„ VI
	„ VII
	Gewerbeschule C¹ Schlosser.

Anamnese

Wann kam das Kind in die Schule? *1909.*
Welche Krankheiten hat es früher durchgemacht? *1903 Masern und
     Ohrenleiden, 1908 Scharlach. Keuchhusten. Rachitis.*
Ist eine vererbliche Krankheit (Tuberkulose) in der Familie? *Nein.*
Wann hat das Kind die Zähne bekommen? *Im 12. Monat.*
   „   „   „   „ laufen gelernt? *Mit 2 Jahr.*
Ist das Kind gestillt worden? *Ja, 1 Monat.*

	1909	1910	1911	1912	1913	1914	1915	1916
Wo schläft das Kind?	*Bett*	*Bett*	*Bett*	*Bett*	*Bett*	*Bett*	*Bett*	*Bett*
Wann kommt es ins Bett?	*8 Uhr*	*8—9*	*8—9*	*8—9*	*9*	*9*	*9*	*9—10*
Ist es zu Haus unt. Aufsicht?	*Mutter*	*Mutter*	*Mutter*	*Mutter*	*Mutter*	*Mutter*	*Mutter*	*Mutter*

Besondere Angaben der Eltern: ....

     Derartig ausgefüllte Karten sind übersichtlich und handlich
für alle statistischen Manipulationen, z. B. das „Häufeln", was
mit Bogen immer seine Schwierigkeiten hat. Auch in der Registratur erleichtern sie das Aussuchen bestimmter Karten.

(Rückseite.)

Ärztlicher Befund.

	1.	2.	3.	4.	5.	6.	7.	8.
Untersuchungsalter	7 J. 3 M.	8 J. 6 M.	9 J. 6 M.	10 J. 6 M.	11 J. 8 M.	—	13 J. 8 M.	14 J. 7 M.
Datum	23.10.09	19. 1. 11	18. 1. 12	28. 1. 13	21. 3. 14	—	16. 3. 16	23. 2. 17
Gewicht. . . .	22	26	29	31.5	34.5	—	42	49
Länge.	117.5	122.5	129.5	134	140 5	—	150	157
Brustumfang .	57 | 61	58 | 64	61 | 67	61 | 69	62 | 68	— | —	67 | 75	72 | 81
Äußerer Befund	$E+AR$	$E+AR$	$E+AR$	$E+A$	$E+$ Ekzem	*Nicht untersucht. Krank laut ärztlichem Zeugnis. Besuch der Schulschwester!*	$E+$	$E+$
Ungeziefer . .	—	—	—	—	—		—	—
Skoliose. . . .	—	—	—	—	—		—	—
Zähne.	9	6	6	4	3		3	2
Drüsen	+	+	+!	+	+		+!	+
Nase	—	—	ad	ad	—		—	—
Augen.	—	—	—	—	—		l 4/6 r 3/6 Pterygium	—
Ohren.	—	—	—	l 2 m r —	l 4 m r —		l 4 m r —	—
Innerer Befund inkl. Urin . .	L o H o	L o H o	L o H o	L o H o	L o H o	—	L o H o	L o H o

Behandlung und Badeaufenthalt.

			3.	4.	5.		7.	8.
			Solbad! 28. 8. bis 19. 9. Sulz. *Erfolg: 1 kg Zunahme. Drüsen ohne wesentliche Änderung.*	*Ohrenärztliche Behandlung!* *20. 3. bis* *Solbad.*	*Solbad! 20. 6. bis 18. 7.*		*Solbad! 2. bis 30. 5. Dürrheim.*	*Ist jetzt in der Gewerbeschule. Hat sich sehr gut gemacht.*

Die Aufarbeitung des so gewonnenen Urmaterials erfolgt einmal nach der allgemeinen Entwicklung, wie sie sich besonders im Gewichts- und Längenwachstum kundgibt, dann aber auch noch nach der Zahl der vorgefundenen Anstände, beidemal getrennt nach Alter, Geschlecht und Schulgattung. Dabei ist zu sehen, daß wir die Klasseneinheit als solche überhaupt nicht in die Statistik aufnehmen, als etwas rein Zufälliges, Äußerliches, die statistische Verarbeitung störendes Element. Statt der Klasseneinheit haben wir allgemein das Alter der Kinder eingefügt. Da die Lehrer im Besitz der Gesundheitsbogen sind, haben sie jederzeit Gelegenheit, sich eine Zusammenstellung für ihre Klasse selbst zu machen. Sie unterlassen dies aber, da in der Stadt doch ein häufiger Wechsel innerhalb der einzelnen Klassen bemerkbar ist.

Zur Darstellung von Gewichts- und Längenwachstum sind wir noch einen Schritt weitergegangen und haben Halbjahrgänge eingefügt, da das Wachstum innerhalb eines Jahres ein sehr erhebliches sein kann. (Ich verweise hier auf den Abschnitt Biometrie.) Für den Gebrauch des Schularztes hat sich als wertvoll besonders in der jetzigen Zeit die Benutzung des Begriffes Zentimetergewicht (siehe beifolgende Tabelle) herausgestellt. Es ist dies eine Relativzahl von Länge und Gewicht und gibt an, wie schwer der Zentimeter der gemessenen Länge ist. Die so entstandenen Zahlen lassen sich viel besser miteinander vergleichen, als wenn wir mit Länge und Gewicht einzeln operieren müßten.

Auf nebenstehender Tabelle habe ich die Zahlen der Jahre 1913 und 1916 für Gewicht und Länge der Stuttgarter Schulkinder gegeben, ausgedrückt im Zentimetergewicht.

Was nun die Zusammenstellung der vorgefundenen Anstände betrifft, so weist auch hier die schulärztliche Statistik einen großen Reichtum der Formen auf, daneben dann wieder einen großen Mangel an Übersichtlichkeit. Auch hier hat die Klasseneinheit als statistisches Maß keine Berechtigung. Dann aber findet sich häufig ein Mißstand in den Veröffentlichungen, daß nämlich immer wieder statt der absoluten Zahlen die Prozentzahlen gegeben werden, oft bis in die dritte Dezimale ausgerechnet. Damit ist einfach nichts anzufangen. Stets sollten die Zahlen der untersuchten Kinder mit angegeben sein.

In der vorstehenden Tabelle a gebe ich in kurzem die Übersicht über die Resultate einer schulärztlichen Untersuchung. Soll nun das Verhalten der einzelnen Krankheitsgruppen und der einzelnen Altersjahrgänge und Geschlechter miteinander in Beziehung gebracht werden, so empfiehlt sich die Darstellung in der Form b, daß jede Krankheitsgruppe, z. B. die Augen, für sich je nach Alter, Geschlecht und Schulkategorie geordnet wird. Aus der Zusammenstellung dieser

Schulkinderuntersuchung 1913/14 und 1916/17.

Zentimetergewicht 1913 und 1917.

Alter	Knaben						Mädchen					
	Volksschulen		Bürgerschulen		Höhere Schulen		Volksschulen		Mittelschulen		Höhere Schulen	
	1913/14	1916/17	1913/14	1916/17	1913/14	1916/17	1913/14	1916/17	1913/14	1916/17	1913/14	1916/17
6—6½	—	173	—	180	—	175	—	170	—	191	—	187
6½—7	178	174	183	180	183	183	170	171	181	177	189	183
7—7½	181	180	183	184	188	183	177	177	180	180	189	181
7½—8	186	182	187	189	192	188	179	180	190	186	190	186
8—8½	189	188	193	193	196	190	181	184	195	192	200	193
8½—9	195	191	198	196	203	198	189	188	207	202	204	197
9—9½	198	197	201	204	209	201	191	194	206	202	212	205
9½—10	204	201	213	207	215	208	196	196	212	208	217	212
10—10½	208	207	211	213	222	210	203	204	223	217	222	220
10½—11	213	210	214	217	221	215	215	209	221	219	232	222
11—11½	217	216	219	220	231	223	218	215	239	218	238	225
11½—12	223	223	225	224	232	226	226	229	239	230	244	234
12—12½	229	228	229	226	243	236	232	232	253	230	257	237
12½—13	231	232	236	239	250	239	242	240	261	254	261	251
13—13½	242	240	245	240	259	246	252	252	259	263	284	262
13½—14	246	250	255	251	274	256	267	251	274	270	284	276
14—14½	259	253	265	266	270	264	275	267	297	286	303	293
14½—15	264	260	274	275	295	280	—	—	—	293	299	297
15—15½	—	—	288	281	304	291	—	—	—	—	318	312
15½—16	—	—	311	293	320	310	—	—	—	—	328	315
16—16½	—	—	310	295	334	323	—	—	—	—	329	324
16½—17	—	—	—	293	346	324	—	—	—	—	342	—
17—17½	—	—	—	—	352	337	—	—	—	—	—	—
17½—18	—	—	—	—	362	—	—	—	—	—	—	—

Untersuchung 1916/17. **Schulen und Krankheiten.** Tabelle a.

A. Gastpar.

Schule	Durchschnittliche Zahl der Kinder	Blutarmut	Rachitis	Skoliose	Drüsen	Erkrankungen der Atmungsorgane	Herzgeräusche inkl. Fehler	Eiweiß	Herabgesetztes Gehör	Adenoide Wucherungen	Brechungsfehler	Augenleiden	Struma	Nervenleiden	Hautleiden	Ungeziefer
Volksschule Knaben	10 501	1212 11,5%	2347 22,4%	728 6,9%	3932 37,4%	618 5,9%	889 8,5%	60 0,6%	290 2,8%	1545 14,7%	1503 14,3%	209 1,9%	797 7,6%	11 0,1%	249 2,4%	1 —
Volksschule Mädchen	12 231	1365 11,2%	1693 13,8%	799 6,5%	3612 29,5%	617 5%	1503 12,3%	276 2,3%	259 2,1%	1726 14,1%	2418 19,8%	235 1,9%	2174 17,8%	9 0,1%	369 3%	667 5,5%
Bürgerschule Knaben	4 078	430 10,5%	828 20,3%	277 6,8%	1083 26,6%	224 5,5%	428 10,5%	21 0,5%	78 1,9%	573 14,1%	835 20,5%	64 1,6%	443 10,9%	2 0,04%	75 1,8%	—
Mittelschule Mädchen	4 354	301 6,9%	445 10,2%	273 6,3%	579 13,3%	268 6,2%	507 11,6%	15 0,3%	61 1,4%	678 15,6%	1118 25,7%	90 2,1%	801 18,4%	3 0,1%	38 0,9%	—
Höhere Schulen Knaben	7 216	542 7,5%	1010 14%	372 5,2%	1477 20,5%	457 6,3%	716 9,9%	11 0,2%	118 1,6%	818 11,3%	2028 28,1%	74 1%	435 6%	8 0,1%	81 1,1%	—
Höhere Schulen Mädchen	3 833	243 6,3%	249 6,5%	283 7,4%	546 14,2%	184 4,8%	435 11,3%	17 0,4%	50 1,3%	418 10,9%	914 23,8%	38 1%	675 17,6%	4 0,1%	24 0,6%	—
Gewerbeschulen	2 827	131 4,6%	516 18%	688 24,3%	538 19%	20 0,7%	296 10,5%	—	81 3,1%	101 3,6%	562 19,9%	44 1,6%	153 5,4%	7 0,2%	18 0,6%	—
Knaben	24 622	2315 9,4%	4701 19,1%	2065 8,4%	7030 28,6%	1319 5,4%	2329 9,5%	92 0,4%	567 2,3%	3037 12,3%	4928 20%	391 1,6%	1828 7,4%	28 0,1%	423 1,7%	1 —
Mädchen	20 418	1909 9,3%	2387 11,7%	1355 6,6%	4737 23,2%	1069 5,2%	2405 11,8%	308 1,5%	370 1,8%	2822 13,8%	4450 21,7%	363 1,8%	3650 17,8%	16 0,1%	431 2,1%	667 3,3%
Summe	45 040	4224 9,4%	7088 15,7%	3420 7,6%	11 767 26,1%	2388 5,3%	4734 10,5%	400 0,9%	937 2,1%	5859 13%	9378 20,8%	754 1,7%	5478 12,2%	44 0,1%	854 1,9%	668 1,5%

Augen (Störungen der Sehschärfe).

Untersucht im Jahr 1916/17.

Tabelle b.

Alter	Knaben									Mädchen								
	Volksschule			Bürgerschule			Höhere Schule			Volksschule			Mittelschule			Höhere Schule		
	unter-sucht	krank	%	unter-sucht	krank	%	unter-sucht	krank	%	unter-sucht	krank	%	unter-sucht	krank	%	unter-sucht	krank	%
5—6	3	1	33,3	3	—	—	1	—	—	6	1	16,7	—	—	—	—	—	—
6—7	926	64	6,9	204	20	9,8	274	26	9,5	981	73	7,4	152	23	15,1	52	2	3,8
7—8	1 473	126	8,6	505	51	10,1	584	60	10,3	1 561	161	10,3	455	51	11,2	336	38	11,3
8—9	1 404	168	12,0	440	42	9,5	658	91	13,8	1 744	259	14,9	489	87	17,8	392	53	13,5
9—10	1 431	201	14,0	477	70	14,7	776	127	16,4	1 679	298	17,7	594	109	18,4	414	45	10,9
10—11	1 308	196	15,0	588	109	18,5	797	174	21,8	1 605	346	21,6	542	118	21,8	401	94	23,4
11—12	1 315	212	16,1	531	118	22,2	729	176	24,1	1 558	382	24,5	499	128	25,7	434	106	24,4
12—13	1 238	251	20,3	430	114	26,5	664	206	31,0	1 598	459	28,7	536	177	33,0	435	120	27,6
13—14	1 244	241	19,4	443	139	31,4	717	242	33,8	1 320	375	28,4	509	174	34,2	417	129	30,9
14—15	162	44	27,2	307	104	33,9	699	303	43,3	185	55	29,7	387	168	43,4	382	125	32,7
15—16	2	—	—	121	60	49,6	609	276	45,3	1	—	—	163	71	43,6	292	90	30,8
16—17	—	—	—	22	8	36,4	370	168	45,4	—	—	—	28	12	43,6	203	72	35,5
17—18	—	—	—	3	3	100,0	264	138	52,2	—	—	—	—	—	—	60	28	46,7
18—19	—	—	—	—	—	—	66	39	59,1	—	—	—	—	—	—	13	6	46,2
19—20	—	—	—	—	—	—	7	7	100,0	—	—	—	—	—	—	10	4	40,0
20—21	—	—	—	—	—	—	1	—	—	—	—	—	—	—	—	1	—	—
21—22	—	—	—	—	—	—	—	—	—	—	—	—	—	—	—	1	1	100,0
22—23	—	—	—	—	—	—	—	—	—	—	—	—	—	—	—	2	1	50,0
	10 506	1504	14,3	4074	838	20,6	7216	2033	28,1	12 238	2409	19,7	4354	1118	25,7	3845	914	23,8

Krankheitsgruppen läßt sich unschwer ein Überblick gewinnen über die Bewegung der Krankheitshäufigkeit während des Schulbesuchs überhaupt, und wir werden diese Seite der Statistik oft genug brauchen um die Öffentlichkeit immer wieder auf die der Jugend drohenden Gefahren hinzuweisen.

III. Körperliche Erziehung.

1. Schulturnen und Spiele. Die äußeren Formen, unter denen das Turnen und Spielen zurzeit in der Schule betrieben wird, sind a) das tägliche Zehnminutenturnen, b) die Turnstunde, c) der Spielnachmittag.

a) Das Zehnminutenturnen, vielfach durch Ministerialerlaß empfohlen, wird einmal als Freiübung im Zimmer während einer Pause, einmal im Freien im Schulhof, wiederum in einer Pause, vorgenommen. Freiübungen zum Erholen nach dem Sitzen, eventuell Dauerlauf sind die Übungen. Die Zimmerturnübungen sind vom ärztlichen Standpunkt entschieden abzulehnen. Das Pausenturnen im Freien ist zu begrüßen.

b) Die Turnstunde. Nach der Statistik des deutschen Schulturnens haben von 30000 Volksschulen Preußens 400 keinen Turnunterricht. Einen völlig regelmäßig durchgeführten Turnunterricht während des ganzen Jahres haben nur die Schulen, denen gedeckte Turnhallen zur Verfügung stehen, also von den 30000 etwa 1800, davon fallen auf Berlin allein 300. Der Turnunterricht gehört zu den anstrengenden Fächern, es sollte daher in der Regel in den letzten Stunden des Vor- oder Nachmittagsunterrichts liegen. Die Befreiung von der Turnstunde wird noch viel zu leicht genommen. Letzten Endes ist das Urteil des Schularztes maßgebend.

c) Der Spielnachmittag. Die Bedeutung des Turnens, insbesondere des Spiels im Freien, wird namentlich auch unter dem Einfluß des Kriegs mehr und mehr gewürdigt. Der Besuch der Spielnachmittage ist entweder obligat oder fakultativ. Nur der obligate Spielnachmittag vermag wirklich Wertvolles zu leisten. Es ist eine Forderung des deutschen Kongresses für Volks- und Jugendspiele, daß jedem Knaben und Mädchen wöchentlich ein Spielnachmittag neben den freien Nachmittagen zur Verfügung steht.

Der Spielnachmittag ist in einer Reihe von Bundesstaaten pflichtmäßig, in Württemberg auch für die höheren Schulen. Besonderen Umfang hat die Jugendspielbewegung im Regierungsbezirk Oppeln, ferner in Bielefeld und Pforzheim gefunden.

2. Schwimmen und Baden. a) **Schulbrausebäder.** Ihre Einrichtung, namentlich in den neueren Schulgebäuden, ist weit verbreitet, meist in der Form des Massenbrausebades, in Cöln und Bielefeld auch als Einzelbrausebad durchgeführt. Letztere Einrichtung dürfte der notorischen Abneigung der älteren Schülerinnen gegen das Schulbrausebad entgegenwirken.

b) **Schwimmunterricht und Freibaden.** Von den 699 höheren Schulen Preußens besitzen 52 eigene Badeanstalten, sei es gepachtet, sei es im eigenen Besitz. Schwimmunterricht wird in den am Wasser gelegenen Städten häufig erteilt unter Hinweis auf die Unfälle der Nichtschwimmer. In Cöln gehört so der Schwimmunterricht zu den Lehrgegenständen in der Schule.

3. Das Wandern. Schulwanderungen als solche sind häufig durch Zusammenlegen' von Spiel- und Turnstunden möglich. Im großen ganzen kann ihnen bis jetzt erhebliche Bedeutung nicht zugeschrieben werden. In größerem Umfang wird das Wandern durch besondere Vereine gepflegt, z. B. die Jugendabteilungen bestimmter Wandervereine, dann die Wandervögel.

Vielfach machen sich hier in den Großstädten recht unsaubere Elemente bemerkbar, so daß nur als zuverlässig bekannte Vereine für die Beteiligung der Schüler in Frage kommen können.

4. Die militärische Vorbereitung unserer Jugend, d. h. die Vorbereitung unserer Jugend auf die Erfordernisse des militärischen Lebens und Dienstes ist mit dem Vertrag von Versailles zurzeit hinfällig geworden Artikel 177 des genannten Vertrags bestimmt: „Erziehungsanstalten, Universitäten, Kriegervereine, Schützen-, Sport- oder Wandervereine und überhaupt Vereinigungen jeglicher Art, einerlei wie alt ihre Mitglieder sind, dürfen sich mit keinerlei militärischen Dingen beschäftigen. Insbesondere ist es ihnen verboten, ihre Mitglieder in der Handhabung oder im Gebrauch von Kriegswaffen zu unterrichten oder auszubilden, oder sie hierin unterrichten oder ausbilden zu lassen. Diese Gesellschaften, Vereinigungen, Erziehungsanstalten und Universitäten dürfen keine Verbindung mit den Kriegsministerien oder irgendwelchen andern militärischen Behörden haben."

Mehr als je ist es deshalb notwendig, die Faktoren der Ausbildung des Körpers und Geistes, die den früheren Bestimmungen vorschwebten, von seiten der Bildungsanstalten selbst zu organisieren, nicht etwa im Hinblick auf militärische Zwecke, sondern im Hinblick auf die körperliche Ertüchtigung der Jugend. Mehr als je ist deshalb Gewicht zu legen auf Vermehrung und Vertiefung des Turnunterrichts, des Spiels und des Sports, des Schwimmens, des Wanderns. Es besteht sonst die Gefahr, daß sich binnen kurzer Zeit neben den Schäden, die sich im Zusammenhang mit unserer wirtschaftlichen Notlage zeigen, auch die Vernachlässigung der körperlichen Ausbildung geltend machen wird.

IV. Fürsorge- und Wohlfahrtseinrichtungen.

1. Kinderhorte. Der Einfluß des Stadtlebens auf die Jugend äußert sich namentlich auch in der Art und Weise, wie die Jugend ihre Freizeit verbringt. Seit mehr als 25 Jahren sind in Deutschland Bestrebungen tätig, die Jugend dem Einfluß der Straße zu entziehen und ihr Gelegenheit zu geben, dort, wo das Familienleben infolge Arbeit beider Eltern außer dem Hause notleidet, in geselligem Beisammensein unter Aufsicht bei Arbeit und Spiel einen Ersatz zu finden.

Teils als Schöpfungen von Vereinen, teils als Einrichtungen von Gemeinden sind die Kinderhorte entstanden, wo unter der Aufsicht eines Lehrers in einem besonderen Raum 40—50 Kinder gesammelt werden, um ihre Freizeit in geordneter Weise zu verbringen. Dabei wird meist ein kleines Vesperbrot gereicht.

Vielfach werden die Kinder dabei auch in Gartenbau und Kleintierhaltung in besonders angelegten Hortgärten unterwiesen. Die Kriegszeit hat diese Einrichtungen in gewaltiger Weise gefördert. Wo sich ein Bedürfnis zeigte, wurden auch im Anschluß an den Schichtunterricht Tageshorte, teilweise auch Tageskinderheime eingerichtet.

Der Schularzt hat allen Anlaß, diese Bestrebungen zu fördern, insofern durch sie auch eine Reihe von körperlichen Schädigungen ausgeschaltet werden.

Der Aufwand für einen Hort von etwa 50 Kindern beträgt pro Kind und Tag zurzeit etwa 25—30 Pf. je nach den größeren oder kleineren Aufwendungen. Ein Rückgang der Vereinsbeiträge, soweit die Horte auf solche angewiesen sind, hat überall teilweise in erheblichem Umfang eingesetzt. Die Angliederung der Horte an die Schulen ist das eine Mittel, sie leistungsfähig zu erhalten, das andere ist die Umlegung der Kosten auf die Eltern der Teilnehmer, im letzteren Fall entweder zum vollen Betrag oder zu einem Bruchteil desselben. Es wird eine Möglichkeit gegeben werden müssen, gerade hier dem Einfluß und der Wirksamkeit von Elternvereinigungen die Wege zu ebnen.

2. Ferienkolonien. Die erste Ferienkolonie wurde im Jahr 1877 von Dr. Walter Bion in Zürich gegründet. In Deutschland

folgten **Frankfurt** 1878, 1879 **Wien, Stuttgart, Dresden.**
Seither haben sich die Kolonien außerordentlich vermehrt.

Es handelt sich dabei um Unterbringung bedürftiger Kinder
in geeigneten Ortschaften auf dem Land. Zunächst wurden bei
der Auswahl der Kinder solche mit allgemeiner Schwäche berücksichtigt. Ausgeschlossen sind wirklich kranke Kinder, ferner
solche, die einer besonderen Pflege bedürfen. Mehr und mehr
werden die Schulärzte mit der Auswahl dieser Ferienkolonie-
kinder betraut.

Die Unterbringung derselben erfolgt in den Ferien unter Aufsicht eines Lehrers oder einer Lehrerin meist in Massenquartieren
in Wirtschaften oder Gutshöfen. Besondere Ausdehnung fand
die Errichtung von Ferienkolonien im abgelaufenen Jahr, wo die
Ernährungsschwierigkeiten in den großen Städten es mit sich
brachten, daß teilweise während der ganzen besseren Jahreszeit
ohne Rücksicht auf die Ferien diese Kolonien betrieben wurden.

Die Kosten für das einzelne Kind schwanken zurzeit zwischen
5—7 Mk.

Die Erfolge sind durchweg sehr gute.

Die Erfolge im Ferienheim, vollends im ärztlich geleiteten
Erholungsheim, sind selbstverständlich sicherer und nachhaltiger
als die der Ferienkolonien, namentlich dort, wo die Dauer des
Aufenthalts von der Entscheidung des behandelnden Arztes abhängig ist.

**3. Unterbringung von Stadtkindern auf dem Land und in
neutralen Staaten.** Die Ernährungsschwierigkeiten in den Großstädten und in den Industriebezirken haben sich bei unserer
Jugend deutlich fühlbar gemacht, so daß die Unterbringung in
Ferienkolonien längst nicht mehr alle Bedürftigen versorgen
konnte. Es hat sich in den letzten Jahren zur Beseitigung dieser
Mißstände eine von Staat und Gemeinden in Deutschland aus-
gehende Vereinigung „Landaufenthalt für Stadtkinder"
mit dem Sitz in Charlottenburg aufgetan, die als Zentrale mit
Hilfe der in den einzelnen Bundesstaaten errichteten Landes-
zentralstellen die Verschickung der Kinder aufs Land und später
auch in die hilfsbereiten neutralen Staaten (Schweiz, Holland,
Dänemark und Schweden) organisiert und durchgeführt hat.
Die entstehenden Kosten werden vom Reich, vom Bundesstaat
und dem Heimatort der Kinder zu gleichen Teilen aufgebracht.
Die Kinder sind gegen Unfall und Haftpflicht versichert. Die
Unterbringung erfolgt auf Gutshöfen, bei Bauern teils in kleineren
Abteilungen, teils in Einzelpflege. Die Erfahrungen sind noch
nicht einheitlich gut. Verlangt wird auf Grund ungünstiger

Erfahrungen vom Ausland nunmehr ganz allgemein die Vornahme der Auswahl durch die Ärzte, insbesondere durch die Schulärzte.

4. Walderholungsstätten. Ursprünglich waren die Walderholungsstätten nach der Absicht ihres Gründers Dr. Wolf Becher als Anstalten gedacht, in denen wegen der Besonderheiten des Betriebs, der sich mit dem Einfachsten zufrieden gab, die Heilbehandlung pflegebedürftiger Kinder auf die breiteste Grundlage hätte gestellt werden sollen. Insbesondere war ihnen eine wesentliche Rolle im Kampf gegen die Tuberkulose zugedacht. Es handelt sich bei ihnen um Tagessanatorien im Walde, bestehend aus Küchenbaracke, offener Liegehalle, Abort- und Waschräumen, wohin die Kranken morgens früh kommen, mit Frühstück, Mittagessen, Vesper, Abendbrot verpflegt werden, wo sie Liege- und Mastkuren durchmachen und abends nach Hause zurückkehren.

Die Einwände gegen die Walderholungsstätten mit Tagesbetrieb gehen hauptsächlich dahin, daß der Aufenthalt der Kranken in ihren oft ungesunden Wohnungen des Nachts nicht zu umgehen ist, daß die tägliche Hin- und Rückkehr eine Beeinflussung der Kranken zum Teil vereiteln, und daß sie die Kranken namentlich bei schlechtem Wetter nicht in der wünschenswerten Weise unterbringen können. Es handelt sich, das muß immer wieder betont werden, bei den Walderholungsstätten um einen Notbehelf, der aber, das ist gar nicht zu leugnen, an geeigneten Plätzen, insbesondere bei rasch trocknendem Untergrund, entschiedene Erfolge gehabt hat.

5. Waldschulen[1]). Neufert- und Bendix-Charlottenburg richteten im Jahr 1904 daselbst die erste Waldschule ein. Ihre Aufgabe ist eine doppelte: die Waldschule soll eine Erholungs- und Heilstätte für kränkliche und kranke Kinder sein, dann aber soll in ihr ein individualisierender Unterricht erteilt werden, so zwar, daß die Kinder nicht etwa in der Erholungszeit lediglich das einmal Gelernte wiederholen, sondern daß sie in gleicher Weise wie ihre Genossen in der Stadtschule ein bestimmtes Lehrziel erreichen sollen, wodurch sie in den Stand gesetzt werden, nach ihrer Rückkehr ohne weiteres in der entsprechenden Klasse der Stadtschule weiterzumachen.

Daraus ergibt sich, daß dreierlei Einrichtungen nötig sind: 1. für den Schulbetrieb; 2. für den Wirtschaftsbetrieb und 3. für die Pflege und Kräftigung der Gesundheit.

Die Erfahrungen sind, nach einem umfangreichen Bericht von Steinhaus-Dortmund, recht günstige, namentlich mit den

---

[1]) s. auch S. 251.

Schülern der Mittelklassen. Derselbe Einwand, der gegenüber den Walderholungsstätten gemacht wird, ist auch gegenüber den Waldschulen am Platz.

Die Entwicklung drängt dahin, daß beide Anstalten sich allmählich aus Tagesstätten zu Vollanstalten entwickeln. Gerade im Kampf gegen die Tuberkulose ist oft das Wichtigste, daß zwischen Erholungsstätte und Elternhaus eine Scheidewand errichtet wird. Tatsächlich ist diesem Gedanken in Elberfeld durch Angliederung einer Schlafbaracke wenigstens für eine kleinere Anzahl von Kindern bereits Rechnung getragen worden.

6. **Kinderheilanstalten, Solbäder, Seehospize.** Der Schritt von den Erholungsheimen zu den eigentlichen Kinderheilanstalten ist nur klein. Wir wissen, welche Bedeutung gerade der Tuberkulose im Kindesalter zukommt Bis vor verhältnismäßig kurzer Zeit suchte man die hier besonders verbreitete Knochen- und Drüsentuberkulose hauptsächlich durch Solbad- und Seebadkuren zu beeinflussen. Unter dem Einfluß der epochemachenden Resultate von Leysin und anderen Hochgebirgsorten kam man zu einer größeren Betonung der Wirkung der Besonnung, die ja in den Luft- und Lichtbädern schon früher angewandt wurde, aber nicht in der systematischen Weise.

Dabei stellte sich bald heraus, daß die Besonnung wirksam nicht nur im Hochgebirge ist, sondern daß man an jedem sonnigen, geschützten Platze ähnliche Heilerfolge erzielen kann.

Die Folge war einerseits die Errichtung zahlreicher Kinderheilanstalten zum Zweck der Ausnutzung der Sonnenheilwirkung und außerdem in den schon bestehenden Anstalten eine entschiedenere Betonung der Freiluft- und Liegekuren, eine Entwicklung, die noch nicht abgeschlossen ist.

Während in Deutschland mit seinen zahlreichen Solequellen die Einrichtung von Kindersolbädern bis jetzt im Vordergrund steht und die Heilwirkung des Seeklimas und der Seebäder noch lange nicht in genügendem Maße für die Kinder nutzbar gemacht wird, ist es besonders Frankreich, das letzteren Gedanken schon seit langer Zeit durchführt, besonders in der Paris gehörenden Anstalt Berc sur mer.

Die Stellung des Schularztes allen diesen Einrichtungen gegenüber ist gegeben. Seine Aufgabe wird es sein, die Auswahl der Kinder zu treffen und außerdem ihre Aufnahme zu veranlassen. Gerade die letztere Aufgabe setzt wiederum voraus, daß der Schularzt auch eine gewisse Einwirkung auf die pekuniäre Seite der Angelegenheit hat.

7. Die Schulspeisung. Mit sinkendem Ernährungszustand steigt die Krankheitsziffer, steigt die Zahl der Schulversäumnisse, sinkt die körperliche und geistige Leistungsfähigkeit. Einen Überblick über die Verhältnisse in Deutschland vor dem Krieg gaben die Erhebungen von Bernhard-Berlin und Kaup. Dieselben sind jetzt natürlich weit überholt. Es ist wahrscheinlich, daß die Ausdehnung der öffentlichen Speisung im Anschluß an die Absperrung Deutschlands eine Vermehrung der Speiseeinrichtungen auch für die Jugend gebracht hat, wenigstens wird aus zahlreichen Städten Deutschlands in diesem Sinn berichtet. Eine Zusammenstellung aber liegt noch nicht vor.

Die Schulspeisung wird in zwei Formen durchgeführt. Einmal als **Frühstücksspeisung** durch Gewährung eines warmen Frühstücks in der Schule an alle die Kinder, die zu Hause, z. B. infolge frühzeitiger Arbeit der Eltern, ein Frühstück nicht bekommen haben. Vor dem Krieg wurde in der Regel ¼ l Milch mit 1 Brot zum Preis von 10 Pf. gereicht. Die Bezahlung wurde meist nach vorausgehender Prüfung der ökonomischen Verhältnisse des Elternhauses auf die Gemeindekasse übernommen. Im Lauf des Kriegs wurde statt Milch oder Milchbrei häufig eine Mischung von Milch und Malzkaffee gereicht. Jetzt wird wohl allgemein eine kräftige Suppe, z. B. aus Hafermehl u. ä., gereicht. Die Herstellung des Schulfrühstücks war früher den Schuldienern zugewiesen, die die notwendige Erwärmung der Milch leicht bewerkstelligen konnten. Jetzt erfolgt die Herstellung der Suppen entweder durch die Hausmeister oder noch häufiger durch die allerorts eingerichteten Kriegsküchen. Die Beteiligung am Schulfrühstück ist bei uns in Stuttgart ungefähr auf das Doppelte gestiegen. Eine Anrechnung auf die Lebensmittelkarten findet entweder gar nicht oder nur zu einem kleinen Teil statt.

Das **Mittagessen** für Kinder wird fast allgemein in Deutschland von besonderen Vereinen hergestellt und abgegeben. Auch hier hat der Krieg außerordentlich vermehrend auf alle Einrichtungen eingewirkt. So sind z. B. allein in Stuttgart zu den vorhandenen 3 Küchen noch weitere 9 während des Krieges dazugekommen. In solchen Kinderküchen, die in der Schweiz im Zusammenhang mit der Schule selbst betrieben werden, ebenso in Frankreich, wird den Kindern ein dem kindlichen Geschmack und Bedürfnis angepaßtes Mittagessen zu einem mäßigen Preis gewährt. Das Essen besteht aus einer Suppe und einem weiteren Gang, häufig in Form des **Eintopfgerichts.** Die Selbstkosten betrugen vor dem Krieg rund 14 Pf. pro Portion, sie sind jetzt natürlich gestiegen, in Stuttgart im Jahr 1917 auf rund 16 Pf., zurzeit auf 60 Pf. Der Abgabepreis hält sich immer noch in bescheidenen Grenzen. Die Differenz zwischen beiden Preisen wird vom Verein aus Beiträgen gedeckt, die auch für ganz bedürftige Kinder den vollen Betrag übernehmen.

Die Stellung des Schularztes dieser Einrichtung gegenüber ist vor allem die des Begutachtens der zu speisenden Kinder. Dann aber wird zweckmäßigerweise von ihm auch verlangt werden müssen, daß er die Zubereitung und Auswahl der Speisen überwacht und auch von Zeit zu Zeit durch Kostproben sich vom Wohlgeschmack überzeugt.

8. **Der Schulkindergarten für schulpflichtige, aber nicht schulreife Kinder,** eingeführt in Charlottenburg 1906 durch Stadtschulrat Dr. Neufert, später auch in Bonn, ist eine Vorstufe der nach Fähigkeitsklassen gegliederten Volksschule (Mannheimer System). Diejenigen Schulkinder, die der Schularzt als schulunreif zurückstellt, finden Aufnahme im Schulkindergarten, um in möglichst kurzer Zeit schulreif gemacht zu werden. Es handelt sich in erster Linie um schwächliche, kränkliche, unterernährte Kinder und solche, die durch Krankheiten und andere Entwicklungshemmnisse in den ersten Lebensjahren zurückgeblieben sind; dann auch um erblich belastete Kinder mit mangelhaftem Sprach- und Denkvermögen. Kinder, deren Fortkommen im Schulkindergarten von vornherein ausgeschlossen erscheint, oder die in irgendeiner Hinsicht den Unterricht und ihre Mitschüler gefährden können, werden nicht aufgenommen. Ebenso sind ausgesprochene Idioten für den Schulkindergarten nicht geeignet. Soweit Plätze vorhanden sind, werden auch 5½ jährige, also vorschulpflichtige Kinder auf Antrag der Eltern berücksichtigt. Die Frequenz darf die Zahl 30 möglichst nicht überschreiten. Im Schulkindergarten herrscht Gemeinschaftserziehung.

Die Heilerziehung des Kindergartens erstreckt sich auf ½ Jahr, in manchen Fällen auf ein ganzes Jahr und darüber hinaus. Das dritte Semester bedarf der Genehmigung der Schuldeputation. Ist ein Kind auch dann noch nicht schulreif, so wird es seinen psychischen Anlagen entsprechend der Hilfsschule, dem Einzelunterricht oder einer Heilanstalt überwiesen.

Die Schulkindergärten werden von geprüften Jugendleiterinnen und Kindergärtnerinnen geleitet.

Die Kinder unterliegen einer besonders eingehenden Untersuchung bei der Aufnahme und stehen während des Schulkindergartenbesuches in dauernder schulärztlicher Überwachung. Die soziale Fürsorge und die Körperpflege nehmen eine hervorragende Stelle im Betrieb ein. Die geistige Förderung baut sich auf der Fröbelschen Erziehungslehre auf.

In 10 Kindergärten mit durchschnittlich 28—30 Kindern sind so jährlich 280—300 Kinder untergebracht, stets mehr Mädchen als Knaben. Die Zahl der Zurückgestellten verhält sich zu den freiwilligen Besuchern wie 2 : 1; in ähnlichem Verhältnis steht die Zahl der Schulreifen zu den Nichtschulreifen.

9. Die Hilfsschule für schwachbefähigte Kinder[1]. Das Wesen der Hilfsschule, ob sie nun als besondere Einrichtung innerhalb des Volksschulkörpers in sog. Hilfsklassen, oder ob sie als selbständige Schulart durchgeführt wird, besteht darin, daß in ihr, unter Beschränkung des Stoffs auf das Allernotwendigste, unter wesentlicher Herabsetzung der Schülerzahl und der Stunden, der Unterricht von besonders hierfür geeigneten und vorgebildeten Lehrern erteilt wird. Die Tätigkeit des Schularztes an Hilfsschulen kann nicht entbehrt werden. Ihm fällt vor allem die Begutachtung in körperlicher und geistiger Hinsicht zu.

Nach einer Zusammenstellung aus dem Jahr 1908 (Zeitschrift „Die Hilfsschule") bestanden um diese Zeit Hilfsschulen in etwa 200 Städten. Von den 54 deutschen Städten mit 75000 und mehr Einwohnern haben alle Hilfsschulen oder Hilfsschulklassen.

An einer Reihe von Hilfsschulen sind Spezialärzte der Psychiatrie und Nervenheilkunde tätig, so in Frankfurt, Breslau, Charlottenburg und Berlin.

10. Sprachgebrechen. Zur Besserung der häufigen Gebrechen des Stotterns und Stammelns finden wir in den meisten Städten Sprachheilkurse seitens der Schulverwaltung eingerichtet. Die Kurse werden häufig in den Ferien abgehalten, auch an sonst schulfreien Nachmittagen von hierzu besonders befähigten Lehrern. Wesentlich ist einmal für den Erfolg die Trennung der Stotterer von den Stammlern, ferner die häufige Wiederholung der Kurse zur Befestigung des Gelernten.

11. Schwerhörigenunterricht und Abschkurse. Die Zahl der Schwerhörigen, welche dem gewöhnlichen Unterricht nicht folgen können, ist verhältnismäßig gering. Sie beträgt bei uns in Stuttgart rund 5—6 auf 10000. Die Einrichtung besonderer Kurse oder Klassen lohnt sich daher nur dort, wo auf eine größere Zahl zu rechnen ist. Die Unterweisung erfolgt durch besonders vorgebildete Lehrer. Die Teilnehmerzahl soll 10 nicht übersteigen

---

[1] Siehe auch S. 189.

12. Hilfsklassen für Schwachsichtige. Die Unterweisung von Schwachsichtigen in Blindenanstalten oder Normalschulen ist unzweckmäßig und wenig pädagogisch. Für solche Kinder sind besondere Hilfsklassen einzurichten nach dem Vorbilde von Mühlhausen i. E., Straßburg und neuerdings Berlin. In Berlin ergab sich ein Prozentsatz von 0,06 Schwachsichtigen unter allen Volksschulkindern, wobei als schwachsichtig alle Kinder bezeichnet werden, die unter $^1/_5$ der normalen Sehschärfe hatten. Die Art des Unterrichts muß darauf ausgehen, das geschädigte Sehorgan zu schonen. (Helle Räume, Vergrößerung der Lehrgegenstände u. a.) [1]

13. Orthopädische Turnkurse. Die Aufgabe der Schule hierbei besteht nach Schmidt-Bonn hauptsächlich in der Kräftigung der Rückenschwächlinge. Alle Skoliosen I. Grades fallen demnach der Behandlung durch die Schulen anheim. Die schwereren Fälle gehören in die Behandlung des Spezialarztes. Es gilt für sie deshalb das dort bereits Gesagte.

Nach Lewandowsky wird der orthopädische Turnunterricht in 22 Städten von Gemeinde wegen erteilt.

14. Schulzahnkliniken und Schulzahnpflege. Über die Notwendigkeit der Zahnpflege im schulpflichtigen Alter des Kindes dürfte an dieser Stelle kein Wort zu verlieren sein. Durch die Untersuchungen ist festgestellt, daß in Deutschland etwa 97—98% der Kinder im schulpflichtigen Alter ein krankes Gebiß haben. Aus außerdeutschen Staaten ist ähnliches berichtet: in England kamen 87%, in der Schweiz 94%, in Schweden 97% kranke Gebisse im Schulalter zur Beobachtung.

Die Ursachen dieser Zahnverderbnis sind bekannt: Rachitis, fehlerhafte, zu enge Zahnstellung, mangelnde Reinlichkeit, ungeeignete Nahrung, schlechtes Kauen, Süßigkeiten u. a. m. Ein Teil dieser Schädigungen ist zweifellos schon vor dem Eintritt ins schulpflichtige Alter wirksam, und so hat Jessen-Straßburg vorgeschlagen, die Zahnpflege auch schon im vorschulpflichtigen Alter einzuführen und schon in den Kindergärten mit einer Fürsorge in dieser Hinsicht einzusetzen.

Das Verhältnis der Schule zur Schulzahnpflege ist das gleiche wie zur gesamten Schülerfürsorge. Wenn auch der Unterricht durch Zahnschmerzen bei den Kindern da und dort gestört werden mag, so kann daraus noch lange nicht die Verpflichtung der Schulverwaltung auf Beseitigung dieser Zustände abgeleitet

---

[1] Siehe Levinsohn und Bernhard: Zur Gründung der Schule für Schwachsichtige in Berlin. Der Schularzt, 17, 385 (1919).

werden. Aufgabe der Schule kann höchstens die Belehrung der Kinder über die Folgen einer mangelhaften Zahnpflege sein, nie aber die Beseitigung etwaiger Störungen. Dies ist die nicht zu bestreitende Pflicht des Elternhauses. Dort, wo das Elternhaus aus wirtschaftlichen Gründen nicht oder nur schwer in der Lage ist, für die zahnärztliche Behandlung der Kinder aufzukommen, kann die Gemeinde wie auch bei anderen gesundheitlichen Maßnahmen der Jugendfürsorge eingreifen und ihrerseits an die Errichtung einer oder mehrerer Schulzahnkliniken gehen oder mit den Zahnärzten der Stadt Verträge auf Behandlung der Schulkinder auf städtische Kosten abschließen. Auch die finanzielle Leistungsfähigkeit der Gemeinde wird durch die Errichtung und den Betrieb solcher Anstalten ganz erheblich in Mitleidenschaft gezogen, und hier wird es die Aufgabe namentlich auch der Krankenkassen und der Versicherungsanstalten sein, Zuschüsse zu leisten oder gar den Betrieb selbst zu übernehmen.

Die Aufgabe der Schülerhygiene teilt sich demnach auf diesem Gebiet, wie schon angedeutet, in zwei Abschnitte: in die Belehrung und in die Behandlung.

Die Belehrung der Schüler über die richtige Zahnpflege erfolgt am besten in der Weise, daß im Anschluß an die Klassenuntersuchungen in der Schulzahnklinik die einzelnen Phasen der Pflege kurz besprochen und praktisch demonstriert werden; vielfach geschieht dies mit Benutzung von Photographien. Auch kinematographische Darstellungen sind schon hergestellt worden. Auch ist die Zahnpflege bei Kindern ein recht dankbares Thema für die Elternabende, wobei namentlich auch auf die Bedeutung des richtigen Kauens und auf die Auswahl und Zubereitung der bekömmlichsten Nahrungsmittel hingewiesen werden kann.

Der Behandlung der kranken Zähne geht voraus die Untersuchung der Kinder auf ihr Gebiß. In manchen Städten wird diese Untersuchung durch den Schularzt vorgenommen, der dann die schlimmsten Fälle der Schulzahnklinik zuweist. Dies ist ein Vorgehen, das zwar sparsam arbeiten will, aber doch nicht der Wichtigkeit der Sache entspricht. Die Untersuchung der Zähne, das Auffinden namentlich der Anfangserscheinungen der Karies erfordert spezialistische Vorbildung und sollte nur vom Schulzahnarzt vorgenommen werden. In Stuttgart z. B. findet im Anschluß an die schulärztliche Untersuchung im Dienstgebäude des Schularztes die Untersuchung durch den Schulzahnarzt im Gebäude der Schulzahnklinik (im Nebenhause) statt.

Die hierbei mit kranken Zähnen behafteten Kinder erhalten eine Mitteilung an die Eltern, auf welcher der Befund kurz vermerkt ist und die Möglichkeit der Behandlung in der Schulzahnklinik mitgeteilt wird. Wollen die Eltern von dieser Möglichkeit Gebrauch machen, so wird dies am Schluß der Mitteilung durch die Eltern bestätigt, und sie wird nun dem Schulzahnarzt wieder zugestellt. Nunmehr beginnt erst die eigentliche Behandlungstätigkeit der Klinik.

Eine Beschränkung auf die Kinder der Volksschule ist meines Erachtens nicht statthaft. Einmal ist die Zahnverderbnis nicht nur bei den Kindern der Volksschulen festzustellen. Auch die Schüler der mittleren und höheren Schulen weisen ähnliche Verhältnisse auf. Wenn die wirtschaftliche Leistungsfähigkeit der Eltern maßgebend sein soll, so wird man auch hier nicht bei den Volksschulen haltmachen dürfen.

Ebenso wie in Stuttgart der gesamte Schulkinderfürsorgedienst auf alle Schulen, Jahrgänge und beide Geschlechter sich erstreckt, ebenso ist es mit der Schulzahnfürsorge.

Über die Behandlung der Kinder in der Schulzahnklinik wird an dieser Stelle nichts Besonderes zu sagen sein. Die Erhaltung eines leistungsfähigen Gebisses ist für die Behandlung oberster Grundsatz.

Städt. Schulzahnklinik Stuttgart.

Mitteilung an die Eltern des Kindes:

. . . .

Bei der Untersuchung durch den Schulzahnarzt hat sich ergeben, daß Ihr Kind . . . . kranke Zähne hat.

Im Interesse seiner Gesundheit ist eine Behandlung der Zähne dringend nötig. Diese geschieht **unentgeltlich** in der städtischen Schulzahnklinik, Weimarstraße 30, Rückgebäude.

Wenn Sie die Behandlung Ihres Kindes in der Schulzahnklinik wünschen, so hat sich das Kind mit diesem vom Vater oder dessen Stellvertreter unterschriebenen Schein in der Klinik anzumelden. Sprechstunden Montag bis Freitag 3—5 Uhr.

Sie werden dann gebeten, das Kind dazu anzuhalten, daß es zu den für die Behandlung festgesetzten Stunden pünktlich erscheint.

Kinder, welche ohne Grund Bestellstunden nicht einhalten, verlieren das Recht auf weitere Behandlung.

Unterzeichneter wünscht die Behandlung seines Kindes oder Mündels in der städtischen Schulzahnklinik.

Datum: . . . .   Unterschrift: . . . .

Wohnung: . . . .

Name   geb.   in

Eltern:

Wohnung:

Schule:

Wurde das Kind gestillt? Wie lange?

Frühere Krankheiten?

Hatte das Kind früher oder jetzt Zahnschmerzen?

S. V.

Schul-jahr	Tag der Unter-suchung	Zahnfarbe: 1) gelb 2) weissgelb 3) weiss 4) grau 5) graugelb	Stellung: 1) normal 2) eng 3) weit 4) unreg.	Schmelz: 1) normal 2) Hypo-plasien	Zähne					Zahnpflege: 1) gut 2) mittel 3) schlecht	Zahnfleisch: 1) normal 2) entzündet 3) geschwür.	1) Zahn-belag 2) Zahn-stein	Drüsen	All-gemein-zustand
					gesunde Milch | Bleib.	kranke Milch | Bleib.	davon eitrig oder gangr.	ex-trahierte Milch | Bleib.	ge-füllte					
I.														
II.														
III.														
IV.														
V.														
VI.														
VII.														
VIII.														

Die Anlage von Karten für das einzelne Kind ist notwendig, auf der alles für die Behandlung Wissenswerte zu verzeichnen ist. (Vgl. S. 162.) Daneben ist die Führung eines Tagebuchs nötig.

Die Überwachung derjenigen Schüler, die wegen schlechter Zähne für eine Behandlung, sei es in der Zahnklinik, sei es bei Privatzahnärzten, vorgeschlagen sind, ist Sache der Schulschwestern, wie bei allen andern Gesundheitsstörungen auch.

Der Dienst der Schulzahnklinik verlangt deshalb auch eine Mitarbeit der Schulschwestern, andererseits ein Einfügen des schulzahnärztlichen Betriebs in die ganze Organisation der gesundheitlichen Jugendfürsorge. Wie dieser Zusammenhang hergestellt wird, ist von den lokalen Verhältnissen abhängig.

Im Einvernehmen mit der Schule ist ein Untersuchungs- und Behandlungsplan für das ganze Jahr aufzustellen, der außerdem · auch für die dringenden Fälle noch die Möglichkeit der Einreihung zuläßt. In Städten mit geregeltem schulärztlichen und schulzahnärztlichen Dienst ist auch die Stellung des Leiters der Zahnklinik zu den Schulärzten zu regeln.

· Die Einrichtung der Schulzahnklinik muß den Anforderungen der Frequenz und der Gesundheitspflege entsprechen. Warteräume, Operationszimmer, Schulzimmer, Arztzimmer, Registratur sind ebenso notwendig wie ihre Ausstattung mit dem entsprechenden Instrumentarium und übrigen Zubehör. Auch für die Anlage einer Sammlung zu belehrenden Vorträgen sollte die Möglichkeit gegeben sein (Modelle, Photographien, Tabellen usw.).

An Personal sind neben dem leitenden Schulzahnarzt je nach der Größe des Betriebs die nötigen Assistenten, Hilfsarbeiter, Schwestern, Putzfrauen notwendig.

Die schulzahnärztliche Statistik umfaßt einmal eine Übersicht über die Frequenz der Anstalt nach den einzelnen Schulen und Altersklassen, dann ist der Befund der Untersuchung zu geben und endlich ein kurzer Überblick über Zahl und Art der ausgeführten Operationen. Im Geschäftsbericht wäre insbesondere auch auf das Zusammenarbeiten mit den übrigen Fürsorgeeinrichtungen und den dabei eingeschlagenen Weg der gegenseitigen Verständigung hinzuweisen, außerdem ist über Gutachten, Vorträge usw. zu berichten.

Die Kosten der Einrichtung sind zurzeit auch nicht annähernd festzulegen. Vielleicht ist noch aus den Heeresbeständen da und dort Material zu erhalten, sonst aber wird hier nur mit größeren Summen zu rechnen sein. Unter 50000 Mk.

wird zurzeit auch eine bescheidene Einrichtung kaum zu beschaffen sein.

Für die Kosten des Betriebs gilt das gleiche. Die Gehälter, Löhne, Materialpreise, Gas- und Elektrizitätspreis, Wasserzins u. a. m. sind so gestiegen, daß der vor dem Krieg pro Kopf und Jahr angenommene Betriebsaufwand von 1 Mk. auch entfernt nicht mehr ausreicht.

Rechnet man für etwa 20 000 Schulkinder 1 Zahnarzt, 1 Assistenten, 2 Hilfskräfte, 1 Putzfrau und 2 Warte- und Operationszimmer nebst Nebenräumen, so ist der Aufwand mindestens mit 4—5 Mk. pro Kopf und Jahr zu berechnen:

Anhang.

Dienstanweisung für den schulärztlichen Dienst der Stadt Charlottenburg.

§ 1. Die Tätigkeit der Schulärzte erstreckt sich auf die Mitwirkung bei der Überwachung:

a) der gesundheitlichen Verhältnisse des Schulhauses und

b) der Gesundheit der Schulkinder,

c) auf die Mitwirkung bei der Verhütung und Bekämpfung übertragbarer Krankheiten im Berich der Schule. Eine Behandlung des Einzelfalls ist hierbei ausgeschlossen.

Sie sind verpflichtet, alle in ihre Aufgaben fallenden Aufträge des Magistrats und der Schuldeputation auszuführen.

§ 2. a) Kinder, die dem Rektor bereits bei der Anmeldung schulunreif erscheinen, sind dem Schularzt mit einem entsprechenden Hinweis zur Bestätigung der Schulunreife in die Privatsprechstunde zuzusenden.

b) Innerhalb der ersten 3 Tage jedes Schulhalbjahres nimmt der Schularzt eine vorläufige Untersuchung auf Schulbesuchsfähigkeit bei den Lernanfängern vor, um diejenigen Kinder sofort auszusondern, welche körperlich oder geistig mangelhaft entwickelt sind oder zurzeit an ansteckenden Krankheiten leiden und deshalb noch vom Schulbesuch zurückgestellt werden müssen.

c) Innerhalb der ersten 6 Wochen nach der Einschulung sind außerdem alle in die Grundklasse neu eintretenden Schulkinder in der Schule, möglichst in Gegenwart der Eltern, auf ihren Gesundheitszustand genauer zu untersuchen, und es ist dabei festzustellen, ob das Kind einer dauernden ärztlichen Überwachung oder besonderer Berücksichtigung beim Unterricht bedarf.

Die Untersuchung unterbleibt, wenn dies von den rechtzeitig zu benachrichtigenden Eltern oder Erziehern beantragt wird. In diesem Falle haben sie den Gesundheitsschein (Abs. 3ff.) vom Hausarzt ausfüllen zu lassen.

Die Untersuchung ist in der Weise vorzunehmen, daß die Kinder gruppenweise, die Knaben in Anwesenheit eines Lehrers, die Mädchen in Anwesenheit einer Lehrerin, dem Schularzte vorgeführt werden. Für jedes zur Untersuchung kommende Kind hat der Klassenlehrer einen Gesundheitsschein bereitzuhalten, dessen Kopf von ihm bereits ausgefüllt ist.

Die Einzeluntersuchung wird ausgeführt entsprechend den im Gesundheitsschein vorhandenen Rubriken.

Über jedes untersuchte Kind ist ein Gesundheitsschein auszufüllen, der dasselbe von Klasse zu Klasse begleitet und beim Schulwechsel der neuen Schule überwiesen wird. Die Gesundheitsscheine sind für jede Klasse in einer Mappe geordnet aufzubewahren und müssen bei jeder Untersuchung zur Stelle sein.

Die Grundaufstellung des Gesundheitsscheines liegt dem Arzte bei der Aufnahmeuntersuchung ob. Erscheint ein Kind einer besonderen ärztlichen Überwachung bedürftig, so ist der Schein mit dem Vermerk „Ü“ (Überwachung) in der oberen rechten Ecke zu versehen, der zu streichen ist, wenn die Überwachung nicht mehr nötig ist.

§ 3. Die Untersuchung und die Ausfüllung der Gesundheitsscheine der in den anderen Klassen neu aufgenommenen Kinder erfolgt im Laufe des Semesters in derselben Weise wie bei den Lernanfängern.

§ 4. Alljährlich findet in jeder Klasse einmal eine Reihenuntersuchung aller Schüler statt. Es sollen dabei in der Regel die Schüler der O-Klassen im Sommerhalbjahr, die der M-Klassen im Winterhalbjahr untersucht werden.

Die vorgefundenen Veränderungen werden vom Schularzt mit dem Untersuchungsdatum auf dem Gesundheitsschein vermerkt.

Wenn die gefundenen Veränderungen ärztliche Behandlung erforderlich erscheinen lassen, ist vom Schularzte den Eltern der erkrankten Kinder durch Vermittlung des Rektors davon Mitteilung zu machen. Bleibt diese Mitteilung erfolglos, so ist die Hilfe der Schulschwester in Anspruch zu nehmen; die Schulärzte führen über diese Fälle eine Liste und nehmen mindestens alle Vierteljahre einmal Einsicht in das von der Schwester zu führende Buch.

Außerdem liegt dem Schularzte noch eine Reihe von weiteren Aufgaben ob, über die besondere Dienstanweisungen ergangen sind. (Hilfsschule, Nachhilfeunterricht, A- und B-Klassen, Schwerhörigenklassen, französischer Unterricht, orthopädische Kurse, Schwimmkurse, Waldschule, Ferienkolonie, Berufswahl, Schulkindergarten u. a.)

Jedes von einem Unterrichtsgegenstande befreite Kind ist dem Schularzte halbjährlich zur Kontrolluntersuchung vorzuführen.

§ 5. Sämtliche Untersuchungen können je nach Vereinbarung zwischen dem Schularzt und Schulleiter sowohl während der Unterrichtszeit als auch unmittelbar vor und nach derselben vorgenommen werden.

Bei gelegentlichen Besuchen hat der Schularzt sofort dem Rektor Anzeige zu machen.

Der Klassenlehrer und bei Mädchenklassen eine vom Rektor zu bestimmende Lehrerin hat dem Schularzt bei den Reihenuntersuchungen zur Ausfüllung der Gesundheitsscheine behilflich zu sein.

§ 6. Anfang Juli jeden Jahres ist die Körpergröße und das Gewicht der Schüler und Schülerinnen von den Klassenlehrern festzustellen und auf dem Gesundheitsschein zu vermerken.

§ 7. In jeder Schule hält der Schularzt monatlich, beim Auftreten von ansteckenden Krankheiten auch häufiger, eine Sprechstunde ab, deren Zeit er vorher mit dem Rektor verabredet.

Ist der **Arzt** am verabredeten **Tage** verhindert, so hat er dies dem Rektor vorher mitzuteilen und eine andere Vereinbarung zu treffen.

Außerdem hat der Schularzt in jedem Halbjahr einmal diejenigen Klassen, in denen keine Reihenuntersuchungen gemacht worden sind, während einer vom Klassenlehrer erteilten Unterrichtsstunde zu besuchen.

Bei diesem Besuche soll der Schularzt sein Augenmerk auf die äußere Erscheinung, Haltung u. dgl. der Kinder und auf die Heizung, Lüftung, Beleuchtung und Reinlichkeit der Klassen und sonstigen Schulräume richten.

Hygienische Mängel sind nicht in Gegenwart der Schulkinder zur Sprache zu bringen.

§ 8. Stellt der Schularzt bei einem Kinde Behandlungsbedürftigkeit fest, so ist den Eltern davon Mitteilung zu machen. Der Schularzt hat sich mit dem Rektor ins Einvernehmen zu setzen, damit dafür Sorge getragen wird, daß die Ratschläge des Schularztes von den Lehrern und Schülern berücksichtigt werden. Auch hat der Rektor darüber zu wachen, daß die von den Lehrern auszuführenden Arbeiten, wie Wägungen, Messungen, Eintragungen in die Gesundheitsscheine usw., erledigt werden.

§ 9. Die Schulärzte haben außerdem auf Antrag des Schulleiters in besonders verdächtigen Fällen solche angeblich erkrankten Kinder, für die kein ärztliches Zeugnis beigebracht wird, in ihrer Wohnung zu untersuchen, falls vorhergehende Nachfragen des Schuldieners oder der Schulschwester erfolglos gewesen sind.

Ärztliche Atteste, die Anlaß zu Zweifeln geben, haben die Schulärzte nachzuprüfen.

§ 10. Um ein möglichst einheitliches Vorgehen der Schulärzte herbeizuführen, haben sie sich zu gemeinsamen Besprechungen unter dem Vorsitz eines dazu bestimmten Mitgliedes der Schuldeputation zusammenzufinden. Diese Besprechungen finden in der Regel einmal vierteljährlich statt.

Die Tagesordnung wird in der vorhergehenden Sitzung der Schuldeputation ausgelegt.

§ 11. Ein Recht zu selbständigen Anweisungen an die Schulleiter und Lehrer sowie an die Schuldiener steht den Schulärzten nicht zu. Sollten ihre Vorschläge nach ihrer Meinung nicht genügend berücksichtigt werden, so haben sie diese — gegebenenfalls nach Klärung in den gemeinschaftlichen Besprechungen (§ 10) — der Schuldeputation vorzutragen.

§ 12. Innerhalb 6 Wochen nach Schluß des Winterhalbjahres haben die Schulärzte einen Bericht über ihre Tätigkeit einzureichen. Die Form des Berichtes wird durch besondere Anweisung geregelt.

§ 13. Bei einer Verhinderung, die länger als eine Woche dauert, hat der Schularzt der Schuldeputation rechtzeitig Mitteilung zu machen sowie für seine Vertretung durch einen anderen Schularzt — nötigenfalls auf eigene Kosten — zu sorgen.

III. Die Fürsorge für die schulentlassene Jugend.

Von

A. Gastpar.

Der Begriff „Schulentlassene Jugend" ist nicht ganz eindeutig. Wohl ist zunächst unter ihm die aus der Volksschule entlassene Jugend zu verstehen. Die Ausdehnung der Fortbildungsschule brachte es mit sich, daß diese Zeit des obligaten Fortbildungsunterrichts ebenfalls noch unter den Begriff „Schulentlassene Jugend" fällt. Nach oben ist bei den Mädchen die Altersgrenze nicht fest zu bestimmen, bei den jungen Männern wird meist das 18. Lebensjahr als Ende der Jugendzeit, die unter obengenanntem Begriff zusammengefaßt wird, angesehen. So deckt sich die Zeit, während der man unsere Jugend als schulentlassen bezeichnet, meist mit dem 15. bis 18. Lebensjahr[1]). Auch das württembergische Jugendamtsgesetz nimmt diese Grenze an, desgleichen die Gewerbeordnung. In diese Zeit fallen die oberen Klassen der höheren Schulen, sowohl bei Knaben als Mädchen, fallen ferner die Klassen der Fortbildungsschulen.

Dieses Lebensalter ist besonders dadurch gekennzeichnet, daß sich in ihm die geschlechtliche Reifung zu entwickeln pflegt. Die dem Körper dadurch zugeführten Anstöße gehen nicht ohne Spuren an ihm vorüber. Sie treffen zusammen einerseits mit einer gesteigerten Inanspruchnahme der intellektuellen Eigenschaften in den höheren Schulen und manchmal auch in den Fortbildungsschulen, sie treffen zusammen mit den spezifischen Reizen der einzelnen Berufe, und sie treffen zusammen mit den durch den Krieg besonders betonten Verhältnissen auf dem Arbeitsmarkt, auf dem gerade die Jugendlichen zurzeit eine große Rolle spielen.

Kein Wunder, daß diese Zeit ganz besonders gefährdet erscheint. Die schulärztliche Überwachung dieser Altersklassen, von verschiedenen, zumal österreichischen Städten bereits durchgeführt, ist zum erstenmal in Württemberg durch die Bestimmungen des Schularztgesetzes gesetzlich geregelt worden, und

---

[1]) Siehe auch S. 9.

A. Gastpar.

Gewerbe-

Alter, Länge und

Alter	Metallarbeiter (schwer): Schmiede, Dreher usw.			Metallarbeiter (leicht): Feinmechaniker, Elektr., Optiker			Holzarbeiter: Schreiner, Zimmerleute, Möbeltischler			Steinarbeiter: Pflasterer, Maurer, Bildhauer		
	Länge	Ge-wicht	Zenti-meter-gew.	Länge	Ge-wicht	Zenti-meter-gew.	Länge	Ge-wicht	Zenti-meter-gew.	Länge	Ge-wicht	Zenti-meter-gew.
14,1—14,6	149,8	40,1	267	159,6	42,3	265	150,0	40,7	270	146,8	36,8	251
14,7—15,0	149,1	42,3	276	152,2	40,9	269	151,3	41,9	277	•153,2	40,6	265
15,1—15,6	154,2	44,3	287	166,3	43,2	260	159,6	48,4	303	153,2	43,9	287
15,7—16,0	158,2	43,7	276	169,4	48,4	286	155,0	45,6	294	153,8	44,3	288
16,1—16,6	155,6	49,7	319	164,4	50,8	309	163,3	50,7	310	159,5	49,6	311
16,7—17,0	154,6	48,1	311	162,7	52,3	321	162,1	50,5	311	160,8	53,1	330
17,1—17,6	161,9	53,9	333	165,4	53,9	326	162,3	53,3	328	163,1	54,2	332
17,7—18,0	168,0	57,2	341	167,2	55,6	332	—	—	—	—	—	—

zwar ganz in Anlehnung an die Bestimmungen über die schulärztliche Aufsicht der jüngeren Jahrgänge.

Der Gesundheitszustand der Schüler der oberen Klassen der höheren Schulen kennzeichnet sich durch eine Zunahme der Brechungsfehler, so daß am Ende der Schulzeit etwa zwei Drittel der Schüler Brillen tragen müssen. Danebenher geht eine Zunahme auf dem Gebiet der nervösen Störungen, der Störungen der Herztätigkeit.

Bei den Schülern der Fortbildungsschulen läßt sich besonders deutlich die durch die einseitige Inanspruchnahme bestimmter Muskelgruppen gesteigerte Häufigkeit von Haltungsfehlern nachweisen, wie auch die Tabelle auf Seite 138/39 ergibt.

Gewicht- und Längenwachstum sind sowohl dort aus Tabelle a zu entnehmen als auch auf der obenstehenden Tabelle, getrennt nach Berufen, deutlich gemacht. Doch sind die letzteren Zahlen noch etwas zu klein, um sichere Schlüsse ziehen zu können.

Die schulärztliche Untersuchung und Überwachung dieses Lebensalters spielt sich ganz nach dem Vorgang der jüngeren Jahrgänge ab. Immerhin ist sie mit Rücksicht auf die besonderen Bedürfnisse dieses Zeitabschnittes weiter auszugestalten vor allem in der Richtung der Berufsberatung und der Aufklärung.

1. Berufsberatung. Die in der letzten Klasse der Volksschule vorgenommene schulärztliche Untersuchung wird meist als Anlaß zur Berufsberatung benutzt. Gerade bei diesem Anlaß zeigt sich ganz hervorragend der Nutzen eines sorgfältig geführten Ge-

schule.

Gewicht nach Berufen.

Chemische Industrie inkl. Maler			Papierindustrie Techniker			Nahrungsmittel: Bäcker			Schneider		
Länge	Gewicht	Zentimetergewicht	Länge	Gewicht	Zentimetergewicht	Länge	Gewicht	Zentimetergewicht	Länge	Gewicht	Zentimetergewicht
147,7	34,6	234	142,6	35,7	250	152,1	46,7	307	147,5	38,6	262
150,7	39,9	265	150.2	37,5	249	—	—	—	146,8	37,5	259
153,1	43,6	285	152,4	41,2	270	150,4	42,1	280	153,0	41,8	273
156,8	45,1	287	156,6	43,7	279	155,8	45,7	293	149,0	43,3	291
157,9	46,7	296	167,5	49,5	296	—	—	—	154,7	44,1	285
161,7	50,3	311	163,4	51,1	313	—	—	—	156,5	45,3	289
161,5	49,5	307	166,6	50,3	302	—	—	—	164,0	53,0	323
—	—	—	168,6	53,3	316	—	—	—	—	—	—

sundheitsbogens, auf dem die ganze Entwicklung des Kindes in der Schulzeit verzeichnet ist. Der Arzt befindet sich dem Kinde wie den Eltern und Lehrherren gegenüber in einer erheblich gesichertere Stellung, wenn er auf die Resultate von 6—7 Untersuchungen zurückgreifen und sie mit der eben stattgefundenen vergleichen kann, als wenn er auf Grund einer einmaligen Untersuchung sein Urteil abgeben soll.

Die Mitwirkung des Arztes, insbesondere des Schularztes, bei der Berufsberatung hat sich in den letzten Jahren ganz erheblich gesteigert, namentlich dort, wo die Lehrlingsstellenvermittlung bei den Arbeitsämtern zentralisiert ist. Jeder eine Lehrstelle nachsuchende hat mit Hilfe der Eltern und des Klassenlehrers ein Formular auszufüllen, aus dem seine Neigung und Begabung, sowie seine Eignung in intellektueller und moralischer Hinsicht zu entnehmen ist. Auf einem besonderen Raum dieses Formulars hat nun der Schularzt sein Gutachten abzugeben, so daß nunmehr z. B. in Stuttgart keine Lehrstellenvermittlung mehr ohne ärztliche Untersuchung zustande kommt. Die Zahl der Jugendlichen, die keinen festen Beruf ergreifen, sondern nur Hilfsarbeit wechselnder Art ausführen, wird leider auf diese Weise nicht erfaßt; es ist jedoch zu hoffen, daß ihre Zahl allmählich wieder abnimmt.

Der ärztliche Dienst bei der Berufsberatung hat nicht nur die Aufgabe, den Körperzustand einer Person festzustellen, sondern er muß die Eignung für einen bestimmten Beruf beurteilen können. Dazu braucht er zwar nicht viele, aber doch

ganz bestimmte Spezialkenntnisse von den Anforderungen, welche
die einzelnen Berufe stellen und von den besonderen Gefahren,
die sie in sich bergen.

Gerade der Arzt kommt nicht selten in die Lage, einem
jungen Mann, dem er aus Gesundheitsrücksichten von dem
ursprünglich gewählten Beruf abraten muß, einen andern, besser
geeigneten zu nennen. Hierzu ist er ohne die erwähnten Spezialkenntnisse nicht in der Lage.

Die ärztliche Berufsberatung hat somit zwei Möglichkeiten:
die Warnung vor einem Beruf und die Empfehlung eines
Berufs. Die negative Seite ist weitaus die häufigere, und der
Arzt wird, von Ausnahmefällen abgesehen, sich auf diese beschränken. Die Körperbeschaffenheit tritt bei der Entscheidung
für einen Beruf eben fast nur als „Berufshindernis" auf, während
sie — als intakt angenommen — nicht den ausschlaggebenden
Faktor bei einer Berufswahl spielen soll, sondern hier hinter
die psychologischen resp. volkswirtschaftlichen Gesichtspunkte
zurücktreten muß; Gesichtspunkte, deren Beurteilung wir ruhig
den hierfür zuständigen und verantwortlichen Personen überlassen sollen. (Vgl. Kühne, Berufswahl und Berufsberatung,
Berlin, Trowitsch 1919; hier auch ausführliches Literatur-
verzeichnis.)

In neuerer Zeit, hauptsächlich im Anschluß an die Arbeiten
und Untersuchungen von Münsterberg, William Stern-
Hamburg, Lipmann, Piorkowski und Moede, ist mit Erfolg
versucht worden, die Begabung des Einzelnen für einen bestimmten Beruf, ebenso die Anforderungen der Berufe an die
Lehrlinge auf Grund bestimmter experimentell-psychologischer
Untersuchungen festzustellen. Es ist einleuchtend, daß diese
Methoden, die zum Teil in der Praxis schon erprobt sind, nicht
nur zur Berufsberatung im engeren Sinne verwendbar sein
werden, sondern daß sie auch, wie die Untersuchungen von
Piorkowski und Moede an Berliner Volksschulen ergeben haben,
recht wohl verwendbar sein werden zur Auswahl der besonders
befähigten und begabten Volksschüler, die für den Besuch
höherer Lehranstalten in Frage kommen.

Vom schulärztlichen Standpunkt aus wird diesen Bestrebungen,
die hauptsächlich in der Zeitschrift für angewandte Psychologie
niedergelegt werden, alle Aufmerksamkeit zu schenken sein.
Die Bemühungen betr. der Berufsberatung können auf Vollständigkeit nur dann Anspruch erheben, wenn auch seitens der
Ärzte die Anforderungen der Berufe an die körperliche Leistungsfähigkeit zusammengefaßt werden; ein Versuch dazu ist unter

anderem in den Tabellen von Horst und Kriz (Führer bei Beurteilung der Berufswahl) bereits gemacht.

2. **Die Aufklärung** soll die jungen Leute auf die mancherlei Gefahren aufmerksam machen, die ihnen im Leben drohen und denen hauptsächlich die Willensschwachen, die Unselbständigen ausgesetzt sind. Wenn auch der Wert der Aufklärung nicht zu bestreiten ist, insofern bei richtiger, dem jugendlichen Verständnis angepaßter Darstellung eine Reihe falscher Vorstellungen im Keime erstickt werden, so ist doch wichtiger als alles Wissen gerade in diesen Jahren das Können und dies ist lediglich eine Sache des Willens. Immerhin ist auch der Vermittler der Aufklärung, und dies wird vielfach der Arzt sein, in der Lage, bei seinen Zuhörern eine ganz bestimmte Willensrichtung einzuleiten. So habe ich bei meinen Vorträgen an den Fortbildungsschulen über die sexuelle Aufklärung die Wahrnehmung gemacht, daß die Schüler alles Verständnis namentlich für die finanziellen und wirtschaftlichen Schädigungen des Volkskörpers durch Geschlechtskrankheiten, durch Alkoholismus bekundeten, und daß es gelang, auch dort, wo eine moralisierende Behandlung des Stoffes versagt hätte, eine merkbare Wirkung zu erzielen. Es wird aber die Wirkung einer solchen Aufklärung nur dann eine nachhaltige sein, wenn auch alle Jugendorganisationen, namentlich auch die politischen Jugendorganisationen diesem Thema die nötige Aufmerksamkeit schenken, und wenn in ihnen mehr, als dies manchmal geschieht, die Erziehung und Kräftigung des Willens Platz greift.

Die sexuelle Aufklärung gliedert sich deutlich in zwei Abschnitte. Der eine umfaßt die Kenntnis der biologischen Vorgänge der Fortpflanzung. Dieser Teil der Aufklärung ist Sache von Elternhaus und Schule und wird im letzteren Fall im naturkundlichen Unterricht zu behandeln sein, immer dem Alter und Verständnis der Schüler angemessen.

Der zweite Abschnitt der sexuellen Aufklärung, die Aufklärung über die Geschlechtskrankheiten, ihre Ursachen und Folgen, über die Möglichkeit ihrer Verhütung bleibt dem Arzte vorbehalten. Er findet zweckmäßigerweise im Anschluß an die schulärztliche Untersuchung der abgehenden Schüler der Oberklassen oder Fortbildungsschulen statt. In manchen Städten finden besondere Vorträge vor Eltern und Schülern zusammen statt. Ich persönlich ziehe die erstere Methode vor: Je kleiner die Zahl der Zuhörer, um so mehr ist der Vortragende in der Lage, den einzelnen Zuhörer im Auge zu behalten und sich an ihn zu wenden. Dies verleiht dem Vor-

trage eine ganz andere persönliche Wirkung, als wenn er vor
einem großen Auditorium stattfindet. Ich stelle mich nach Schluß
des Vortrags auch noch zur Beantwortung von Fragen unter
vier Augen zur Verfügung, und von dieser Bereitwilligkeit wird
sehr häufig Gebrauch gemacht. Dabei macht man die Wahrnehmung, wie sehr unsere Jungen oft geplagt sind durch die
allmählich sich einstellenden Funktionen der Geschlechtsorgane,
wie sie dankbar sind für eine väterlich freundliche Zusprache
über Pollutionen u. a. m. Diese Aufklärung unter vier Augen
bei besonders angefochtenen Schülern ist aber nur möglich,
wenn sie Vertrauen zum Arzte gefaßt haben und ihn als ihren
Freund aus ihrem Schulleben her in Erinnerung haben.

Daß es sich bei der Besprechung der Verhütung der Geschlechtskrankheiten nie um eine auch nur verhüllte Empfehlung des Präservativverkehrs handeln kann, ist selbstverständlich, und man wird besonders Gelegenheit haben, die
geschlechtliche Reinheit als einen die Gesundheit nur
fördernden Zustand darzulegen und mit der schon hier ab und
zu anzutreffenden irrigen Meinung aufzuräumen, als ob der
Geschlechtsverkehr eine für die Gesundheit notwendige Funktion
darstelle.

Eng verknüpft mit der Aufklärung über die Geschlechts-
krankheiten ist die Aufklärung über die Gefahren des Alkoholismus. Die Anknüpfung ist gegeben durch die Rolle des
Alkohols als Gelegenheitsmacher gerade bei den Jugendlichen.
Die im Anschluß an Alkoholgenuß eintretende Aufhebung der
Hemmungen hat fast jeder der Zuhörer schon in irgendeiner
Form durchgemacht, und der Vortragende hat nur nötig, die
Gefahren, die aus dem Wegfall dieser Hemmungen entstehen,
deutlich zu machen. Die Gefahren des chronischen Alkoholgenusses werden für die Fortbildungsschüler wieder am besten
mit dem Hinweis auf die wirtschaftlichen Folgen für die Gesamtheit begründet und die Beteiligung des Alkohols an der Füllung
unserer Kranken- und Irrenanstalten beleuchtet. Es ist über-
raschend, wieviel Interesse und Verständnis sich schon bei der
Jugend gerade für diese Frage findet.

Eine Aufklärung über die immer mehr um sich greifende
Pest des Rauchens, insbesondere des Zigarettenrauchens, ist
nicht zu vergessen, allerdings bin ich hier sehr skeptisch bezüglich des Erfolgs. Hier könnten die Jugendorganisationen
durch eine geschickte Propaganda mehr erreichen.

3. Schutzgesetze für die Jugendlichen. § 139a der Gewerbeordnung verbietet für Arbeiter beiderlei Geschlechts unter

18 Jahren die Beschäftigung in bestimmten Betrieben auf Grund besonderer Bundesratsvorschriften. Auch kann die Zulassung von der Beibringung eines ärztlichen Attestes abhängig gemacht werden. Jugendliche unter 18 Jahren dürfen nicht beschäftigt werden: mit bestimmten Arbeiten in Abteilungen von Bleifarben und Bleiproduktefabriken wie mit dem Beschicken und Entleeren der Oxydierkammern, mit dem Packen von Bleifarben, bleihaltigen Farbgemischen und andern chemischen Bleiprodukten in trockenem Zustand und mit dem Schließen der damit gefüllten Fässer; in Anlagen zur Vulkanisierung von Gummiwaren unter Anwendung von Schwefelkohlenstoff mit diesen oder sonstigen Arbeiten, bei denen die Arbeiter der Einwirkung des Schwefelkohlenstoffs ausgesetzt sind; in Anlagen, in denen Thomasschlacken gemahlen oder Thomasschlackenmehl gelagert wird; ferner in Anlagen zur Herstellung von Präservativs usw.

Jugendliche Arbeiter im engeren Sinn, also Kinder und Jugendliche im Alter von 14—16 Jahren im Sinne der Gewerbeordnung, dürfen nicht beschäftigt werden in Akkumulatorenfabriken zu Verrichtungen, welche die Arbeiter mit Blei oder Bleiverbindungen in Berührung bringen, in Buchdruckereien und Schriftgießereien zum Ausblasen der Letternkästen; in Roßhaarspinnereien zu Arbeiten mit noch nicht desinfizierten Materialien; in Steinbrüchen bei Abräumungsarbeiten, bei der Steingewinnung oder der Rohaufarbeitung von Steinen; in Steinhauereien nicht bei der Trockenbearbeitung von Sandsteinen und auch nicht für den Transport oder das Verladen von Abraumsteinen oder Abfällen. In Anlagen zur Herstellung von Alkalichromaten in solchen Räumen und zu solchen Verrichtungen, welche die Arbeiter mit Anomalen in Berührung bringen; in Rohrzuckerfabriken zur Bedienung der Rübenschwemme, der Fahrstühle sowie zum Transport der Rüben und Rübenschnitzel in schwer zu bewegenden Wagen; in Ziegeleien zur Gewinnung und zum Transport der Rohmaterialien, zur Handformerei der Steine, zu Arbeiten in den Öfen und zum Befeuern der Öfen; in Zinkhütten beim Verladen und Abfahren der Räumasche und beim Sieben und Verpacken der bei der Zinkdestillation gewonnenen Nebenprodukte.

Der Aufenthalt jugendlicher Arbeiter ist verboten in Anlagen von Bleihütten in den Räumen, in denen Bleierze geröstet, gesintert oder geschmolzen werden, Werkblei gewonnen und weiterverarbeitet wird. Ferner in der Textilindustrie in Räumen (Hechelräumen), in denen bei den verschiedenen Arbeiten Staub erzeugt wird, dann in Glashütten in solchen Räumen, in denen Rohstoffe oder Glasabfälle zerkleinert oder gemischt werden, in Rohrzuckerfabriken in bestimmten Räumen mit hoher Wärme, in Zichorienfabriken in den Darräumen, in Zinkhütten in den Destillationsräumen. Alle diese Beschränkungen und Verbote gelten auch für jugendliche Arbeiterinnen.

Auch die Arbeitszeit der Jugendlichen, die Mindestruhezeit ist durch die Gewerbeordnungsnovelle geregelt gewesen. Jetzt ist durch Einführung der achtstündigen Arbeitszeit diese Bestimmung überholt.

4. **Fortbildungs- und Fachschulen.** Die allgemeinen gesetzlichen Unterlagen für den Fortbildungsunterricht sind in § 120 der Gewerbeordnung gegeben, wonach die Gemeinden auf Grund eines Ortsstatuts Fortbildungsschulen für die männlichen Jugendlichen mit allgemein verpflichtendem und für die weiblichen mit nur teilweise verpflichtendem Charakter errichten können. Die Pflicht zum Besuche einer Fortbildungsschule kann, soweit sie nicht nach Landesgesetz besteht, durch statutarische Bestimmung einer Gemeinde oder eines weiteren Kommunalverbandes für männliche und weibliche Arbeiter unter 18 Jahren eingeführt werden.

Eine Verpflichtung zum Besuch der Fortbildungsschule für den größten Teil aller Jugendlichen ist durch Art. 145 der Reichsverfassung gegeben, der also lautet: Es besteht allgemeine Schulpflicht. Ihrer Erfüllung dient grundsätzlich die Volksschule mit mindestens acht Schuljahren und die anschließende Fortbildungsschule bis zum vollendeten 18. Lebensjahre. Der Unterricht und die Lernmittel in den Volksschulen sind unentgeltlich.

Die Anordnung der Arbeitszeit ist vielfach keine zweckmäßige. Der Arzt muß die Forderung erheben, daß Arbeitszeit im Beruf und Arbeitszeit in der Fortbildungsschule im allgemeinen die Zeit von 8 Stunden nicht übersteigen sollen.

Für die Mädchen ist eine systematische Ausbildung in allen Arbeiten des Haushalts nach Beendigung der Schulzeit zu verlangen. Hierher gehören neben praktischen und theoretischen Kenntnissen in Waschen, Bügeln, Putzen, Kochen, namentlich auch die Ausbildung der Mädchen in Säuglings- und Kleinkinderpflege, ebenso in Wohnungspflege.

5. Besonderer Aufmerksamkeit bedürfen die **Wohnungsverhältnisse der Jugendlichen.** Die mangelnde Bautätigkeit, der Zuzug zu den Städten, die Verschiebung der Bevölkerungszahlen zuungunsten der Jungverheirateten haben sowieso zu einer Wohnungsnot geführt, die allmählich zu einer Gefahr für Ge-

sundheit und Sitte zu werden droht. Die Unterbringung des Lehrlingspersonals im Hause des Lehrherrn, das Schlaf- und Kostgängerwesen und die daraus entstehenden üblen Folgen haben fast in allen Städten zur Errichtung von Ledigenheimen und Lehrlingsheimen geführt. Sie dienen einmal zur nur vorübergehenden Unterkunft stellenloser Jugendlicher, dann zum dauernden Aufenthalt für alleinstehende Jugendliche. Dort, wo die Jugendlichen in der Familie des Arbeitgebers untergebracht sind, wird bis jetzt zwar eine Kontrolle noch nicht vorgenommen. Lediglich bei beanstandeten Fällen wird teils durch die Wohnungsämter, teils durch andere zuständige Behörden vorgegangen.

6. **Die körperliche Erholung und Ertüchtigung.** Hier wird zunächst auf das gleiche Kapitel des vorhergehenden Abschnittes zu verweisen sein. Ich verweise ferner auf die Veröffentlichungen des Zentralausschusses zur Förderung der Volks- und Jugendspiele. Vor dem Krieg war im allgemeinen die Beteiligung der Jugendlichen an all diesen Veranstaltungen eine geringe. So berichtet Knörk, daß von 120000 Jugendlichen Berlins nur etwa 7% einem Turnverein, 6% einem Spiel- und Sportverein, 3% einem Schwimmverein oder Ruderklub und nur 1% Wandervereinen angehörten. Wenn es auch in den letzten Jahren vor dem Krieg besser geworden ist, so ist doch durch diesen die Entwicklung jäh unterbrochen worden. Der Wegfall der Militärdienstpflicht bedeutet zudem eine große Gefährdung unserer Körperausbildung bei den Jugendlichen und so ist auch an dieser Stelle die Mahnung zu einer systematischen aufbauenden Arbeit wohl angebracht.

7. **Die Jugendgerichtshilfe, die Fürsorgeerziehung, die Zwangserziehung.** Eine einheitliche Regelung aller dieser mit der Jugendfürsorge eng verknüpften Fragen durch Reichsgesetz steht noch aus. In den meisten Bundesstaaten sind besondere landesgesetzliche Bestimmungen getroffen. Das kommende Reichsjugendwohlfahrtsgesetz bringt hoffentlich auch hier wenigstens einen Anfang der Einheitlichkeit.

Der Arzt ist bei all diesen Fragen wesentlich beteiligt, sofern es seine Aufgabe ist, die körperliche und besonders auch die geistige Veranlagung des Jugendlichen festzustellen und die in Betracht kommenden Behörden und Vereine zu beraten. Es möge hier angeführt sein, daß bereits in einer Anzahl von Irrenanstalten (vgl. Frankfurt a. M., Stuttgart) besondere Abteilungen zur Beobachtung der mit den Behörden in Konflikt kommenden Jugendlichen eingerichtet sind (s. die beiden folgenden Abschnitte).

IV. Fürsorge für Psychopathen.

Von

Ewald Stier.

Die Psychopathenfürsorge ist das jüngste Kind sozialer ärztlicher Bestrebungen. Das ist nicht verwunderlich, wenn wir bedenken, daß der Begriff der Psychopathie erst neueren Datums ist und seine Aufstellung, Umgrenzung und Inhaltfüllung erst möglich wurde, nachdem es der Psychiatrie gelungen war, die Grenzen für die einzelnen Psychosen, also die echten Geisteskrankheiten, schärfer zu ziehen. Damit erst war die Voraussetzung gegeben für ein weiterreichendes Studium derjenigen leichteren psychischen Störungen, die nicht den Charakter der eigentlichen Krankheit tragen, das heißt nicht einen bestimmten Anfang und Verlauf und ein charakteristisches Ende zeigen, sondern die, auf dem Boden einer krankhaften Veranlagung entstanden, tief in der Konstitution des Menschen beruhen. Ihr wesentlichstes Merkmal ist eine Disharmonie im Gefühls- und Willensleben und damit im Aufbau der ganzen Persönlichkeit, das in der krankhaften Reaktion dieser abnormen Individuen auf die Reize der Außenwelt immer erneut zutage tritt. Schwankungen in der Intensität dieser Störungen durch die Wechselwirkung mit günstigen oder ungünstigen Einflüssen der Außenwelt liegen daher in der Natur der Psychopathie, desgleichen ist in dieser Eigenart begründet die Tatsache, daß wir auch durch die beste Behandlung nicht eine Heilung — denn die Persönlichkeit kann man nicht heilen —, sondern als Höchstes nur eine Festigung der Persönlichkeit, des Charakters erzielen können, die bei durchschnittlichen Einwirkungen der Außenwelt eine normale Reaktion auf sie erwarten, bei ungünstigen Einwirkungen wenigstens eine leidlich erträgliche Reaktion erhoffen läßt. Einen in sich disharmonischen Psychopathen bis zu dieser Festigung der psychischen Konstitution zu fördern, das muß also das Ziel unserer Bestrebungen sein.

Der Art nach sind die Schädigungen, die aus der abnormen psychischen Eigenart des Psychopathen erwachsen, verschieden. Die mehr passiven oder inaktiven Typen des Psychopathen mit ihrer Willensschwäche und Neigung zu depressiven Verstimmungen und depressiven Reaktionen werden durch ihren krankhaften Zustand vor allem selbst geschädigt infolge ihres Mangels an Kraft zur Durchsetzung der eigenen Persönlichkeit in der rauhen Wirklichkeit und ihrer steten Neigung zu grüblerischer Selbstversenkung, Mutlosigkeit und Verzagtheit bei jedem Hindernis, das sie leicht dazu führt, sich tatenlos in die Einsamkeit zu verkriechen oder ihr „verpfuschtes Leben" freiwillig aufzugeben. Bei andern wieder führt die Neigung zu einseitiger oder zu starker Affektbetonung einzelner Vorstellungsgebiete zu überschwänglicher Hingabe oder gar Aufopferung für irgendeine humanitäre, soziale, politische, religiöse Idee, die bei der ungenügenden Berücksichtigung auch berechtigter anderer Ideen der begünstigten Sache meist keinen wirklichen Nutzen, der sich dafür opfernden Person aber fast stets, oft sogar schweren Schaden bringt. Die große Bedeutung und die Gefährlichkeit dieser begeisterten aber einseitigen Phantasten für Staat und Gesellschaft hat die jüngste Zeit uns besonders klar erkennen lassen. Bei anderen, mehr aktiven Typen unter den Psychopathen steht im Vordergrund des Bildes die krankhafte Überwucherung alles Seelischen durch zu starke Gefühlsbetonung der rein egoistischen und sexuellen Antriebe, die diejenige Mäßigung des Handelns nicht aufkommen lassen, die normalerweise durch Erziehung und eigene Lebenserfahrung erreicht werden kann und erreicht werden muß. Diese letzteren Typen sind in politisch ruhigen Zeiten die gefährlichsten; ihnen gehört die große Masse der aktiven Gewohnheitsverbrecher an.

Streng festhalten aber müssen wir bei der Umgrenzung der Psychopathie stets, daß die Tatsache des unsozialen oder für das Individuum unzweckmäßigen und schädlichen Handelns an sich niemals die Diagnose auf krankhafte Störungen rechtfertigen kann, sondern daß diese letztere auf anderem und einem leider viel schwierigeren Wege erschlossen werden muß, nämlich durch das Studium der gesamten psychischen Persönlichkeit, ein Bemühen, das nur wirklichen Erfolg verspricht, wenn wir Gelegenheit haben, den Betreffenden persönlich längere Zeit zu beobachten oder über sein ganzes Vorleben diejenigen Auskünfte zu erlangen, die eben für unsere psychiatrische Beurteilung von entscheidender Bedeutung sind; dazu gehören die Art der erblichen Einflüsse, die Kenntnis der Familienvorgeschichte und die gemütlichen und Willensäußerungen des Betreffenden in seiner Jugend und Kindheit. Zu beachten ist dabei, daß ebenso wie der Mangel an Wissen an sich nicht entscheidend ist für die Annahme eines Schwachsinns, sondern nur die dauernd vorhandene, in der Struktur des Seelenlebens liegende Unfähigkeit, sich ein solches anzueignen, so auch für die Annahme einer Psychopathie nicht die Tatsache des Bestehens von Unarten oder ein gehäuftes Lügen, ein Stehlen und Herumtreiben charakteristisch ist, sondern der Nachweis, daß die Tendenz zu einem eigenartigen oder unsozialen Handeln tief in der Natur des Kindes begründet ist.

Wir werden damit vor die große Schwierigkeit gesetzt, daß wir die Kenntnis des Milieus, aus dem heraus ein Mensch und besonders ein Kind auffallend oder gesellschaftsfeindlich handelt, keinesfalls entbehren können. Der Rückschluß auf eine krankhafte Grundlage für das Handeln wird dann um so leichter zu ziehen und um so eher berechtigt sein, wenn wir nachweisen können, daß das Kind trotz bester Einwirkung durch Erziehung und Umgebung doch ein solches Handeln aufweist, und um so schwerer, je ungünstiger die äußeren Verhältnisse des Kindes sind. Ich betone diese Schwierigkeit auch hier ausdrücklich, weil, seit das Verständnis und Interesse für den Begriff der Psychopathie in immer weitere Kreise der Fürsorger und Fürsorgerinnen eindringt, die Zahl der einfach schwachsinnigen Kinder, die mir als angebliche Psychopathen vorgeführt werden, zwar abnimmt, andererseits aber die Zahl der einfach verwahrlosten, das heißt lediglich durch Milieueinwirkung geschädigten, stark in Zunahme begriffen ist. Wir Psychiater sind dadurch immer wieder in die etwas eigenartige Lage gedrängt, darauf hinweisen zu müssen, daß schlechte Umwelt und traurige wirtschaftliche Lage unendlich viel häufiger die alleinige oder vorwiegende Ursache für unsoziales Handeln sind als psychische Anomalie, und nur bei einem relativ kleinen Prozentsatz der Fälle dieser letzteren eine ausschlaggebende Bedeutung beizumessen ist.

Die Differentialdiagnose zwischen konstitutioneller Psychopathie und lediglich milieubedingter Verwahrlosung ist aber, so häufig auch ihre Kombination ist, fürsorgerisch deshalb von großer praktischer Bedeutung, weil im letzteren Falle die einfache Herausnahme aus dem schlechten Milieu und die Versetzung in günstige Lebensbedingungen in der Regel ausreichend ist, um die Schädigungen zu beseitigen, in dem ersteren Falle aber eine solche Maßnahme nicht ausreicht, sondern mit oder ohne Herausnahme aus dem alten Milieu die Anwendung besonderer, gerade der besonderen Eigenart des Kindes zugepaßter erziehlicher Methoden unentbehrlich, also ein viel komplizierterer und schwieriger zu beschaffender Apparat erforderlich ist.

Daß im Hinblick auf die Sonderstellung der Psychopathie als einer tief in der Persönlichkeit liegenden konstitutionellen Anomalie jeder Versuch der Behandlung und Beeinflussung so früh als möglich in der Kindheit und Jugend einsetzen muß, bedarf nach dem Gesagten keiner besonderen Betonung und Begründung. Alles, was bisher für Psychopathen fürsorgerisch geschehen ist, bezieht sich daher auf Kinder und Jugendliche. Es gliedert sich in staatliche und private Maßnahmen und muß je nach dem Erreichten und Erstrebten einzeln betrachtet werden.

Die staatliche Fürsorge für Psychopathen.

Irgendwelche gesetzlichen Bestimmungen über die Fürsorge für Psychopathen gibt es bis jetzt noch nicht; sie dürften auch für absehbare Zeit kaum nötig sein, da diese Fürsorge innerhalb der bestehenden Gesetze in ausreichendem Maße möglich ist. Einen Rahmen dazu bietet das preußische Fürsorgeerziehungsgesetz vom 2. Juli 1900[1]). Voraussetzung für eine gedeihliche Fürsorge ist innerhalb wie außerhalb der Fürsorgeerziehung die Gewinnung geeigneter Persönlichkeiten unter den Ärzten und Erziehern. Beides ist schwer, aber entscheidend für den Erfolg.

Der Arzt, der naturgemäß Psychiater sein und ein besonderes Interesse und Verständnis für die Frage der Psychopathie haben muß, hat als erstes die schwerwiegende Aufgabe zu erfüllen, die frisch in Fürsorgeerziehung gehenden Kinder und Jugendlichen mit rein psychiatrischen Methoden zu untersuchen und nach ihrer psychischen Eigenart in Sondergruppen einzuteilen. Dazu muß er in einem festen Vertragsverhältnis zu den Trägern der Fürsorgeerziehung stehen; es liegt jedoch nicht im Interesse der Sache, ihn einseitig nur für diese Tätigkeit zu binden, sondern er muß im Gegenteil durch ständige, auch andersartige ärztlich-psychiatrische Tätigkeit die Fühlung behalten mit dem gesamten Gebiet seines ärztlichen und spezialärztlichen Wissens, um nicht einseitig und damit weniger leistungsfähig zu werden. Da die psychopathischen Störungen, also die Anomalien des Willens- und Gemütslebens, in erster Linie in der Reaktion des Individuums auf die Außenwelt manifest werden, so bedarf der Psychiater, um auf Grund möglichst schon einer einmaligen Untersuchung ein Urteil hierüber fällen zu können (im Gegensatz z. B. zu den Störungen der Intelligenz), einer

---

[1]) Der Entwurf eines Reichsjugendwohlfahrtsgesetzes regelt die Materie für das Reich.

genauen Kenntnis der Vorgeschichte, die ihm durch
Überweisung möglichst reichlicher Berichte der Lehrer, Erzieher, Fürsorger beschafft werden muß, und die er sich selbst
ergänzen und vervollständigen muß, durch Befragung oder
sonstige mündliche Besprechung mit den Eltern und Pflegern.
Ist letzteres gar nicht oder nur unvollständig möglich, dann
kann ein Urteil nur abgegeben werden, wenn das betreffende
Kind in einer „Beobachtungs- und Verteilungsstation" der
Fürsorgeerziehung für einige Zeit untergebracht und dort beobachtet wird, wie es für Berlin in Lichtenberg und für Leipzig
in Klein-Meusdorf schon in vorbildlicher Weise geschieht.

Die praktische Erfahrung hat gezeigt, daß die Zahl derjenigen
Fürsorgezöglinge, bei denen die Verwahrlosung oder Gefahr der
Verwahrlosung in erster Linie durch solche psychopathischen
Anomalien bedingt wird, nicht so groß ist, als man noch vor
einigen Jahren dachte, und daß nur einige Prozente übrig bleiben,
bei denen die Herausnahme aus den gewöhnlichen Erziehungsanstalten und die Überweisung in besondere Psychopathenheime
erforderlich ist. Für diese relativ kleinen Gruppen sind dann
Sonderanstalten zu schaffen und zu unterhalten.

Eine zweite Aufgabe des Arztes bildet es dann, die Leiter
und Erzieher an diesen Anstalten über jeden Einzelfall zu beraten und mit ihnen diejenigen Maßnahmen zu besprechen, die
für den Sonderfall gerade angebracht und erfolgversprechend
sind. Nötig ist dazu natürlich ein regelmäßiger Besuch dieser
Anstalten und ein vertrauensvolles Zusammenarbeiten zwischen
dem Arzt und Pädagogen, das, wie die Erfahrung zeigt, allein ein
günstiges Resultat zutage fördert. Hand in Hand damit muß
eine immer wiederholte allgemeine Beratung und Belehrung
derjenigen Pädagogen gehen, die mit der Erziehung psycho-
pathischer und überhaupt geistig abnormer Kinder zu tun haben,
also der Leiter und Lehrer von Erziehungs- und Rettungshäusern,
Hilfsschullehrern usw. Dies kann einmal durch Fortbildungskurse der schon in diesem Zweige tätigen Lehrkräfte, es muß
aber grundsätzlich auch bei Gelegenheit der Ausbildung dieser
Lehrkräfte geschehen. In Berlin werden solche Vorträge seit
einigen Jahren bereits in den Ausbildungskursen der Hilfsschullehrer und in der Jugendpflegerschule der sozialen Arbeits-
gemeinschaft Ost gehalten. Durch sie allein wird den Lehrern
und Erziehern Auge und Ohr geöffnet für das Krankhafte im
seelischen Leben ihrer Pflegebefohlenen, so daß sie später imstande sind, diejenigen Kinder herauszufinden, für die sie die
Mitberatung durch den Psychiater bei der Erziehung nötig haben.

Noch nicht genügend gewertet ist schließlich die Mithilfe des Psychiaters bei der Entlassung der Jugendlichen aus der Fürsorgeerziehung im 21. Jahre. Hier wird in den Fällen schwererer seelischer Störungen rechtzeitig die Entmündigung zu beantragen und unter Mithilfe des Psychiaters durchzuführen sein, damit diejenigen Jugendlichen, die ihrer seelischen Beschaffenheit nach den Anforderungen des freien Lebens in der Gesellschaft voraussichtlich nicht gewachsen sind, rechtzeitig einen Vormund erhalten, der sie auch weiterhin stützt und berät und vor Entgleisungen bewahren hilft.

Für die Organisation der eigentlichen Psychopathenheime liegt auch wieder der Schwerpunkt in der Auswahl der Person des Leiters und der Erzieher. Dieser muß grundsätzlich Pädagoge und wenn irgend möglich verheiratet sein mit einer Frau, die gleichfalls erzieherisch begabt ist, Verständnis für ihre Aufgabe und die Fähigkeit besitzt, den Kindern oder Jugendlichen einen gewissen Ersatz·für die Familie zu verschaffen. Die Heime selbst dürfen daher nicht zu groß sein, oder wenn sie aus wirtschaftlichen Gründen doch groß gehalten werden, müssen sie in einzelne in sich geschlossene Abteilungen zerfallen, die den Familiencharakter leidlich wahren können.

Zu trennen sind in solchen Psychopathenheimen grundsätzlich wegen der gänzlich verschiedenen Art der Behandlung und zur Vermeidung ungünstiger Beeinflussung die Schulpflichtigen von den Schulentlassenen und bei der häufig verfrühten und abnormen Entwicklung des Sexuallebens leider auch die Knaben von den Mädchen. Sehr wichtig ist weiterhin die Fernhaltung aller intellektuell erheblich oder deutlich Rückständigen von diesem Heim; denn sie erschweren außerordentlich die Erziehung und Ausbildung der andern. Finden sich bei Schwachsinnigen, wie es nicht selten der Fall ist, auch erhebliche Störungen des Willens- und Gemütslebens, so sind solche Kinder oder Jugendlichen den Anstalten für Schwachsinnige oder, wenn es auch dort nicht geht, den öffentlichen Irrenanstalten zuzuweisen.

Die Psychopathenheime selbst sind unbedingt so anzulegen, daß sie räumlich von der Großstadt fern liegen und über Gartenland und Feld verfügen. Denn nur dadurch, daß wir der Jugend die Möglichkeit wiedergeben, sich frei und ihrem Wunsche entsprechend in der Natur zu betätigen, Land zu bestellen, Tiere und Pflanzen zu pflegen, zu spielen und herumzutollen, gelingt es, ihnen gesunde und ihrer Natur entsprechende Freuden zu verschaffen und ihnen in sorgfältig überwachtem Gemeinschafts-

leben zu dem Ausgleich der seelischen Kräfte zu verhelfen, auf
dem allein ein gefestigter und sozial brauchbarer Charakter sich
entwickeln kann.

Ein möglichst reichlicher Gebrauch zu machen ist aber
neben dieser geschlossenen Fürsorge von dem gesetzlich gegebenen
Recht der Übergabe einzelner Kinder in Familien. Gerade für
die infolge psychischer Eigenart schwer erziehbaren und zur
Verwahrlosung neigenden Kinder ist die Erziehung in geeigneten
Familien — sei es, daß diese sogleich oder erst nach einem
Anstaltsaufenthalt von gewisser Zeitdauer einsetzt — von ganz
besonderem Nutzen, und es bleibt eine weitere Aufgabe der
Behörden, vor allem der Beobachtungs- und Verteilungs-
stationen, unter Mitberatung durch den Psychiater die hierfür
geeigneten Kinder auszuwählen und außerdem zusammen mit
privaten Fürsorgevereinen Familien aufzufinden, die bereit und
fähig sind, solchen Kindern das Milieu und die erziehlichen
Einwirkungen zu bieten, die eben gerade ·unsere Psychopathen
nötig haben. Eine belehrende Aufklärung der Eltern in diesen
Familien nicht nur über ihre allgemeinen Pflichten, sondern
auch über die speziellen Aufgaben einem bestimmten Kinde
gegenüber wird die notwendige Voraussetzung für eine solche
Unterbringung bleiben; ständige Fühlungnahme mit ihnen, wenn
möglich sogar Teilnahme solcher Eltern an Belehrungskursen
über psychopathische Kinder und über ihre Behandlung ist daher
weiterhin zu erstreben.

Ein Fehler dieser geschlossenen Fürsorge in der staatlichen
Fürsorgeerziehung aber ist es bis heute fast in allen Provinzen
noch, daß der ganze hier beschriebene Apparat, wenn überhaupt, dann erst einsetzt, nachdem die Entscheidung über
die Frage, ob die staatliche Fürsorgeerziehung anzuwenden ist,
bereits gefallen ist. Das Ziel unseres Strebens muß demgegen-
über sein, vor diesem Zeitpunkt durch häusliche Erkundigungen,
Aufklärung der Vorgeschichte, psychiatrische Untersuchung und
eventuell längere Überwachung des Kindes im Elternhaus oder
in einem andern Heim das Bild des Kindes soweit zu vervollständigen, daß wir wirklich klar sehen, ob und wie weit lediglich die Umgebung an seinem Verhalten schuld ist, oder ob
außerdem oder in erster Linie intellektuelle Defekte oder psychopathische Anomalien die Ursache für das unsoziale Verhalten
bilden. Die klare Einsichtnahme in alle diese Umstände wird
ganz besonders bei psychopathischen Kindern oft zeigen, daß
die teure und an sich nicht erfreuliche geschlossene Fürsorge
entbehrlich ist und eine Belassung im Elternhaus mit Schutz-

aufsicht und mit Beratung der Eltern ausreicht, um das Kind vor sittlichem Verderben zu behüten. Für die Fälle aber, in denen doch eine geschlossene Fürsorge nötig erscheint, wird eine wertvolle und keineswegs vergebliche Vorarbeit geleistet sein, indem das ganze so beschaffte Material für die Wahl der speziellen Anstalt oder Familie die beste Unterlage bildet und auch der künftige Erzieher aus diesen Akten manche Anregung wird schöpfen können für die spezielle Art, wie er das Kind günstig beeinflussen und fördern kann. Zur Erfüllung aller dieser Wünsche ist die Mithilfe privater Organisationen natürlich ganz unentbehrlich.

Die private Fürsorge für Psychopathen.

Die private Fürsorgetätigkeit für Psychopathen hat im Anschluß an die von der „Deutschen Zentrale für Jugendfürsorge" veranlaßte Tagung über Psychopathenfürsorge am 19. Okt. 1918 in dem „Deutschen Verein zur Fürsorge für jugendliche Psychopathen" ihre Zentralstelle gefunden. Dem Vorstand des Vereins gehören zwei Psychiater an; seine Geschäftsstelle befindet sich zusammen mit der der Ortsgruppe Berlin in Berlin-N, Monbijouplatz 3 [1]). Über die Ziele und Zwecke des Vereins orientiert am besten das folgende, von ihm herausgegebene kurze

Merkblatt.
Was sind psychopathische Kinder?
Es sind Kinder, deren Gefühls- und Willensleben auch bei normaler Intelligenz krankhafte Störungen zeigt.
Weswegen müssen wir diesen Kindern besondere Behandlung zuteil werden lassen?
Weil die gewöhnlichen Erziehungsmittel nicht ausreichen, um sie zu moralisch widerstandsfähigen und sozial brauchbaren Menschen zu machen.
Wodurch wird das bewiesen?
Durch die große Zahl von Psychopathen unter den Verbrechern, Dirnen und Vagabunden, die unsere Gefängnisse, Arbeitshäuser und Irrenanstalten füllen; durch die gescheiterten Existenzen, die sich selbst zur Last, dem Staate keine vollwertigen Dienste leisten können.
Wodurch können diese jugendlichen Psychopathen zu lebenstüchtigen Menschen entwickelt werden?
Durch frühzeitiges Erkennen ihrer psychopathischen Konstitution (durch Befragen des Arztes, in erster Linie des Psychiaters).
Durch rechtzeitiges Einsetzen einer Heilbehandlung (durch Arzt und Erzieher).

---

[1]) Dort sind auch die Merkblätter über die Arbeit des Vereins und der Bericht über die Tagung vom 19. Oktober 1918 erhältlich.

Durch planmäßige Erziehung unter ärztlicher Mitwirkung.
Was ist zu dieser Heilbehandlung notwendig?
Aufklärung und Ausbildung von Lehrern, Hortleitern, Eltern und
Erziehern über Wesen und Behandlung der kindlichen Psycho-
pathie.
Errichtung der notwendigen Anstalten (Horte, Tages- und Nacht-
heime, Heilerziehungsheime).
Schutzaufsicht über Schulpflichtige sowie über Schul- und Heim-
Entlassene.
Sammlung und Austausch der Erfahrungen auf dem Gebiete der
Psychopathenfürsorge.
Wer leistet diese Arbeit?
1. Der „Deutsche Verein zur Fürsorge für jugendliche Psycho-
pathen“, dessen Aufgabe es ist, die Erforschung psycho-
pathischer Konstitutionen sowie die praktische Fürsorgearbeit
an jugendlichen Psychopathen in Deutschland anzuregen, aus-
zubauen und zusammenzufassen.
2. Die „Ortsgruppe Groß-Berlin“, deren Aufgabe es ist, die praktische Fürsorgearbeit für jugendliche Psychopathen in Groß-
Berlin zu leisten.
Wer kann diesem Verein als Mitglied beitreten?
Jeder, der Interesse an der Entwicklung einer geistig und sittlich
gesunden Jugend hat. Ein Jahresbeitrag beträgt 10 Mk.

Aus der Arbeit des Vereins hat sich durch die Praxis gezeigt,
daß die Schutzaufsicht über psychopathische Kinder, die
von eigens dafür begabten und ausgebildeten Helfern und
Helferinnen ausgeübt wird, einen ganz besonders guten Erfolg
aufweist. Durch das Hineingehen dieser Helfer in die Häuser
und das Studium des örtlichen Milieus werden zunächst für die
Beurteilung der Kinder Tatsachen bekannt, die zusammen mit
der darauf fußenden Untersuchung des Psychiaters die denkbar
beste Grundlage für die weitere Behandlung bieten. Zugleich
hat sich gezeigt, daß durch sachgemäße Beratung der Eltern
über die Wege, wie sie ihre schwer erziehbaren Kinder doch noch
beeinflussen und ohne Fortgabe der Kinder diesen helfen können,
ein weit größerer praktischer Erfolg erzielt werden kann, als
wir früher gehofft hatten, und daß die früher allein angewandte
Überweisung der Kinder in Psychopathenheime mit ihren großen
Unkosten und Zerreißung des Familienzusammenhalts meist
vermieden werden kann. Der Verein hat daher neuerdings auf
immer weitergehende Gewinnung solcher Helferinnen besonderen Wert gelegt und vom 5. bis 10. Januar 1920 auch einen
Kursus zur Ausbildung von solchen Helfern eingerichtet, der
von fast 200 Personen besucht wurde. Weitere Kurse sollen
folgen.
Erstrebt wird weiterhin vom Verein die Schaffung von besonderen Horten, also die halboffene Fürsorge für psycho-

pathische Kinder; in Halle ist von der dortigen Zentrale für Jugendfürsorge schon ein solcher Hort seit einigen Jahren erfolgreich in
Betrieb. In Berlin ließen sich bisher die Unterkunftsschwierigkeiten
noch nicht überwinden, da es nicht gelang, in geeigneter Lage
der Stadt auch nur einige wenige Räume zu gewinnen, die von
etwas Land zum Spielen und Arbeiten im Freien umgeben waren.

Für diejenigen Kinder, zu deren Fürsorge die offene und
halboffene Pflege nicht ausreicht, hat die Deutsche Zentrale
für Jugendfürsorge schon 1920 als Versuchs- und Musteranstalt
das Psychopathenheim in Templin erbaut und eingerichtet für
25—30 schulpflichtige Knaben. Die Auswahl der Kinder und
die Beratung des Leiters liegen in der Hand des Verfassers dieser
Arbeit, die Leitung selbst ist einem erfahrenen Pädagogen anvertraut. Die Erfolge der Erziehung dort sind nach jeder Richtung
erfreulich; sie finden bisher leider ihre Begrenzung an der Unmöglichkeit, für die Kinder nach der Entlassung von der Schule
und damit aus dem Heim ausreichend weiter zu sorgen und sie
weiter zu betreuen. Hoffentlich gelingt auch das bald, zunächst
zum mindesten in der Form der offenen Schutzaufsicht.

Zum Teil noch außerhalb des Vereins, zum Teil unter seiner
Anregung und Mithilfe ist für Aufklärung der in der Erziehung
und Wohlfahrtspflege tätigen Personen schon manches getan
worden. So werden seit einigen Jahren regelmäßig in der Charlottenburger „Wohlfahrtsschule für Fürsorgerinnen“ Vorträge auch
über Psychopathenfürsorge gehalten, das Gleiche ist in den
Ausbildungskursen der Hilfsschullehrer und neuerdings auch
in dem Kursus für weibliche Stadtverordnete über „Aufgaben
der Kinder- und Jugendwohlfahrt“ geschehen.

Einen weiteren Fortschritt in den Bestrebungen der Psychopathenfürsorge bedeutet die in Berlin seit Juli 1919 eingerichtete
Stelle eines psychiatrischen Fachbeirates für die Schulärzte
Berlins. Ihm sollen bestimmungsgemäß von den Schulärzten
alle ihnen zukommenden Fälle überwiesen werden, in denen sie
für die Diagnose und den Rat zur Behandlung neurologisches
und psychiatrisches Fachwissen für nötig halten. Es liegt in der
Natur der Sache, daß es sich dabei auch oft um schwer erziehbare
und verwahrloste und darunter viele psychopathische Kinder
handelt. Wirklich nutzbar kann diese neue Einrichtung erst
dann werden, wenn sie eng angeschlossen wird an die Tätigkeit
der im Entstehen begriffenen Jugendämter, die alle Wohl-
fahrts- und Fürsorgearbeit an der Jugend zentralisieren sollen.
Hier ist natürlich auch die Stelle, an der künftig ein dauernd
angestellter Psychiater tätig sein muß, der natürlich in inniger

Fühlung mit der vorher genannten Stelle stehen muß. Diesem Psychiater wird es dann obliegen, alle einer besonderen Fürsorge und Behandlung bedürftigen psychopathischen Kinder der Großstadt zu bezeichnen und an die geeignete Stelle für ihre Behandlung verweisen zu helfen. Ein weites und dankbares Arbeitsfeld eröffnet sich hier.

Es liegt in der Natur der Sache, daß die an sich neuen Bestrebungen der Psychopathenfürsorge zunächst von der größten Stadt Deutschlands am intensivsten in Arbeit genommen worden sind. Aber es regt sich überall im Reiche. Halle und Leipzig wurden als vorbildlich in mancher Richtung schon erwähnt, andere Städte sind im Begriff, den gleichen Weg zu gehen. Gute Vorbilder für die Einrichtung von Psychopathenheimen sind im Reiche schon seit längerer Zeit vorhanden; sie sind meist durch private Initiative, besonders in der Form von Anstalten für Kinder besser situierter Kreise entstanden. Bahnbrechend hat hier vor allem das älteste und beste von ihnen, das Trüpersche Erziehungsheim in Jena, gewirkt.

V. Schwachsinnigenfürsorge.

Von

Ewald Stier.

Die Notwendigkeit einer besonderen Fürsorge für die Schwachsinnigen aller Grade ergibt sich einmal aus allgemein humanitären Gründen und der menschlichen Pflicht, allen durch die Ungunst des Schicksals in der Entfaltung ihrer Kräfte Behinderten nach Möglichkeit dazu zu helfen, daß sie innerlich und äußerlich freie, selbständige und dadurch soweit als tunlich glückliche Menschen werden; dann aber sind es auch wichtige volkswirtschaftliche und sozial-ethische Gründe, die uns diese Fürsorge zur besonderen Pflicht machen. Das Interesse der Allgemeinheit erfordert, daß jeder Mitbürger nach seinen Kräften mitarbeitet für das Wohl des Ganzen, zum mindesten aber, daß er nicht störend und hindernd in das Zusammenleben der übrigen eingreift. Für die Schwachsinnigen ergibt sich für uns daraus die Notwendigkeit, sie intellektuell und moralisch so weit zu fördern, daß sie in irgendeiner Weise beruflich tätig sein können und so durch ihre Arbeit für das Volksganze wenigstens für ihren eigenen Unterhalt zu sorgen lernen, oder wenn das nicht erreichbar ist, zum mindesten etwas zu ihrer eigenen Erhaltung beitragen, um so die Gesamtheit möglichst wenig wirtschaftlich zu belasten. Das Problem ist um so ernster, als die Erfahrung gezeigt hat, daß unter den Arbeitslosen, den Landstreichern und anderen sozialen Parasiten, den Prostituierten und den Verbrechern ein nicht geringer Prozentsatz von Schwachsinnigen sich findet, die eben infolge ihrer geistigen Unfähigkeit, den Anforderungen des Lebens zu genügen und sich in die soziale Gemeinschaft einzupassen, zu dem geworden sind, was sie sind.

Die Fürsorge für die Schwachsinnigen ist natürlich um so wirksamer, je früher sie einsetzt und je größer die Bildungsfähigkeit des betreffenden Individuums daher noch ist. Sie muß spätestens im schulpflichtigen Alter beginnen und wird erst dann vollen Nutzen für die Allgemeinheit schaffen, wenn es einmal gelingen wird, die als intellektuell defekt Erkannten solange in fürsorgerischer Obhut irgendwelcher Art zu erhalten,

als sie eben in störender Weise geistig hinter den andern
zurückstehen; das ist, wenn wir von den ganz wenigen nachträglich noch zu leidlicher geistiger Reife gelangenden Kindern
absehen, das ganze Leben hindurch. Ausdrücklich verwiesen
sei dabei auf die an sich scheinbar paradoxe Tatsache, daß die
soziale Bedeutung der Schwachsinnigen im allgemeinen um so
größer ist, je geringer der intellektuelle Defekt ist, da die Idioten
außerhalb der menschlichen Gemeinschaft stehen, also asozial
sind, antisoziale Tendenzen aber am leichtesten bei denen sich
entwickeln, die eben beinahe, aber nicht ganz den ethischen
und wirtschaftlichen Forderungen des Gemeinschaftslebens gewachsen sind. Daß die Mithilfe des Arztes bei der Auswahl
der zu Betreuenden und bei der Fürsorge selbst nicht zu entbehren ist, erhellt von selbst.

Die öffentliche Fürsorge für Schwachsinnige.

Die Notwendigkeit einer öffentlichen Fürsorge wurde zeitlich
am ehesten erkannt für die Idioten, also die tief Schwachsinnigen
und Hilflosen, soweit die Familie außerstande war, diese Fürsorge zu übernehmen. Neben den privater Wohltätigkeit und
Menschenliebe entstammenden, meist von religiösen Gemein-
schaften gegründeten Idiotenanstalten entstanden daher in
der zweiten Hälfte des vergangenen Jahrhunderts zunehmend
die entsprechenden Anstalten der Provinzen und andern Kom-
munalverbände oder großen Kommunen, denen ja auch gesetzlich die Pflicht der Fürsorge für die Hilflosen aller Art oblag.
Die Leitung der Anstalten liegt grundsätzlich in ärztlichen
Händen, soweit es sich um nicht bildungsfähige Idioten, also
schwer geisteskranke Menschen handelt; sie liegt in der Regel
in den Händen von Pädagogen, wenn schulmäßig bildungsfähige
Kinder in Betracht kommen. Doch ist auch in diesen Anstalten
dem Arzt entweder die Oberleitung oder wenigstens ein maß-
gebender Einfluß bei der Behandlung eingeräumt. Die früher
zeitweise sehr ernsten Differenzen zwischen den Ärzten und den
Pädagogen über diese Fragen können heute als beseitigt angesehen
werden, da beide Teile gesehen haben, daß ein friedliches Zusammenarbeiten möglich und im höchsten Maße im Interesse
der Sache liegt.

Den Idiotenanstalten nahe verwandt sind die großen Epi-
leptikeranstalten, da in diesen Anstalten vorwiegend solche
Kinder und Erwachsene aufgenommen werden, bei denen die
Epilepsie schon zu einem, meist hochgradigen, geistigen Defekt

geführt hat. Daß sie unter ärztlicher Oberleitung stehen müssen und hier dem Arzt ein noch größeres Feld für seine Arbeit sich bietet als in der einfachen Idiotenanstalt, bedarf keiner Begründung.

Einen gewaltigen Fortschritt erfuhr die Schwachsinnigenfürsorge am Ausgang des letzten Jahrhunderts durch die Einführung einer offenen Fürsorge für die sozial und zahlenmäßig unendlich viel wichtigeren Formen des leichten Schwachsinns. Sie wurde gleichzeitig von Ärzten und Pädagogen in Angriff genommen und nach guten Anfangserfolgen ungewöhnlich rasch von den Schulbehörden zu der Höhe gefördert, die sie jetzt inne hat. Der Grundgedanke und das letzte Ziel der „Hilfsschulen für schwachbefähigte Kinder"[1]), wie der Name der neuen Einrichtung lautete, war doppelter Art, nämlich einmal eine Förderung der intellektuell Rückständigen durch Herausnahme aus den Volksschulen, in denen sie doch nicht Genügendes lernten, ja charakterologisch durch die Neckereien und Quälereien der Mitschüler oft noch geschädigt wurden, und Sonderunterweisung in kleinen Klassen mit niedrigerem Lehrziele durch besonders dafür interessierte und, später, auch besonders ausgebildete Lehrer und Lehrerinnen; zweitens aber eine Entlastung des Lehrpersonals von der aufreibenden und meist doch erfolglosen Arbeit an diesen geistig zu Schwachen innerhalb der Volksschule und damit eine Befreiung der Mitschüler von dem Ballast dieser Schwachsinnigen, die ein Hindernis waren für die wirkliche Förderung der gut Begabten, besonders in den unteren Klassen, in denen naturgemäß die Schwachbegabten sich anreicherten. Der Erfolg hat die hohen Erwartungen noch übertroffen. Das Problem kann, soweit es ein Problem der Schule ist, heute als wirklich gelöst angesehen werden.

In Berlin gibt es zurzeit 20 sechsklassige Hilfsschulen für Schwachbefähigte und einige Nebenklassen mit zusammen ungefähr 3100 Kindern, davon etwa $^3/_5$ Knaben und $^2/_5$ Mädchen. Die Überweisung in eine Hilfsschule soll grundsätzlich erst erfolgen nach zweijährigem erfolglosem Besuch der Volksschule; bei klar ersichtlichem Schwachsinn kann die Überweisung aber auch schon früher erfolgen. Eine besondere Ausbildung und Prüfung der Lehrkräfte ist durch das Kultusministerium seit einigen Jahren angeordnet. Ausbildungskurse dazu und auch Fortbildungskurse finden regelmäßig statt. Auch in den Taubstummenanstalten und in den Heimen der Fürsorgeerziehung

---

[1]) Siehe auch S. 158.

sind zur Ausbildung der ihnen überwiesenen Schwachsinnigen
wohl in allen Provinzen Schulen vom Charakter der Hilfsschulen
schon eingerichtet worden und haben sich auch dort bewährt.

Der einzige Nachteil, der sich bei längerem Betriebe der
Hilfsschulen als störend herausstellte, war die Überlastung der
untersten Klassen der Hilfsschule mit Kindern, die geistig so
tief stehen, daß die Erreichung auch nur des Ziels dieser untersten
Hilfsschulklasse sich als unmöglich erwies. Auf Anregung des um
das Hilfsschulwesens hoch verdienten Schulinspektors Arno Fuchs
wurden daher in Berlin seit Ostern 1916 diese allzu schwachen,
eigentlich in die Idiotenanstalt gehörigen Kinder herausgenommen
und besonderen „Sammelklassen für schwer schwachsinnige Kinder" überwiesen[1]). Auch dieser Versuch, für den
die Berliner Einrichtung als vorbildlich angesehen werden kann,
hat zu vollem Erfolge geführt. Zurzeit bestehen in Berlin an
sechs Hilfsschulen solche Sammelklassen mit zusammen etwa
90 Kindern. Das Ziel des Unterrichts ist hier weniger das Erlernen von Lesen, Schreiben und Rechnen, als vielmehr die
Gewöhnung an eine gewisse Zucht und Ordnung, die Förderung
körperlicher Geschicklichkeit und die Erlernung einfacher Spiele
und Handfertigkeiten. Die Kinder gehören grundsätzlich
in die Idiotenanstalt und werden nur in die Sammelklassen
aufgenommen, weil die Eltern sich nicht von ihnen trennen
wollen und ein gesetzlicher Zwang dazu nicht ausgeübt werden
kann. Durch diese neue Einrichtung gelingt es wenigstens, mit
geringen Mitteln der Allgemeinheit diese Kinder bis zu dem
natürlich sehr niedrigen Niveau geistig zu entwickeln, das eben
überhaupt erreichbar ist.

Die ärztliche Tätigkeit an den Hilfsschulen und die
Auswahl der in sie aufzunehmenden Kinder liegt in den
Händen der Schulärzte. Ihnen werden die von den Lehrern
zur Versetzung in die Hilfsschulen vorgemerkten Kinder vorgestellt; sie untersuchen sie, füllen den Fragebogen aus und
geben ihr Urteil ab. Stimmt es mit dem der Schule nicht
überein, oder entstehen sonst Differenzen der Auffassung auch
gegenüber den Eltern, dann kann nach näherer Bestimmung
das Gutachten des psychiatrischen Fachbeirates eingeholt werden.
Die endgültige Entscheidung liegt bei der Schuldeputation.
Bei den innigen Beziehungen zwischen intellektueller Schwäche
und anderen, rein körperlichen Krankheiten bedürfen die Hilfs-

---

[1]) Genaueres dazu siehe in meiner kleinen Arbeit: „Die neu
errichteten Berliner Sammelklassen für schwer schwachsinnige
Kinder." Zeitschrift für ärztliche Fortbildung 1918, Nr. 21.

schulen naturgemäß dauernd der besonderen Überwachung durch den Schularzt. Zu den Aufgaben des psychiatrischen Fachbeirates gehören auch der gelegentliche Besuch der Hilfsschulen und die regelmäßige Besichtigung der Sammelklassen. Erfolgt die Aufnahme in die Hilfsschulen und der Verbleib in ihnen grundsätzlich nach pädagogischen Gesichtspunkten, so ist ärztlich bei den Sammelklassen zu beachten, daß ihnen vor allem solche Kinder ferngehalten werden, die einen schädlichen oder störenden Einfluß auf die anderen ausüben können durch böse Charaktereigenschaften, hochgradige Blasen- und Mastdarmschwäche, gehäufte epileptische Anfälle oder ähnliches. Im Interesse der einzelnen Kinder ist darauf zu achten, daß nicht Störungen der Seh- oder Hörfähigkeit übersehen und daraus resultierende Störungen des Verhaltens lediglich als intellektueller Rückstand eingeschätzt werden. Durch Zuweisung solcher Kinder zu den Schulen für Sehschwache, Taubstumme oder Schwerhörige[1]) kann ihnen viel mehr genützt werden. Mäßige oder mittelschwere Störungen der Sprechfähigkeit werden in den Sammelklassen und Hilfsschulen von den dafür stets vorgebildeten Lehrern selbst durch entsprechende Übungen behandelt. Eine Überweisung ausgeprägt schwachsinniger Kinder zu den Stotterkursen verspricht im allgemeinen keinen Erfolg.

Grundsätzlich wünschenswert, aber nicht immer leicht erreichbar ist ferner die Zuweisung von solchen Kindern in die Hilfsschulen bzw. -klassen, die ihrer reinen Intelligenz nach zwar eben noch in der Volksschule oder Hilfsschule mitkommen könnten, bei denen aber durch neuro- und psychopathische Störungen, wie gesteigerte Ermüdbarkeit, Konzentrationsunfähigkeit, Gliederunruhe, oder auch charakterologische Störungen im engeren Sinne das Fortkommen erschwert oder unmöglich gemacht wird. Gelingt es, solche Kinder in den viel kleineren Kreis der Hilfsschule oder Sammelklasse zu versetzen, in denen die Anforderungen an die Leistungen geringer und eine weiterreichende intellektuelle Behandlung möglich ist, dann sehen wir fast regelmäßig die nervösen und auch die charakterologischen Störungen rasch sich bessern und die Kinder blühen körperlich und geistig auf. Auch bei drohender Verwahrlosung der mehr haltlosen, willensschwachen, zu leicht beeinflußbaren Kinder mit intellektueller Schwäche hat eine solche Versetzung oft so günstigen Erfolg, daß die sonst nötige Fürsorgeerziehung vermieden werden kann

---

[1]) Siehe S. 158.

und Besserung auf diesem billigeren und volkswirtschaftlich so viel mehr erstrebenswerten Wege oft gelingt. Die Mithilfe des Facharztes für diese Fälle in Anspruch zu nehmen, liegt im Interesse des Schularztes und der Schule, da Widerstände seitens der Eltern oder der Schulbehörde fast stets überwunden werden müssen; sie ist aber auch sachlich unerläßlich, da ein Urteil über die Frage, ob und wieweit die schlechten Schulleistungen auf intellektueller Schwäche oder auf psychopathischen Störungen beruhen, eben nur vom Psychiater wirklich beantwortet werden kann.

Das Problem der Fürsorge für die Schwachsinnigen gewinnt an Schwierigkeit, wenn die Schulzeit beendet ist und die Frage der Aufnahme einer beruflichen Tätigkeit zu lösen ist. Hier ist eine weitere Fürsorge durch Fortbildungsschule und Berufsberatung dringend erforderlich. Nur in einigen ganz großen Gemeinden ist diese öffentliche Fürsorge schon wirksam in Angriff genommen. So besteht in Berlin seit 1913 ein Ortsstatut, nach dem auch die ehemaligen Hilfsschulzöglinge, soweit sie gewerblich tätig sind, zum Besuch der Fortbildungsschule verpflichtet, die übrigen berechtigt sind. Die Zahl der Schüler und Schülerinnen in dieser „Fortbildungsschule für Schwachbefähigte“ betrug 1918 etwa 1100. Der Unterricht wird in drei Jahreskursen erteilt, denen noch ein Vorkursus für die geistig tieferstehenden Jugendlichen angeschlossen ist. Gelehrt wird außer den Pflichtfächern Deutsch und Rechnen bei den Knaben gewerbliches Zeichnen, Tischlerei, Buchbinderei und Schlosserei, bei den Mädchen Handarbeit und Hauswirtschaft. Hauptnachdruck gelegt wird auf praktische Anleitung zur Betätigung und die technische Ausbildung in einfachen Arbeiten, ein Ziel, das vor allem durch Werkstättenarbeit erreicht wird[1]). Die bei dieser Gelegenheit erhobene Statistik ergab 1913, also unter den normalen wirtschaftlichen Verhältnissen, daß doch 80% der ehemaligen Hilfsschüler erwerbstätig waren und nur 20% teils unfähig zu jeder beruflichen Arbeit, teils ohne praktische Möglichkeit zum Erwerb geblieben waren. Die genannten 80% in die richtige berufliche Bahn zu leiten und den übrigen teils durch Arbeitsbeschaffung, teils durch Unterbringung in geeigneten Anstalten zu helfen, bleibt eine schwere soziale Aufgabe. Zu ihrer Lösung wird die Mithilfe

---

[1]) Genaueres darüber siehe bei A. F u c h s: Das Berliner Hilfsschulwesen, in dem Illustrationswerk „Deutsche Hilfsschulen in Wort und Bild“. Halle, Marhold, 1913.

des Arztes und Psychiaters nicht zu entbehren sein. Die Schaffung einer besonderen psychiatrischen Stelle beim Jugendamt, die auch bei dieser Art von Berufsberatung und Fürsorge ratend mithilft, erscheint unentbehrlich. Dieser Stelle wird auch die Beratung zufallen bei der Entmündigung und Gestellung eines Vormundes oder Pflegers für alle diejenigen jugendlichen Schwachsinnigen, die das 21. Jahr erreicht haben und ohne eine solche Stütze dem Lebenskampf nicht gewachsen sind.

Ohne einen weiteren Ausbau gerade dieser Beratung und Mithilfe bleibt die mühevolle Arbeit der Hilfsschule und Fortbildungsschule Stückwerk, alles gerade Erreichte geht wieder verloren und in dem für die Zukunft noch besonders hart werdenden Kampf um Dasein und Arbeit werden die Schwachsinnigen als erste untersinken und zu sozialen Parasiten und Schädlingen werden. Hier heißt es also rasch und zielbewußt Hilfe zu schaffen, denn die Not ist im Anwachsen.

Die private Fürsorge.

Die auf allen Gebieten unerläßliche Vorbereitung und Ergänzung der öffentlichen Fürsorge durch private Bestrebungen wohlmeinender Personen oder wohltätiger Vereine hat auch für die Schwachsinnigen nicht gefehlt. Daß gerade die ersten Anstalten für Idioten und Epileptische privaten Unternehmungen ihre Existenz verdankten, und die ersten öffentlichen Anstalten auf ihren Erfahrungen weitergebaut haben, wurde schon erwähnt. Bedeutsamer aber sind heute wohl diejenigen Unternehmungen, die in der offenen Fürsorge tätig sind und uns helfen, die schwachsinnigen Kinder und Jugendlichen aus der Masse der anderen herauszufinden, sie nach richtiger Erkennung der für sie gerade erforderlichen Behandlung zuzuführen und in ihrem weiteren Lebensweg zu stützen.

Obenan steht hier die von den Zentralen für Jugendfürsorge in den meisten Städten schon organisierte Jugendgerichtshilfe. Die ihr angeschlossenen Vereine übernehmen die Aufgabe, bei jedem jugendlichen Rechtsbrecher, der ihnen von den Jugendgerichten namhaft gemacht wird, häusliche Nachforschungen anzustellen und so über diejenigen in der Umwelt des Jugendlichen liegenden Verhältnisse Aufklärung zu schaffen, die für das strafbare Handeln des Jugendlichen ursächlich mit in Betracht kommen. Der nach Kenntnisnahme dieses Materials untersuchende Psychiater gibt dann sein Gutachten über den geistigen Zustand ab, das für den Richter und auch für die weitere Fürsorgemaßnahmen — Schutzaufsicht, Fürsorgeerziehung usw. — die Grundlage bildet. Auf diese Weise werden viele Schwachsinnige als solche erkannt und der geeigneten Behandlung zugeführt.

Ein besonderes Verdienst um das ganze Problem der Schwachsinnigenfürsorge hat sich weiter der schon 1902 gegründete, vorbildlich organisierte und vorbildlich wirkende „Erziehungs- und Fürsorgeverein für geistig zurückgebliebene Kinder" in Berlin erworben. Den Vorsitz führt der Berliner Stadtschulrat[1]), vereinigt sind in ihm alle für das Wohl der Kinder und Jugendlichen interessierten Kreise; Stadt und Staat geben Zuschüsse. Der Verein unterhielt im Jahre 1918 vier Horte für die Kinder der Hilfsschulen und sechs Horte für die schwer schwachsinnigen Kinder der Sammelklassen[2]). Durch diese Horte wird erreicht, daß die schwachsinnigen Kinder auch außerhalb der Schulzeit vor den verführenden und schädigenden Einflüssen durch die geistig stärkeren Kinder geschützt, daß sie beaufsichtigt und zu verständigen und für sie geeigneten Spielen und Arbeiten angelernt werden; besonders die Horte der Sammelklassen bilden außerdem eine sehr erhebliche Entlastung für die Eltern, denn die Kinder bleiben nach Abschluß des Vormittagsunterrichts in den Sammelklassen gleich dort und werden in den gleichen Räumen bis Nachmittag 6 Uhr verpflegt und zu passender Beschäftigung angeregt und angeleitet. Gerade diese Kombination von Unterricht und Hort, also die halboffene Fürsorge hat sich besonders bewährt und hat gegenüber der Aufnahme dieser Kinder in die Idiotenanstalten den materiellen Vorzug der geringeren Unkosten und den ideellen Vorzug, daß der Zusammenhang zwischen Kindern und Elternhaus nicht ganz verloren geht.

Um den schwachsinnigen Kindern auch die Segnungen eines Landaufenthaltes zuteil werden zu lassen, verschickt der Verein alljährlich eine große Zahl von ihnen in Ferienkolonien und auf das Land, immer unter Leitung einer Hilfsschullehrerin oder sonst in der Behandlung dieser Kinder erfahrenen Fürsorgerin. 1917 konnten so z. B. 10% aller Kinder der Hilfsschulen für einige Wochen nach Ostpreußen geschickt werden und 200 Kinder, in zusammen 5 Ferienkolonien, in die Mark Brandenburg, nach Pommern und Mecklenburg. Gerade diese

---

[1]) Das Amt des Schriftführers liegt zurzeit in den Händen des Herrn G. Gnerlich, Berlin O 34, Straßmannstraße 5.

[2]) Dazu trat 1919 ein Hort bei der Sammelklasse für hörstumme und schwer schwachsinnige Kinder.

Art der Fürsorge ist besonders wichtig und erfreulich, da der körperliche Gesundheitszustand der schwachsinnigen Kinder im allgemeinen schlechter ist als der geistig normaler Kinder, eine gemeinsame Verschickung beider Arten von Kindern aber praktisch auf zu große Schwierigkeiten stößt und mit dem Zurückbleiben und der zu frühen Heimsendung der Schwachsinnigen zu enden pflegt.

Neuerdings hat der Verein auch versucht, sich derjenigen Jugendlichen anzunehmen, die nicht mehr fortbildungsschulpflichtig, aber doch nicht fähig sind, sich irgendwie ihr Brot zu erwerben. Er hat dazu eine Lehrwerkstätte eingerichtet, in der 3—4 Stunden lang Körbe geflochten werden; den Jugendlichen wird dafür auch eine Kleinigkeit als Lohn gutgeschrieben.

Die Berufsberatungsstelle des Vereins vermittelt außerdem nach Kräften den schwachsinnigen Jugendlichen Arbeit. Sie erreicht dies oft nur durch persönliche Fühlungnahme mit den Meistern, die sie für die besondere Aufgabe zu interessieren sucht und gibt auch Geldprämien aus an diejenigen Meister, die einen solchen Jugendlichen bis zur Gesellenprüfung gefördert haben. —

Trotz all dieser immer weitergehenden Fürsorge bleiben aber noch schwere Aufgaben ungelöst. Die eine ist das Festhalten des mühsam Errungenen unter den jetzt plötzlich veränderten und gewaltig erschwerten Verhältnissen des Wirtschaftslebens, die naturgemäß in allen Betrieben dazu führen, daß nur die körperlich und geistig voll Leistungsfähigen Beschäftigung finden, während vor allem die geistig Defekten abgelehnt werden. Diese drohen daher, wenn die Hilfe nicht sehr intensiv und den veränderten Verhältnissen angepaßt wird, doch wieder dem sozialen Parasitentum bzw. dem Verbrechertum oder der Prostitution zu verfallen.

Eine weitere Schwierigkeit ist die Fürsorge für alle diejenigen fast oder ganz Erwachsenen, die durch ihre geistige Schwäche in ihrer Arbeitsfähigkeit derart beschränkt sind, daß sie schon unter normalen wirtschaftlichen Verhältnissen auf berufliche und entlohnte Beschäftigung nicht rechnen konnten. Ihre Zahl beträgt nach der Statistik von A. Fuchs etwa 20% der jugendlichen Schwachsinnigen. Die Gründung eines „Beschäftigungs- und Ausbildungsheims für nicht oder schwer erwerbsfähig werdende geistig Schwache" ist daher von Fuchs angeregt und von dem Erziehungs- und Fürsorgeverein geplant worden. Ein erheblicher Teil der dazu nötigen Gelder war 1914 schon beschafft bzw. sichergestellt, als der Krieg ausbrach und

mit so vielem andern auch diese Pläne zerstörte. Die Aufgabe
dieses Heims sollte sein, die Jugendlichen zur Arbeit zu er-
ziehen, das heißt natürlich, zu Arbeiten allereinfachster Art,
wie häusliche und ländliche Hilfeleistungen, Rohr- und Stroh-
flechten, Bürstenbinderei, einfache Holz- und Papierarbeiten u. ä.
Von diesem Heim aus sollten sie dann versuchsweise in
Betriebe abgegeben werden, wo sie gegen Entlohnung arbeiten,
aber stets unter Oberleitung und Aufsicht durch das Heim.
Eine eigentliche Pflegeanstalt sollte das Heim nicht werden,
doch sollte die Möglichkeit geschaffen werden, Kinder auf
Lebenszeit einkaufen zu können, damit alle die Eltern, die
bei zunehmendem Alter voll Sorge auf das Schicksal eines
solchen schwachsinnigen Kindes blicken, die Möglichkeit hätten,
sich dieser Sorge durch Einkaufen in das Heim zu entledigen.
Möge es in einer besseren Zukunft gelingen, auch dies schöne
Ideal noch zu verwirklichen, zum Besten nicht nur der armen
geistig Schwachen, sondern zum Besten auch unseres ganzen
Volkes!

VI. Die ärztliche Mitarbeit am Jugendamt.

Von

G. Tugendreich.

Es ist kein Zufall, daß die „Gesundheitsfürsorge", deren Abschluß dies Kapitel bildet, sich ausschließlich mit Maßnahmen und Einrichtungen der Jugendfürsorge befaßt. (Nur die Schwachsinnigenfürsorge macht hiervon eine Ausnahme; sie gehört denn auch der Krankenfürsorge an; ihre engeren Beziehungen zur Psychopathenfürsorge rechtfertigen aber ihre Eingliederung in die „Gesundheitsfürsorge".)

Gewiß gibt es auch auf die Erhaltung der Gesundheit abzielende Fürsorgemaßnahmen für den Erwachsenen; z. B. viele Einrichtungen der Gewerbehygiene. Aber diese suchen den schädlichen Einwirkungen, den Gefahren bestimmter Berufe zu begegnen. Die Gesundheitsfürsorge will aber den ganzen Körper kräftigen, die konstitutionellen Abweichungen von der Norm bekämpfen, den Menschen „ertüchtigen". Eine Einwirkung auf die Konstitution in höherem Grade ist jedoch nur auf den noch im Wachstum befindlichen Körper möglich. Mit zunehmendem Alter erstarrt die Konstitution immer mehr, die Möglichkeit ihrer Umbiegung, ihrer Veränderung wird immer geringer.

Die Hebung der Volksgesundheit ist, soweit sie durch die unmittelbare Fürsorge für das Individuum erstrebt wird, nur möglich durch Maßnahmen, die die Jugend erfassen. Die Jugendfürsorge ist ohne Zweifel der Kern aller Bevölkerungspolitik. Wenn diese Wahrheit auch immer mehr Anhänger findet, so hat der Arzt sich doch noch nicht innerhalb der Jugendfürsorge den Platz errungen, der ihm gebührt. Hergebrachter Weise werden innerhalb der Jugendfürsorge die rein erzieherischen Fragen so sehr in den Vordergrund gerückt, daß die fachmännische Einleitung und Beaufsichtigung der für die körperliche Ertüchtigung nötigen Maßnahmen häufig zu kurz kommt. —

Die Erkenntnis, daß entsprechend dem ununterbrochenen Wachstum des kindlichen Körpers, auch die gesamte Jugendfürsorge ein Einheitliches darstellt, daß alle ihre Zweige innig miteinander verflochten sind, — diese Erkenntnis hat zur Errichtung von Jugendämtern geführt, in denen alle

Zweige der Jugendfürsorge ihre zentralisierte Bearbeitung finden sollen.

Im Entwurf des Reichsjugendwohlfahrtsgesetzes werden dem Jugendamte u. a. folgende Aufgaben zuerkannt: 1. Beratung in Angelegenheiten der Jugendlichen; 2. Mutterschutz vor und nach der Geburt; 3. Wohlfahrt der Säuglinge; 4. Wohlfahrt der Kleinkinder; 5.. Wohlfahrt der im schulpflichtigen Alter stehenden Jugend außerhalb des Unterrichts; 6. Wohlfahrt der schulentlassenen Jugend.

Von den Zweigen der Jugendfürsorge, die in hohem Maße ärztliche Mitarbeit erfordern, werden im Jugendamt der Stadt Berlin bearbeitet:

Säuglingsfürsorge, Mütterheime, Kleinkinderpflege, Schulkinderfürsorge, Kindergärten, Kinderhorte, Schulspeisung, Schulzahnpflege, allgemeine Maßnahmen zur Versorgung kränklicher Kinder, Mitwirkung bei der Verfolgung der Schulversäumnisse, Landaufenthalt, Ferienkolonien, Jugendwandern. — Sport, Turnen, Spielen, Rudern, Schwimmen, Baden. — Beratung und vorbeugende Fürsorge für schwer erziehbare, schwachsinnige, psychopathische, verkrüppelte Jugendliche, Psychopathenheime. — Schwangerenfürsorge, Haltekinderaufsicht. —

Bei dieser Fülle wichtigster Aufgaben der gesundheitlichen Fürsorge muß selbstverständlich dem Arzte weitgehende Mitarbeit eingeräumt werden. Demgemäß bestimmt der Entwurf eines Reichsjugendwohlfahrtsgesetzes, daß sich unter den Mitgliedern des Jugendamtsbeirats auch Vertreter der Gesundheitsverwaltung befinden müssen. Diese Form der Mitarbeit scheint mir nicht den unbedingt erforderlichen weitgehenden Einfluß des Arztes zu gewährleisten.

Es ist daher zu hoffen, daß die Landesgesetzgebung, der nach dem Entwurf des Reichsjugendwohlfahrtsgesetzes die näheren Bestimmungen über Zusammensetzung, Verfassung und Verfahren des Jugendamts zustehen, den Arzt in noch engere Fühlung mit dem Jugendamt bringt.

Beim Jugendamt der Stadt Berlin ist der städtische Sozialhygieniker dem Vorsitzenden als Berater beigeordnet. Außerdem besteht unter Vorsitz des Stadtmedizinalrates ein ärztlicher Beirat, dem Vertreter der verschiedenen in praktischer Arbeit stehenden sozialärztlichen Gruppen (Säuglingsfürsorgeärzte, Schulärzte, Schulzahnärzte, Psychopathenfürsorgeärzte usw.) angehören. Der städtische Sozialhygieniker ist Mitglied der Deputation für das Jugendamt und nimmt außerdem an den regelmäßigen Direktorenkonferenzen des Jugendamts teil.

Er ist ärztlicher Dezernent des Jugendamts.

Wenn durch diese Maßnahmen auch einer eindringenden Mitarbeit der städtischen Gesundheitsbehörde der Boden bereitet ist, so soll doch nicht unbetont bleiben, daß es von sozialhygienischen Standpunkten wünschenswerter wäre, wenn die gesundheitliche Fürsorge nicht der Deputation für das Jugendamt, sondern der für das Gesundheitswesen unterstellt würde.

Beim Wiener Jugendamt ist ein Oberjugendarzt mit mehreren Assistenten bestellt, der in ärztlichen Angelegenheiten nicht dem Leiter des Jugendamts, sondern dem Leiter des Gesundheitswesens unterstellt ist.

Jedenfalls muß das Jugendamt in engster Fühlung mit der städtischen Gesundheitsbehörde (Stadtmedizinalrat, Deputation für das Gesundheitswesen, Medizinalamt) stehen.

B. Krankenfürsorge.

I. Armenarzt und Armenkrankenfürsorge.

Von

A. Gottstein.

1. Allgemeines. An der Fürsorge für Hilfsbedürftige beteiligen sich drei Gruppen, die gesetzlich geregelte öffentliche Armenpflege, die freie Liebestätigkeit und die Wohlfahrtspflege; die beiden ersten Gruppen dienen zunächst der Beseitigung individueller Notstände, die letztere hat von vornherein soziale Färbung; ihre Aufgaben zielen auf Beseitigung und Vorbeugung verschiedenartiger Notstände ganzer Bevölkerungsgruppen. Die öffentliche Armenpflege ist durch die Gesetze über den Unterstützungswohnsitz vom 6. Juni 1870, 12. März 1894, 30. Mai 1908 und 23. Juni 1912 geregelt. Diese Gesetze, welche für ganz Deutschland, mit Ausnahme von Bayern, gelten, bestimmen, daß das Recht auf Unterstützung im Bedürfnisfall durch einjährigen ununterbrochenen Aufenthalt an einem Ort nach zurückgelegtem 18. Lebensjahr erworben wird. In jedem Falle von Hilfsbedürftigkeit ist derjenige Armenverband, in dem der Hilfsbedürftige sich aufhält, auch wenn er den Unterstützungswohnsitz noch nicht erworben hat, zur vorläufigen Unterstützung verpflichtet, kann aber die Kosten von dem zur Hilfeleistung verpflichteten Armenverband wieder einziehen. Da die Aufwendungen, z. B. für Krankenhauspflege, Waisengeld usw., in den verschiedenen Orten sehr abweichen, sind der Kosteneinziehung bestimmte Tarife zugrunde gelegt, die natürlich in Großstädten die Selbstkosten nicht annähernd decken. Man unterscheidet Ortsarmen- und Landarmenverbände; die ersteren werden in den Städten von der Gemeinde gebildet, die auch für die öffentliche Armenpflege zuständig ist; die letzteren bestehen aus einer Mehrheit meist kleinerer und ungleich leistungsfähiger Gemeinden; wer seinen Unterstützungswohnsitz verloren hat, wird als „landarm" bezeichnet; zu seiner Unterstützung ist der Verband, in dem die Hilfsbedürftigkeit eingetreten ist, verpflichtet. Mit der Armenunterstützung sind politische Nachteile, wie der Verlust des Wahlrechts, nicht mehr verbunden.

Hilfsbedürftig im Sinne des Gesetzes ist nicht jeder, der fremder Hilfe bedarf, sondern nur derjenige, bei dem mangels eigener Mittel oder infolge besonderen Notstandes (Krankheit) die Notwendigkeit der öffentlichen Unterstützung eintritt; solange ein Anspruch auf eine solche nicht erhoben wird oder falls Verwandte oder freiwillige Armenversorgung erfolgt, besteht keine Hilfsbedürftigkeit. Die öffentliche Armenpflege soll Ausnutzung verhüten, Arbeitsscheu nicht begünstigen und das Streben nach Rückkehr zu geordneten Verhältnissen fördern; daher ist im Reichsgesetz ausdrücklich betont, daß den Landesgesetzen die Festsetzung des Umfangs der Unterstützungspflicht vorbehalten bleibt, und daher soll sich diese grundsätzlich auf die Gewährung des zum Unterhalt unbedingt Notwendigen beschränken. Dazu gehört aber nicht nur die Unterstützung mit Geld und Nahrungsmitteln, sondern auch die Bereitstellung von Obdach (gegebenenfalls in der Form der Unterbringung in einer Anstalt), Kleidung und Heizung; es gehört hierzu aber auch die Versorgung in Krankheitsfällen durch Stellung eines Arztes in der offenen Armenkrankenpflege oder durch Unterbringung in einer Heilanstalt als geschlossene Armenkrankenpflege. Die letztere ist nicht nur in einem ausgesprochenen Erkrankungsfalle zulässig, sondern nach einer praktisch sehr wichtigen Entscheidung des Bundesamts für das Heimatswesen aus dem Jahre 1905 auch dann, wenn die Unterbringung in einer Heilstätte im engeren Sinne als das einzige Mittel zur Wiederherstellung der Gesundheit erscheint; dies gilt trotz der Kostspieligkeit der Kur besonders für Kinderheilstätten und für Tuberkulose, und dadurch hat die vorbeugende Behandlung auch in der Armenkrankenpflege Berechtigung erhalten. Auch hilfsbedürftigen Erkrankten ist in jedem Falle am Orte des Aufenthalts die erforderliche Hilfe zu gewähren, wobei Schwangerschaft nicht als Krankheit gilt; der Anspruch auf Rückforderung vom Orte des Unterstützungswohnsitzes besteht hier ebenfalls mit Ausnahme von jugendlichen, im Dienst- und Arbeitsverhältnis stehenden Personen, deren Versorgung dem Verbande des Aufenthalts zufällt und nur bei einer Krankenpflege von mehr als 13 Wochen vom endgültig zur Unterstützung verpflichteten Armenverband eingezogen werden kann. Die Verhandlungen zwischen dem vorläufigen und dem zuständigen Unterstützungswohnsitz belasten die Armenverbände mit großer Arbeit und sind die Quelle zahlreicher Streitigkeiten und Prozesse bei Erhebung von Einwänden gegen die Notwendigkeit oder den Umfang der geleisteten Hilfe namentlich auf dem Gebiete der

Krankenversorgung. Eine zweite Quelle solcher Streitigkeiten ergibt sich aus der Stellung gegenüber den Krankenkassen. Diese können die Kosten für Krankenhausbehandlung übernehmen, sie sind aber auch berechtigt, anstatt dessen das $1\frac{1}{2}$fache des Krankengeldes zu zahlen. Sie tun das letztere oft bei jugendlichen, nur kurze Zeit Versicherten, die mangels häuslicher Pflege häufig der Anstalt überwiesen werden müssen und trotz geringer Leistung so die Kassen schwer belasten; es liegt dies aber nicht im Interesse der Gemeinde, die dann einen erheblichen Zuschuß zu leisten hat. Namentlich die außerordentlich beträchtliche Erhöhung der Krankenhaussätze durch die Gemeinden infolge der Preis- und Lohnsteigerungen zwingt auch die Krankenkassen zu genauer Berechnung, bei welchen Lohnklassen Zahlung des ebenfalls stark erhöhten Krankengeldes oder Übernahme der Krankenhauskosten wirtschaftlicher ist. Die entscheidende gesundheitliche Seite tritt dabei bedauerlicherweise in den Hintergrund.

Falls ein Hilfsbedürftiger nicht allein steht, so sind auch seine Angehörigen nach gewissen Verwandtschaftsgraden, die das BGB. bestimmt, heranzuziehen. So sind Verwandte in gerader Linie, soweit sie hierzu imstande sind, verpflichtet, einander Unterhalt nach der Lebensstellung des Bedürftigen zu gewähren, also Eltern den Kindern und umgekehrt, wozu im ersten Falle auch die Kosten für Erziehung und Berufsvorbildung gehören; das gleiche gilt für Ehegatten, auch im Falle der Trennung oder Scheidung. Unterläßt der Vater oder Gatte die Fürsorge, so kann für die Kinder Vormundschaft oder Pflegschaft eingesetzt werden (§ 1666); der Begriff der Fürsorge kann auch auf Unterlassung erzieherischer und gesundheitlicher Forderungen ausgedehnt und der Vater für die Deckung der Kosten haftbar gemacht und sogar in Strafe genommen werden (§ 261). Auch kann bei Vernachlässigung der Unterhaltungspflicht auf Grund des Gesetzes über den Unterstützungswohnsitz vom Jahre 1912 auf Unterbringung in eine öffentliche oder zugelassene private Arbeitsanstalt erkannt werden.

Da die Armenpflege eine genaue Untersuchung jedes Einzelfalles erfordert, hat sich in den meisten Gemeinden das individualisierende und dezentralisierende sog. „Elberfelder System" durchgesetzt. Seine gewöhnliche Form ist mit unerheblichen Abweichungen die folgende. Im Mittelpunkt der gemeindlichen Armenpflege steht die Armendirektion; die Gemeinde selbst ist in Bezirke und diese wieder in kleinere Pflegschaften geteilt; in jedem Bezirk besteht eine Armenkommission mit einem Vorsteher an der Spitze; ihm sind die Pfleger untergeordnet, unter denen sich zweckmäßig auch Frauen befinden; der Kommission gehören auch Waisenpfleger und der zuständige Bezirksarmenarzt an; die einzelnen vorübergehenden oder dauernden Pflegefälle sind zur Versorgung in einer angemessenen, die Übersicht nicht überschreitenden Zahl häuserweise den einzelnen Pflegern überwiesen. Die Kommissionen halten regelmäßige Sitzungen ab, in denen die einzelnen Unterstützungsfälle vorgetragen und beraten werden und in denen über sie beschlossen wird; die Unterstützungen werden für begrenzte Zeit bewilligt, um stete erneute Prüfung zu ermöglichen. Die Kommissionen sind zu selbständigen Entscheidungen befugt; in dringenden Fällen ist der Kommissionsvorsteher zur Zahlung einer einmaligen Unterstützung aus der Handkasse oder durch Nahrungsmittel berechtigt. Die Kommissionsmitglieder sind Ehrenbeamte im Sinne der Städteordnung, werden von der Gemeindevertretung gewählt und sind mit gewissen Einschränkungen zur Annahme der Wahl verpflichtet. Die Kommissionen entscheiden auch über die Zuweisung an den zuständigen Armenarzt, der seinerseits gewisse, über die bloße Behandlung hinausgehende Anweisungen bei der Kommission zu beantragen hat. Die Beschlüsse der einzelnen Kommissionen werden protokolliert und gehen der Armendirektion zu, welche die allgemeinen Grundsätze aufstellt, für Einheitlichkeit der Behandlung sorgt und im Falle von Meinungsverschiedenheiten einen Beschluß der Vollversammlung herbeiführt.

Die freie Liebestätigkeit ist durch keine Schranken an die Form, die Höhe und den Gegenstand ihrer Hilfeleistung gebunden und bildet somit eine wertvolle Ergänzung der in ihren Mitteln beschränkten öffentlichen Armenpflege, namentlich gegenüber der unverschuldeten und versteckten Armut. Ihre häufigsten Formen sind die der kirchlichen Gemeindepflege, der Wohltätigkeitsvereine, welche sich meist bestimmte Aufgaben vorgezeichnet haben, wie die Speisung Hungernder, die Versorgung und Pflege Gebrechlicher, die Wöchnerinnenpflege, Hauspflege Erkrankter usw. Zu ihr gehören die Stiftungen zugunsten der Armen im allgemeinen oder zu besonderen Zwecken; diese sind in manchen Städten so zahlreich und vielgestaltig, daß sie ihnen einen Teil der Armenlasten abnehmen, ihnen aber ferner ermöglichen, dort ausreichende Hilfe zu gewähren, wo die Armenpflege nicht zuständig ist; dies kommt besonders der Krankenpflege zugute bei der Unterstützung Genesener, für Badekuren usw. Schließlich gehört hierzu aber auch die Verabreichung von Almosen an unbekannte Haus- und Straßenbettler oder die Unterstützung

Bittender ohne Prüfung durch Einzelpersonen, ein Verfahren, gegen das sich die geordnete Armenpflege durch Gründung von „Vereinen gegen Verarmung und Bettelei" zu schützen suchte, deren zahlende Mitglieder das wahllose Almosengeben ablehnen, deren Vorstand die überwiesenen Fälle prüft und die Vereinsmittel für Darlehen und Unterstützung zur Verhütung von Hilfsbedürftigkeit nutzbar macht.

Die Wohlfahrtspflege faßt die allerverschiedensten Bestrebungen zur Hebung der Notstände bestimmter Gruppen der Bevölkerung auf sozialem, erzieherischem und gesundheitlichem Gebiete zusammen. Bis vor wenig mehr als einem Jahrzehnt mehr empirisch betrieben, ist sie seit geraumer Zeit bestrebt, sich zu organisieren, die nach Ziel und Methode zusammengehörenden, unabhängig voneinander entstandenen und betriebenen Teile zusammenzufassen, die eigentliche Kleinarbeit aber zu dezentralisieren. Von der Vielseitigkeit der Aufgaben, die sich die Wohlfahrtspflege gestellt hat, gibt. jedes Verzeichnis der Vereinigungen einer Großstadt ein buntes Bild. Soweit unter Mitwirkung der Wissenschaft und Verwaltung ein bestimmtes Gebiet zu festen Grundsätzen gelangte, erfolgte gewöhnlich der Zusammenschluß zu Zentralstellen, welche sich über das ganze Reich oder Teile desselben erstrecken; umgekehrt spalteten sich dann nach Bedarf neue Zweige selbständig ab. Da es sich um Abwendung und Vorbeugung sittlicher, erzieherischer, gesundheitlicher und wirtschaftlicher Not handelt, waren überall die Beziehungen zur Armenpflege enge und die Mitwirkung und Führung durch die Leiter der Armenpflege, die Gemeinden und deren Armendezernenten, selbstverständlich. Aber gerade die soziale Färbung der Wohlfahrtspflege bedingte aus inneren Gründen eine Loslösung von ihr. Im Bereich der Wohlfahrtspflege kommt der sozialen Hygiene eine große Bedeutung zu; dank ihrer Entwicklung durch wissenschaftliche Forschung und ihrer Bedeutung für die Bevölkerungspolitik in der Form der praktischen Gesundheitsfürsorge wächst die Erkenntnis, daß derjenige Zweig der Fürsorge für Bedürftige nicht länger mehr mit der Armenpflege verbunden werden kann, der nicht wie diese die Milderung individueller Not zum Ziele hat, sondern im Interesse der Wohlfahrt der Gesamtheit ausgeübt wird, die durch die Not der unbehüteten Schicht gefährdet und geschädigt wird. Daher zielt die Entwicklung in immer größerem Umfange dahin, die sozialhygienischen Zweige der Wohlfahrtspflege, die ursprünglich neben der Armenpflege und von deren Organen ausgeübt wurden, von ihr loszulösen und ihre einzelnen Teile einem eigenen Wohlfahrtsamt, Jugendamt oder Gesundheitsamt zu unterstellen. Bei den ersten Formen der Organisation sind mit der Gesundheitsfürsorge noch andere Aufgaben verbunden, wie Erziehung und sittliche Festigung der Jugend, Schutz gegen Verwahrlosung, Generalvormundschaft, Waisenpflege und ähnliches. Da die gesetzliche Regelung der Wohlfahrts- und Jugendämter noch bevorsteht und die einzelnen Gemeinden und Kreise bei der Organisation meist selbständig vorgehen, ist die heutige Gestaltung sehr ungleich und nicht immer empfehlenswert. Vielfach tritt gegenüber der wirtschaftlichen und namentlich der erzieherischen Fürsorge die gesundheitliche allzu stark in den Hintergrund. Zur Hebung dieses Nachteils ist die Mitarbeit des Sozialarztes dringend erforderlich.

Während diese Lostrennung als Folge einer Entwicklung sich vollzieht, an der die geistigen Führer der Armenpflege mitwirkten, erweiterte umgekehrt die Armenpflege ihr Arbeitsfeld. Sie bezog zunächst die Vorbeugung der Hilfsbedürftigkeit in ihre Aufgaben ein und erforschte die Möglichkeiten einer solchen durch methodische Untersuchungen, deren Ergebnisse auf den alljährlichen Tagungen des „Deutschen Vereins für Armenpflege und Wohltätigkeit" vorgetragen und in dessen Schriften, deren Zahl seit 1886 schon mehr als 100 Nummern beträgt, veröffentlicht wurden.

Diese beiden Entwicklungsrichtungen, die äußerliche Lockerung des Bandes zwischen Wohlfahrtspflege und Armenpflege und die Festlegung des inneren Zusammenhangs durch die Erweiterung der Gesichtspunkte der letzteren, bedingte zwei Neuschaffungen. Zuerst bedurfte es der Zusammenfassung aller Organisationen, welche neben der öffentlichen Armenpflege in einer Gemeinde Unterstützungen, sei es auch aus anderen Gründen, gewähren. Wenn z. B. die Tuberkulosefürsorgestelle einen Mietszuschuß zur Verminderung der Ansteckungsgefahr gibt, so geschieht dies zur Bekämpfung der Volksseuche, bleibt aber für die Einzelfamilie eine Unterstützung, wenn auch ohne die Folgen der öffentlichen Armenpflege. Eine solche Zusammenfassung vollzieht sich am zweckmäßigsten durch Gründung einer Zentralstelle der Wohlfahrtsvereinigungen einer Gemeinde; dieser sind alle Unterstützungen zu melden, die von irgendeiner Stelle, einschließlich der Armenverwaltung, gewährt werden; in ihrem Bureau finden sich die Registraturen jedes Einzelfalls mit seinen Besonderheiten; jede Stelle hat aber nicht nur zu melden, sondern bei neuen Zugängen auch nach früheren Vorgängen anzufragen und deren Ergebnis zu berücksichtigen. Die Zentralstelle verfügt zweckmäßig über eine Anzahl sozial vorgebildeter Prüferinnen, welche in allen der Armenpflege nicht unterliegenden Fällen Familienbesuche machen, wo es notwendig ist, und den Zusammenhang der einzelnen Wohlfahrtseinrichtungen aufrecht erhalten, gegebenenfalls geeignete Fälle der zuständigen Stelle überweisen. Im Vorstande, an dessen Spitze zumeist der Dezernent der Armenverwaltung steht, sind die hauptsächlich beteiligten Vereine vertreten; grundsätzliche Fragen werden in der Vollversammlung entschieden. Die zweite Voraussetzung ist die Schaffung einer Organisation, die dem Vertreter der Armenverwaltung die Mitarbeit auf den wichtigsten Gebieten der sozialen und gesundheitlichen Wohlfahrtspflege ermöglicht und ihm Kenntnisnahme der wichtigsten Entscheidungen sichert, damit nicht Beschlüsse gefaßt werden, deren Einlösung schließlich die Armenverwaltung belastet. Dies kann dadurch erreicht werden, daß der Leiter der Armenverwaltung in den Kommissionen und Ausschüssen der Wohlfahrtsämter und Gesundheitsämter Sitz und Stimme hat.

Es ist übrigens nicht unwahrscheinlich, daß schließlich die Wohlfahrtspflege das Hauptgebiet wird, welches die Armenpflege als ein Teilgebiet in sich aufnimmt, eine Entwicklung, für welche die letzte Tagung des Deutschen Vereins für Armenpflege 1917 eintrat und für deren Durchführung in einzelnen Städten, wie in Frankfurt a. M., die ersten Schritte schon getan sind.

Eine solche Entwicklung ist für die Stellung des Arztes zur Armenpflege von der größten Bedeutung. Schon jetzt sind die Beziehungen sehr enge. Denn unter den Ursachen der eingetretenen Hilfsbedürftigkeit spielt Krankheit die Hauptrolle.

Jeder Arzt, der sozialhygienische Grundsätze bei der rein ärztlichen Tätigkeit der Behandlung öffentlich unterstützter Kranker vertritt, muß daran festhalten, daß diese Behandlung materiell und formal keine andere sein darf, als die von zahlungsfähigen Kranken, unter Vermeidung entbehrlicher Ausgaben. Während der Volkswirt und Politiker die Hilfsbedürftigkeit nicht mehr als ein persönliches Verschulden, für das der Betroffene zu entgelten hat, bewertet, so muß der Arzt darüber hinaus noch die gesundheitlichen Wechselbeziehungen zwischen Krankheit des Einzelnen und Bedrohung der Gesamtheit im Auge behalten. Alle Maßnahmen, durch die der Armenkranke minderen Rechts wird, wie seltenere oder spätere Besuche, Zurücksetzung in der Form, müssen vermieden werden, die Gegenforderung entsprechender Entschädigung an den vom Verpflichteten beauftragten Arzt folgt aus dieser Pflicht als Recht des Beauftragten.

2. Armenkrankenfürsorge im besonderen. Ursache der Unterstützungsbedürftigkeit des Betroffenen oder seiner Angehörigen waren in Deutschland 1885:

Krankheit	27,9 %	Demgegenüber:	
Tod des Ernährers	17,2 „	Große Kinderzahl .	7,2 %
Altersschwäche . .	14,8 „	Arbeitslosigkeit . .	6,0 „
Gebrechen	12,4 „	Arbeitsscheu . . .	1,4 „
Unfälle	3,3 „	Unbekannt	7,8 „
Trunksucht . . .	2,0 „		

Andererseits ist zwar die Armut selbst an sich meist nicht Erzeugerin von Krankheiten; wohl aber begünstigt sie die Verbreitung ansteckender Krankheiten, verlängert den Ablauf und erschwert den günstigen Ausgang selbst bei harmloseren Erkrankungen und bedingt ungünstige Folgen; schließlich erhöht sie die Disposition und Exposition für verschiedene Krankheiten und kann aus Leiden unheilbare Gebrechen machen. Daher spielt seit jeher bis in das früheste Altertum die Bereitstellung ärztlicher Versorgung für die Hilfsbedürftigen eine überragende Rolle in der Armenpflege.

Der Träger der ärztlichen Versorgung der Hilfsbedürftigen ist der Armenarzt, in manchen Städten zur Schonung der Empfindungen seiner Pflegebefohlenen auch Stadtarzt genannt. Er ist in der Mehrzahl aller Städte ein für einen bestimmten Bezirk auf Grund eines Vertrages und unter der Verpflichtung auf eine bestimmte Dienstanweisung angestellter Arzt, der allein zur Behandlung der Armen seines Bezirks zugelassen ist; d. h. die freie Wahl des Arztes ist dem Armenkranken versagt. Aus seinen rein ärztlichen Aufgaben sind an sich Bedenken gegen eine freie Arztwahl auch für die Armenkrankenbehandlung nicht herzuleiten; eine solche forderte schon 1848 Virchow, da die Wahl des Arztes Vertrauenssache sei und nicht vom Gemeindevertreter für die Gesamtheit der Armen, sondern von jedem einzelnen Kranken zu vollziehen sei. Tatsächlich haben neben mehreren Kleinstädten auch einige Großstädte, wie Frankfurt a. M., Mannheim, Berlin-Wilmersdorf, freie Armenarztwahl eingeführt und nur zum Teil neben ihr noch einige Vertrauensärzte für Begutachtungen und Kontrolle eingestellt; wieder in anderen Städten ist den Kranken die Wahl zwischen den festangestellten Ärzten allgemein oder im Beschwerdefalle zugestanden; in kleinen Wirkungskreisen kann Überweisung von Fall zu Fall erfolgen. Die Mehrzahl der Gemeinden aber hält am System des festangestellten Arztes wegen der wichtigen, ihm außer der eigentlichen Heilaufgabe übertragenen Pflichten fest, die eine auf genauer Kenntnis der örtlichen und persönlichen Verhältnisse seines Bezirks beruhende sozialärztliche und Gutachtertätigkeit für die Armenkommissionen seines Bezirks und die gesamte Verwaltung erfordern. Nur für die Zuziehung von Fachärzten ·besteht an vielen Orten freie Arztwahl, wobei mit dem früheren System unentgeltlicher Beanspruchung jetzt fast durchweg gebrochen ist; die Entschädigung erfolgt als Pauschale oder im Punktsystem, seltener nach dem Mindestsatz der Gebührenordnung. Für Hauptfächer, wie Augen- und Ohrenkrankheiten, sind in einigen Städten Fachärzte fest angestellt; in Universitätsstädten werden auch nach Vertrag die Fachpolikliniken herangezogen. In Großstädten empfiehlt sich die Einbeziehung der Fachabteilungen zu ambulatorischer Untersuchung und Behandlung durch Benutzung von Einrichtungen, über die der Privatarzt nicht verfügt (Röntgenuntersuchung, Lichtbehandlung usw.).

Die Anstellung erfolgt fast stets in der Voraussetzung einer nebenamtlichen Tätigkeit, daher nicht im Beamtenverhältnis gegen ein festes, in den einzelnen Städten in erheblichen Grenzen schwankendes jährliches Entgelt. In der Ausübung seiner Tätigkeit ist er an seine Dienstanweisung gebunden. Als Beispiel einer solchen Dienstanweisung folgt hier diejenige für die Armenärzte Berlins vom Jahre 1913 in ihren wesentlichsten Punkten.

§ 1. Der Armenarzt wird von der Armendirektion für einen bestimmten, aus mehreren Armenkommissionsbezirken gebildeten Medizinalbezirk gewählt. Der Bezirk kann durch Beschluß der Armendirektion jederzeit verkleinert oder vergrößert werden. Der Arzt muß in dem ihm überwiesenen Bezirk wohnen. Ausnahmen kann die Armendirektion aus besonderen Gründen widerruflich gestatten.

§ 2. Die Anstellung des Armenarztes erfolgt auf drei Jahre mittelst besonderen P r i v a t d i e n s t v e r t r a g e s , durch den er die in seiner Dienstanweisung oder mittels besonderer Anordnungen der Armendirektion oder der Gemeindebehörden festgestellten Pflichten gegen Zahlung der von den Gemeindebehörden festgesetzten Vergütung übernimmt.

Innerhalb der Wahlzeit steht beiden Teilen eine jederzeitige sechsmonatliche Kündigung zu den Quartalsterminen zu.

§ 3. Für die Vertretung im Falle der Behinderung gelten folgende Grundsätze:

a) In dringenden Fällen oder wenn eine Vertretung für nicht mehr als fünf Tage erforderlich wird, darf der Armenarzt die Vertretung einem benachbarten Armenarzt oder, falls dies ausnahmsweise nicht tunlich ist, einem anderen in dem Medizinalbezirk oder in dessen Nähe wohnhaften anderen Arzt ohne weitere Rückfrage übertragen; doch hat er hiervon der

Armendirektion und den Armenkommissionen seines Bezirkes sofort Mitteilung zu machen.

b) Im Falle längerer Abwesenheit oder Behinderung hat der Armenarzt, von plötzlicher Behinderung abgesehen, mindestens eine Woche vorher schriftlich Urlaub und Genehmigung der Vertretung nachzusuchen. Für die Person des Vertreters gilt das zu a) gesagte.

c) Jeder Armenarzt ist verpflichtet, einen benachbarten Armenarzt auf die Dauer von zwei Wochen unentgeltlich zu vertreten.

d) Für die Vertretung hat der Armenarzt auf eigene Kosten Sorge zu tragen. Wird die Notwendigkeit der Vertretung jedoch durch K r a n k h e i t veranlaßt und erstreckt sich die Dauer der Krankheit auf mehr als zwei Wochen, so übernimmt die Armendirektion die Kosten der weiteren Vertretung in Höhe der dem Armenarzt für die gleiche Zeit zustehenden Vergütung. Wie lange eine derartige Vertretung zulässig sein soll, bleibt in jedem einzelnen Falle der Bestimmung der Armendirektion vorbehalten.

e) Dem Armenarzt ist nicht gestattet, zur Behandlung Armenkranker sich eines Assistenten zu bedienen.

§ 4. Der Armenarzt ist zur Teilnahme an den Monatssitzungen der Armenkommission berechtigt und soll an ihnen nach Möglichkeit mindestens einmal im Vierteljahr teilnehmen. Zur Teilnahme verpflichtet ist er, wenn er mit dem ausdrücklichen Hinweis eingeladen wird, daß seine Anwesenheit wegen eines einzelnen Falles oder wegen Besprechung allgemeiner, die Gesundheitspflege betreffenden Fragen notwendig sei. Unter den gleichen Voraussetzungen ist er zur Teilnahme an den Kreisversammlungen verpflichtet.

Wegen Verständigung des Ärztes mit der Armenkommission im Laufe der Krankenbehandlung vergl. § 10.

Der Armenarzt ist als solcher Mitglied der für seinen Medizinalbezirk zuständigen Wohnungskommission und ist verpflichtet, an allen Sitzungen der Kommission teilzunehmen. In Fällen, in denen sich der Bezirk der Wohnungskommission mit einem Medizinalbezirk nicht deckt, erfolgt die Zuweisung der Armenärzte an die Wohnungskommissionen durch die Armendirektion.

§ 6. Der Armenarzt hat alle von ihm behandelten Kranken (Armen und Waisen) in das ihm von der Armendirektion gelieferte „Ä r z t l i c h e A r m e n k r a n k e n - J o u r n a l" unter fortlaufenden Nummern einzutragen und die mit dem Journal verbundenen Zählkarten in allen Punkten tunlichst sofort auszufüllen. Für die Beantwortung der Fragen und für den Jahresabschluß (Kalenderjahr) ist die auf dem Umschlag des Journals gegebene „Anweisung" genau zu beachten. Die vom Journal abzutrennenden Zählkarten sind alljährlich bis Anfang Februar an die Armendirektion einzusenden.

§ 7. Der Armenarzt hat die ihm zugehenden Verfügungen der Armendirektion, die auch noch zur Belehrung neueintretender Ärzte und der Stellvertreter dienen müssen, in einem Handaktenstück zu sammeln, in das diese Verfügungen nach der Zeitfolge einzuheften sind. Um das Auffinden der einzelnen Bestimmungen zu erleichtern, ist das Aktenstück mit den Seitenzahlen und mit einem jederzeit laufend zu erhaltenden Inhaltsverzeichnis zu versehen.

Berichte, Gutachten, Verordnungen usw., insbesondere auch die Namensunterschrift sind recht deutlich und lesbar zu schreiben.

§ 8. Der Armenarzt ist verpflichtet, armen Kranken und Waisenpfleglingen, die ihm von den Armenkommissionen oder Waisenräten seines Medizinalbezirkes überwiesen werden, unentgeltliche ärztliche Hilfe zu gewähren. Die Überweisung erfolgt mittelst Krankenscheins (vergl. hierzu die §§ 69—73 der Geschäftsanweisung für die Armenpflege vom 10. Februar 1909) und bei Waisenkindern unter Vorlegung des Pflegevertrages. Neben den Krankenscheinen und Pflegeverträgen sollen bei Almosen- und Pflegegeldempfängern ihre Quittungsbücher als Ausweis für die Behandlung Geltung haben.

Sofern es sich hierbei nicht lediglich um Raterteilung und Maßregeln vorübergehender Art, sondern um Feststellung von Krankheitszuständen handelt, die für die armenpflegerische Behandlung des Falles von Bedeutung sind, hat der Armenarzt von seinen Wahrnehmungen und Maßregeln den Vorsteher der Armenkommission in Kenntnis zu setzen. Dies gilt namentlich, wenn durch Erkrankung des Familienhauptes oder eines oder mehrerer Familienmitglieder die wirtschaftliche Lage der Familie verschlechtert wird, wenn ansteckende Krankheiten die Absonderung von Familienmitgliedern notwendig erscheinen lassen u. dergl. m. Für dringliche Fälle ist der Schlußabsatz des § 5 zu beachten. .

Requisitionen der Polizei Folge zu leisten, sind die Armenärzte grundsätzlich nicht verpflichtet. Nur in plötzlichen Fällen bei Verunglückten oder Verletzten haben sie, falls Hilfe durch die Städt. Rettungsstellen nicht schneller zu beschaffen ist, der Requisition der Polizei Folge zu leisten.

Den der Behandlung bedürftigen, aus Herzberge entlassenen Geisteskranken, die einen Ausweis der Beiratsstelle für entlassene Geisteskranke als Legitimation vorlegen, ist gleichfalls ärztliche Hilfe zu gewähren.

§ 9. Die Krankenscheine sind für den Monat gültig, in dessen Verlauf sie ausgestellt sind. Findet jedoch die Ausstellung nach dem 20. eines Monats statt und hat die ärztliche Behandlung fortzudauern, so behält der Krankenschein seine Gültigkeit noch für den folgenden Monat.

Abgesehen hiervon verliert der Schein seine Gültigkeit, wenn der Kranke oder seine Angehörigen ihn nicht binnen längstens drei Tagen nach der Ausstellung dem Arzte vorgelegt haben.

Außerdem hört die Verpflichtung des Armenarztes zu ärztlicher Hilfe mit dem Beginn der Behandlung durch einen anderen Arzt auf.

§ 10. Der Arzt ist nicht befugt, eine mittels Krankenscheins überwiesene oder mit dem Quittungsbuch sich ausweisende Person wegen Zweifels an ihrer Bedürftigkeit zurückzuweisen. Solche Zweifel sind nötigenfalls dem Vorsteher oder dem betreffenden Mitglied der Armenkommission mitzuteilen, wie umgekehrt diese ihre Bedenken wegen der Verordnung von Pflegemitteln zu äußern haben. Überhaupt soll sich der Arzt mit der Kommission in dauernder Fühlung erhalten und auch, wo es das Interesse der Sache fordert, in den nicht besonders bemerkten Fällen der Kommission von der Sachlage und von etwaigen Bedenken Mitteilung machen, auch Wünsche wegen etwaiger anderweiter Unterstützung, Behandlung des Kranken usw. äußern.

Läßt sich durch die in erster Linie anzustrebende mündliche Aussprache eine Verständigung nicht herbeiführen und die Meinungsverschiedenheit sich auch durch den Vortrag in der Armenkommission nicht beheben, so ist die Entscheidung der Armendirektion anzurufen. Die Ausführung notwendiger ärztlicher Maßregeln darf hierdurch jedoch nicht aufgehalten werden.

§ 11. Die ärztliche Hilfe ist zu leisten

a) entweder in der Wohnung des Arztes in der von ihm bestimmten, von der Armendirektion genehmigten Sprechstunde für diejenigen Kranken, die ihre Wohnung verlassen können,

b) in der Wohnung des Kranken.

Bedarf ein armer Kranker während eines vorübergehenden Aufenthalts in einem andern Medizinalbezirk, z. B. bei Gelegenheit eines Verwandtenbesuches, ärztliche Hilfe in der fremden Wohnung, so ist der für diesen Medizinalbezirk zuständige Armenarzt zur Hilfeleistung verpflichtet, wenn der Patient durch Krankenschein, Pflegevertrag oder Quittungsbuch als Armer legitimiert wird.

Befindet sich ein kranker Armer in einer Privatkrankenanstalt oder Privatklinik, die nicht im Vertragsverhältnis zur Stadt steht, so ist der Armenarzt des Medizinalbezirks, in dem die Anstalt oder Klinik liegt, auf Verlangen der Armendirektion verpflichtet, den Kranken dort zu besuchen und ein Gutachten über seinen Zustand abzugeben. Die Armendirektion veranlaßt in solchen Fällen auf Wunsch vorher das Nötige, um dem Armenarzt den Zutritt zu dem Kranken und dessen Untersuchung zu ermöglichen.

Art und Dauer der Behandlung, sowie die Häufigkeit der Besuche bleibt dem pflichtmäßigen Ermessen des Arztes überlassen, doch ist der Arzt verpflichtet, die ihm überwiesenen Personen in dringenden Fällen auch außerhalb seiner Sprechstunde zu empfangen, zu untersuchen und in Behandlung zu nehmen. Befindet sich auf dem Krankenschein der Vermerk: „Bedarf schleuniger Hilfe", so ist der Arzt verpflichtet, den Kranken so bald zu besuchen, wie ein aufmerksamer Arzt unter Berücksichtigung aller Umstände des Falles und der Anforderungen seiner übrigen Praxis einen Schwerkranken, von dessen Erkrankung er erfahren und dessen Behandlung er übernommen hat, besuchen würde. Handelt es sich um eine Person, die sich bereits in der Behandlung des betreffenden Arztes befindet, so bleibt es seinem pflichtmäßigen ärztlichen Ermessen überlassen, zu beurteilen, inwieweit er der Aufforderung des Pflegers oder der Angehörigen den Anlaß zu außergewöhnlicher Beschleunigung entnehmen will.

§ 12. Der Armenarzt ist verpflichtet, auf Verlangen der Armendirektion und der Armenkommissionen Gesundheits- und Krankheitsbescheinigungen unentgeltlich auszustellen, auch wenn die betreffenden Personen im übrigen armenärztlich nicht behandelt werden. Der Ausstellung derartiger Bescheinigungen auf Wunsch der Armen hat sich der Armenarzt gänzlich zu enthalten. Atteste zur Erlangung von Alters- und Invalidenrenten sind nur auf Ersuchen des Versicherungsamtes Berlin (früher Magistratskommissar für Invalidenversicherung) auszustellen; für die Atteste wird von der Landesversicherungsanstalt Vergütung gewährt.

14*

Dagegen besteht die Verpflichtung zur Ausstellung eines Attestes über den Gesundheitszustand von Schulkindern, die in armenärztlicher Behandlung sind, auf Ersuchen der Schulkommission. Im übrigen ist die Ausstellung von Attesten für Schulzwecke, insbesondere zwecks Befreiung vom Schulunterricht oder einzelnen Teilen desselben, Sache des Schularztes.

§ 13. Der Armenarzt hat die Leichen der in seinem Medizinalbezirk verstorbenen Armen und der Waisenpfleglinge auf Antrag der Angehörigen oder der Pflegeeltern, sowie auf Ersuchen des Vorstehers der Armenkommission oder des Gemeindewaisenrates in der Wohnung der Verstorbenen zu besichtigen und den Totenschein auszustellen, falls nicht gegen die Ausstellung forensische Bedenken obwalten, die er dann sofort dem Revierpolizeibureau anzuzeigen hat. Der Armenarzt darf nicht anordnen, daß ihm Leichen, wären es auch solche von Neugeborenen oder anderen kleineren Kindern, in seine Wohnung zur Untersuchung und Ausstellung von Totenscheinen gebracht werden.

Die Feststellung des Todes von ärztlich nicht behandelten Personen (Totenschein) hat der Armenarzt vorzunehmen, falls er durch die Armenkommission oder den Waisenrat hierzu aufgefordert wird.

Die in diesem Paragraphen bezeichneten Maßnahmen sind in allen Fällen als d r i n g l i c h zu erachten.

§ 14. Auf Grund des Krankenscheines bezw. des Quittungsbuches ist der Armenarzt befugt, o h n e R ü c k f r a g e bei der Armenkommission folgende Arzneien und Heilmittel zu verordnen:

a) A r z n e i e n im engeren Sinne, einschließlich Wein (aus jeder Apotheke nach Wahl des Kranken zu beziehen).

b) M e c h a n i s c h e H e i l m i t t e l: Brillen, Bandagen, Bruchbänder, Irrigatoren, Spritzen, Steckbecken, Mutterkränze, Krücken, Kehlkopfskanülen und sonstige mechanische Heilmittel im Werte bis zu 12 Mk. Übersteigt die Verordnung diesen Preis, so ist die Bewilligung der Armendirektion nachzusuchen.

Diese Gegenstände sind nicht zusammen mit Arzneien zu verordnen, sondern auf besonderen Formularen zu verschreiben. Sie werden vom Arzte bei den von der Armendirektion bestimmten Lieferanten angewiesen. Der Arzt hat sich von der erfolgten Lieferung, sowie von der Zweckmäßigkeit und der Preiswürdigkeit der Arbeit zu überzeugen und sie zu bescheinigen.

c) B a d e m a r k e n. Sie sind nur für Badeanstalten gültig, mit denen die Armendirektion ein Abkommen getroffen hat. Es sollen in der Regel nicht mehr als 6 Bademarken auf einmal verabreicht werden. Über die gestatteten medikamentösen Zusätze findet sich eine Bestimmung in dem Anhang der Formulae magistrales.

Unbeschadet der Rücksicht auf die leidenden Armen ist die größtmögliche Sparsamkeit und Einfachheit bei allen Verordnungen unter sorgfältiger Beachtung der „A n l e i t u n g z u r K o s t e n e r s p a r n i s b e i m V e r o r d n e n d e r A r z n e i e n“ anzustreben. Der etwaige Stellvertreter ist hierauf besonders aufmerksam zu machen.

§ 15. Der Armenarzt ist auf Grund des Krankenscheins bezw. des Quittungsbuches auch befugt, sogenannte diätetische Heilmittel und Pflegemittel, wie Milch und Fleisch, zu verordnen. Bei der Gewährung diätetischer Mittel soll mit der nötigen Sparsamkeit verfahren werden. Die Verordnung erfolgt unter ärztlichen Gesichtspunkten zur besseren Pflege und Stärkung des Kranken. Sie ist nicht statthaft lediglich als Ergänzung des Almosens oder des Pflegegeldes, über die die Armendirektion zu entscheiden hat.

Im übrigen wird die durch den Arzt getroffene Verordnung von dem Armenkommissionsvorsteher mittelst Formulars ausgeführt, sie bedarf nicht erst eines genehmigenden Beschlusses der Armenkommission. Widerspricht der Vorsteher der Verordnung, so soll der Arzt im Sinne des § 10 eine Verständigung mit ihm suchen.

§ 16. Zu kleinen chirurgischen Hilfeleistungen, wie Setzen von Blutegeln, Schröpfköpfen und Klystieren, sowie zur Hilfeleistung bei Operationen und Leichenöffnungen kann der Armenarzt den von der Armendirektion bestimmten Heilgehilfen berufen; bei weiblichen Kranken hat er Hebammen oder andere sich zu diesen Hilfeleistungen eignende Frauen zuzuziehen. Zur Ausführung der Massage werden den Armenärzten durch die Armendirektion besondere männliche und weibliche Masseure bezeichnet.

§ 18. Sofern die Schwere der Krankheit oder die häuslichen Verhältnisse dies notwendig machen, ist der Armenarzt befugt, die Überweisung Kranker in eine der städtischen Krankenanstalten oder in eine von der Armendirektion für diese Zwecke zugelassene, den Ärzten bekanntgegebene Privatheilanstalt anzuordnen.

Um die Zuweisung an eine im Augenblick voll besetzte Anstalt zu verhüten, ist bei der den Ärzten bekanntgegebenen Zentralnachweisstelle telephonisch, und zwar in dringenden Fällen sofort, über die zur Zeit freien Betten in den Krankenanstalten Auskunft zu erbitten. Erfolgt die Zuweisung von der Wohnung des Arztes aus, so hat die telephonische Anfrage stets, nicht nur in dringenden Fällen, zu erfolgen. Erfolgt sie von der Wohnung des Kranken aus, so hat die Anfrage durch den Armenarzt, wenn irgend möglich, zu erfolgen. In Fällen der Unmöglichkeit ist wenigstens zu veranlassen, daß die telephonische Anfrage durch Dritte (Angehörige, Polizei, bei Bestellung des Krankenwagens usw.) erfolgt. Die Armenärzte werden dringend auf die Verantwortung hingewiesen, die sie mit unnützer Zuweisung, namentlich von schwerkranken Personen, an vollbesetzte Anstalten auf sich nehmen.

Die Überweisung erfolgt mittelst Formulars unter· genauer Bezeichnung des Krankenhauses, und zwar in nicht dringenden Fällen durch Vermittlung des Armenkommissionsvorstehers. In allen dringenden Fällen ist die vorherige Vermittlung des Armenkommissionsvorstehers nicht nötig. Jedoch ist diesem dann unbedingt binnen 24 Stunden Anzeige zu machen. Die nachträgliche Erteilung eines Krankenhausaufnahmescheines, nachdem der Kranke bereits in die Anstalt (besonders eine Privatanstalt) aufgenommen worden ist, ist in jedem Falle unzulässig und zu unterlassen. In allen diesen Fällen lehnt die Armendirektion die Kostenübernahme grundsätzlich ab.

Es ist jedesmal sorgfältig zu erwägen, ob nicht der Zweck ebensogut oder besser durch Belassung des Kranken in seiner Häuslichkeit, nötigenfalls unter Gewährung einer angemessenen Unterstützung und Stellung einer Pflegerin oder Gemeindediakonissin, zu erreichen ist. Hierauf hat der Arzt die Armenkommission aufmerksam zu machen. Die Einrichtungen des Vereins „Hauspflege" werden besonderer Beachtung empfohlen.

Unheilbare chronische Kranke sollen ohne zwingende Gründe einem Krankenhause nicht überwiesen werden. Bedürfen sie notwendig einer dauernden Anstaltspflege, so hat der Armenarzt ihre Aufnahme in ein Hospital oder eine Siechenanstalt durch Vermittelung der Armenkommission bei der Armendirektion zu beantragen und geeignetenfalls auf die schleunige Ausführung seines Antrages hinzuweisen.

§ 20. Personen, deren Gemüts- und Geisteszustand die s o - f o r t i g e Aufnahme in eine Anstalt erforderlich macht, sind auf Grund des ä r z t l i c h e n K r a n k e n h a u s f o r m u l a r s durch die Bezirksarmenkommissionen einer der städtischen Irrenanstalten zu überweisen.

Da nur solche Personen in Irrenanstalten aufgenommen werden dürfen, bei denen durch ein ärztliches Zeugnis das Vorliegen einer die Anstaltspflege erfordernden Geisteskrankheit vor der Aufnahme völlig einwandfrei nachgewiesen ist, so hat der Überweisungsschein für die Irrenanstalten folgende Angaben zu enthalten (§ 2 der ministeriellen Anweisung betr. die Aufnahme von Geisteskranken, Epileptischen und Idioten in Privatanstalten vom 26. März 1901):

Die Veranlassung und den Zweck seiner Ausstellung, Zeit und Ort der Untersuchung, insbesondere das Datum der letzten Untersuchung, die dem Untersuchenden gemachten Mitteilungen einerseits und seine Wahrnehmungen andererseits. Das Zeugnis muß die Krankheitszeichen genau angeben und begründen, weshalb der Kranke der Aufnahme in die Anstalt bedarf.

In nicht dringlichen Fällen ist der Antrag auf Überweisung zahlungsunfähiger Kranker in eine Irrenanstalt durch Vermittelung des Armenkommissionsvorstehers an die Armendirektion zu richten.

Die gleichen Bestimmungen gelten für die Aufnahme von Epileptikern in die Anstalt Wuhlgarten und geistesschwacher Kinder in die Idiotenanstalt.

§ 21. Die Beförderung von Kranken nach den Krankenanstalten geschieht — sofern der Kranke nicht dahin gehen kann — durch die gewöhnlichen Verkehrsmittel.

Schwerkranke, deren Zustand den Transport durch die gewöhnlichen Verkehrsmittel nicht gestattet, sind mittelst eines Krankenwagens zu befördern, der von der Zentralnachweisstelle, auf Ersuchen durch die Polizei, telephonisch herbeigerufen wird. Das Gleiche gilt für Personen, die mit ansteckenden Krankheiten behaftet sind und daher von der Benutzung der gewöhnlichen Verkehrsmittel durch polizeiliches Verbot ausgeschlossen sind.

Das für den Kranken notwendige Beförderungsmittel muß dem Armenkommissionsvorsteher von dem Armenarzt besonders angegeben werden.

§ 22. Stirbt ein Almosenempfänger, ein Waisenhauspflegling oder ein Kind einer Pflegegeldempfängerin, so ist der Armenarzt verpflichtet, diesen Todesfall sofort mittelst Formulars, das dem Armenarzte in Form freigemachter Postkarten von der Armendirektion zugestellt wird, der zuständigen Armenkommission bezw. dem betreffenden Gemeindewaisenrat anzuzeigen. Diese Anzeige ist besonders wichtig zur Vermeidung der Weitererhebung von Almosen- bezw. Pflegegeldbeträgen.

§ 23. Für die spezialistische Behandlung von Kranken gelten folgende Grundsätze:

1. Von der Armendirektion sind bestimmte S p e z i a l ä r z t e zugelassen, denen von den Armenärzten Kranke zur spezialistischen Behandlung überwiesen werden dürfen. Um einen engeren Zusammenhang zwischen den Spezialisten und den Armenärzten herzustellen, soll der Armenarzt den Spezialarzt, soweit es ihm möglich, von der Vorgeschichte des Leidens, der bisherigen Behandlung und sonstigen für die spezialistische Behandlung wichtigen Umständen, wie namentlich der Beschaffenheit der häuslichen Verhältnisse usw. unterrichten. Umgekehrt soll der Spezialarzt dem Armenarzte seine Auffassung der Krankheitsvorgänge, sowie die von ihm als zweckmäßig erachteten Mittel auf dessen Wunsch zur Kenntnis bringen.

2. Kranke dürfen als Arme von den Spezialärzten nur in Behandlung genommen werden, wenn sie ihnen durch den Armenarzt überwiesen sind. Melden sich die Kranken direkt bei dem Spezialarzt, so hat er sie zunächst an die Armenkommission zur Erlangung eines Krankenscheines bezw. an den Armenarzt zur Ausstellung der Überweisung zurückzuweisen.

3. Ausgenommen von der Vorschrift zu 2 sind nur diejenigen dringenden Fälle, in denen ein sofortiges Einschreiten nach ärztlichem Ermessen unerläßlich ist. In diesem Falle ist der Spezialarzt zu allen Maßnahmen ermächtigt, die er für unabweisbar erachtet. Er kann, wenn solche mit Kosten verbunden sind, die nach Maßgabe seiner Anweisung oder besonderer Verträge von der Armendirektion erstattet werden, sie der Armendirektion direkt in Rechnung stellen. Die Anmeldung hat sofort an die Armendirektion zu geschehen. Im übrigen ist auch in diesen Fällen der zuständige Armenarzt in Kenntnis zu setzen.

4. Die Spezialärzte sind ermächtigt, auf Kosten der Armendirektion für die ihnen durch die Armenärzte überwiesenen oder die nach Maßgabe von Nr. 3 als dringlich in Behandlung genommenen Kranken Arzneien (grünes Formular) zu verordnen. Desgleichen dürfen sie m e c h a n i s c h e H e i l m i t t e l (Brillen, Bruchbänder, Bandagen usw.) bis zum Preise von 12 Mk. durch die vorgeschriebenen Formulare bei den von der Armendirektion zugelassenen Lieferanten direkt anweisen. Übersteigt die Verordnung diesen Preis, so ist die Bewilligung der Armendirektion nachzusuchen.

Diätetische Heilmittel und Pflegemittel, namentlich Milch und Fleisch, sind bei dem zuständigen Armenarzt zu beantragen.

5. Die Spezialärzte erhalten die Formulae magistrales berolinenses, nach denen sie sich ebenso wie die Armenärzte zu richten haben.

6. Die Spezialärzte haben nach Formular eine besondere Liste der ihnen überwiesenen Armenkranken zu führen.

7. Chirurgische Hilfsapparate sind von dem Spezialarzt sowie von dem Armenarzt nur dann bei der Armendirektion zu beantragen, wenn diese die volle Überzeugung haben, daß sie gewissenhaft und mit der nötigen Sorgfalt angewendet werden.

Die ursprünglich einzige, aber heute nicht mehr überwiegende
Aufgabe des Armenarztes ist die der Behandlung der seiner
Hilfe bedürftigen Kranken. Sie unterscheidet sich in mehreren
Punkten von der des allgemeinen Arztes. Er darf nur diejenigen
Kranken in Behandlung nehmen, für die seine Zuständigkeit
feststeht. Sie wird durch eine ausdrückliche formularmäßige
Bescheinigung der zugehörigen Armenkommission, die bei Beginn
der Behandlung zu überreichen und zur Verhütung von Miß-
bräuchen in bestimmten Zeiträumen von etwa vier Wochen zu
erneuern ist, nachgewiesen. Die Alters- und Geschlechtszusammen-
setzung weicht wesentlich von der allgemeinen Praxis ab, es
überwiegen Kinder, Frauen, Greise. Dem entsprechen die zur
Behandlung kommenden Leiden, unter denen, abgesehen von
akuten Säuglings- und Kinderkrankheiten, zunächst die Ent-
wicklungs- und Ernährungsstörungen der Jugend, verschlimmert
durch die wirtschaftliche Notlage, sich finden; noch häufige
sind Greisenkrankheiten und Siechtumszustände, Leiden, die
zur Erwerbsunfähigkeit geführt haben, wie deformierende Gicht
und Rheumatismen, schwere chronische Nervenerkrankungen,
Unterschenkelgeschwüre, Emphysem höheren Grades usw. Dazu
kommen die nach Ablauf der Krankenversicherung ungeheilt
„Ausgesteuerten“ mit schweren chronischen Herz-, Lungen-
und Nierenleiden usw. In der Mehrzahl dieser Fälle handelt
es sich nicht mehr um Besserungsmöglichkeiten, mit Ausnahme
des Eintritts akuter Verschlimmerungen, sondern um Linderung,
Schmerzstillung, seelischen Zuspruch. Die wenigen akuten Fälle,
wie infektiöse Kinderkrankheiten, akute Lungenentzündungen,
abnorme Entbindungen sollen zudem nicht in der Behausung
verpflegt, sondern der geschlossenen Heilanstalt überwiesen
werden, zunächst allgemein wegen der Möglichkeit besserer
Versorgung, dann aber in den ersteren Fällen, wie ebenso bei der
Lungentuberkulose des letzten Abschnitts, zur Minderung der
gerade in den Wohnungen der Armen gesteigerten Übertragungsgefahr. In der Wahl seiner Heil- und Linderungsmittel hat sich
der Armenarzt an die „pharmakopoea oekonomica“ zu halten,
die, auf Grund langer Erfahrungen zusammengestellt, einfache und
billige Mittel vorschreibt; neue unerprobte sowie teure ersetzbare
Medikamente und Bäderzusätze oder Spezialitäten hat er zu vermeiden. Als Ersatz für diese Einschränkungen hat er Gemeinde-
pflegerinnen zur Seite, über deren Verwendung er verfügt, und
zwar meist beruflich vorgebildete Krankenpflegerinnen, welche
je nach der Lage des Falls Tagesbesuche bei mehreren Kranken
zur Bettung, zum Verband usw. vornehmen oder Tag- und Nacht-

pflegen leisten. Ferner kann er nach seinem ärztlichen Ermessen Anweisungen an die Armenkommission auf Nahrungszusätze, besonders Milch, eigene Krankenkost, Kleidung, Heizung geben. Außer den von den Armenkommissionen überwiesenen Kranken hat der Armenarzt noch die von den Krankenkassen „Ausgesteuerten" zu behandeln, ferner aber auch diejenigen mittellosen Kranken, deren Behandlungsbedürftigkeit von den Schulärzten, in der Säuglings- und Kleinkinderfürsorge und im Lungenfürsorgeamt festgestellt wird. Zur Vermeidung der mit der Überweisung an die Armenkommission verbundenen Peinlichkeiten und weil hier die schnellere und erleichterte Behandlung im Vordergrund steht, empfiehlt es sich, die Feststellung der Bedürftigkeit dem Rektor und den ärztlichen Leitern der Fürsorgestellen einzuräumen, bei denen genaue Kenntnis der wirtschaftlichen Verhältnisse vorausgesetzt werden kann.

Über seine Tätigkeit hat der Armenarzt ein besonderes Buch zu führen und das Ergebnis am Jahresschluß in die von seiner Gemeinde aufgestellten Listen einzutragen, deren Zusammenstellung die Unterlage für deren Armenkrankenstatistik bildet. Die gewissenhafte Führung dieser Listen ist notwendig, weil die Armenkrankenbewegung einen wichtigen Teil der Statistik über die Gesundheitsverhältnisse der Gemeinde bildet.

Die zweite Aufgabe des Armenarztes ist seine Mitwirkung an den Beratungen seiner Armenkommission. So beschwerlich die Abendsitzung nach anstrengender Tagesarbeit ist, so ist sein Gutachten über die Sonderart der vorgetragenen Fälle, die persönliche Vertretung seiner Anträge unentbehrlich; seine Sachkenntnis wird aber auch bestimmend für den ganzen Geist der Kommission, deren Mitglieder durch seine sachverständigen Ausführungen erst auf den inneren Zusammenhang zwischen Not und Körperleid, auf den Nutzen einer kostspieligen vorbeugenden Behandlung im Einzelfall hingewiesen werden. Aus dem gleichen Grunde ist die Zugehörigkeit eines Arztes zur Vollversammlung der Armendirektion nötig; sie wird meist schon dadurch gewährleistet, daß der Stadtarzt und ärztliche Stadtverordnete ihr angehören und dort ärztliche und hygienische Gesichtspunkte in grundsätzlichen Fragen und bei Beratung von Einzelfällen geltend machen; aber es ist immerhin erwünscht, daß außer ihnen noch ein Armenarzt mit Sitz, wenn auch ohne Stimmrecht, der Armendirektion angehört, um Sonderfragen und Sonderinteressen hier zu vertreten.

Auch in Orten ohne städtische Polizei ist der Armenarzt durch seine Dienstanweisung häufig verpflichtet, dem Ruf der

Polizei bei plötzlichen Unfällen oder Todesfällen Folge zu leisten, namentlich in Orten mit unausgebildetem Rettungswesen. Obgleich von der Armendirektion angestellt und unter ihrer Zuständigkeit ist er doch dort, wo es die Dienstanweisung vorschreibt, verpflichtet, den in sein Arbeitsfeld einschlagenden Forderungen anderer gemeindlicher Geschäftsstellen nachzukommen, wenn andere ärztliche Kräfte zur unentgeltlichen Dienstleistung nicht zur Verfügung stehen; es handelt sich hierbei bald um Gutachtertätigkeit, bald um Überwachung von geheilten Keimträgern, die aus dem Krankenhause entlassen wurden, bald um Entnahme von Rachenschleim bei den von Diphtherie genesenen Schulkindern usw., bald um weitergehende Aufgaben.

Die Verbindung der öffentlichen Armenpflege mit Aufgaben der Wohlfahrtspflege, wie sie im ersten Abschnitt geschildert wurde, bedingt die Übertragung derjenigen Aufgaben aus diesen Gebieten, bei denen ärztliche Mitwirkung erforderlich ist, an den Armenarzt als das zuständige Organ der Armenverwaltung. Hier handelt es sich aber nicht mehr um ärztliche Arbeit im engeren Sinne, sondern um sozialhygienische Tätigkeit. Seine ganze Stellung läßt ihn hierfür besonders geeignet erscheinen, denn er lernt allmählich die gesundheitlichen Eigenarten fast jedes Hauses seines Bezirkes kennen, besonders auch die Schattenseiten, und hat sich in vielen Städten in seinem Jahresbericht auch über Lebens-, Wohnungs- und Ernährungsverhältnisse der Einwohner seines Bezirkes zu äußern. Er ist in der Lage, das zu sein, was Aufrecht vom Armenarzt verlangt: der beste Kenner der Gesundheitsverhältnisse seines Bezirks. Da den Armenverwaltungen oft die Waisenpflege, das Haltekinderwesen und die Generalvormundschaft angegliedert ist, so ergibt sich von selbst die Übertragung der Tätigkeit eines Ziehkinderarztes an den Armenarzt in denjenigen Städten, in denen nicht eine besondere Organisation geschaffen ist. (Die Aufgaben auf diesem Gebiete sind im Abschnitt über Säuglings- und Kleinkinderfürsorge dargestellt.) Mit dieser Tätigkeit ist eine nicht kleine Gutachtertätigkeit hygienischer Färbung verbunden, die namentlich bei der Waisenpflege recht vielseitig ist und die Kenntnis der Gesundheitsverhältnisse der Jugend bis zum Eintritt des Berufsalters voraussetzt. Auch bei der Unterbringung siecher und gebrechlicher Kinder in Anstalten zur Bewachung, Kur und Pflege auf Grund des Dotationsgesetzes ist er als Gutachter beteiligt, ebenso wie bei der Anstaltsversorgung idiotischer oder geistig minderwertiger Kinder. Auch die bisher in einzelnen Bundesstaaten gesetzlich und in vielen Großstädten früher freiwillig eingeführte, jetzt gesetzlich geregelte Wohnungsfürsorge greift auf die sozial-hygienische Mitarbeit des Armenarztes zurück, der in den Unterkommissionen des Wohnungsamts als Gutachter und Berater mitzuwirken hat. Die Anzahl der Aufgaben des Stadtarztes auf sozialhygienischem Gebiet ist für die Gegenwart mit diesen Angaben im wesentlichen erschöpft, der Umfang der Tätigkeit ist aber hier ein so erheblicher geworden, daß er seiner Arbeit eine ausgesprochen sozialhygienische Färbung als Fürsorgearzt gibt. Die in Abschnitt 1 geschilderte Umwandlung der Armenpflege zur Wohlfahrtspflege läßt für die Zukunft eine weitere Entwicklung erwarten, die schon jetzt vielfach zu Vorschlägen und Änderungen der Organisation geführt hat. So ist öfter empfohlen worden, die ambulante Behandlung aus der Wohnung des Stadtarztes in besondere, von der Gemeinde gestellte und zweckmäßig ausgestattete Räume zu verlegen. Gegen diese „Armenpolikliniken" wird aber der Einwand erhoben, daß sie die Armen dadurch von anderen Kranken schon äußerlich heraushebt, und daß dadurch die humanitäre Absicht, alle Kranken gleichmäßig zu behandeln, gefährdet sei. In neuester Zeit ist im Anschluß an die Frage der Sozialisierung des ärztlichen Standes der Vorschlag in der neuen Form des „Gesundheitshauses" wieder aufgenommen worden. In diesem soll mit der ambulanten Behandlung der Bevölkerung auch das Rettungswesen, der diagnostische, therapeutische, kompliziertere Apparat und die sozialhygienische Fürsorge verbunden werden. Diese Pläne, in denen unabhängig von der Politik manches brauchbare steckt, müssen erst ausreifen. Schon heute aber haben verschiedene organisatorische Schwierigkeiten bei der Versorgungsmöglichkeit der in den einzelnen Gesundheitsfürsorgestellen als krank befundenen Unbemittelten zu Vorschlägen über die Zusammenlegung der Aufgaben geführt. Besonders beklagt wird die Verzögerung und Erschwerung der Behandlung in der Schulgesundheitspflege und Säuglingsfürsorge. Hier soll nur Beratung, nicht aber zugleich Behandlung erfolgen, selbst wenn es sich um leichte, schnell zu beseitigende Krankheitsvorgänge handelt. Die Überweisung von einem Arzt zu einem anderen unter Prüfung der Hilfsbedürftigkeit, der gar nicht zu vermeidende Übelstand, daß namentlich in der Säuglingsfürsorge Meinungsverschiedenheiten zwischen beratendem und behandelndem Arzte entstehen, führen zu Schwierigkeiten, die schließlich die rechtzeitige Behandlung vereiteln. Man ist deshalb, namentlich in kleineren und mittleren Städten, vielfach dazu übergegangen, Beratungs- und Behandlungstätigkeit zusammenzulegen, indem man dem Bezirks- oder

Stadtarmenarzt zugleich die Tätigkeit eines Schularztes übertrug; in einigen größeren Städten ist dieser Plan teilweise bei Vorhandensein geeigneter Persönlichkeiten durchgeführt worden, und es wird über die Ergebnisse durchweg Gutes berichtet. Umgekehrt hat es sich bewährt, dem fachlich besonders vorgebildeten Säuglingsfürsorgearzt nicht nur die Aufgaben des Haltekinderarztes seines Bezirks, sondern auch durch die Armenverwaltung die Stellung eines Armenarztes für die ambulanten Erkrankungsfälle derjenigen Besucher der Beratungsstelle zu übertragen, bei denen es sich um geringfügige, meist durch diätetische Verordnungen zu hebende Anfangserkrankungen handelt. Die Ärzte werden dadurch nicht geschädigt, da es sich um Unterstützungsbedürftige handelt, die allgemeine Gesundheit aber wird gefördert, denn die Überweisung an den Armenarzt hätte nur zur Folge, daß die Mütter ihn nicht aufsuchen, aber aus der Beratungsstelle fortbleiben. Radikaler ist der von verschiedenen Seiten gemachte Vorschlag, Armenkrankenbehandlung und Wohlfahrtspflege überhaupt nicht nach Aufträgen zu trennen, sondern zusammenzulegen und je nach dem Umfang nach Bezirken zu verteilen; die Folge ist die hauptamtliche Tätigkeit des Armenkranken- und Fürsorgearztes im Beamtenverhältnis, wie sie sich für den Schularzt in Großstädten und für den Kreisfürsorgearzt in Landkreisen schon vielfach durchgesetzt hat. Gegen diesen Vorschlag ist der nicht grundlose Einwand gemacht worden, daß die Behandlung im Beamtenverhältnis das Vertrauen des Kranken zum Arzt schädige und die Hingabe des Arztes mindern könne. Immerhin ist diese Form der Organisation in mehr oder minder großer Vollständigkeit an verschiedenen Orten vollzogen worden. So haben schon heute zahlreiche Städte einen Stadtarzt im Hauptamt angestellt, der zugleich die Beratungsstelle leitet, die Schulgesundheitspflege ausübt und städtischer Armenarzt ist; so haben andere seit einer Reihe von Jahren das System der hauptamtlichen Bezirksärzte eingeführt, die zugleich Armen- und Fürsorgeärzte ihres Bezirks einschließlich der Wohnungsfürsorge sind und Aufgaben der praktischen Medizin mit denen der sozialen Hygiene vereinen. Die Einrichtung scheint sich in Mittelstädten zu bewähren; denn eine wachsende Zahl von ihnen geht zu ihr über.

In größeren Städten haben sich die Armenärzte vielfach zu Vereinen zusammengeschlossen, welche regelmäßig unter einem Vorsitzenden tagen, ihre Interessen gemeinsam beraten und vertreten und ihre Beschlüsse der Armendirektion überreichen. Eine solche Organisation dient auch der Armenverwaltung; ihr können städtische Aufgaben, wie die Prüfung der Verordnungen, übertragen werden, die erfahrungsgemäß bei Selbstverwaltung strenger gehandhabt wird als durch die Verwaltung selbst; zweckmäßig ist auch die Ansetzung regelmäßiger Beratungen der Verwaltung mit der Vereinigung der Armenärzte unter dem Vorsitz eines ärztlichen Mitgliedes der Armendirektion. Als nach der politischen Umwälzung des November 1918 das Verhältnis zur Volksgesundheit erörtert wurde, berief man sich stets auf das alte Wort von Virchow, daß der Arzt der Anwalt der Armen sei. Die soziale Hygiene stützt diesen Satz durch den Nachweis der größeren Häufigkeit, des schwereren Verlaufs und des ungünstigeren Ausgangs vieler verbreiteter Volkskrankheiten bei Armen und kulturell Tiefstehenden (siehe Statistik). Die gegenwärtige Lage steigert Not und Gleichgültigkeit gegen Gesundheitsgefahr; Wohnungsmangel und Fehlen von Hilfsmitteln der Gesundheitstechnik vervielfachen die Zahl der von Krankheit Bedrohten. Im Gegensatz zu seiner größeren Hilfsbedürftigkeit war der Mittellose mit Ausnahme der Anstaltsversorgung oft schlechter gestellt als der Besitzende; seine Leiden wurden später festgestellt und weniger umfassend beraten. Aus diesen Tatsachen leiten die Anhänger einer Vergesellschaftung des Ärztestandes die Gründe für ihre Forderung ab, gegen welche sich die Mehrzahl der Ärzte selbst auf dem letzten Ärztetage verwahrt hat. Will sich der Ärztestand die Freiheit erhalten, deren Fortbestand er im Interesse der Volksgesundheit vertritt, so werden alle seine Mitglieder die sozialhygienische Bedeutung der Erkrankungen gerade der Armen und ihrer sorgfältigen, liebevollen Berücksichtigung auch im Interesse des Wiederaufbaues stets im Auge behalten müssen. Und der Arzt der Armen wird sich nicht auf die Behandlung beschränken dürfen, sondern auch versuchen müssen, als Erzieher zu wirken. Und die Stellen eines Armenarztes werden nicht dem Anfänger, der sie aufgibt, wenn er zur Praxis gekommen ist, sondern wie im 16. Jahrhundert zu Beginn des Wiederaufblühens ärztlichen Könnens gerade den bestens Vorgebildeten zu übertragen sein, wie dies in der Anstaltsbehandlung schon jetzt der Fall.

3. Geschlossene Armenkrankenfürsorge. Geschlossene Armenfürsorge liegt vor, wenn die Gewährung von Obdach durch Unterbringung in einer geschlossenen Anstalt geschieht. Bei der vorübergehenden Unterbringung Obdachloser in Asylen kommen weniger sozialärztliche als medizinische und allgemein hygienische Gesichtspunkte in Betracht, da solche Anstalten die Herde der Weiterverbreitung von infektiösen und parasitären Erkrankungen bilden

können und ihre Besucher oft körperlich oder seelisch kranke
Menschen sind. Es muß also ständige ärztliche Überwachung
der Einrichtungen, ärztliche Untersuchung der Zugänge und ärztliche Hilfe bei plötzlichen Erkrankungen gewährleistet sein; das
kann je nach der Größe der Anstalt durch einen oder mehrere
besondere Ärzte oder den Bezirksarmenarzt geschehen; die Tätigkeit selbst bietet nichts Abweichendes von sonstiger ärztlicher
Anstaltstätigkeit. Eine zweite Form der Unterbringung ist diejenige dauernd Hilfsbedürftiger zu längerem oder dauerndem
Aufenthalt in besonderen Anstalten. Hier handelt es sich zu
einem Teil um alte, alleinstehende oder der häuslichen Pflege
Entbehrende, wozu auch hilflose Ehepaare gehören können, zum
anderen um Sieche, die nicht der Krankenhausbehandlung, wohl
aber der Pflege bedürfen, und schließlich um Menschen mit
schweren, langdauernden, unheilbaren körperlichen Erkrankungen,
die aus dem allgemeinen Krankenhause entlassen werden müssen,
weil dieses für derartige Leiden zu kostspielig arbeitet, die aber
außer der Pflege noch der ärztlichen Behandlung bedürfen. Diese
Anstalten, in den modernen Großstädten aus den alten be-
rüchtigten Armenhäusern früherer Tage zu hygienisch einwandfreien Unterkunftsanstalten umgewandelt, sind vielfach ursprünglich als reine Altersversorgungshäuser oder als gemischte Einrichtungen gedacht gewesen und deshalb meist mit Tages-
räumen, Gärten, Beschäftigungsstätten versehen. Sie tragen, um
den Charakter der Armenanstalt zu vermeiden, Namen wie
Bürgerhaus, Familienhaus oder häufig den Namen des Stifters.
Fast überall aber wandeln sie sich mit der Zeit aus Alters-
versorgungsanstalten zu reinen oder überwiegenden Siechen-
anstalten. Denn auch das Alter ist eine Krankheit, zudem fordert
die moderne Krankenhausentwicklung zunehmend eine Entlastung
und Verlegung chronischer, unheilbarer, behandlungsbedürftiger
Fälle in einfachere, aber hygienisch einwandfreie Anstalten. Zu-
dem kommen beständig Erkrankungen vor, die von den Gründen
für die Aufnahme unabhängig sind. Daher tritt in zunehmendem
Umfange in diesen Anstalten die ärztliche Mitwirkung in den
Vordergrund, sei es, daß der Anstaltsarzt eine hervorragende
Stellung gewinnt oder an die Spitze der Leitung tritt. Dementsprechend gesellt sich Schwesternpflege hinzu, es bedarf der
Einrichtung eines kleinen Operations- und Verbandszimmers, der
Beschaffung der erforderlichen Untersuchungsapparate, ·einiger
Kranken- und Absonderungsräume. Die Tätigkeit des Arztes
unterscheidet sich, abgesehen von den einfacheren Verhältnissen,
grundsätzlich nicht von der des Krankenhausarztes. Der Sozial-

arzt ist nur insofern beteiligt, als er die vorhandenen Einrichtungen am Orte seines Wirkens, die Aufnahmebedingungen und die für den Antrag auf Unterbringung erforderlichen Vorschriften kennen muß.

Auch die Unterbringung in geschlossenen Krankenheilanstalten zur Heilung und Behandlung von Erkrankungen Hilfsbedürftiger gehört zu den Pflichtleistungen der öffentlichen Armenpflege. Die Leitung dieser Anstalten liegt gewöhnlich in den Händen einer anderen Verwaltungsstelle als der Armendirektion, welche grundsätzlich auf der Zahlung der tarifmäßigen, von der Gemeinde festgesetzten Kosten besteht. Die Zugänge setzen sich aus Selbstzahlern, Versicherten und Hilfsbedürftigen zusammen. Die ersten haben einen Vorschuß zu leisten, von dessen Zahlung natürlich in allen Fällen der Dringlichkeit der Aufnahme abzusehen ist, die zweite und dritte Gruppe findet Aufnahme auf Grund des Überweisungsscheins der Krankenkasse oder der Armenkommission bzw. des Armenarztes. Von der ersten Gruppe ist ein großer Teil nicht in der Lage, den Vorschuß zu leisten; viele Krankenkassen ziehen es vor, für einen Bruchteil ihrer Mitglieder die Zahlung der Kosten abzulehnen, und doch liegt die Krankenhausaufnahme im Interesse nicht nur des Erkrankten oder Verunglückten, sondern der Gesamtheit. Für alle diese Fälle tritt die Armenverwaltung dem Krankenhaus gegenüber als Schuldner und dem Kranken gegenüber als Einziehungsstelle für die Kosten ein, die sie bei fehlendem Unterstützungswohnsitz nach dem Tarif vom zuständigen Armenverband einzuziehen hat. Ein großer Teil der so Aufgenommenen bleibt trotz aller Milde, trotz Gewährung von Teilzahlungen im Rückstand.

Die Krankenhausversorgung und -Verpflegung als Teil der Heilkunde und Hygiene hat kein unmittelbares sozialärztliches Interesse, wohl aber die Entwicklung des Krankenhauswesens. Die Fortschritte der operativen Technik, der klinischen Diagnostik und der Erkennung des Wesens der Infektionskrankheiten haben dazu geführt, daß die „Hospitalisierung" bei akuten inneren und chirurgischen sowie bei Infektionskrankheiten in stetem Steigen ist und progressiv, nicht prozentual, mit dem Anwachsen der Bevölkerung sich vermehrt; die noch vor einem Jahrzehnt angenommene Zahl von 5 Betten auf 1000 Einwohner reicht für Großstädte kaum mehr aus. Da ein großer Teil von Erkrankungen der Körperhöhlen der operativen Behandlung zugänglich gewordee ist, die zu Hause nicht vorgenommen werden kann, und dernn spätere Versorgung im eigenen Heim ungemein kostspielig und umständlich ist, so haben die Krankenhäuser aufgehört, Armenanstalten zu sein, denn auch der Mittelstand ist auf sie angewiesen. Sie sind durch rechtzeitige und erfolgreiche Absonderung der akuten Infektionskrankheiten das wirksamste Mittel zu deren Einschränkung unter der großstädtischen Bevölkerung geworden und haben allgemein einen großen Anteil an der Abnahme der Sterblichkeit in den Großstädten. Seitdem der „Hospitalismus" der Säuglinge überwunden ist, haben die mit Absonderungseinrichtungen und Milchküchen versehenen Säuglingsabteilungen eine Aufgabe im Kampf gegen die Säuglingssterblichkeit übernommen. Da die Einrichtungen des allgemeinen Krankenhauses aus Vorsorge gegen alle Möglichkeiten und gesundheitliche Gefahren für die Insassen selbst außerordentlich kostspielig sind und nicht für alle Krankheitsgruppen gleichmäßig erfordert werden, gehen die Großstädte zur Errichtung einfacherer Formen neben den allgemeinen Krankenhäusern über, wie Leichtkrankenhäuser und Genesungsheime, von denen die letzteren auch Hauskranken geöffnet werden. Hier verbilligt sich Bau und Betrieb. Die gegenwärtige wirtschaftliche Lage, welche Neubauten für absehbare Zeit erschwert, drängt zur Einbeziehung noch einfacherer Formen.

Der Sozialarzt, dieser Entwicklung eingedenk, sollte namentlich bei der frühzeitigen Überweisung ansteckend Erkrankter in die mit zweckmäßigen Absonderungsräumen ausgestattete Heilanstalt dieses wichtige Hilfsmittel zur Bekämpfung der Infektionskrankheiten gerade in den Kreisen der minderbemittelten und darum sich und ihre Umgebung besonders gefährdenden Schichten ausnutzen.

Darüber hinaus muß er über die Kenntnis der Aufnahmeformen verfügen und bei der namentlich im Winter fast stets wahrnehmbaren Überfüllung dieser Anstalten den Fernsprecher oder den Bettennachweis vorher zur Anfrage noch freier Plätze benutzen, ehe er den Kranken eine vergebliche Fahrt antreten läßt. Nach der Entlassung setzt seine Tätigkeit von neuem ein. Sie erfolgt oft nach klinischer Genesung unter der Forderung von Schonung, die verhältnismäßig leichter zu erreichen ist und bei verminderter wirtschaftlicher Leistungsfähigkeit. Hier tritt auch bei uns die soziale Krankenhausfürsorge ein, die in Amerika große Ausbildung erfahren hat. Der zuständigen Vereinigung werden die hingehörigen Fälle gemeldet, die durch ihre Organe die häuslichen und wirtschaftlichen Verhältnisse prüft, die vom Krankenhausarzt bei der Entlassung gegebenen ärztlichen Vorschläge für die nächste Zeit zur Durchführung bringt, Erholung ermöglicht, falls erforderlich,. ärztliche Überwachung bei der zuständigen Beratungsstelle veranlaßt und dann entsprechende, der fortschreitenden Genesung angepaßte Beschäftigung vermittelt, schließlich aber durch ihr Eingreifen ein soziales Sinken zu verhindern sich bemüht.

Zuletzt ist noch bei der Unterbringung von Taubstummen, Blinden, Krüppeln, Trinkern und Geisteskranken, insbesondere von Idioten und Epileptikern die Armenverwaltung neben anderen Verwaltungsstellen beteiligt. Das Verfahren bei den ersten Gruppen ist in den besonderen Abschnitten behandelt; für die Unterbringung von Geisteskranken sind polizeiliche Bestimmungen maßgebend, welche die Wahrung der öffentlichen Sicherheit mit dem Schutz der Persönlichkeit zu vereinen sich bemühen und deshalb bei der Ausstellung des Zeugnisses für die unfreiwillige Überführung die Mitwirkung zweier Ärzte und die Begutachtung der Notwendigkeit durch den beamteten Arzt verlangen.

II. Der Arzt in der Tuberkulosefürsorge.

Von

A. Krautwig.

I. Allgemeines.

Die ärztliche Erkennung und Behandlung der Tuberkulose hat in den letzten Jahrzehnten erfreuliche Erfolge aufzuweisen. Aber auch die sorgsamste Behandlung des Einzelfalles im Krankenhaus und in der Familie vermag die Tuberkulose als Massenerkrankung, als Wohnungs- und Proletarierkrankheit nicht entscheidend zu beeinflussen. Die Tuberkulose ist gewiß in erster Linie eine Infektionskrankheit, die durch ärztliche Maßnahmen bei dem Betroffenen gebessert und unter Umständen geheilt werden kann, deren Weiterverbreitung durch hygienische Maßregeln der Absonderung und Desinfektion bis zu einem gewissen Grad verhütet werden kann. Aber sie ist doch als Massenerscheinung in Entstehung und Verlauf in hohem Maße abhängig von den sozialen Lebensbedingungen der gefährdeten Volkskreise. Nur die Verbindung von ärztlichem Können mit dem ganzen Rüstzeug der sozialen Hygiene vermag die Volkskrankheit schrittweise zurückzudrängen. Die Kenntnis der sozialhygienischen Bekämpfungsmaßnahmen ist für den ärztlichen Praktiker unerläßlich angesichts des Umfanges und der Bedeutung dieser schlimmsten aller Volkskrankheiten.

Anzeigepflicht. Das preußische Gesetz, betreffend die Bekämpfung übertragbarer Krankheiten, vom 28. August 1905 setzt die Anzeigepflicht fest für jeden Todesfall an Lungen- und Kehlkopftuberkulose. Eine Reihe deutscher Staaten haben weitergehende Anzeigepflicht eingeführt, besonders auch für jeden Wechsel der Wohnung von Personen, die an offener Lungen- oder Kehlkopftuberkulose leiden: so Baden, Bayern, die Hansestädte und Sachsen. Bayern macht auch jede Erkrankung an offener Lungen- oder Kehlkopftuberkulose anzeigepflichtig, wenn der Kranke in einer Unterrichts- oder Erziehungsanstalt oder in dazu gehörigen Räumlichkeiten wohnt oder eine solche Anstalt besucht. Eine noch weitergehende Anzeigepflicht ist u. a. in Dänemark, England, Norwegen, Schweden und den Vereinigten

Staaten von Amerika gesetzlich eingeführt. Das schwedische Gesetz vom 1. Januar 1915 legt den Ärzten die Verpflichtung auf, bei Behandlung von Schwindsüchtigen in allen solchen Fällen eine Anzeige zu erstatten, wo der Kranke in Verhältnissen lebt, die für seine Umgebung Gefahren der Ansteckung annehmen lassen. Lungenkranke dürfen dort nicht beschäftigt werden in Meiereien und Milchverkaufsgeschäften. Weibliche Personen, die an Lungenschwindsucht leiden, dürfen weder Amme noch Kinderpflegerin sein. .

Wege der Ansteckung. Der Erreger der Tuberkulose ist der von Robert Koch entdeckte Tuberkelbazillus (1882). Die Tuberkulose ist keine vererbte Krankheit, sondern wird durch Ansteckung übertragen. Die Ansteckung erfolgt so gut wie immer durch den tuberkulös erkrankten Menschen, von dem aus die Erreger beim Anhusten direkt durch Tröpfcheninfektion (Flügge) in den Mund und in die Luftwege der angehusteten Personen eindringen können. Oder die Infektion geht von dem auf dem Fußboden abgesetzten Auswurf der Schwindsüchtigen aus, der entweder eintrocknet und verstäubt (Cornet) oder die Hände der Kleinkinder, welche auf dem Boden herumkriechen, beschmutzt (Schmutz- und Schmierinfektion der Kleinkinder). In beiden Fällen findet so der ansteckende Auswurf seinen Weg zum Munde der Wohnungsgenossen.

Ist der an offener Tuberkulose erkrankte Mensch die Hauptquelle weiterer Ansteckung, so kann auch in vereinzelten Fällen die Rindertuberkulose durch den Genuß von Fleisch oder Milch, die ihre Erreger enthalten, zu einer Tuberkuloseinfektion besonders bei Kindern führen. Die Ansicht von Robert Koch, daß unter keinen Umständen der Erreger der Rindertuberkulose bei Menschen eine spezifische Tuberkulose veranlassen könne, wird heute von den meisten Forschern nicht geteilt. Da im Kriege in der Kinderwelt die Fälle von Eingeweidetuberkulose (besonders Darmtuberkulose) an manchen Orten nicht unerheblich zugenommen haben, so ergibt sich als Programmpunkt der Bekämpfung der menschlichen Tuberkulose auch der Kampf gegen die Rindertuberkulose.

Disposition zur Tuberkulose. Die allgemeine Empfänglichkeit zur tuberkulösen Erkrankung kann vererbt werden. Objektiv nachweisbar ist bei solchen disponierten Menschen für gewöhnlich der lange schmale Bau des Brustkorbes mit den abstehenden Schulterblättern, Kleinheit des Herzens mit Blutarmut, lymphatische Konstitution. Die Disposition kann aber auch durch üble Lebensverhältnisse erworben werden: so durch ungenügende Ernährung, durch schlecht belüftete, schlecht belichtete und sonnenarme Wohnungen, durch ungesunde Berufstätigkeit. In schlechten Wohnungen leiden die Menschen in allen wichtigen Lebensfunktionen. Gerade die Kinder können vollständig verkümmern und wie für alle Infektionskrankheiten, so auch für die Tuberkulose in hohem Maße anfällig werden. Auf alle Fälle ist die soziale Lage von unbestrittenem Einfluß auf den Ablauf der bereits ausgebildeten Erkrankung.

Die örtliche Empfänglichkeit ist zweifellos verschieden groß. Bekannt ist der relative Schutz des See- und Höhenklimas gegen die Erwerbung der Krankheit und die günstige Wirkung von See und Gebirge bei bereits vorhandener Erkrankung. Die geringe Sterblichkeit einiger sächsischer Industriestädte mit ungünstigen Wohnungsverhältnissen mag sich aus ihrer Höhenlage erklären. Auch die Rasse spielt vielleicht eine Rolle. Der großen Disposition der Neger steht die geringe Empfindlichkeit der Juden gegenüber. Bekannt ist ferner der disponierende Einfluß der sog. Staubberufe, bei welchen der Staub mechanisch Reizungen und Verletzungen der Schleimhaut der Luftwege veranlaßt und damit den Boden zur Ansiedlung der Tuberkulosebazillen günstig auflockert.

Solche zur Erkrankung disponierenden Momente sind nach sozialhygienischer Auffassung der Infektionsgelegenheit an Bedeutung fast gleich zu setzen. Dieser Satz wird nicht dadurch erschüttert, daß auch der Wohlhabende, der unter günstigen Verhältnissen lebt, bei unvorsichtigem Verhalten in der Umgebung eines Tuberkulösen nicht selten erkrankt.

Der „Pauperismus“ schafft nicht nur eine erhöhte Disposition durch Schwächung der Widerstandskraft, er vermehrt auch die Exposition gegen die Ansteckung. Das gilt insbesondere bei überfüllten Wohnungen. Je dichter eine Wohnung besetzt ist, um so schwieriger ist auch für einsichtige Leute ein gesundheitsgemäßes Bewohnen. In Massenquartieren ist die Isolierung des gefährdenden Kranken immer sehr schwierig, oft unmöglich. Daher kann man nicht zu Unrecht von der Tuberkulose als Wohnungskrankheit und Proletarierkrankheit sprechen. Auch die auffällig große Verbreitung, welche die Tuberkulose in manchen Landbezirken trotz gesunder Arbeit und ausreichender Ernährung der bäuerlichen Bevölkerung gefunden hat, erklärt sich meistens durch die schlechten Wohnungen, deren baulicher Zustand in gleichem Maße wie die Art der Bewohnung auch der bescheidensten Hygiene oft genug Hohn spricht. In vielen Landbezirken findet man wohl die Hälfte aller Schlafräume überbelegt.

Verlauf der Infektion. Nach der heutigen Auffassung kann zwar auch der erwachsene, bis dahin völlig gesunde Mensch sich durch Infektion eine Tuberkulose zuziehen. In den allermeisten Fällen ist aber die erste Infektion, der Primäraffekt, bereits beim Kleinkinde entstanden. Der erste Erkrankungsherd ist beim Kinde sehr schwer oder gar nicht festzustellen. Oft vermag nur die Pirquet-Reaktion (s. später) den Nachweis zu geben, daß die Erreger der Tuberkulose in den kindlichen Körper schon eingedrungen sind. Beim Säugling folgt der Infektion, so gut wie immer, die tödliche Erkrankung. Je älter aber das Kind bei der ersten Infektion ist, um so eher wird der kindliche Körper mit der der Infektion folgenden Krankheit fertig. Diese lokalisiert sich dann in dem primären Herde, der (nach Pirquet) entweder als Bronchialdrüsentuberkulose oder als tuberkulöse Bronchitis auftritt. Es kann aber auch beim Kleinkinde der Erreger auf dem Lymph- und Blutwege oder auch auf dem Verdauungsweg weitergeschleppt werden und zu sekundären Infektionen der Haut, der Schleimhäute, der Drüsen, Knochen und Gelenke führen (Lymphatismus, Skrofulose). Diese Erkrankungen übersteht der kindliche Körper in den meisten Fällen. Wird aber in späteren Jahren der einmal infizierte Mensch durch schwere Krankheiten in seiner Widerstandskraft geschwächt (durch Masern, Keuchhusten,

Lungenentzündung, Influenza, chronischen Katarrh, durch Schwächung in der Schwangerschaft und im Wochenbett, durch langdauernde Unterernährung u. dgl.), so durchbrechen die im primären Herd oder in den Drüsen abgekapselten Erreger den abschließenden Wall und dringen auf dem Blut- oder Lymphweg in die Lunge erneut ein, um dann die aktive Lungentuberkulose, das sog. dritte Stadium der Erkrankung herbeizuführen. Auch bei wiederholten Neuinfektionen, wie sie in der Umgebung eines bereits erkrankten Tuberkulösen oft unvermeidbar sind, reichen die bei der ersten Infektion gebildeten Schutzkräfte des Körpers nicht mehr zur Abwehr einer nunmehr aktiv einsetzenden Erkrankung aus (Reinfektion, Superinfektion).

Stadien der Erkrankung. Für die Beurteilung der Schwere des Einzelfalles ist die auf der Internationalen Tuberkulosekonferenz in Wien im Jahre 1908 vereinbarte und vom Reichsgesundheitsamt und den Landesversicherungsanstalten vorgeschlagene Turban-Gerhardtsche Stadieneinteilung ziemlich allgemein angenommen:

I. Leichte, auf kleine Bezirke eines Lappens beschränkte Erkrankung, die z. B. an den Lungenspitzen bei Doppelseitigkeit des Falles nicht über die Schulterblattgräte und das Schlüsselbein, bei Einseitigkeit vorn nicht über die zweite Rippe hinunterreichen darf.

II. Leichte, weiter als I, aber höchstens auf das Volumen eines Lappens, oder schwere, höchstens auf das Volumen eines halben Lappens ausgedehnte Erkrankung.

III. Alle über II hinausgehenden Erkrankungen und alle mit erheblicher Höhlenbildung.

Unter leichter Erkrankung sind zu verstehen disseminierte Herde, die sich durch leichte Dämpfung, unreines, rauhes, abgeschwächt vesikuläres, vesikulo-bronchiales bis broncho-vesikuläres Atmen und feinblasiges bis mittelblasiges Rasseln kundgeben.

Unter schwerer Erkrankung sind Infiltrate zu verstehen, welche an starker Dämpfung, stark abgeschwächtem („unbestimmtem“), broncho-vesikulärem bis bronchialem Atmen mit und ohne Rasseln zu erkennen sind.

Erhebliche Höhlenbildungen, die sich durch tympanitischen Höhlenschall, amphorisches Atmen, ausgebreitetes gröberes, klingendes Rasseln usw. kennzeichnen, fallen unter Stadium III.

Pleuritische Dämpfungen sollen, wenn sie nur einige Zentimeter hoch sind, außer Betracht bleiben; sind sie erheblich, so soll die Pleuritis unter den tuberkulösen Komplikationen besonders genannt werden.

Das Stadium der Erkrankung ist für jede Seite gesondert anzugeben. Die Klassifizierung des Gesamtfalles erfolgt entsprechend dem Stadium der stärker erkrankten Seite, z. B. R. II, L. I = Gesamtstadium II.

Diese Einteilung kann ebenso, wie viele andere, die von namhaften Autoren vorgeschlagen wurden (u. a. von Lenhartz, Fränkel-Albrecht), nicht restlos befriedigen. Sie ist für das vielgestaltige, wechselvolle Bild der Krankheit zu schematisch und berücksichtigt nicht genügend die Intensität der Erkrankung und die Widerstandsfähigkeit des Körpers je nach dem individuellen Kräftezustand.

Vielleicht bietet das röntgenologische Verfahren, das immer größere Vollkommenheit gewinnt und als Ergänzung der bisherigen klinisch-physikalischen Untersuchungsmethoden Ausgezeichnetes leistet, in baldiger Zukunft für eine praktisch verwertbare Stadieneinteilung der Erkrankung eine bessere objektive Grundlage.

Geschlossene und offene Tuberkulose. Die offene Tuberkulose, bei der durch den Auswurf, durch den Urin oder Stuhl, oder durch eiternde Fisteln der Erreger der Tuberkulose nach außen gelangt, vermag die Krankheit weiter zu verbreiten und ist darum für die vorbeugenden Maßnahmen besonders wichtig. Die offene Tuberkulose ist aber für den Träger nicht immer die schlimmste Form der Erkrankung und insbesondere nicht für den Heilplan aussichtslos. Auf die Unterscheidung der geschlossenen und offenen Tuberkulose wird gemeinhin zuviel Wert gelegt und dabei nicht selten übersehen, daß die Feststellung, ob eine Tuberkulose noch geschlossen ist, auch für den gewissenhaften Arzt recht schwierig sein kann. In manchen Fällen kann nur das Tierexperiment den Zweifel lösen, ob die Absonderungen des kranken Körpers den Tuberkelbazillus enthalten oder nicht. Zu beachten bleibt auch, daß die geschlossene Tuberkulose nicht selten in die offene Form schnell übergehen kann, wie auch der umgekehrte Fall möglich ist. Es empfiehlt sich aber, für das praktische Bedürfnis die Entscheidung zwischen geschlossener und offener Tuberkulose beizubehalten.

Umfang und Bedeutung der Tuberkulose als Volkskrankheit. Die Tuberkulose wirkt verheerend in Stadt und Land. 10% aller Sterbefälle werden von ihr verschuldet, kein Alter bleibt verschont. Wenn sie in der Altersklasse von 10—15 Jahren nur ein Fünftel der Todesfälle veranlaßt, so ist in dem sogenannten besten Lebensalter von 15—40 Jahren fast ein Drittel aller Todesfälle ihr zur Last zu legen. In der Altersstufe zwischen 20 und

25 Jahren erreicht sie mit fast 50% aller Todesfälle den Höhepunkt ihrer Verlustziffern. Im Alter von 40—50 Jahren sind 25% und im Alter von 50—60 Jahren rund 20% der Todesfälle ihr zur Last zu legen. Ihre Verlustziffern sind erheblich höher als die Summe der Todesfälle, die allen übrigen Infektionskrankheiten insgesamt zum Opfer fallen. England und die nordischen Länder leiden weniger unter Tuberkulose als Deutschland; Österreich und Rußland erheblich mehr. Innerhalb Deutschlands ist ihre Verbreitung recht ungleichmäßig. Manche Industriebezirke liegen mit ihren Todesziffern weit über dem Durchschnitt; aber auch auf dem Lande gibt es viele schlimm verseuchte Gegenden, so in manchen Bezirken Bayerns und Westfalens (Regierungsbezirk Osnabrück). Kaum ein Dorf und kaum eine Familie ist frei von der Seuche.

Aus vielen Untersuchungen ergibt sich, daß die Tuberkulose auch eine **gefährliche Kinderkrankheit** ist, die unter den Kindern des schulpflichtigen Alters schlimmer aufräumt als die bekannten Kinderkrankheiten. Vom 6. bis zum 10. Lebensjahre fordert in der Kinderwelt Scharlach die meisten Opfer, nach Scharlach die Diphtherie und an dritter Stelle die Tuberkulose. Im 11. bis zum 15. Lebensjahre rückt aber die Tuberkulose als Sterbeursache bereits an die erste Stelle.

Von je 100 Gestorbenen erlagen der Tuberkulose im Jahre 1916 nach Kirchner:

aus der Altersklasse von 5—10 Jahren:

10,11 Kinder männlichen und 12,4 weiblichen Geschlechts,

aus der Altersklasse von 10—15 Jahren:

18,4 männlichen und 30,3 weiblichen Geschlechts.

Tuberkulose und Invalidität. Die Erfahrung hat ergeben, daß von den im Alter zwischen 20 und 30 Jahren Invalidisierten über die Hälfte infolge Tuberkulose invalide wurden.

Die deutschen Landesversicherungsanstalten haben im Jahre 1916 für Heilbehandlung von 95 760 Versicherten 20 800 000 Mk. ausgegeben, darunter weit über die Hälfte, nämlich 12 800 000 Mk., für Tuberkulosebehandlung.

Für die Kuren der seit dem Jahre 1897 auf Kosten der Landesversicherungsanstalten behandelten Personen entfallen über 218 Millionen Mark, also fast ¼ Milliarde auf die Lungen- und Kehlkopftuberkulosen.

Die Sterblichkeit des **weiblichen** Geschlechts war in früheren Jahren eine größere als die der Männer. Im Laufe der letzten Jahre sind durchweg die Sterbeziffern der Frauen günstiger geworden. Es bleibt aber bestehen, daß auch heute noch im schulpflichtigen und gebärpflichtigen Alter die Tuberkulosesterblichkeit beim weiblichen Geschlecht höher ist als in den gleichen Altersklassen der Männer. Die höhere Gefährdung der Männer erklärt sich im allgemeinen aus der höheren Gefahr ihrer Berufsarbeit. Wenn in letzter Zeit mancherorts die Tuberkulose der Frauen eine geringere Tendenz zur Abnahme zeigt, so ist das sicherlich auf die zunehmende Berufstätigkeit der Frau, insbesondere auf ungesunde Tätigkeit als Textilarbeiterin, als Ladnerin und kaufmännische Bureauangestellte in dauernd schlecht gelüfteten und wenig belichteten Räumen zurückzuführen. Bekannt ist auch die große Tuberkulosesterblichkeit der Krankenschwestern in jüngeren Jahren.

Berufe, die in erhöhtem Maße der Tuberkulose erliegen, sind diejenigen, die unter verderblicher Staubeinwirkung leiden. Bäcker, Kellner, Küfer, Buchdrucker, Steinhauer, Schleifer, Polierer, besonders aber Bürstenarbeiter und Feilenhauer sind in schlimmem Maße gefährdet. Recht viele Opfer fordert die Tuberkulose in den Gefängnissen und unter den Prostituierten; recht viele auch unter den Alkoholisten.

In volkswirtschaftlicher Beziehung ist hervorzuheben, daß die Tuberkulose in erster Linie ihre Opfer unter den Angehörigen der besten Lebensjahre sucht, also in dem Alter, in dem der Mensch auf der Höhe seiner Leistungsfähigkeit stehen soll. Dem schließlichen tödlichen Ende gehen viele Jahre der Krankheit, der Arbeitsbehinderung und des Siechtums voraus. Man kann im Durchschnitt vom Todestage rückwärts 5 Jahre Lebenszeit rechnen, in der die Krankheit bereits deutlicher in die Erscheinung tritt und die Arbeitsfähigkeit mehr oder minder beschränkt. Besonders schlimm ist es auch, daß die Tuberkulose infolge ihrer leichten Übertragbarkeit oft genug mehrere Opfer in derselben Familie fordert, ja oft ganze Generationen durchseucht. Rubner schätzte schon vor dem Kriege in Deutschland 800000—900000 tuberkulös Erkrankte.

Abnahme der Tuberkulose. Das einzig Tröstliche und Erfreuliche an diesem schlimmen Bilde ist die Feststellung, daß die Seuche in den letzten drei Jahrzehnten bis zum Kriegsausbruch einen stetigen und erheblichen Rückgang genommen hat. Während in Preußen in den Jahren 1871—1880 noch von 10 000 Einwohnern 31,8 an Tuberkulose starben, ist diese Zahl in den Jahren 1881—1890 auf 30,1 und 1891—1900 auf 23 gesunken. 1910 fielen die Zahlen noch weiter ab auf 15,3, 1914 auf 13,9. Die Abnahme der Tuberkulosesterblichkeit war am stärksten in den mittleren Altersklassen, am geringsten in der Kinderwelt; bei Kleinkindern und im Alter von 5—14 Jahren ist die Tuberkulose die wichtigste Todesursache geblieben. In vielen städtischen Bezirken, besonders in Großstädten, war der Abfall stärker als in den Landbezirken.

Über die Sterblichkeit an Tuberkulose in Preußen in den Jahren 1876—1914 geben folgende Zahlen Auskunft:

Es starben an Tuberkulose:

im Jahre	überhaupt	von je 100000 Lebenden	von je 100 Todesfällen kamen auf Tuberkulose
1876 79770		310	12,1
1880 84895		311	12,3
1885 88056		308	12,3
1890 84086		284	11,7
1895 73752		233	10,7
1900 70206		211	9,5
1905 70323		191	9,7
1910 60479		153	9,5
1914 58577		139	—

In 24 Staaten des Deutschen Reiches (alle mit Ausschluß der beiden Mecklenburg) starben in Stadt und Land im Jahre 1906 an allen Formen der Tuberkulose 113432 Menschen (18,93 auf je 10000 Lebende); an Lungentuberkulose 98152 (16,38); 1912 100303 an allen Formen der Tuberkulose (15,34), 85976 an Lungentuberkulose (13,15).

Ursachen der Abnahme. Der erfreuliche Rückgang der Tuberkulose ist seit der Mitte der 80er Jahre des vorigen Jahrhunderts in den meisten Kulturländern deutlich und stetig erfolgt. Es liegt zunächst nahe, die Ursache hierfür in der Entdeckung des Erregers der Krankheit durch Robert Koch (1882) und in der dadurch ermöglichten besseren ärztlichen und hygienischen Bekämpfung der Krankheit zu suchen. Eine Erweiterung und Verbesserung des Krankenhauswesens und insbesondere die Schaffung besonderer Anstalten für die Tuberkulosebekämpfung ist seit jener Zeit unverkennbar. Auch die in den 80er Jahren inaugurierte Wohlfahrtsgesetzgebung für die Arbeiterwelt ist gewiß nicht ohne Einfluß geblieben. Eine genauere Prüfung der ursächlichen Verhältnisse ergibt aber, daß den genannten Ereignissen ein wesentlich bestimmender Einfluß auf die Abnahme der Erkrankung nicht beigelegt werden kann. Die Abnahme der Tuberkulosesterbeziffer ist nur eine Teilerscheinung der gesamten Senkung der allgemeinen Sterbeziffer, die in der genannten Zeit deutlich in die Erscheinung tritt. Es drückt sich darin aus die tiefgreifende Abhängigkeit der Gesundheit und Krankheit von den gesamten sozialen Verhältnissen der unteren Volksklassen, die seit jener Zeit zugleich mit dem wirtschaftlichen Aufschwung eine erhebliche Besserung erfuhren. Im einzelnen ist es nicht möglich auseinanderzuhalten, ob diese Besserung besonders wirksam wurde durch Autklärung, durch bessere Wohnungen, durch bessere Ernährung oder durch andere bessere Lebensbedingungen.

Einfluß des Krieges. Die Abnahme der Tuberkulosesterbeziffer ist unter den schlimmen Einflüssen des Weltkrieges nicht nur zum Stillstand gekommen, die Krankheit hat besonders in Deutschland und Österreich, aber auch in anderen Ländern, die nur wenig von den Einflüssen des Krieges berührt wurden (z. B. Holland), entschieden zugenommen. Die Zunahme in Deutschland machte sich, je länger der Krieg dauerte, um so verhängnisvoller bemerkbar. Heute stehen wir in der Tuberkulosehäufigkeit ungefähr auf dem Stande der Zeit vor etwa 30 Jahren. Die Sterblichkeit an Tuberkulose hat zugenommen bei Männern und Frauen, bei letzteren besonders stark. Sie hat zugenommen in allen Altersklassen; es sind nicht nur die bereits vorhandenen Erkrankungen an Tuberkulose zum schnelleren tödlichen Ablauf gekommen, sondern auch zahlreiche Fälle von Neuinfektionen erfolgt. Die Ursachen dieser beklagenswerten Erscheinungen liegen in der Unterernährung, in den schlechteren Wohnungsverhältnissen, in der starken Inanspruchnahme der Frauen durch gewerbliche Arbeit, in den geringeren Leistungen der Krankenhäuser und Heilstätten; bei den Kindern auch in der schlechten Bewahrung und Pflege.

Es starben im Deutschen Reich an Tuberkulose:

1915	61006 Menschen	= 14,9 auf 10000 Lebende,
1916	66544 ,,	= 15,8 ,, 10000 ,,
1917	87032 ,,	= 20,9 ,, 10000 ,,

Die Zahl der Tuberkulosesterbefälle betrug demnach im Jahre 1917 rd. 30000 mehr als im Jahre 1913 und 3000 mehr als im Jahre 1890. Die Zunahme der Tuberkulosesterblichkeit in den preußischen Städten belief sich in der Kriegszeit bis zum Jahre 1917 auf 60%, auf dem Lande auf 40% der vor dem Kriege festgestellten Mortalität. Die Sterblichkeit der Männer betrug in Preußen auf 10000 Lebende im Jahre 1913 14,22, 1917 20,29. Bei den

Frauen im Jahre 1913 13,10, 1917 20,26. Besonders schlimm scheint die Stadt Wien mitgenommen zu sein, von der berichtet wird, daß nicht mehr jeder fünfte, sondern jeder dritte Todesfall auf Tuberkulose zurückzuführen ist.

Sozialhygienische Bekämpfung der Tuberkulose. Geschichtliche Entwicklung. Das große Tuberkuloseelend zwingt uns zur planmäßigen Bekämpfung dieser Volkskrankheit mit allen Waffen der sozialen Hygiene. Besonders aussichtsvoll ist dieser Kampf geworden durch die Heilstättenbewegung und das Fürsorgestellenwesen. Durch Robert Koch wissen wir, daß die Tuberkulose eine ansteckende Krankheit ist; durch die Erfolge der Heilstätten, daß sie in nicht zu vorgeschrittenen Stadien auch eine heilbare Krankheit ist, durch die Fürsorgebewegung, daß sie eine vermeidbare Krankheit ist. Hermann Brehmer gründete 1854 die erste deutsche Heilanstalt zu Görbersdorf i. Schles. mit dem wirksamen Prinzip der Freiluftkur. Sein Schüler, Peter Dettweiler, baute das Heilverfahren nach der hygienisch-diätetischen Seite weiter aus und fügte ihm als wirksames Prinzip die Ruhe- und Liegekur ein. Den ersten Aufschwung nahm die Heilstättenbewegung in den 90er Jahren. 1896 wurde das Deutsche Zentralkomitee zur Errichtung von Heilstätten begründet, dessen aufklärender und werbender Tätigkeit es gelang, bereits innerhalb 10 Jahren 85 Volksheilstätten für Erwachsene mit mehr als 8000 Betten und 14 Heilstätten für Kinder mit 500 Betten ins Leben zu rufen. In welchem Umfange die Lungenheilstätten sich vermehrt haben, geht aus folgender, dem Geschäftsbericht des Deutschen Zentralkomitees vom Jahre 1914 entnommenen Tabelle (S. 236) hervor.

Nach dem Geschäftsberichte des Deutschen Zentralkomitees vom Jahre 1919 beträgt zurzeit die Zahl der Heilstätten für erwachsene Lungenkranke in Deutschland 166 mit rund 16 765 Betten; die der Kinderheilstätten, in denen teils lungenkranke, teils an Knochen- oder Gelenktuberkulose erkrankte, teils tuberkulosebedrohte, skrofulöse und erholungsbedürftige Kinder Aufnahme finden, 166 mit insgesamt rund 14 000 Betten. Da die durchschnittliche Kurdauer in einer Heilstätte 3 Monate beträgt und die Heilstätten meistens bis zum letzten Bett belegt sind, so ist anzunehmen, daß über 125 000 Personen jährlich in diesen Heilstätten Behandlung finden.

Die Erbauung und Unterhaltung der Heilstätten für Lungenkranke in diesem Umfange wäre niemals möglich gewesen ohne das Invalidenversicherungsgesetz, das am 1. Januar 1900 in Kraft trat. Das Gesetz ermöglichte es den Landesversicherungen,

Lungenheilstätten.

Jahr	Anzahl	Zahl der Verpflegten		Betriebskosten Mk.
		Männer	Frauen	
1894	—	—	—	—
1895	1	64	—	12 080
1896	1	142	—	25 906
1897	3	271	—	79 943
1898	5	743	44	187 226
1899	8	1543	252	447 553
1900	9	2303	473	792 905
1901	11	2779	828	1 096 708
1902	15	3428	1069	1 921 739
1903	18	4294	1696	2 676 067
1904	22	5223	2224	2 989 233
1905	26	7233	2534	3 978 042
1906	26	8842	3263	5 110 331
1907	30	10643	3547	5 534 114
1908	36	14352	5306	7 298 675
1909	37	16593	6141	7 821 102
1910	38	16978	6241	7 799 173
1911	40	17222	6523	8 213 652
1912	41	18370	6630	8 408 050
Im ganzen 41		131023	46771	64 392 499

die vorbeugende Heilbehandlung der Leichterkrankten mit gleichzeitiger Unterstützung der Angehörigen für die Dauer der Kur zu übernehmen. Die Versicherungsträger konnten aus dem angesammelten Vermögen selbst Heilstätten erbauen oder Gemeinden und gemeinnützige Vereine bei der Erbauung solcher Heilstätten durch Darleihung billiger Kapitalien unterstützen. Bis zum Jahre 1912 hatten die Versicherungsträger bereits mit 47½ Millionen Mark sich an dem Bau der deutschen Heilstätten beteiligt.

Mit der Heilstättenbewegung, über deren Erfolge später noch berichtet wird, erschöpfte sich nicht die segensreiche Tätigkeit des Deutschen Zentralkomitees. Eine gleich wichtige Leistung ist die energische Förderung der umfassenden Bekämpfung der Tuberkulose durch die deutschen Fürsorgestellen. Die erste deutsche Fürsorgestelle wurde 1898 von ·Pütter, dem damaligen Dezernenten für das Armenwesen in Halle, dem jetzigen Verwaltungsdirektor der Charite in Berlin, ins Leben gerufen. In gleicher Richtung wirkten im Ausland neben einer vereinzelt gebliebenen Organisation in Edinburg, die bereits 1887 begründet wurde, die Dispensaires antituberculeux, die in Lille von Prof.

Calmette, in Paris 1901 von Bernheim und in Lüttich 1900 von Prof. Malvoz eingerichtet wurden. Diese Einrichtungen, zunächst vergleichbar den deutschen Polikliniken, bedienten sich zur Unterstützung der ärztlichen Arbeit des mehr fürsorgerisch tätigen Ouvrier enquêteur.

Um ihre Ausbreitung in Deutschland machte sich besonders verdient Ministerialdirektor Kirchner, auf dessen Veranlassung eine Rundverfügung des preußischen Kultusministers vom 22. Dezember 1902 energisch für die Gründung solcher Stellen eintrat. Heute beträgt die Zahl der Auskunft- und Fürsorgestellen einschließlich der badischen und sächsischen Tuberkuloseausschüsse sowie der thüringischen Hilfsfürsorgestellen und der bayerischen Beratungsstellen rund 3000. Das deutsche Zentralkomitee zur Errichtung von Heilstätten änderte 1906 seinen Namen in Deutsches Zentralkomitee zur Bekämpfung der Tuberkulose, da es inzwischen alle Fragen der vielgestaltigen sozialen Fürsorge in seine Arbeit einbezogen hatte. 1912 setzte das Zentralkomitee eine besondere Kommission ein für den Ausbau des Auskunfts- und Fürsorgestellenwesens für Lungenkranke in Deutschland, die sich zur Einberufung besonderer Fürsorgestellentage entschloß. Seit 1912 besteht beim Zentralkomitee eine besondere Kommission für Tuberkulosefürsorge im Mittelstand, von der das Verzeichnis zahlreicher für den Mittelstand geeigneter Heilstätten zu erfahren ist.

Bemerkenswerte Fortschritte knüpfen sich an die deutschen Kongresse zur Bekämpfung der Tuberkulose, deren erster 1899 in Berlin stattfand, und an die Internationalen Kongresse mit dem gleichen Ziel, deren erster 1900 in Neapel abgehalten wurde.

Wichtige Beiträge für die ärztliche, hygienische und fürsorgerische Bekämpfung der Tuberkulose liefern neben den allgemeinen Fachschriften folgende Fachzeitschriften:

> Beiträge zur Klinik der Tuberkulose, herausgegeben von Prof. Rudolph Brauer, Würzburg, Kurt Kabitzsch-Verlag.
> Zeitschrift für Tuberkulose, geleitet von A. Kuttner und Lydia Rabinowitsch-Kempner, Leipzig, Joh. Ambrosius Barth.
> Internationales Zentralblatt für die gesamte Tuberkulose-Forschung, herausgegeben von Brauer, de la Camp, G. Schröder, Würzburg, Kurt Kabitzsch-Verlag.
> Der jährlich erscheinende Geschäftsbericht des deutschen Zentralkomitees zur Bekämpfung der Tuberkulose: Berlin W. 9, Linkstr. 29, eine unentbehrliche vorzügliche Orientierung für den Sozialhygieniker und den Praktiker.
> Tuberkulosis, Monatsschrift im Selbstverlag der Internat. Vereinigung gegen die Tuberkulose, Redaktion und Zentralstelle Berlin W., Schöneberger Ufer 13.

Tuberkulose-Fürsorgeblatt des deutschen Zentralkomitees zur Bekämpfung der Tuberkulose, herausgegeben von Oberstabsarzt Helm und Prof. A. Kayserling, Berlin.

Zeitschrift für öffentliche Gesundheitspflege, herausgegeben von Geh. Obermedizinalrat Prof. Abel, Jena und Medizinalrat Dr. Merkel, Nürnberg, Druck und Verlag von Friedrich Vieweg & Sohn, Braunschweig.

Sozialhygienische Mitteilungen, Zeitschrift für Gesundheitspolitik und -Gesetzgebung, Schriftleiter Dr. Alfons Fischer, Karlsruhe i. Br. Verlag: C. F. Müllersche Hofbuchhandlung, Karlsruhe.

Zeitschrift für Soziale Hygiene, Fürsorge- und Krankenhauswesen. Herausgegeben von Dr. Chajes, Berlin-Schöneberg und Geh. San.-Rat Dr. Rabnow, Berlin-Schöneberg. Verlag: Gesellschaft und Erziehung, G. m. b. H. Berlin SW. 48.

II. Aufgaben der Auskunfts- und Fürsorgestellen.

Die tröstliche Erkenntnis, daß die Tuberkulose eine vermeidbare und heilbare Krankheit ist, wurde dem Volke nutzbar gemacht durch die Arbeit der Auskunfts- und Fürsorgestellen. Ihre Aufgabe ist:

1. möglichst frühzeitige Feststellung der Krankheit. Je früher die Behandlung, um so aussichtsreicher ist sie, um so wirksamer die Verhütungsmaßnahmen;

2. Vermittlung der notwendigen Behandlung und Versorgung in Krankenhäusern, Tuberkuloseheilstätten, Tuberkuloseheimen. Schutz- und Kräftigungskuren für die gefährdete Umgebung, insbesondere für die bereits tuberkulös infizierten, aber noch nicht erkrankten Kinder;

3. sozialhygienische Hilfe in der Familie: Belehrung und Anleitung im Sinne der Vorbeugung, Sorge für gesunde Wohnung, Reinhaltung der Wohnung und möglichste Absonderung des Kranken. Diese vorbeugende Arbeit an den gefährdeten Volksklassen ist die eigenste und wichtigste Arbeit der Fürsorgestelle.

Träger und Einrichtung der Fürsorgestelle.

Gute Erfolge vermögen sowohl behördliche, von Städten, Kreisen, Gemeinden, Landesversicherungsanstalten wie von privaten Vereinen eingerichtete Fürsorgestellen zu erzielen. In der Provinz Hannover ist der Verein für Volkswohlfahrt, in Ostpreußen der Vaterländische Frauenverein der Träger der Fürsorgestellen. Man soll bei dieser Einrichtung der geschichtlichen Entwicklung und der örtlichen Eigenart einen großen Spielraum lassen. Ausgeschlossen muß es aber sein, daß sich Gemeinden und Kreise von solchen Tuberkulosefürsorgestellen fernhalten. Eine Gemeinde, die den schweren Schaden der Krankheit kennt und sich auch über den gesetzlichen Rahmen hinaus für die Wohlfahrt ihrer Bürger verpflichtet fühlt, muß durch ihr Interesse, ihre Mitarbeit und ihre Geldmittel die Fürsorgestelle tatkräftig unterstützen. In großen Städten, die mit größerem Tuberkuloseelend zu rechnen haben, muß die Stadtverwaltung, ebenso wie bei dem Säuglingsschutz, die Führung in der Fürsorgearbeit übernehmen, dabei aber in geschickter Weise der freiwillige Mitarbeit von Privaten und Vereinen sich nutzbar machen. Einzelne Kreisfürsorgestellen erheben von den Gemeinden 20 Pfg. pro Kopf der Bevölkerung.

Die Fürsorgestellen können auf eine Beihilfe der Landesversicherungsanstalten rechnen, die hierzu nach § 1274 der RVO. in der Lage sind. Beihilfen können ferner von bedürftigen Gemeinden auch bei dem Zentralkomitee zur Bekämpfung der Tuberkulose sowie bei dem Reichsministerium des Innern und dem preußischen Wohlfahrtsministerium beantragt werden.

Die Krankenkassen haben auf ihren Kongressen in München und Dresden im Jahre 1917 ihr großes Interesse an der Bekämpfung der Volkskrankheiten und an der vorbeugenden Arbeit der Fürsorgestellen bekundet. Nach § 363 RVO. dürfen sie ihre Mittel auch für allgemeine Zwecke der Krankheitsverhütung verwenden. Man wird darum, je nach der Zahl der befürsorgten Krankenkassenmitglieder, einen mehr oder minder hohen Pauschalbeitrag erwarten können. So wird in einigen Städten die Beitragssumme in Höhe bis zu 20 Pfg. (z. B. Lennep) für jedes Krankenkassenmitglied bemessen. Der Minister für Handel und Gewerbe hat unterm 9. November 1918 den Krankenkassen empfohlen, die Einrichtung und den laufenden Betrieb von Fürsorgestellen zu unterstützen. Die regelmäßigen Beiträge sollen in Form von festen Jahresbeiträgen nach der Kopfzahl der Versicherten oder in sonst geeigneter Weise berechnet werden. Für die gemeinschaftliche Arbeit mit den beteiligten Gemeinden, Landesversicherungs- oder Sonderanstalten werden beachtenswerte Grundsätze aufgestellt. Die großen Eisenbahn- und Postverbände haben sich zum Teil eine eigene Fürsorge geschaffen.

Für die räumliche Unterbringung der Fürsorgestelle sollen die Anforderungen nicht überspannt werden. In großen Städten ist eine zentrale Lage der Fürsorgestellen erwünscht; werden mehrere Stellen errichtet, so sind sie möglichst in dicht bevölkerte

Stadtteile, besonders in Arbeiterviertel zu verlegen. Bei nicht zu großem Betriebe genügen drei Räume: ein Geschäftsraum (Bureauraum) für die Verwaltung, ein Untersuchungszimmer und ein geräumiges helles Wartezimmer. Die Wände sollen vom Boden aus in 2 m Höhe in Ölfarbe gehalten sein, ein Kalkfarbenanstrich genügt auch. Nicht abwaschbare Tapeten sind zu vermeiden. Linoleumfußboden ist erwünscht, aber nicht notwendig; ein guter, sauber gehaltener Holzfußboden genügt. Schon aus erziehlichen Gründen sind die Räume besonders sauber zu halten und gut zu lüften. Spucknäpfe dürfen nicht fehlen. Schulräume sind nicht zu verwenden.

Der Fürsorgearzt. Die Leitung der Fürsorgestelle steht dem Arzte zu. Zu wünschen ist ein in der Tuberkulosediagnostik und -therapie besonders erfahrener Arzt, der für seine Tätigkeit entschädigt wird. Bisher wird die fürsorgeärztliche Tätigkeit an manchen Stellen, besonders auf dem Lande und bei privaten Vereinigungen zur Bekämpfung der Tuberkulose noch nicht bezahlt. Wird aber diese berechtigte Forderung erfüllt, unterläßt der Fürsorgearzt, indem er sich auf die Beratung beschränkt, grundsätzlich jede Behandlung, sucht er die übrigen Ärzte des Bezirks für die Fürsorgearbeit zu gewinnen, so dürften die Bedingungen gegeben sein, unter denen die ärztliche Organisation gerne bereit sein wird, die Fürsorgearbeit zu unterstützen.

Es hängt ganz von den örtlichen Verhältnissen in Stadt und Land ab, ob man einem beamteten Arzt, Kreisarzt, Stadtarzt, Kreiskommunalarzt oder einem anderen geeigneten Privatarzt den ärztlichen Dienst in der Fürsorgestelle überträgt.

In Kreisen und Städten geht man immer mehr dazu über, den gesamten ärztlichen Dienst in der Wohlfahrtspflege einem hauptamtlichen Fürsorgearzt zu übertragen, der gleichzeitig die Aufgaben des Säuglings- und Mutterschutzes, der Kleinkinder- und Schulkinderfürsorge, der Tuberkulose- und Wohnungsfürsorge übernimmt. Der Fürsorgearzt muß auf alle Fälle für sich und die Fürsorgestelle das Vertrauen der praktischen Ärzte zu gewinnen suchen. Diese müssen in der Fürsorgestelle eine Einrichtung sehen, die ihnen und ihren Kranken jederzeit offen steht und nur das Bestreben hat, die praktische Tätigkeit des Heilarztes durch vorbeugende sozialhygienische Arbeit in der Familie zu ergänzen und wirksam zu machen.

In ländlichen Bezirken, in denen die Fürsorge am besten kreisweise organisiert ist und etwa der Kreisarzt als Vertrauensarzt des Fürsorgeamtes beim Landrat fungiert, muß für gewöhnlich der jeweilig behandelnde Arzt auch der Fürsorgearzt sein, der den Stand der Krankheit feststellt und die ärztlich-hygienische Beratung besorgt.

An ärztlichem Instrumentarium ist notwendig: Instrumente zum Beklopfen und zum Behorchen, zur Untersuchung nach Pirquet; Reagenzien und Kochvorrichtung zur Urinuntersuchung; ein Bandmaß, eine Wage, eine einfache bakteriologische Einrichtung zur Untersuchung des Auswurfs auf Tuberkelbazillen, sofern diese nicht in einem bakteriologischen Institut, das hierfür zur Verfügung steht, vorgenommen wird. Erwünscht ist die Einrichtung zur Kehlkopfuntersuchung und ein einfaches Röntgeninstrumentarium zur Durchleuchtung. Nicht der Reichtum der Einrichtungen, sondern die Tüchtigkeit und Gewissenhaftigkeit des untersuchenden Arztes verbürgen den Erfolg der Arbeit.

Die Zahl der ärztlichen Sprechstunden ergibt sich aus dem Umfange des Betriebes.

Wer soll die Fürsorgestelle besuchen? Manche Fürsorgestellen, so die in Frankfurt, beraten nur diejenigen Patienten, die ihnen von Ärzten überwiesen werden. Andere Fürsorgestellen untersuchen und beraten auch alle Personen, die glauben, tuberkulös zu sein. Bei letzterem System ist Vorsicht am Platze und mindestens die Feststellung erwünscht, ob im Laufe der letzten Monate ein Hausarzt oder Kassenarzt in Anspruch genommen ist. Der behandelnde Arzt ist dann in jedem Falle von dem Untersuchungsergebnis des Fürsorgearztes zu unterrichten.

Eine Fürsorgestelle kann nur wirksam sein, wenn sie alle minderbemittelten Bevölkerungskreise, also nicht nur die armenrechtlich Hilfsbedürftigen und die Krankenkassenmitglieder zur Beratung zuläßt. Gut arbeitende Fürsorgestellen brauchen sich selten über geringen Besuch zu beklagen, besonders wenn sie mit Kassen- und Armenärzten gute Verbindung halten. Wichtig ist es, zu erreichen, daß die Krankenhäuser im Wege freier Vereinbarung oder auf behördliche Anweisung den Fürsorgestellen die Aufnahme von Tuberkulösen, jedenfalls aber die Entlassung offener Tuberkulöser mitteilen. Ein weiterer Kreis tuberkulöser Familien kann der Fürsorgestelle dadurch bekannt werden, daß die Polizeibehörde oder das Standesamt jeden Todesfall an Lungen- und Kehlkopftuberkulose, der in Preußen nach § 1 des Gesetzes, betreffend die Bekämpfung übertragbarer Krankheiten, vom 28. August 1905 angezeigt werden muß, der Fürsorgestelle mitteilt. Eine erweiterte Anzeigepflicht schon bei Erkrankungsfällen an offener Tuberkulose wird vielfach im Interesse der Fürsorge gefordert. Eine gut arbeitende Fürsorgestelle, die das Vertrauen der Ärzte und der Bevölkerung besitzt, bedarf meines Erachtens dieser erweiterten Anzeigepflicht für ihre Tätigkeit nicht. Wichtige Besucher erhält die Fürsorgestelle auch durch die Überweisung der aus den Heilstätten entlassenen Patienten sowie durch direkten Verkehr mit etwa gleichzeitig bestehenden Einrichtungen der Säuglings-, Kleinkinder- und Schulkinderüberwachung, besonders aber durch die Tätigkeit der Fürsorgeschwester.

Grundsatz jeder Fürsorgestelle muß sein, nicht nur den Erkrankten zu untersuchen und zu beraten, sondern seine ganze Familie einschließlich etwa im Haushalt befindlicher Verwandten und Dienstboten. Es steht fest, daß die Infektion mit Tuberkulose in der überwiegenden Zahl der Fälle bereits im ersten Kindesalter erfolgt. Weit über 50% aller Schulkinder weisen eine positive Pirquetreaktion auf, Kinder aus armen Kreisen oft in einem Prozentsatz von 90 und mehr (Untersuchungen Hamburgers, Pirquets, Schloßmanns, Sektionsergebnisse von Orth, Nägeli und Burkhardt). Die Untersuchung sämtlicher Kinder ist darum eine dringende Notwendigkeit. Nach heutigen Kriegserfahrungen wird man auch alle unterernährten und blutarmen Kinder, bei denen zwar ein positiver Tuberkulosebefund noch nicht zu erheben ist, bezüglich fürsorgerischer Maßnahmen so behandeln müssen, als ob schon die ersten Anfänge der Tuberkulose vorhanden wären.

Wo die ärztliche Fürsorgestelle mit dem Fürsorgeamt bzw. dem Fürsorgebureau verbunden ist, empfiehlt es sich, alle Neumeldungen zunächst durch das Bureau gehen zu lassen, damit hier die Personalien, die Wohnungs- und Einkommensverhältnisse des Patienten selbst, aber auch seiner Familienmitglieder festgestellt werden. Die nicht erschienenen Familienmitglieder werden einige Tage später in die Fürsorge bestellt. Außer den persönlichen Ratschlägen, die der Arzt dem Kranken erteilt, spricht er sich dann auf dem Untersuchungsbogen, in dem er seinen Befund niederlegt, über besondere wünschenswerte Maßnahmen aus. In dem Kölner Bogen sind als geeignete Vorschläge vorgedruckt:

„Heilstättenkur, Landkur, Krankenhausbehandlung, Krankenhausbeobachtung, Tuberkulosenheim, Absonderung innerhalb der Familie durch eigene Betten, eigenes Zimmer; Hergabe von Spuckflaschen, Eß-, Trink- und Waschgeschirr; Walderholungsstätten, Solbad, Ferienkolonien; Unterstützung mit Barmitteln zur Miete oder zum Umzug, Unterstützung mit Nahrungsmitteln, wie Milch, Unterstützung mit Wäsche, Kleidern, Desinfektion; Kontrolluntersuchung nach ... Monaten, Befreiung vom Schulbesuch ... Wochen (Monate); Überweisung an Polikliniken, Behandlung durch Haus- oder Kassenarzt, Armenarzt. Keine besonderen Maßnahmen." Zutreffendes hat der Fürsorgearzt zu unterstreichen, damit das Fürsorgeamt nunmehr feststellen kann, welche Vorschläge es nach Maßgabe der verfügbaren Mittel erfüllen kann.

Eine endgültige Entscheidung wird der Fürsorgearzt oft erst nach wiederholter Untersuchung und erst dann treffen können, wenn durch eine Fürsorgerin die häuslichen Verhältnisse genauer festgestellt sind. Wünschenswert ist es, daß der Fürsorgearzt selbst die neueintretenden Patienten zur Feststellung der Familien- und Wohnungsverhältnisse (nicht aber zur Behandlung) zu Hause besucht und diese Besuche zur Überwachung der veranlaßten Fürsorgemaßnahmen gelegentlich, zum mindesten alle Vierteljahre, wiederholt.

Das Fürsorgebureau, das Wohlfahrtsamt. Die richtige und schnelle Hilfeleistung im einzelnen Falle erfordert.nicht nur die Mitwirkung eines sozialhygienisch gut geschulten Arztes, sondern auch die Geschäftsgewandtheit eines Beamten oder einer ehrenamtlich tätigen Kraft, die die Hilfsmöglichkeiten der Behörden, der Versicherungsträger und privater Wohlfahrtseinrichtungen nutzbar zu machen sucht. Die ärztlich geleitete Fürsorgestelle wird durch die Zusammenarbeit mit einer Verwaltungsstelle zum Fürsorgeamt: Wenn dieses Fürsorgeamt, wie heute allgemein erstrebt wird, auch die sonstigen Zweige der sozialhygienischen Fürsorge wie Mutter-, Säuglings- und Kinderschutz, Trinker- und Geisteskrankenfürsorge, Wohnungsfürsorge, Haushaltungspflege usw. bearbeitet, so spricht man von einem Wohlfahrtsamt.

Das Wohlfahrtsamt ist meistens einer Behörde angegliedert: dem Landratsamt oder dem Bürgermeisteramt, Vorsitzender ist der Landrat oder Bürgermeister, ihm zur Seite stehen Kreis- oder Ortsausschüsse (Geistliche, Lehrer, Hebammen, Gemeindevertreter, sozial interessierte Persönlichkeiten) oder auch einzelne Vertrauenspersonen in kleineren Orten, wie Geistliche, Lehrer oder tüchtige Frauen. Von der wichtigen Rolle, welche den hauptberuflich tätigen Fürsorgerinnen zufällt, wird weiter unten zu reden sein. In kleineren und vom Kreisort entfernter gelegenen Gemeinden sind als aufklärende, zubringende und beaufsichtigende Organe von großer Bedeutung die sogenannten Landhelferinnen (Fürsorgerinnen), die evangelischerseits von der rheinischen Frauenhilfe in Barmen, katholischerseits von der Caritasvereinigung in Arenberg (bei Ehrenbreitstein) ausgebildet werden. Gemeindeschwestern und katholische Ordensschwestern sind ebenfalls zu interessieren und als örtliche Helfer einzugliedern, nachdem sie durch besonderen Unterschied in der Fürsorgearbeit ausgebildet sind. Sehr treffend sagt die Landesversicherüngsanstalt Westfalen in ihrem Rundschreiben, betreffend Gründung weiterer Lungenfürsorgestellen, vom 1. August 1916: „Wir sind auf Grund unserer Erfahrung der Ansicht, daß jedes Krankenhaus und auf dem Lande jedes Arzthaus, jede Schwesternniederlassung oder gar das Pastorhaus den geeigneten Boden für eine ländliche Fürsorgestelle bilden kann."

Wenn man in den Städten Fürsorgestellen oder Wohlfahrtsämter gründet, so wird man aus naheliegenden Gründen zu beachten haben, daß sie nicht in allzu nahem Zusammenhang mit der Armenverwaltung stehen. Die Fühlung mit der Armenverwaltung, die auf dem Gebiete des Volkselends reiche und wertvolle Erfahrungen besitzt, ist unerläßlich. Es muß aber unter allen Umständen, insbesondere auch durch die Lage der Fürsorgestellen, der Anschein vermieden werden, daß es sich um Armenhilfe handelt.

Der Schriftverkehr der Fürsorgestelle umfaßt zunächst die Zugänge, für welche eine Kartothekkarte und ein besonderer Fürsorgebogen angelegt wird. Als Muster gebräuchlicher Untersuchungs- und Fragebogen sind im Anhange die bei der Kölner Fürsorgestelle verwandten Bogen abgedruckt (Anhang I und II)[1].

Ein weiterer wichtiger Schriftverkehr ergibt sich aus der Durchführung der Vorschläge des Fürsorgeamtes. Hierhin gehört der Verkehr mit den überweisenden Ärzten, mit Heilstätten und Erholungsheimen, mit Krankenkassen, mit den für Heilverfahren besonders zuständigen Landesversicherungsanstalten, mit der Armenverwaltung und anderen Behörden, mit gemeinnützigen Vereinen.

Schließlich gehört zu den Geschäften des Fürsorgeamtes die Beschaffung der Gelder, die Aufstellung des Haushaltsplanes, Führung der Kontrolle über die Ausgaben, der Jahresabschluß, die statistische Verarbeitung des Materials und der im Verein mit dem Fürsorgearzt zu erstattende Jahresbericht. Als Beispiel von Haushaltsplänen größerer Fürsorgestellen ist im Anhang III[2] der Kölner Haushaltsplan für 1919 angeführt. Die Formulare, welche im Verkehr mit den einzelnen Behörden, mit Heilstätten und Krankenkassen gebräuchlich sind, wird sich jeder dafür interessierte Arzt am besten durch Anfrage bei einer größeren benachbarten Fürsorgestelle leicht verschaffen können.

---

[1] Siehe S. 263.
[2] Siehe S. 269.

Die Fürsorgeschwester. Die Fürsorgeschwester, das unentbehrliche Organ aller Fürsorgestellen, ist eine beruflich gehörig vorgebildete, im Hauptamt angestellte Dame. Sie soll dem Fürsorgearzt bei seiner Sprechstundentätigkeit behilflich sein, in der Hauptsache aber die Beziehungen zur Familie und Wohnung der Patienten aufnehmen, um einerseits durch ihre Erkundigungen dem Fürsorgearzt und dem Fürsorgebureau die notwendigen Unterlagen zur Beurteilung zu liefern, auf der anderen Seite bei ihrem Besuche für die Ausführung der notwendigen hygienischen Maßregeln zu sorgen. Eine Fürsorgerin kann je nach Lage der Verhältnisse 100—200 der Fürsorge unterstellte Familien besorgen. Sie muß krankenpflegerisch vorgebildet sein und sich durch den Besuch einer Wohlfahrtsschule oder sozialén Frauenschule die notwendigen Kenntnisse in der Sozialhygiene und im sozialen Recht erworben haben. Schulen dieser Art sind die Wohlfahrtsschulen in Köln und Charlottenburg, die sozialen Frauenschulen in Berlin, Charlottenburg, Frankfurt, Mannheim, Heidelberg, München, Hamburg, Leipzig, Stuttgart, Aachen, die niederrheinische Frauenakademie in Düsseldorf, das evangelisch-soziale Frauenseminar in Elberfeld, die Kreisfürsorgerinnenschule in Münster u. a. Die Schülerin, welche bereits vorher als Kindergärtnerin oder Kinderhortnerin, ferner krankenpflegerisch oder säuglingspflegerisch ausgebildet ist, erhält in diesen Schulen in meist 1 ½ jährigen Kursen eine gründliche Ausbildung in der Sozialhygiene und in den wichtigsten Kapiteln des sozialen Rechts, der Bürgerkunde und der Armengesetzgebung, in Jugendpflege und Jugendfürsorge. Die Vorschriften über die staatliche Prüfung von Fürsorgerinnen sind inzwischen in Preußen durch eine gemeinsame Verfügung des Ministers des Innern und des Ministers der geistlichen und Unterrichtsangelegenheiten unter dem 10. September 1918 bekanntgegeben worden. Von der Tüchtigkeit und Gewissenhaftigkeit der Fürsorgerin hängt der Erfolg der fürsorgerischen Arbeit zum größten Teil ab. Sie muß es verstehen, sich das Vertrauen der befürsorgten Familien zu erwerben und bedarf dazu einer großen Geschicklichkeit und eines feinen Taktes, nicht zum wenigsten auf dem Lande, wo man jedweder Neuerung etwas mißtrauisch gegenübertritt. Ob männliche Helfer, die in einigen Bezirken Deutschlands verwandt werden, gleich Gutes nicht nur in der Aufklärung, sondern auch in der pflegerischen Tätigkeit innerhalb der Familie leisten können, erscheint mir zweifelhaft.

Wer sich von dem inneren Betriebe einer Fürsorgestelle ein gutes Bild machen will, wird gut tun, an Ort und Stelle sich

die Fürsorgearbeit genauer anzusehen. Wichtige und treffende
Grundsätze über den Ausbau des Fürsorgestellenwesens und über
die Tuberkulosebekämpfung auf dem Lande finden sich im
Anhang IV[1]).

Die aufklärende Tätigkeit der Fürsorgestellen wird erleichtert
durch öffentliche Vorträge, Belehrungen im kleineren Kreis (in
Arbeitervereinen, Müttervereinen usw.), durch Volkshygiene-
Museen (Köln) und Wandermuseen (im Besitz verschiedener
Landesversicherungsanstalten), durch Merkblätter, wie dasjenige
des Reichsgesundheitsamts. Gute Merkblätter bieten u. a. die
Fürsorgestellen in Hamburg, Hannover, Halle, Chemnitz.

In letzterer Stadt sind folgende Merkblätter herausgegeben:
Schutz vor Schwindsucht; Die Anzeichen beginnender Lungenschwindsucht; Ratschläge für die Haltung und Reinigung der Wohnung Tuberkulöser zur Verhütung der Ansteckung; Merkblatt zum
Schutze tuberkulöser und tuberkulosegefährdeter Mütter und ihrer
Säuglinge; Wie soll ein Lungenkranker seinen Auswurf behandeln,
um sich und seine Angehörigen vor Weiterverbreitung der Erkrankung
zu schützen? Anweisung zur Messung der Körperwärme mittelst
Fieberthermometer; Merkblatt für Fortbildungsschüler; Merkblatt
für junge Mädchen; Guter Rat für Schulkinder; Merkblatt für Erwachsene, insbesondere für Eltern und Erzieher (zu beziehen durch
die Geschäftsstelle des Vereins Chemnitz, Weberstr. 4).Eine gute
Lichtbildersammlung und ein guter Tuberkulosefilm können vom
Deutschen Zentralkomitee in Berlin leihweise bezogen werden.

III. Pflegerische Aufgaben.

Wichtige sozialhygienische Maßnahmen. Ernährung;
Schlechte Ernährung schwächt den Körper und verringert
seine Widerstandskraft gegen Tuberkulose. Die starke Zunahme der Tuberkulösen im Kriege ist nicht nur die Folge
einer gehäuften Schmutz- und Schmierinfektion, sondern auch
der beklagenswerten Unterernährung weiter Kreise. Wenn
für den Tuberkulösen und seine Familie, besonders für die Kinder,
nicht eine kräftige, reichliche Kost vorhanden ist, muß die Fürsorgestelle nach Kräften helfen. In Frage kommen Gewährung
von Milch, Gestellung von Ziegen; Teilnahme der Kinder an
dem Schulfrühstück und Schulmittagessen. Auch besondere
Küchen für Tuberkulöse sind eingerichtet, so von der Fürsorgestelle Paderborn, in der Erholungsstätte Leipzig-Stötteritz und
bei der vom Rath-Küche in Berlin. Die Allgemeine Ortskrankenkasse der Stadt Berlin ist dazu übergegangen, für ihre Tuber-

---

[1]) Siehe S. 272.

kulösen auf Grund § 183 der RVO. Krankenkostscheine auszustellen (Kayserling).

Bei Kindern wurden in der Friedenszeit allzuoft große Mengen von Milch, Eiern und Fleisch zur Stärkung gegeben, meist zum Schaden der Kinder. Einfache kräftige Kost, wie Hafer- und Reissuppen, Hülsenfrüchte, Käse, mit Butter gestrichenes Schwarzbrot, dazu $\frac{1}{4}$—$\frac{1}{2}$ l Milch, sind mehr zu empfehlen. Die Milch ist nur gekocht zu geben. Die Verabreichung von Lebertran an Drüsenkinder ist von erprobtem Wert. Alkoholgenuß ist bei Tuberkulösen zu widerraten.

Für die Insassen der Lungenheilstätten waren für die Kriegszeit bereits durch eine Verfügung des preußischen Staatskommissars der Volksernährung vom 2. März 1917 erhöhte Normalrationen bestimmt. Diese sind nunmehr durch eine Verfügung desselben Kommissars vom 9. November 1917 auch für alle tuberkulösen Hauskranken vorgesehen.

Wohnung. Schlecht belichtete, schlecht gelüftete, überfüllte und schmutzige Wohnungen fördern die Tuberkulose. Die Wohnung hygienisch zu gestalten, ist in Stadt und Land die wichtigste, aber auch oft schwierigste Frage. Manche übel aussehende Wohnung kann schon durch bessere Wohnungspflege (Fürsorgerin!) erheblich gebessert werden. Die Wohnungspolizeiverordnungen sehen meist einen Mindestluftraum von 10 cbm für die Person vor; das ist für Tuberkulöse mindestens um die Hälfte zu wenig.

Tuberkulöse Familien müssen aus überfüllten und ungeeigneten Wohnungen heraus; dazu gibt die Fürsorgestelle monatliche Mietbeihilfen. Zu erstreben ist für den offenen Tuberkulösen ein besonderes Zimmer mit eigenem Bett, mindestens aber ein eigenes Bett, das durch Bettschirm gegen andere Lagerstätten getrennt ist. Schlaf- und Wohnzimmer sollen möglichst der Sonne zugekehrt sein, das Zimmer gut gelüftet und gereinigt werden, Teppiche und Vorhänge sind zu vermeiden. Zu achten ist in der Familie auf tuberkulöse Verwandte und Dienstboten.

Besondere Wohnhäuser für Tuberkulöse hat die Firma Basse und Selve in Altena i. W., die Fürsorgestelle der Stadt Köln und die Stadt Görlitz errichten lassen.

Aussichtsvoll ist der von manchen Fürsorgestellen, Armenverwaltungen unternommene Versuch, den Lungenkranken besondere Schrebergärten (Arbeitergärten, Kindergärten, Kleingartenkolonien) und Ackerland zur Verfügung zu stellen. Die Arbeit im Freien fördert die Gesundheit, bessert die Stimmung und ist für die eigene Wirtschaft von Bedeutung (Schöneberg, Halberstadt, Köln, Bochum und andere Städte).

Erfolgreiche ambulante Behandlung und damit Entlastung der teueren Krankenhäuser und Heilstätten ist im Anschluß an Fürsorgestellen, Krankenhäuser und Wohlfahrtseinrichtungen möglich durch Sonnen- und Luftbehandlung, durch Abgabe von Salzbädern mit folgenden Liegekuren und Darreichung kräftiger Kost. Gerade die stärkere Ausnutzung der Sonnenwirkung, die nicht nur im Sommer, sondern auch an manchen Tagen des Winters möglich ist, ist ebenso wie die Verwendung von Luftbädern wohl das einfachste und vortrefflichste Behandlungsmittel für Tuberkulöse und tuberkulose-bedrohte Kinder, das auch den Vorzug hat, sich aller Orten mit wenig Mitteln improvisieren zu lassen (praktische Winke zur Durchführung und Improvisierung der Sonnen- und Freiluftbehandlung geben Dr. Backer und Prof. Capelle in den Therapeutischen Halbmonatsheften 1920 Nr. 1). Technik und Dosierung dieser einfachen, aber sehr energisch wirksamen Mittel muß erlernt werden und bedarf wohl überlegter Individualisierung. Auch bei chirurgischer Tuberkulose ist diese Behandlung von größter Bedeutung. Rollier in Leysin, Bardenheuer in Köln, Bier in Berlin, Simon in der Kinderheilstätte Aprath und viele andere empfehlen diese Behandlung (s. die „Heimatferienkolonie" Wilhelmsruh bei Breslau mit Licht-, Luft- und Wasserbad). Ähnlich günstig wie die natürliche Sonne kann auch die künstliche Höhensonne auf das Allgemeinbefinden des Körpers durch ihre ultravioletten Lichtstrahlen einwirken. Die lokale Wirksamkeit der künstlichen Höhensonne auf tuberkulöse Herde ist nicht hinreichend sichergestellt, wirksamer ist die örtliche Röntgenbestrahlung auf tuberkulöse Drüsen, gelegentlich auch auf tuberkulöse Prozesse des Rippenfells und des Bauchfells.

Desinfektion des Auswurfs, der Wäsche, der Wohnung. Ausspucken auf den Fußboden oder ins Taschentuch ist zu verbieten. Es sind Handspucknäpfe mit Handgriff und Deckel (Fliegenplage!) und Taschenspucknäpfe zu benutzen (Modelle von Dettweiler, Liebe, Heilstätte Beelitz). Die Flasche soll eine geringe Menge Wasser oder besser 2%ige Lysoformlösung enthalten; Spucknäpfe mit trockener Füllung, Sand oder Sägemehl, sind nicht zu empfehlen. Grundsätzlich ist, da diese Desinfektionslösungen zur Abtötung der Bazillen nicht immer genügen, zu verlangen, daß der Auswurf vor dem Entleeren des Inhalts in den Abort durch Kochen mit einer 3%igen Sodawasserlösung desinfiziert wird. Praktisch ist das in kleinen

Familien kaum zu erreichen. Das preußische Ministerium des Innern empfiehlt in einem Erlaß vom 25. November 1916 folgendes Verfahren: Die Speiflaschen und Spuckgläser sind zu etwa einem Drittel ihres Innenraumes mit 2%iger Soda- oder 1%iger Antiforminlösung, die beide eine schnelle und gründliche Auflösung der Auswurfsballen bewirken, zu füllen. Nach Benutzung des Gefäßes ist die Desinfektion des Auswurfes durch Hinzufügen der gleichen Mengen von 5%/$_{00}$ Sublimat- oder 10%iger Kresolseifenlösung und wenigstens zweistündige Einwirkung derselben vorzunehmen. Als Ersatz von Lysoform- und Kresolseifenlösung kann man die 2%ige Kreosotin-Kresollösung verwenden.

Für Krankenhäuser und Heilstätten ist in dem gleichen Erlaß die Verbrennung des Auswurfs in einer Heizanlage oder das Auskochen oder die Dampfdesinfektion in besonderen Apparaten, wie sie von Kirchner, Heim u. a. angegeben worden sind, vorgeschrieben.

Verbrennbare Spuckgefäße sowie Papiertaschentücher zur einmaligen Benutzung haben sich nicht durchgesetzt.

Die Bett- und Leibwäsche, besonders die Taschentücher, sind in einem besonderen Wäschebeutel aufzubewahren und mindestens 6 Stunden vor dem Waschen in einem Gefäß mit 2%iger Lysoform- oder 1%iger Lysollösung oder in einer heißen konzentrierten Seifenlösung (1 Pfund Schmierseife auf 1 Eimer Wasser) einzuweichen und ½—¾ Stunde gehörig zu kochen.

Eine gründliche Wohnungsdesinfektion ist mindestens bei Todesfällen und beim Wohnungswechsel offener Tuberkulöser zu veranlassen. Dringend zu empfehlen ist es, bei offenen Tuberkulösen eine periodische Desinfektion der Wohn- und Schlafräume, die in der Hauptsache eine gründliche Säuberung darstellen kann, vorzunehmen. Das gilt besonders für überfüllte und verschmutzte Wohnungen und für den Fall, daß der Erkrankte auf längere Zeit ins Krankenhaus oder in die Heilstätte aufgenommen wird, oder auch in ein Asyl überführt wird. Sie erfolgt durch die öffentlichen Desinfektionsanstalten. Notwendig ist in jedem Falle eine gründliche mechanische Desinfektion. Ob außerdem die Formaldehydverdampfung angewendet werden soll, ist je nach Lage des Einzelfalles durch einen sachverständigen Arzt, bei gesetzlich vorgeschriebener Desinfektion durch die Ortspolizeibehörde und den beamteten Arzt zu entscheiden. Kleidungsstücke, die nicht gewaschen werden können (Federbetten, wollene Decken, Matratzen ohne Holzrahmen, Bett-

vorleger, Gardinen, Teppiche, Tischdecken), sind im Dampf-
apparat zu desinfizieren.

Genauere Vorschriften enthalten der Erlaß des preußischen
Ministeriums des Innern vom 14. Februar 1913 und der Erlaß des
Preußischen Kriegsministeriums vom 10. September 1917 (Anhang V)[1]).
Gute Desinfektionsvorschriften geben manche Merkblätter, so die
des Vereins zur Bekämpfung der Schwindsucht in Chemnitz, ferner
die populär gehaltene Broschüre „Die Schwindsucht von Dr. med.
Thiele, Chemnitz" (Verlag des Deutschen Zentralkomitees zur Bekämpfung der Tuberkulose, Berlin W. 9, Linkstr. 29). Einzelne Fürsorgestellen haben besondere Reinmache- und Scheuerfrauen angestellt, die nach Anleitung der Fürsorgerin für Reinigung und Desinfektion sorgen. Gründliches Schrubben mit heißer schwarzer Seifen-
lauge, tüchtiges Lüften und Sonnen des Zimmers besorgen am besten
die laufende Desinfektion des Zimmers.

Es ist zu erstreben, daß die Kosten der Desinfektion von der
Gemeinde oder der Fürsorgestelle getragen werden. Eine Reihe
von Städten und Kreisen haben die Desinfektion unentgeltlich
übernommen, in einzelnen Kreisen (Blumenthal und Osterholz
im Regierungsbezirk Stade und im Kreise Hoya im Regierungsbezirk Hannover) ist der Desinfektionszwang durch Polizeiverordnung eingeführt. Empfehlenswert ist die Polizeiverordnung
der Stadt Chemnitz vom 6. Mai 1912, die verbietet, nicht des-
infizierte Kleidungsstücke und Wäsche, die von einem Tuberkulösen benutzt worden sind, in Gebrauch zu nehmen oder in
Verkehr zu bringen.

IV. Halbgeschlossene Fürsorge.

Walderholungsstätten. Eine oder mehrere Baracken werden
in trockenem Waldgebiet (am besten Kiefern oder Fichtenwald)
in der Nähe der Stadt, leicht erreichbar durch die Bahn oder
Kleinbahn, auf umfriedigtem Gelände aufgestellt. Die Baracken
enthalten Küchen- und Vorratsraum, einen oder mehrere Räume
für Schwestern und Personal, dazu meist einen Speiseraum oder
eine überdeckte Veranda zur Einnahme der Mahlzeiten. Versorgung mit reichlichem, gutem Wasser ist unerläßlich. Die
Patienten sollen möglichst den ganzen Tag draußen sein und zu
bestimmten Zeiten auf einfachen Liegestühlen der Ruhe pflegen.
Da das Waldgelände meist vom Fiskus oder der Gemeinde billig
gegen eine geringe Anerkennungsgebühr überlassen wird und
der Preis für die Erstellung der Baracken gar nicht in Vergleich
zu setzen ist mit den Kosten für Krankenhäuser und Heilstätten,

---

[1]) Siehe S. 273.

so ergibt sich ein verhältnismäßig wohlfeiler Betrieb, der vor dem Kriege je nach der Zahl und Art der gereichten Mahlzeiten auf etwa 1,00—1,50 Mk. für den Verpflegungstag zu berechnen war. Ein Übelstand ist die abendliche Heimkehr in schlechte Wohnungen und die stets erneute Berührung mit den Sorgen der Familie. Alle Stadien der Tuberkulose können mit Nutzen eine solche Kur durchmachen, insbesondere werden die Patienten oft zur Vorkur oder Nachkur bei Heilstätteneinweisung der Walderholungsstätte zugeschickt. Einige Walderholungsstätten halten die Pfleglinge Tag und Nacht draußen, zum Teil ist auch nur Nachtbetrieb in Form der sogenannten Schlaferholungsstätten eingeführt, so in Halle und Fürth (Night camps). In Waldenburg i. Schl. und in Duisburg ist ein Nachtasyl für Kinder solcher Familien eingerichtet, die zu Hause nur ungenügende, ungesunde Schlafstätten haben.

Solcher Walderholungsstätten, die zuerst von den Berliner Ärzten Becher und Lennhoff errichtet wurden, gab es im Jahre 1919 133 in Deutschland.

Waldschulen[1]). Nach dem Vorgang von Charlottenburg sind zurzeit an etwa 17 Orten Waldschulen eingerichtet, also Erholungsstätten für schulpflichtige Kinder, die mit der Kur einen mehrstündigen Unterricht täglich verbinden, damit die Kinder auf dem Standpunkt der Klasse bleiben. Geeignet sind zur Überweisung Genesende und Prophylaktiker, schwächliche, blutarme Kinder vielfach aus tuberkulösen Familien, die einer Erholung, nicht aber einer Heilstätten- oder Krankenhausbehandlung bedürfen. Auch die Waldschulen, die zum Teil bis tief in den Winter hinein ihren Betrieb aufrechterhalten, zu einem kleineren Teil auch die Kinder die Nacht über zurückhalten, haben erfreuliche Erfolge, da sie nach dem Grundsatz arbeiten: Die halbe Portion Unterricht, die volle Portion Nahrung, die doppelte Portion frische Luft. Hierin gehören auch die sogenannten Milchstationen. Die Ferienkolonien bilden bereits den Übergang zur geschlossenen Fürsorge. Hier seien auch erwähnt die Massenaussendungen von Stadtkindern aufs Land, die im Kriegsjahr 1917 in größtem Umfange von dem „Verein Landaufenthalt für Stadtkinder in Berlin" unter der Leitung des Charlottenburger Oberbürgermeisters Scholz organisiert wurde. Der Erfolg dieser Massenkuren kommt sicherlich in erster Linie der vorbeugenden Fürsorge bei der Tuberkulose zugute. Bei der ernsten Gefährdung des Gesundheitszustandes unserer deutschen Jugend durch die

---

[1]) Siehe auch S. 154.

Einflüsse des Krieges ist die Massenaussendung von Stadtkindern aufs Land noch auf Jahre hinaus dringend notwendig. Es ist zu wünschen, daß die etwas unkritische Massenaussendung von Stadtkindern in ländliche Familien, die gerade vom Standpunkt der Tuberkulosefürsorge aus nicht immer die notwendigen Ansprüche erfüllt, allmählich wieder mehr durch Aussendung in geschlossene, gut eingerichtete und gut überwachte Heime ersetzt wird. Kindergärten, die tuberkulosebedrohte Kinder aufnehmen, müssen nach neuzeitlichen Vorbildern gesundheitlichen Forderungen Rechnung tragen, so nach Zahl und Größe der Räume, besonders aber durch Gartenspielplätze, Solbäder, ärztliche Aufsicht.

V. Geschlossene Fürsorge.

Für Tuberkulöse aller Stadien wird die geschlossene Fürsorge durchgeführt in Krankenhäusern, Heilstätten und Tuberkuloseheimen. Die Kosten dieser Fürsorge sind recht hohe. Der Verpflegungstag in Krankenhäusern verursacht jetzt nach dem Kriege mindestens 15—20 Mk. Selbstkosten, in Heilstätten 20—30 Mk. und mehr. Diese enorme Steigerung der Kosten, deren Ende noch nicht abzusehen ist, bedeutet für viele privaten Heilstätten, ja selbst für manche öffentliche Heilstätte die Gefahr des Zusammenbruchs; die Heilstättenbewegung selbst erscheint durch die enorm steigenden Pflegesätze direkt gefährdet.

Die Träger der Kosten. Zuerst kommen die Krankenkassen in Frage, die alle Personen mit weniger als 15 000 Mk. jährlichen Arbeitsverdienstes umfassen, die in abhängiger Stellung beschäftigt sind. Für die freiwillige Weiterversicherung ist keine Grenze des Einkommens nach oben mehr gezogen. Die Kassen können an Stelle der Krankenpflege und des Krankengeldes Krankenhauspflege (§ 184) gewähren. Die Leistung ist eine freiwillige. Die Angehörigen erhalten in diesem Falle, falls sie von dem Arbeitsverdienst des Versicherten ganz oder überwiegend unterhalten werden, ein Hausgeld (§ 186) in Höhe des halben Krankengeldes.

Die Satzung der Kasse kann die Fürsorge auf ein Jahr ausdehnen, sie kann dazu auch noch die Fürsorge für Genesende etwa in einem Genesungshaus bis zur Dauer eines Jahres nach Ablauf der Krankenhilfe gestatten (§ 187); sie kann als Mehrleistung an Familienangehörige die sog. Familienhilfe einführen (Arzt und Arznei) (§ 205). Sehr wenige Krankenkassen sind dazu übergegangen, die Kosten für Krankenhauspflege der Familienmitglieder ganz oder teilweise zu übernehmen. Die obligatorische Einführung der Familienversicherung durch Änderung der RVO. ist dringend erwünscht.

Die Krankenkassen sind in der Lage, Gemeinden oder Fürsorgestellen für allgemeine Zwecke der Krankheitsverhütung durch Beiträge zu unterstützen (§ 363).

Während die Krankenkassen erhebliche Summen für Krankenhausbehandlung ihrer tuberkulösen Mitglieder ausgeben, werden die Kosten der Heilstättenbehandlung überwiegend von der I n v a l i d e n v e r - s i c h e r u n g getragen, die von den Krankenkassen für die Zeit des Heilverfahrens das Krankengeld zu beanspruchen hat. Der Invalidenversicherung unterliegen alle Personen, die gegen eine Vergütung in abhängiger Stellung arbeiten. Sie gewährt den dauernd Invaliden eine Rente mit besonderen Zuschüssen für die Kinder unter 15 Jahren; gegen Abtretung der Rente bringt sie auf Wunsch die Rentenempfänger in ein Invalidenheim unter.

Ihre Hauptleistung bei der Tuberkulosebekämpfung ist das Heilverfahren, das sie nach § 1269 RVO. einleiten kann, um die infolge einer Erkrankung drohende Invalidität eines Versicherten oder einer Witwe abzuwenden. Das Heilverfahren ist eine freiwillige Leistung der Invalidenversicherung. Die Landesversicherungsanstalt Rheinprovinz verlangt für die Übernahme des Heilverfahrens folgende Voraussetzungen:

a) in der Regel, daß der Antragsteller mindestens 100 Beitragswochen nachweist, bei nichtversicherten Witwen, daß der verstorbene Ehemann die Wartezeit für die Invalidenrente bei seinem Tode erfüllt hatte;

b) daß die Heilung nicht auf andere Weise ohne Eintreten der Versicherungsanstalt eintreten wird oder herbeigeführt werden kann. Es kann also z. B. während der Pflichtzeit der Krankenkasse ein Heilverfahren nur übernommen werden, wenn besondere Maßnahmen erforderlich sind, w e l c h e e i n e K r a n k e n - k a s s e   n i c h t   g e w ä h r e n   d a r f , ferner ist dann ein Heilverfahren nicht angängig, wenn es sich bei Versicherten, die schon früher Armenunterstützung bezogen haben, nur um einfache Krankenhauspflege handelt, wie sie die Gemeinden zu gewähren haben;

c) daß nach der gewissenhaften Überzeugung des Arztes einerseits die Gefahr besteht, daß der Versicherte ohne ein von der Versicherungsanstalt einzuleitendes Heilverfahren invalide wird, anderseits aber begründete Aussicht vorhanden ist, die Arbeitsfähigkeit dauernd oder doch für mehrere Jahre zu erhalten. Heilverfahren, welche nur dazu dienen, dem Kranken Erleichterung oder bald vorübergehende Besserung zu verschaffen, darf die Versicherungsanstalt nicht übernehmen.

Sehr wichtig ist der § 1274 der RVO., der es den Versicherungsanstalten ermöglicht, fast alle Maßregeln zur Bekämpfung der Tuberkulose zu unterstützen, so die Gründung und Unterhaltung von Fürsorgestellen, die Kosten der Ausbildung von Fürsorgerinnen.

Bemerkenswerte Hilfe können die LVA. auch leisten durch Gewährung wohlfeiler Darlehen für den Bau von Krankenhäusern, Volksheilstätten, Genesungsheimen, gemeinnützigen Wohnungsbau u. dgl.

Die Reichsversicherungsanstalt für Angestellte kann auf Grund der §§ 36—43 des Versicherungsgesetzes für Angestellte ebenfalls für den Kreis der hierhingehörigen Personen ein Heilverfahren zur Abwendung drohender Berufsunfähigkeit einleiten. Sie umfaßt Angestellte in gehobener Stellung, wie Betriebsbeamte, Werkmeister,

Bureauangestellte, Handlungsgehilfen, Apothekergehilfen, Bühnen- und Orchestermitglieder, Lehrer und Erzieher usw., sofern sie gegen Entgelt beschäftigt sind und ihr Jahresverdienst 5000 Mk. nicht übersteigt. Für die bereits im Versicherungsverhältnis stehenden Personen ist die Grenze nach oben auf 7000 Mk. erhöht worden. Die Grundsätze sind in einem Merkblatt zusammengestellt, das von der Zentralstelle in Berlin-Wilmersdorf zu beziehen ist. Vgl. auch Mugdan S. 381.

Die Gemeinden sind als Armenverbände durch das Reichsgesetz über den Unterstützungswohnsitz gehalten, jedem hilfsbedürftigen Deutschen oder Ausländer gegebenenfalls die Unterbringung in ein Krankenhaus zu gewähren. Wenn also tuberkulöse Erwachsene oder Kinder zu Hause der genügenden Pflege entbehren, muß die Versorgung in einem Krankenhaus erfolgen. Die Rechtsprechung des Bundesamts für das Heimatwesen hat diese Verpflichtung der Gemeinden im Einklang mit den modernen Anschauungen und Bedürfnissen dahin entwickelt, daß die Armenverbände auch einen Landaufenthalt oder eine Heilstättenkur dann gewähren müssen, wenn nach den Umständen des einzelnen Falles diese Unterbringung als das einzige zweckmäßige Mittel zur Heilung anzusehen ist. Ist somit die Gemeinde verpflichtet, in geeigneten Fällen bei bereits kranken Personen Heilstättenkur zu gewähren, so ist die Kurfürsorge für nur gefährdete Personen dem sozialen Verständnis der Gemeinden überlassen. Einsichtige Gemeinden werden insbesondere für die gefährdete Kinderwelt, für die andere gesetzlich verpflichtete Kostenträger nicht vorhanden sind, in weitem Umfange im Wege der Wohlfahrtspflege sorgen.

Geschlossene Anstalten.

Tuberkulosekrankenhäuser. Die Tuberkulösen werden in jeder inneren Abteilung eines Krankenhauses immer eine größere Anzahl von Betten einnehmen. Offene Tuberkulöse sind getrennt von anderen Kranken, wenn möglich in besonderen Zimmern, unterzubringen. Die Krankenhäuser bieten für leichte und mittlere Fälle von Tuberkulose Heilung oder Besserung, für Schwerkranke die Pflege des Asyls. Große Städte mit zahlreichen tuberkulösen Hospitalkranken richten besondere Tuberkulosekrankenhäuser ein, entweder als Teil eines allgemeinen Krankenhauses oder auch als selbständige Anstalt. So besitzt Charlottenburg das Tuberkulosekrankenhaus „Waldhaus", Stettin ein solches bei Hohenbruch; Breslau, Berlin und Köln planen große Sonderanstalten. Gesunde, auch landschaftlich schöne Lage, große Gärten und waldartige Anlagen, große Liegehallen,

Einrichtungen für Luft- und Sonnenbäder sind hierbei nötig. Beachtenswert sind die Freilufthäuser nach Dosquet (Berlin-Niederschönweide), bei denen eine Seite des Krankensaales völlig offen ist. Auch im Winter bleiben die Kranken in diesen offenen Sälen. Im Sinne Dosquets, aber mit anderer, je nach der Außentemperatur veränderbarer Konstruktion sind in den Kölner Krankenhäusern Lindenburg und Augustahospital Freiluftsäle eingerichtet. Schwerkranke weit mehr als bisher auf Monate und Jahre vor dem Tode im Krankenhaus zu versorgen, ist ein wichtiges Ziel der Tuberkulosebekämpfung. In nur wenigen Städten erfolgen etwa 50% der Sterbefälle bei Tuberkulose im Krankenhaus, im Durchschnitt des Reiches dürfte diese Zahl 20% kaum übersteigen. Besondere Siechenheime für hoffnungslose Tuberkulöse sind aus naheliegenden und berechtigten Gründen bei den Kranken nicht beliebt.

Heilstätten für Lungenkranke. Ihre Entwicklung und Zahl ist bereits früher genannt. Das genaue Verzeichnis der deutschen Einrichtungen für Lungenkranke, nach Ländern und Provinzen geordnet, enthaltend die Volksheilstätten, Mittelstandsheilstätten, Privatheilstätten, Anstalten für Erwachsene und Kinder usw. mit Angabe der Bettenzahl und des Pflegesatzes, findet sich vollzählig in den bereits mehrfach erwähnten Geschäftsberichten des deutschen Zentralkomitees. Die Heilstätten sind errichtet von den Landesversicherungsanstalten, von Kreisen, Städten, großen Kassenverbänden, von sonstigen Behörden (Eisenbahn) und privaten Wohlfahrtsvereinigungen. Sie wurden vielfach überschwenglich gelobt, ebenso aber zu Unrecht scharf kritisiert. Sie sind nicht das einzige Instrument der Tuberkulosebekämpfung, aber ein sehr wichtiges und völlig unentbehrliches. Für die Kranken leichteren und mittleren Grades gibt es kein Verfahren, das so weitgehende Erfolge der Heilung oder der Besserung hat wie die Heilstätte mit ihrer durchschnittlichen Kur von drei Monaten. Von besonderem Wert ist die gesundheitlich-erzieherische Einwirkung der Heilstätten auf weite Personenkreise, die für die Weiterverbreitung der Krankheit in Frage kommen. Aus den zahlreichen Statistiken über Anfangs- und Dauererfolge wähle ich nur eine Mitteilung des Chefarztes Prof. Köhler aus der Heilstätte Holsterhausen für das Jahr 1913; es waren von 360 Tuberkulösen mit durchgeführter Kur 10 Jahre nach ihrer Kur

$$142 = 39,5\% \text{ voll arbeitsfähig,}$$
$$68 = 18,9\% \text{ teilweise arbeitsfähig,}$$
$$19 = 5,2\% \text{ arbeitsunfähig,}$$
$$131 = 36,4\% \text{ verstorben.}$$

Die Erfolge der Heilstättenbehandlung ergeben sich aus der Gesamtheit der hygienisch-diätetisch wirksamen Faktoren.

Die Heilstätten sollen eine nebel- und staubfreie, windgeschützte, sonnige Lage haben. Diesen Ansprüchen können auch Anstalten in der Ebene genügen. Luftige Krankenzimmer für höchstens 6—8 Betten, große Liegehallen für die Liegekur, dazu die geregelten Spaziergänge in den angrenzenden Wäldern vermitteln die Luftkur. Wichtig ist eine kräftige Ernährung, eine abgestufte Kaltwasserbehandlung, ein gewisses Maß gesunder Beschäftigung (Gartenarbeit). Dazu kommt die Gesamtheit aller sonstigen dem Arzt verfügbaren Heilfaktoren.

Die Tageseinteilung für die Patienten ist etwa folgende:

Tageseinteilung:

Uhr		
Sommer	Winter	
6½	7	Aufstehen, Waschen, Bettmachen,
7	7½	Erstes Frühstück; Spazierengehen.
8¾	9	Spätestens Beginn der Liegekur.
	10	Zweites Frühstück.
		Spazierengehen
	11½	Spätestens Beginn der Liegekur.
	12½	Mittagessen.
	2—4	Liegekur.
	4	Vesper.
		Spazierengehen.
	6	Spätestens Beginn der Liegekur.
	7	Abendessen.
	8—9	Liegekur.
	9	Schlafengehen.

Wichtig ist auch die hygienische Erziehung durch das Anstaltsleben und durch besondere hygienische Belehrungen des Anstaltsarztes.

Der Einweisung in die Heilstätte voraus geht zuweilen bei unklaren Krankheitsfällen die Einweisung in eine Beobachtungsstation, in eine Vorstation, sofern die Heilstätten keine freien Plätze haben.

Bei der Entlassung wird oft zur Sicherung des Erfolges eine weitere Kräftigungskur in einer Walderholungsstätte oder in ländlichen Kolonien angeschlossen (z. B. in Halberstadt und in dem Haus Sannum der Landesversicherungsanstalt Oldenburg). Das geschieht namentlich dann, wenn die Kranken einen besonders schädigenden oder anstrengenden Beruf wieder aufnehmen sollen oder in ungünstige häusliche Verhältnisse zurückkehren.

Die Heilstätte wird sich für die Entlassenen wegen Berufs
·beratung und Arbeitsvermittlung mit der örtlichen Fürsorgestelle
in Verbindung setzen. Die Schwierigkeit dieser Art der Fürsorge
liegt auf der Hand.

Das Verfahren bei Anträgen auf Heilverfahren regelt sich nach
den §§ 1613, 1614, 1637 RVO. Der Antrag ist unmittelbar an das
zuständige Versicherungsamt (beim Landrat oder in Stadtkreisen
beim Bürgermeister) zu richten oder auch durch die Fürsorgestelle
bzw. einen Genesungsverein unmittelbar an die LVA. Die letzte
Quittungskarte des Versicherten (unaufgerechnet) und die Aufrechnungsbescheinigung der früheren Karten, dazu ein ärztliches Gutachten des behandelnden Arztes, welches Angaben über Art der
Krankheit sowie die Art der in Frage kommenden, einen Dauererfolg versprechenden Heilbehandlung enthält. Die Entscheidung
der LVA. ist eine völlig freie. Gewöhnlich werden Heilverfahren
nur bei Versicherten übernommen, die das 55. Lebensjahr noch nicht
überschritten, die Anwartschaft erhalten und die Wartezeit erfüllt
haben. Für tuberkulöse Kehlkopf- und Knochenerkrankungen werden
selten Heilverfahren bewilligt.

Die LVA. gewähren den Angehörigen während der Kurzeit ein
Hausgeld, dessen Höhe sich nach der wirtschaftlichen Lage der
Familie, der Zahl der zu unterstützenden Personen und den sonstigen
Umständen richtet.

Die LVA. kann Versicherten, die einer Krankenkasse angehören,
für die kein Hausgeld zu zahlen ist, neben der Krankenhauspflege
ein sog. Taschengeld bis zur Hälfte des Krankengeldes bewilligen,
falls die Krankenkassensatzung es vorsieht (§ 1271 RVO.).

Die LVA. pflegt die Reisekosten für die Hin- und Rückreise
zur Heilstätte, ebenso bei längerer Fahrt Zehrgeld und Übernachtungsgelder zu bezahlen.

Die notwendigen Kleidungs- und Wäschestücke muß der Versicherte sich selbst stellen, eventuell hierfür die Hilfe des Armenverbandes in Anspruch nehmen, woraus ihm nach dem Reichsgesetz
vom 15. März 1909 Nachteile hinsichtlich des Verlustes öffentlicher
Rechte nicht mehr entstehen.

Kinderkuren. Die Versicherungsanstalten sind in großem
Umfange dazu übergegangen, nicht nur bei den rentenberechtigten
Waisen im Falle der Erkrankung oder auch schon der Gefährdung
durch Tuberkulose ein geeignetes Heilverfahren einzuleiten, sie
haben diese Fürsorge auch auf die gesamten Kinder der versicherungspflichtigen Bevölkerung (§§ 1277 und 1274 RVO.)
ausgedehnt. Gewöhnlich übernimmt die Landesversicherungsanstalt bei solchem Kinderheilverfahren zwei Drittel der Kosten,
während das letzte Drittel von Kreisen, Gemeinden, Vereinen,
Arbeitgebern, Familien usw. aufgebracht werden muß. Diese
weitgehende Fürsorge für die tuberkulosebedrohte Jugend,
seitens der Landesversicherungsanstalt zunächst nur für die
Kriegszeit beabsichtigt, wird hoffentlich auch in die Friedens-

zeit dauernd mit übernommen. Es sei hier verwiesen auf das außerordentlich wichtige Rundschreiben der Landesversicherungsanstalt Rheinprovinz, betreffend Kinderfürsorge, vom 30. Jan. 1917 (Anhang VI).

Kleinkinderkuren. Wenn auch für das Jahr 1917 für lungenkranke Kinder, für an Knochen- oder Gelenktuberkulose Erkrankte, für tuberkulosebedrohte, skrofulöse und erholungsbedürftige Kinder in Deutschland nicht weniger als 161 Heilstätten mit rund 12 200 Betten nachgewiesen sind, so macht doch die Unterbringung von Kleinkindern besondere Schwierigkeiten. Geeignete Volksheilstätten für diesen Zweck fehlen fast ganz, gute Vorbilder finden sich wenige, so in zwei kleineren Anstalten der Stadt Barmen (Marper-Kinderheim und Neumann-Stiftung). Die Eltern geben die Kleinkinder nicht gerne ab, die Pflege ist doppelt schwer. Und doch ist es dringend nötig, gerade bei den Kindern dieses Alters, in dem die Tuberkulose sich in den Körper einzunisten pflegt, Kräftigungskuren in ländlichen Erholungsheimen in großem Umfange durchzuführen. Der kindliche Körper reagiert besonders gut auf solche Kuren, die mehr wert sind als alle Behandlungsmethoden in der Familie. Gerade bei der heutigen Zunahme der Tuberkulose ist die Forderung berechtigt: jedem bedrohten, schlecht genährten blutarmen Kleinkind der Stadt jährlich ein mindestens vierwöchentlicher Landaufenthalt.

Unentbehrlich sind für die Kinderfürsorge Kuren in Seebädern und Solbädern, die gerade bei der kindlichen Form der Tuberkulose, der Drüsentuberkulose, Vortreffliches leisten. Über Sonnenbäder, Luftbäder, künstliche Höhensonne und Röntgenbestrahlung ist bei der Besprechung der ambulanten Behandlung bereits vorher einiges mitgeteilt.

Bei Knochen- und Gelenktuberkulose ist selbst in schweren Fällen von multipler Erkrankung die Sonnenbehandlung aussichtsvoll. Die Kuren dauern allerdings meist viele Monate, oft sogar Jahre. Bekannt sind die Erfolge von Rollier in Leysin (Genfer See), Bardenheuer jun. in Partenkirchen. Auch in heimatlichen Krankenhäusern, selbst in solchen, die mitten in der Stadt gelegen, haben Bardenheuer sen. in Köln, Vulpius in Heidelberg, Bier und Pannwitz in Hohenlychen viele Erfolge gehabt. Für sonnenlose Zeiten tritt Vulpius warm für das künstliche Sonnenlicht ein.

Besondere Lichthallen für Tuberkulose sind in Gießen und in München im Krankenhaus links der Isar eingerichtet. Das Lichtbad wird in der Hauptsache durch vier Jesioneksche

Lampen gebildet, die Kranken halten sich $\frac{1}{4}$—$\frac{1}{2}$ Stunde in diesem Raume auf. Die Behandlung dauert meist viele Monate.

Bei Lupus, der fressenden Flechte, werden ebenfalls Heilbehandlungen in besonderen Finsen-Instituten durchgeführt. Bekanntlich benutzte Finsen die ultravioletten Strahlen der Bogenlampen, um den Lupus schmerzlos und mit geringer Narbenbildung zu heilen; größere Einrichtungen dieser Art sind u. a. in Hamburg, Gießen, Köln, Barmen, München-Schwabing.

Tuberkuloseheime wollen schwere Fälle von Lungentuberkulose, insbesondere tuberkulöse Rentenempfänger, auf längere Zeit oder gar dauernd in geeigneten Krankenhäusern unterbringen und gut verpflegen, damit sie nicht als schlimme Ansteckungsquelle die Familie dauernd gefährden. Ihre Pflege wird in manchen großen Krankenhäusern als eine Last empfunden, da sie bei der langen Dauer der Unterbringung leicht unzufrieden sind und immer wieder nach Hause zurück wollen. In kleineren ländlichen Krankenhäusern gelingt es oft besser, sie zurückzuhalten und durch gute Kost und kleine Freiheiten in der Anstaltsordnung zufriedenzustellen. Unerwartete Besserungen bei schweren Fällen sind dabei nicht selten. Geeigneten ländlichen Krankenhäusern gewähren die Landesversicherungsanstalten billige Darlehen, damit sie besondere Anlagen für diese Kranken schaffen, wie Liegehallen und Veranden. Es werden kleinere Krankenzimmer von 4—6 Betten gewünscht, dazu auch eine dauernde ärztliche Überwachung.

Der Rentenempfänger muß seine Rente der Landesversicherungsanstalt abtreten, einen Teil derselben behält er aber meistens, und zwar in abgestufter Höhe je nach der Größe seiner Familie; ebenso verbleibt ihm der die Rente erhöhende Kinderzuschuß.

Bisher ist die Zahl der schwerkranken Tuberkulösen, die längere Zeit in einem solchen Heim Unterkunft gesucht hat, noch verhältnismäßig gering. Im Interesse des vorbeugenden Familienschutzes muß aber die Heimstättenbewegung mit allen Kräften gefördert werden.

Bekämpfung der Tuberkulose und Rassenhygiene.

Übereifrige Vertreter der Rassenhygiene haben sich gegen „ein Übermaß" von sozial-hygienischer Fürsorgearbeit zur Bekämpfung der Tuberkulose ausgesprochen. Sie meinen, daß ebenso wie die Säuglingssterblichkeit, so auch die Tuberkulosesterblichkeit eine Art vernünftiger Auslese darstelle, die völlig zu beseitigen oder auch wesentlich einzuschränken nicht im

Interesse einer gesunden Aufwärtsentwicklung der Menschheit liege. Nun ist aber die Tuberkulose durchaus nicht eine vererbte Keimkrankheit, die unter allen Umständen im späteren Leben zur Erkrankung führen muß. · Sie ist eine erworbene Krankheit und darum vermeidbar, wenn es uns gelingt, die soziale Disposition und Exposition zu verringern. Wenn eine wohlüberlegte Fürsorge auch vorzugsweise die Entstehung neuer Krankheit verhüten will, bei ihren Fürsorgemaßnahmen aber den Schutz der bereits von der Krankheit befallenen Menschen nicht vergißt, so ist das wohl berechtigt, einmal von dem Gesichtspunkt aus, daß nicht nur die anfängliche, sondern auch manche schon vorgeschrittene Form der Erkrankung zu heilen oder doch in erheblichem Maße zu bessern ist. Weiter fällt aber entscheidend ins Gewicht, daß die Maßnahmen der vorbeugenden Fürsorge sich meist auf demselben Wege vollziehen, wie die Maßnahmen des Heilplanes, z. B. die Wohnungs-, Ernährungsfürsorge, allgemeine Kräftigung des Körpers. Es verbessert die sozialhygienische Fürsorge gleichzeitig die ,,Situations"nachteile für den Kranken, wie für den Gefährdeten. In den meisten Familien und Wohnungen ist vorbeugende Arbeit ohne gleichzeitige Beeinflussung des Kranken unmöglich.

Da die Tuberkulose keine vererbte Keimerkrankung ist, so schießen auch die Bestrebungen, die Tuberkulösen vom Fortpflanzungsgeschäft auszuschließen, über das Ziel einer maßvollen Eugenik hinaus, ganz abgesehen davon, daß sie praktisch nicht durchführbar sind. Richtig ist es, tuberkulöse Heiratskandidaten zu ermahnen, sich zunächst vor der Eheschließung einer Heilkur zu unterziehen. Ist die Erkrankung erheblichen Grades, so ist die Eheschließung, die für gewöhnlich doch neue Existenzsorgen bringt, durchaus zu widerraten. Es ist bekannt, daß die Tuberkulose der Frau durch die Schwangerschaft, die Geburt und das Wochenbett vielfach verschlimmert wird. Immerhin gehen die ärztlichen Auffassungen über das Maß der Beeinflussung der Tuberkulose durch die Schwangerschaft weit auseinander. Die meisten Ärzte werden sich aus moralischem Empfinden nicht dazu verstehen, bei einer schwangeren Tuberkulösen, allein wegen der Möglichkeit einer Verschlimmerung der Krankheit, die Unterbrechung der Schwangerschaft vorzunehmen, ganz zu schweigen davon, daß sie in diesem Falle, wie das auch ernstlich vertreten worden ist, bereits die soziale Indikation als ausreichende Begründung zu einem Eingriff auffassen werden. Will man nicht in der Indikationsstellung auf die schiefe Bahn kommen, die schließlich zur Indikationslosigkeit führt, so muß die ärztliche

Indikation auch im vorliegenden Falle gewissenhaft enggezogen werden und nur für solche Fälle in Frage kommen, in denen die Tuberkulose durch die Schwangerschaft einen beschleunigten, bösartigen Verlauf nimmt. Hat aber die tuberkulöse Mutter ihr Kind ausgetragen, so ist es ernste Pflicht des Arztes, mit darüber zu wachen, daß der besonders empfängliche Säugling nicht von der Mutter angesteckt wird. Das Kind muß aus der Pflege und wenn möglich auch aus der Umgebung der Mutter weggenommen werden, so schwer auch diese Forderung bei den ärmeren Volksklassen zu erfüllen ist. Der Arzt, der auch bei der tuberkulösen Mutter das Recht des ungeborenen Kindes auf Weiterexistenz anerkennt, ist ebenso, wie die Gesellschaft, im Gewissen verpflichtet, alle wirksamen Mittel der Sozialhygiene anzuwenden, um das junge Leben gegen die Gefahren, in die es hinein geboren wird, zu beschützen.

VI. Beziehungen der Tuberkulosefürsorge zu sonstigen Wohlfahrtseinrichtungen.

Die Tuberkulosefürsorge muß mit der Säuglings-, Kleinkinder- und Schulkinderfürsorge in enger Fühlung stehen. Ein etwa bestehendes Wohlfahrtsamt, ein Jugendamt, in großen Städten ein besonderes Gesundheitsamt wird für den nötigen Zusammenschluß der einzelnen Fürsorgestellen zu sorgen haben. Die Säuglingsfürsorge wird im Interesse der Tuberkulosebekämpfung den Säugling gegen eine tuberkulöse Umgebung zu schützen haben. Eine Mutter mit offener Tuberkulose darf nicht stillen, es sei denn, daß der Arzt aus besonderen Gründen und unter besonderen Vorsichtsmaßregeln das Stillen gestattet. Eine Mutter mit geschlossener Tuberkulose darf ihr Kind stillen. Eine Amme muß tuberkulosefrei sein, desgleichen die Pflegefamilie eines Haltekindes; Vorsicht vor tuberkulösen Großeltern und Dienstboten ist geboten. Die Milch ist zu kochen.

Kleinkinderfürsorgestellen sind auf Säuglingsfürsorgestellen aufzubauen, Krippen, Bewahrschulen und Spielschulen sind gesundheitlich zu überwachen. Insbesondere ist dafür zu sorgen, daß Keuchhusten und Masern, die bekanntlich bei vielen Kindern eine Anlage zur Tuberkulose hinterlassen, frühzeitig in Kleinkindergärten erkannt und durch geeignete Absonderungsmaßregeln eingedämmt werden. Ob Kleinkinder mit Tuberkulose oder Tuberkuloseverdacht in Kleinkinderfürsorgestellen zu behalten oder der Tuberkulosefürsorgestelle zu übergeben sind, hängt von Art und Grad der Krankheit und von den örtlichen Verhältnissen innerhalb der Fürsorgeorganisation ab.

Der Schule ist für die Ausbreitung der Tuberkulose eine nennenswerte Schuld nicht beizumessen. Es vermag aber die Schule unter sachverständiger Anleitung des Schularztes durch ihre Einrichtungen die Widerstandskraft tuberkulosebedrohter Kinder zu stärken.

In dieser Richtung sind wirksam Schulturnen, Schulbäder, Schulspeisung, Waldschulen, Milchstationen, Ferienkolonien. Lehrer und Schüler, Schuldiener, Turndiener und anderes Hilfspersonal mit offener Tuberkulose dürfen zur Schule nicht zugelassen werden. Wenn sie unter Erscheinungen erkranken, die den Verdacht der Lungen- und Kehlkopftuberkulose erwecken, so müssen sie einen Arzt befragen und ihren Auswurf bakteriologisch untersuchen lassen. Es ist Sorge dafür zu tragen, daß in den Schulen an geeigneten Plätzen leicht erreichbare, mit Wasser gefüllte Speigefäße in ausreichender Anzahl vorhanden sind. Das Spucken auf den Fußboden der Schulzimmer, Korridore, Treppen sowie auf den Schulhof ist zu untersagen (Erlaß des preußischen Ministers der geistlichen usw. Angelegenheiten vom 9. Juni 1907). Die Berufsberatung vor der Schulentlassung kann durch die Mitwirkung des Schularztes bei tuberkulosebedrohten Schulkindern Nützliches leisten. Vgl. Castpar S. 52.

Auch mit allen anderen behördlichen und privaten Einrichtungen, die die Wohlfahrtspflege fördern wollen, muß die Tuberkulosefürsorge gute Fühlung haben, so mit den Schwesternschaften, vaterländischen Frauenvereinen, Müttervereinen, mit Vereinen für Haushaltspflege, Volksküchen, mit Wohnungsinspektionen, mit Wohnungsämtern, mit gemeinnützigen Bauvereinen u. dgl. Es gilt ferner, durch eine planmäßige Aufklärung weite Kreise des Volkes, insbesondere Behörden und Arbeiterschaft, über die schweren Schäden dieser schlimmsten aller Seuchen zu unterrichten. Mitarbeiter für den Kampf müssen aus allen Schichten der Bevölkerung gewonnen werden. Der Kampf kostet Geld, und darum müssen die Geldmittel für ein wirksames Arbeiten sichergestellt werden. Gemeinden und Landesversicherungsanstalten müssen bei dieser wichtigsten und dringlichsten Aufgabe der sozialen Hygiene die Führung nehmen. So muß es gelingen, in nicht zu fernen Jahren die Krankheit als Massenerscheinung niederzuzwingen.

Anhang I.   Nr.... des Hauptbuches.

Städtische Fürsorgestelle für Lungenkranke in Köln.
Untersuchungsbogen.

Tag der Meldung	....
Vor- und Zuname	....	Alter:... Jahre
Wohnung	....
Beruf (ev. früherer)	....
Versicherungsverhältnis: a) Arbeitgeber.	$\frac{\text{Orts-}}{\text{Betriebs-}}$ Krankenkasse ....
b) Krankenkasse.	Voller Anspruch $\frac{\text{ja}}{\text{nein}}$ Anspruch auf freie ärztliche Behandlung $\frac{\text{ja}}{\text{nein}}$
c) Angestelltenversicherung .	....
d) Zahl der Invalidenkarten.	....
e) Wird $\frac{\text{Invaliden-}}{\text{Unfall}}$-rente bezogen ?.	....
Wird Armenhilfe in Anspruch genommen ?	....

Vorgeschichte: Eltern, Geschwister, Blutsverwandte tuberkulös:
....
....
Verkehr mit Tuberkulösen ?..
(in der Familie oder im Beruf?)
Frühere Lungenkrankheiten (z. B. Spitzenkatarrh, Lungen-, Rippenfell-, Brustfellentzündung):
....
....
Andere Krankheiten:..
....
Jetzige Klagen: ....
Seit wann Husten ?........Auswurf ?........Bluthusten ? ....
Abmagerung:................. Durchfälle: ....
Bereits Kuren gemacht:..
....

Verwaltungsmaßnahmen:
....
....

Ärztlicher Untersuchungsbefund.

Allgemeiner Ernährungs- zustand:	. . . .	Gewicht: . . . . kg
Auffallende Temperatur . .	. . . .	

Lungenbefund: Rechts . . . .
. . . .
. . . .

Lungenbefund: Links . . . .
. . . .
. . . .

Sputum jetzt (mit oder ohne Blut) . . . .
. . . .

Röntgenbefund: . . . .
. . . .

Pirquetsche Impfung	Ergebnis am . . . . $\dfrac{\text{positiv}}{\text{negativ}}$ . . . .
Kehlkopf	. . . .
Urin	. . . .
Sonstige Krankheitskompli- kationen:	. . . .

Diagnose: . . . .
(mit Angabe des klinischen
Grades. Stadieneinteilung)
. . . .

Vorschläge[1])**:** Heilstättenkur, Landkur, Krankenhausbehandlung,
Beobachtung, Tuberkulosenheim, Isolierung innerhalb
der Familie durch eigenes Bett, eigenes Zimmer, Her-
gabe von Spuckflaschen, Eß-, Trink- und Wasch-
geschirr, Walderholungsstätte, Seehospiz, Solbad,
Ferienkolonien, Unterstützung mit Barmitteln zur
Miete oder zum Umzug, Unterstützung mit Nahrungs-
mitteln wie Milch, Unterstützung mit Wäsche,
Kleidung, Desinfektion, Kontrolluntersuchung nach
. . . Monaten, Befreiung vom Schulbesuch auf . . .
. . . . . . $\dfrac{\text{Wochen}}{\text{Monate}}$, Poliklinik für Hals-, Nasen- und
Ohrenkranke. Behandlung durch Haus- oder Kassen-
arzt, Armenarzt. Keine besonderen Maßnahmen.

Der Fürsorgearzt:

. . . .

[1]) Zutreffendes unterstreichen.

Anhang II.   Nr. .....

Städtische Fürsorgestelle für Lungenkranke in Köln.

Fragebogen
A
(von der Fürsorgeschwester auszufüllen).

Vor- und Zuname: ....

Tag der Geburt: ....

Wohnung: ....

Beruf $\frac{\text{früherer:}}{\text{jetziger:}}$ ....

I. Wohnungs-, Arbeits- und Einkommensverhältnisse.

Wohnung: ob sauber, hell, trocken, luftig? ....

Wieviel Zimmer, sind sie groß genug? ....

Wieviel Betten sind vorhanden? ....

Werden Schlafgänger, Ziehkinder oder sonst fremde Personen in der
    Wohnung gehalten? ....

....

Wie beseitigt der Kranke seinen Auswurf? ....

....

Wohnungsmiete monatlich ..... Mark.

Familienmitglieder			Arbeitsverhältnis (zuständige Kranken-kasse, Angestellten-versicherung und Invalidenkarten)	Einkommens-verhältnisse
Vor- und Zu-namen	Geburts-tag	Reli-gion		
....				....
....				....
....				....
....				....
....				....

Bezüge aus:

der Krankenversicherung . . . . Mk.

 „ Invalidenversicherung[1]) . . . . „

 „ Unfallversicherung · . . . . „

öffentlichen Mitteln (Armenunterstützung). . . . . „

Stiftungsmitteln . . . . „

der Privatwohltätigkeit . . . . „

---

[1]) Wieviel Invalidenquittungskarten und } . . . .
wann die letzte Marke geklebt?

     Besondere Bemerkungen: . . . .

    Köln, den . . . .

                      Die Fürsorgeschwester:

                      . . . .

B
Fürsorgeärztliche Tätigkeit[1]).

1. Der Fürsorgearzt hat die überwiesenen **Kranken** häufiger, mindestens **einmal monatlich zu besuchen:**
2. die hygienischen Verhältnisse der Wohnung zu beurteilen;
3. die **Familienmitglieder zu untersuchen:**
4. auf Grund dieser Prüfungen gerade **diejenigen** Anordnungen zu
   treffen oder bei der Zentralstelle anzuregen, die mit Rücksicht
   auf die **besonderen Umstände** des Falles geeignet sind, dem Kranken
   zu helfen und seine Familie vor Ansteckung zu schützen;
5. bei seinen Besuchen zu kontrollieren, ob und inwieweit die getroffenen Anordnungen befolgt sind, und der Fürsorgeschwester
   je nach der Eigenart des Falles Rat und Anweisung zu geben.
   Über die wichtigeren Punkte seiner Ermittelungen hat er nach
   Bedarf, mindestens alle 3 Monate, zu berichten.

Die Bezahlung erfolgt nach einer mit dem ärztlichen Verein vereinbarten Taxe. Einsendung der Rechnungen zum 1. April und
1. Oktober jeden Jahres erbeten.

I. Anamnese.

Eltern   tuberkulös ? . . . .

Geschwister   „   . . . .

Blutsverwandte „   . . . .

War Patient längere Zeit bei Tuberkulösen ? . . . .

Haben tuberkulöse Erkrankungen, z. B. der Haut, Drüsen, Knochen,
   des Kehlkopfes usw. bestanden ? . . . .

. . . .

·   [1]) **Notiz für den Fürsorgearzt.** Der Fragebogen wird dem Fürsorgearzt von der
Fürsorgeschwester überbracht und die Zeit, zu welcher der Kranke und seine
Familienangehörigen zur Untersuchung erscheinen sollen, erfragt.
Demnächst werden die Fragebogen den Ärzten nach Eintragung der Fürsorge-
maßnahmen zur Kenntnis bzw. Eintragung des Vierteljahresberichtes übersandt.
Diese sind nach Erledigung der Fürsorgestelle sofort zurückzusenden. Die ent-
stehenden Portokosten können in den halbjährigen Rechnungen am 1. April und
1. Oktober mit aufgeführt werden.

Hat Patient an Pleuritis gelitten? ....
Wie lange lungenleidend? ....
  a) Husten...
  b) Auswurf..
  c) Blutungen ....
Abmagerung? ....
Haben Diarrhöen bestanden? ....
War Patient schon in Kurorten? ....

II. Befund.

Ernährungszustand? .... Gewicht .... kg
Temperatur (zweckmäßig Rectumtemp.)? ....
Husten? ....
Auswurf? ....
Sind Tb. im Auswurf[1])? ....
Lungen? ....
....
Die übrigen Organe? ....
Ev. Harnbefund? ....
Röntgenbefund? ....
....

Pirquet-Impfung: $\dfrac{\text{negativ}}{\text{positiv}}$.

III. Diagnose,

möglichst mit Angabe des klinischen Grades[2]) der Erkrankung
und, wenn möglich, der Erwerbsfähigkeit in %.

Offene oder geschlossene Tuberkulose: ....
....

---

[1]) Sofern der Arzt die Untersuchung nicht selbst vornimmt, ist sie im städtischen bakteriologischen Laboratorium zu veranlassen. Entnahmegefäße werden in den Apotheken auf Anfordern der Ärzte unentgeltlich abgegeben.

[2]) Stadium I. Leichte, auf kleine Bezirke eines Lappens beschränkte Erkrankung, die z. B. an den Lungenspitzen bei Doppelseitigkeit des Falles nicht über die Schulterblattgräte und das Schlüsselbein, bei Einseitigkeit vorn nicht über die zweite Rippe hinunterreichen darf.

Stadium II. Leichte, weiter als I, aber höchstens auf das Volumen eines Lappens, oder schwere, höchstens auf das Volumen eines halben Lappens ausgedehnte Erkrankung.

Stadium III. Alle über II hinausgehenden Erkrankungen und alle mit erheblicher Höhlenbildung.

IV. Gesundheitszustand der Familie.

Sind nach dem Ergebnis der vorgenommenen Untersuchung die
Familienmitglieder gesund, tuberkuloseverdächtig oder bereits tuberkulös? **(Befund für jedes Familienmitglied einzeln angeben.)** . . . . .

. . . .

. . . .

. . . .

V. An die Zentralstelle

mit folgenden Vorschlägen übersandt.

(Zutreffendes unterstreichen.)

Heilstättenkur, Krankenhausbehandlung, Beobachtung zwecks
späterer Heilstättenkur, Tuberkuloseheim, Isolierung innerhalb der
Familie durch eigenes Zimmer, eigenes Bett, Hergabe von Spuckflaschen, Eß-, Trink- und Waschgeschirr, Walderholungsstätte, Landkur, Seehospiz, Solbad, Ferienkolonien, Unterstützung mit Barmitteln zur Miete oder zum Umzug, Unterstützung mit Nahrungsmitteln wie Milch, Unterstützung mit Wäsche, Kleidung, Desinfektion.

Cöln, den . . . .

Der Fürsorgearzt:

. . . .

VI. An den Fürsorgearzt zurück.

Von den vorgeschlagenen Maßnahmen kommen zur Ausführung:

. . . .

. . . .

. . . .

. . . .

Anhang III.

Haushaltsplan der Stadt Köln.

Abt.	Nr.		Beträge für	
			1918	1919
		Einnahme.		
		Fürsorge für Lungenkranke:		
I		Erstattungen und Zuwendungen:		
	1	Von Armenverbänden für Aufwendungen an arme Lungenkranke	500,—	500,—
	2	Kurbeiträge von Kranken, Behörden und Privaten, sowie Geschenke und sonstige Zuwendungen	8 000,—	14 000,—
	3	Stiftungen:		
		a) Kaiser Wilhelm - Auguste - Viktoria - Stiftung Mülheim	5 850,—	5 850,—
		b) Kalker Lungenheilstätten - Stiftung	296,75	296,75
	4	Miete aus den Wohnhäusern für Lungenkranke	1 968,—	1 968,—
	5	Erstattung von Krankenkassen usw. für Röntgendurchleuchtungen	500,—	500,—
	6	Sonstiges	5,25	5,25
		Summe der Einnahmen	17 120,—	23 120,—
		Ausgabe.		
I		Gehälter und Löhne:		

		1918	1919		Beträge für 1918	Beträge für 1919
	1	2	2	Fürsorgeärzte	14 000,—	14 500,—
	2	—	1	Assistenzarzt	—	3 000,—
	3	2	2	Stadtsekretäre	7 200,-	7 300,—
	4	2	2	Bureaugehilfen	3 400,—	3 500,—
	5	1	1	Stadtfürsorgerin (Oberfürsorgerin)	2 300,—	2 300,—
	6	14	14	Fürsorgerinnen	23 925,—	24 525,—
	7	2	2	Geistliche Schwestern . . .	3 000,—	3 000,—
	8	—	1	Laboratoriumsgehilfe . . .	—	1 980,—
	9			Versicherungsbeiträge für Angestellte und Anwärter	2 892,-	4 393,—
	10			Witwen- und Waisengelder	1 400,—	1 400,—
	11			Vergütung der Privatärzte	50,—	50,—
				Summe Abt. I	58 167,—	65 948,—

Abt.	Nr.	Ausgabe	Beträge für 1918	Beträge für 1919
II		**Sachliche Ausgaben:**		
	1	Miete für die Geschäftsräume	5 200,—	5 200,—
	2	Unterhaltung der Geschäftsräume	—	1 000,—
	3	Heizstoffe	1 200,—	1 800,—
	4	Unterhaltung der Heizeinrichtung	—	150,—
	5	Beleuchtung und Wasserverbrauch	500,—	500,—
	6	Reinigung und Reinigungsmittel	1 280,—	1 280,—
	7	Geschäftszimmerbedarf, Drucksachen usw.	500,—	1 000,—
	8	Straßenbahnfahrkarten	3 060,—	3 564,—
	9	Fernsprecher	250,—	300,—
	10	Betrieb der Röntgeneinrichtung und des Untersuchungsraumes	1 500,—	1 500,—
	11	Erneuerungsrücklage für die Röntgeneinrichtung	—	700,—
		Summe Abt. II	13 490,—	16 994,—
III		**Fürsorgemaßnahmen.**		
	1	Beihilfe zur Beschaffung ausreichender Wohnungen, Kleidung usw.	75 000,—	75 000,—
	2	Bereithaltung von Schrebergärten	900,—	900,—
	3	Betten, Einrichtung, Spuckflaschen usw.	10 000,—	10 000,—
	4	Stärkungsmittel usw.	35 000,—	35 000,—
	5	Heilstätten und Landkuren	165 000,—	165 000,—
	6	Bekleidung und Ausrüstung Lungenkranker zum Antritt bewilligter Kuren	12 000,—	12 000,—
	7	Fürsorgemaßnahmen:		
		a) für die Einwohner der früheren Gemeinde Mülheim	5 850,—	5 850,—
		b) für die der früheren Gemeinde Kalk	296,75	296,75
	8	Sonstiges und zur Abrundung	6,25	6,25
		Summe Abt. III	304 053,—	304 053,—
IV		**Verzinsung und Tilgung.**		
	1	Anleihe bei der Landesversicherung Rheinprovinz	2 565,—	2 565,—
V		**Wohnhäuser für Lungenkranke.**		
	1	Unterhaltung der Gebäude	1 100,—	1 100,—
	2	Wasserverbrauch	160,—	175,—
	3	Feuerversicherung	20,—	—
	4	Sonstiges	3,—	3,—
		Summe Abt. V	1 283,—	1 278,—

Abt.	Nr.	Ausgabe	Beträge für	
			1918	1919
		Wiederholung.		
I		Gehälter und Löhne	58 167,—	65 948,—
II		Sachliche Ausgaben	13 490,—	16 994,—
III		Fürsorgemaßnahmen	304 053,—	304 053,—
IV		Verzinsung und Tilgung	2 565,—	2 565,—
V		Wohnhäuser für Lungenkranke	1 283,—	1 278,—
		Summe der ordentl. Ausgaben	379 558,—	390 838,—
VI		**Außerordentliche Ausgaben.**		
	1	Kriegs- 'und Teuerungszulagen an Beamte und Angestellte	11 736,—	33 100,—
	2	Desgl. an Arbeiter und Hilfspersonal . .	1 155,—	1 300,—
	3	Erhöhung der Bezüge der in den Ruhestand versetzten Beamten und Angestellten und deren Hinterbliebenen	—	773,—
	—	Unterstützung der Familien der zur Fahne einberufenen städt. Arbeiter.	630,—	—
	—	Aushilfe für zur Fahne einberufenes Personal	801,—	—
		Summe der außerordentlichen Ausgaben	14 322,—	35 173,—
		Summe der ordentlichen Ausgaben . . .	379 558,—	390 838,—
		Summe aller Ausgaben	393 880,—	426 011,—

Anhang IV.

Leitsätze über den Ausbau des Fürsorgestellenwesens zur Bekämpfung der Tuberkulose.

1. Die Fürsorgestellen gehören zu den wirksamsten Mitteln der Tuberkulosebekämpfung. Es ist deshalb dahin zu streben, daß jeder an Tuberkulose Erkrankte, der nicht bereits einer ausreichenden Fürsorge teilhaftig wird, an eine Fürsorgestelle verwiesen werden und die nach Lage des Falles notwendige Fürsorge finden kann. Eine möglichst vollzählige Zuweisung dieser Tuberkulösen an die Fürsorgestellen ist nur durch Zusammenarbeiten sämtlicher in Betracht kommenden Stellen, insbesondere der Ärzte (Armenärzte, Schulärzte), Armenkommissionen, Bezirksvorsteher und sonstigen Gemeindeorgane sowie der Träger der sozialen Versicherung (Krankenkassen, Versicherungsanstalten) unter tunlichster ehrenamtlicher Wirkung von Vertretern der beteiligten Bevölkerungskreise und ihrer Organisationen zu erreichen.

2. Es ist erforderlich:

    a) die Zahl der Fürsorgestellen, insbesondere für die Landbevölkerung, dem Bedürfnis entsprechend zu vermehren;

    b) allen Fürsorgestellen eine gesicherte finanzielle Grundlage zu geben, die einen dauernden, ungestörten Betrieb gewährleistet.

3. Als Träger von Fürsorgestellen kommen in Betracht:

    a) öffentlich-rechtliche Körperschaften (Gemeinden, Gemeindeverbände sowie die Träger der Sozialversicherung);

    b) Vereinsorganisationen (Tuberkulosevereine, Vereinigungen vom Roten Kreuz, Ausschüsse usw.).

Sind öffentlich-rechtliche Körperschaften Träger der Fürsorgestelle, so wird dadurch in der Regel ihre finanzielle Grundlage von vornherein genügend sichergestellt und ihre gedeihliche Fortentwicklung gewährleistet sein. Aus diesem Grunde wird bei Neueinrichtungen von Fürsorgestellen in erster Linie zu prüfen sein, ob öffentlich-rechtliche Körperschaften als Träger zu gewinnen sind.

Wo sich die von Vereinen ins Leben gerufenen Stellen gut bewährt haben, ist ihre Weiterentwicklung nach Möglichkeit zu fördern. Unter allen Umständen ist aber ein möglichst enges Zusammenarbeiten der in der Tuberkulosefürsorge tätigen Vereine mit den an der Gesundheitspflege beteiligten behördlichen Stellen anzustreben; insbesondere muß für eine ausreichende laufende Unterstützung der Vereine mit Geldmitteln seitens dieser Stellen gesorgt werden.

4. In finanzieller Beziehung gilt als Mindestforderung, daß den Fürsorgestellen regelmäßige sichere Einnahmen in solcher Höhe zur Verfügung stehen müssen, um daraus zum mindesten die Betriebskosten, soweit solche entstehen, und die Kosten der nachfolgend bezeichneten Regelleistungen decken zu können.

    a) Die Betriebskosten umfassen:

       1. Miete und Unterhaltung der Räume;

       2. Gehälter für Ärzte, Schwestern und sonstiges Personal;

       3. Bureaukosten.

b) Die Regelleistungen der Fürsorgestellen umfassen:

1. ärztliche Untersuchung des Kranken und seiner Familie und fortlaufende ärztliche Beobachtung sowie sachgemäße Bearbeitung der zugunsten der Kranken an Behörden zu richtenden Fürsorgeanträge;
2. Untersuchung des Auswurfs auf Tuberkelbazillen;
3. hygienische Beaufsichtigung und Beratung der tuberkulösen Familien durch die Fürsorgeschwestern usw.;
4. Wohnungsfürsorge (Desinfektion, Gewährung von Betten usw.);
5. Verabreichung von Kräftigungsmitteln in dringenden Fällen.

Erwünscht ist, daß hierüber hinaus noch weitere Mittel vorhanden sind, die den Fürsorgestellen im Bedarfsfalle, wenn ein anderer Kostenträger nicht vorhanden ist, erhöhte Leistungen (z. B. Gewährung von Mietbeihilfen und Zuschüssen zu Heilverfahren, Unterhaltung von Walderholungsstätten, andere Pflege und Vorbeugungsmaßnahmen) ermöglichen.

5. Maßnahmen der Fürsorgestellen sollen niemals den Charakter der öffentlichen Armenunterstützung tragen.

6. Es ist anzustreben, daß die Fürsorgeschwestern in besonderen Kursen und Wiederholungskursen mit dem Wesen der Tuberkulose sowie mit den Grundzügen der sozialen Gesetzgebung vertraut gemacht und außerdem in der selbständigen Bearbeitung des gesamten Fürsorgeverfahrens ausgebildet werden.

7. Es wird empfohlen, bei der Einrichtung und dem Betrieb der Fürsorgestellen in tunlichster Fühlung mit den anderen Organisationen auf dem Gebiete der sozialen Fürsorge vorzugehen.

Anhang V.

Vorschriften
zur Verhütung der Weiterverbreitung der Tuberkulose.

Bekanntgegeben durch Erlaß des Kriegsministeriums vom 10. September 1917 — 3203, 8. 17. S 1 —.

A. Maßnahmen gegen die Verschleppung der Tuberkuloseerreger.

1. Die Tuberkuloseerreger werden hauptsächlich mit dem Auswurf der Kranken, seltener mit Harn, Stuhl oder Eiter ausgeschieden.

2. Alle Tuberkulosekranken und -verdächtigen sind an der Hand der auf den Abteilungen aushängenden Merkblätter wiederholt und eindringlich darüber zu belehren, daß sie beim Husten den Mund mit dem Taschentuch bedecken müssen und ihren Auswurf nur in Speigläser, Spucknäpfe oder Spuckflaschen entleeren dürfen.

3. Die Speigläser sollen mit einem Metalldeckel versehen sein und stets bedeckt gehalten werden.

4. In allen Krankenzimmern ist für reichliche Waschgelegenheit zu sorgen.

5. Zur Aufnahme der gebrauchten Taschentücher, die besonders häufig die Übertragung der Tuberkulose vermitteln, muß an jedem Krankenbett ein Wäschebeutel hängen. Bei der Wäscheabgabe sind diese Beutel zu sammeln und für wenigstens 24 Stunden samt ihrem Inhalt in 2prozentige Kresotin-Kresollösung einzulegen. Bei der später erfolgenden Wäsche müssen die Beutel und Taschentücher zuerst gründlich ausgekocht werden.

6. Auch die gebrauchte Leib- und Bettwäsche der Tuberkulösen wird zunächst bei der Abgabe in Kresotin-Kresollösung eingelegt und später beim Waschen gründlich ausgekocht.

7. Die Kleider und Decken der Tuberkulösen sind durch Dampf keimfrei zu machen. Ledersachen (auch lederbesetzte Reithosen usw.) sowie Gebrauchsgegenstände, die die Dampfdesinfektion nicht vertragen, sind wiederholt gründlich mit Kresotin-Kresollösung abzureiben und dann längere Zeit zu lüften und zu sonnen.

8. Bei der Reinigung der Aufenthaltsräume der Kranken sind vor allem die Stellen zu berücksichtigen, die mit den Ausscheidungen des Kranken in nähere Berührung kommen können, also die Bettstelle und der Nachttisch des Kranken, ferner die Fußboden- und die Wandflächen sind täglich feucht abzureiben, der Fußboden feucht aufzuwischen. Außerdem müssen in angemessenen Zwischenräumen, etwa monatlich einmal, besonders auch beim Wechsel der Belegung der Stuben, außer den Bettstellen und Nachttischen die ganzen Wandflächen, soweit sie abwaschbar sind, und der Fußboden durch Abreiben mit 2prozentiger Kresotin-Kresollösung desinfiziert werden; gekalkte Wand- und Deckenflächen werden durch frischen Kalkanstrich desinfiziert.

9. Eß- und Trinkgeschirre der Kranken werden in ein Kochgefäß mit kalter 1prozentiger Sodalösung gelegt, so daß sie von der Flüssigkeit vollkommen bedeckt sind, langsam erwärmt und 15 Minuten lang ausgekocht. Eßgeräte, die das Auskochen nicht vertragen, sind auf Tuberkuloseabteilungen nicht zu verwenden.

B. Bestimmungen über Auffangen und Behandlung des Auswurfs.

1. Die in den Krankenräumen verwendeten Speigläser werden vor der Verausgabung zu etwa einem Viertel ihres Fassungsvermögens mit 2prozentiger Kresotin-Kresollösung gefüllt. Für jeden Kranken müssen 2 Speigläser verfügbar sein, die abwechselnd verausgabt werden. Wenn die Speigläser nach ihrer Benutzung aus dem Krankenzimmer entfernt werden, soll ihr Inhalt von dem Pflegepersonal mit der gleichen Menge 2prozentiger Kresotin-Kresollösung versetzt werden und so 2—3 Stunden stehen bleiben. Über die weitere Behandlung siehe unter 4.

2. Auf den Fluren, Treppen und Latrinen sind in hinreichender Zahl Spucknäpfe aufzustellen, die zu etwa einem Viertel mit 2prozentiger Kresotin-Kresollösung gefüllt werden.

3. Im übrigen dürfen tuberkulöse Kranke und Tuberkuloseverdächtige ihren Auswurf in die stets mitzuführenden gläsernen Spuckflaschen entleeren. Das Spucken auf die Straße oder die Gartenwege ist streng zu verbieten. Die Spuckflaschen dürfen nicht zu klein sein und müssen mit einem befestigten, gut schließenden Deckel versehen und zu etwa einem Viertel mit 2prozentiger Kresotin-Kresollösung gefüllt sein. Auch sie sind, ebenso wie die Speigläser, für jeden

Kranken in doppelter Zahl vorrätig zu halten und abwechselnd zu verausgaben. Nach der Benutzung wird ihr Inhalt ebenso behandelt wie der der Speigläser.

4. Beseitigung des in die Speigläser, Spucknäpfe und Spuckflaschen entleerten Auswurfs. Die Kresotin-Kresollösung genügt selbst bei mehrstündiger Einwirkung nicht, um auch die im Innern der Auswurfballen enthaltenen Tuberkelbazillen sicher abzutöten. Andere wirksame chemische Desinfektionsmittel (Kresolseifenlösung, Sagrotan, Phobrol usw.) stehen zurzeit nicht zur Verfügung. Es ist daher überall das am schnellsten und sichersten wirkende Desinfektionsverfahren anzuwenden, das Auskochen des Auswurfs im Wasserdampf. Dabei werden mit dem Auswurf zugleich auch die Speigläser und Spuckflaschen ausgekocht. Wo besondere, auch mit Absaugevorrichtungen für den übelriechenden Kochdampf versehene Dampfdesinfektionsapparate nicht vorhanden sind, kann ein hinreichend großer, nur für diesen Zweck bestimmter Kessel verwendet werden, der in seinem unteren Teil einen durchlochten Einsatz (Siebplatte von Holz, Blech oder Drahtgeflecht) enthält und mit einem lose schließenden Deckel versehen ist. Man stellt die gefüllten Speigläser und Spuckflaschen auf den durchlochten Zwischenboden, bringt das unter letzterem befindliche Wasser zum Sieden und läßt den strömenden Wasserdampf eine Stunde einwirken. Nach dieser Zeit sind alle Tuberkelbazillen mit Sicherheit abgetötet. Der Auswurf kann dann unbedenklich in die Kanalisation geschüttet oder, mit Torfmull oder Sägespänen vermischt, in einer im Betrieb befindlichen Feuerungsanlage verbrannt oder im Freien vergraben werden. Das Auskochen des Auswurfs darf aber nicht auf einem Kochherd geschehen, der, wenn auch nur gelegentlich oder aushilfsweise, zur Bereitung oder Warmhaltung des Essens dient. Die Gefäße dürfen nicht in den schon vorgeheizten Kessel eingestellt werden, weil dann die Gläser leicht springen. Ebenso müssen sie nach dem Kochen langsam abkühlen (½ Stunde). Die Speigläser und Spuckflaschen werden weiterhin noch mechanisch gereinigt und mit kaltem Wasser sauber gespült.

C. Schutzmaßregeln für das Pflegepersonal der Tuberkuloseabteilung.

1. Das gesamte Pflegepersonal der Tuberkuloseabteilungen muß darüber unterrichtet sein, daß die Tuberkulose eine übertragbare Krankheit ist, und daß es sich vor der Ansteckung sicher schützen kann, wenn es die für das Umgehen mit dem Kranken, seinem Auswurf, seinen Ausscheidungen, der Kleidung, Leib- und Bettwäsche gegebenen Verhaltungsmaßregeln sorgfältig befolgt und vor allem vermeidet, sich den beim Husten, Niesen und Sprechen der Kranken entstehenden, häufig mit Bazillen beladenen Tröpfchen unmittelbar auszusetzen.

2. Jede auf einer Tuberkuloseabteilung beschäftigte Person muß während des Dienstes einen die Kleidung abschließenden, Vorderkörper und Rücken voll deckenden waschbaren Mantel tragen, der genügend häufig zu wechseln und vor der Wäsche zu desinfizieren ist. Vor dem Verlassen der Abteilung ist dieser Mantel abzulegen und dann eine gründliche Desinfektion der Hände vorzunehmen.

3. Außerdem sind vor jeder Nahrungsaufnahme die Hände gründlich zu desinfizieren. Der Genuß von Speisen und Getränken auf den

Krankenzimmern ist dem Pflegepersonal streng untersagt. Der Eßraum der Schwestern und Wärter darf von Kranken nicht betreten
werden.

4. Das vom Pflegepersonal benutzte Eß- und Trinkgeschirr und
die Tischwäsche ist getrennt von den Eßgeräten der Kranken zu
halten und darf auch nicht mit diesen zusammen gereinigt werden.

5. Besondere Vorsichtsmaßnahmen haben die mit der Behandlung
des Auswurfs und der Spuckgefäße beauftragten Personen zu beobachten. Sie sind dauernd darin zu überwachen, daß sie während
ihrer Arbeit einen den Anzug deckenden waschbaren Mantel tragen,
der genügend oft gewechselt und vor der Wäsche desinfiziert werden
muß. Das gleiche ist erforderlich für die bei den Reinigungsarbeiten
vielfach zur Schonung der Hände gebräuchlichen Zwirnhandschuhe.
Nach Beendigung der Arbeit ist eine gründliche Desinfektion der
Hände und Unterarme sowie eine Waschung des Gesichts vorzunehmen.

Anhang VI.

Rundschreiben der Landesversicherungsanstalt Rheinprovinz, betreffend die Kinderfürsorge.

Vom 30. Januar 1917.

Der Krieg mit seinen tief eingreifenden Folgen für die gesundheitlichen Verhältnisse aller, hauptsächlich aber der minderbemittelten
Bevölkerungskreise, hat der LVAnstalt Rheinprovinz den Anlaß gegeben, auch im Haushaltplan für 1917 wieder, wie schon in den beiden
vorhergehenden Jahren, unter den erheblichen Mitteln für Volksgesundheitspflege auch solche für die Zwecke der Kinderfürsorge
zur Verfügung zu stellen; sie sollen die Möglichkeit schaffen, die
Fürsorge für die Kinder der versicherungspflichtigen Bevölkerung
in den Bezirken, in denen sie noch nicht eingesetzt hat, anzuregen
und einzuleiten und dort, wo sie bereits in Angriff genommen ist,
zu stützen und zu erweitern.

Je länger der Krieg dauert und je tiefer seine Wirkungen sich
geltend machen, je schwerer es weiten Kreisen der versicherungspflichtigen Bevölkerung wird, den Kindern, besonders den kranken,
ausreichende Ernährung und gute Pflege zuteil werden zu lassen,
um so dringender wird die Aufgabe, die Hoffnung des Volkes, das
kommende Geschlecht, das berufen ist, die gewaltigen Lücken zu
ersetzen, die der Krieg in die Reihen des Volkes gerissen hat, zu
ertüchtigen und Vorsorge zu treffen, daß die Jugend ohne wesentlichen Schaden für Gesundheit und Gedeihen den Krieg überdauert.
An dieser bedeutungsvollen Aufgabe will die LVAnstalt Rheinprovinz
in Anbetracht ihres wesentlichen Interesses an einer gedeihlichen
gesundheitlichen . Entwicklung der versicherungspflichtigen Bevölkerung auch im kommenden Jahre zu ihrem Teile mitarbeiten;
sie will den zunächst verpflichteten Stellen, Reich, Staat, Gemeinde,
Vereinen, Familien, ihre Aufgabe nicht abnehmen, wohl aber da,

wo es nötig ist, durch Gewährung von Beihilfen erleichtern, namentlich auch in Rücksicht auf die derzeitige starke Inanspruchnahme mancher der vorgenannten Stellen durch andere Kriegsfürsorgemaßnahmen.

Die Mitwirkung der LVAnstalt bei der Kinderfürsorge umfaßt folgende Betätigungsgebiete:

1. Beteiligung an den Kosten von Heilverfahren für Kinder im Alter von 10 bis 15 Jahren, die an ernstlichen Volkskrankheiten, hauptsächlich Lungentuberkulose, leiden oder von solchen bedroht sind.

Anträge können gestellt werden für Kinder, welche der versicherungspflichtigen Bevölkerung angehören, namentlich für Kinder von unseren Versicherten und Rentenempfängern und für Waisen, die von uns Rente beziehen.

Leitend ist hierbei der Gedanke, daß die dem versicherungspflichtigen Alter von 16 Jahren am nächsten stehenden Kinder gesundheitlich so gestärkt werden sollen, daß sie beim Eintritt ins versicherungspflichtige Alter der dauernden Ausübung versicherungspflichtiger Tätigkeit gesundheitlich gewachsen sind und nicht schon frühzeitig durch Krankheiten, Renten- und Heilverfahrensanträge eine Belastung für den Staat, die Gemeinde oder die LVAnstalt bilden. Dem Kampf gegen die Lungentuberkulose gilt auch bei den Kindern die Haupttätigkeit der LVAnstalt, und namentlich sind es die ernsteren, aber doch nicht hoffnungslosen Fälle, denen unsere Mittel zugute kommen sollen. Es ist dabei zu bemerken, daß die Mittel der LV-Anstalt gegenüber der Größe des Bezirks und der großen Zahl der Kranken immerhin beschränkt sind, und daß auch Plätze in Heilstätten nicht immer in ausreichendem Maße zur Verfügung stehen. Bei unserer Entscheidung wegen Beteiligung am Heilverfahren müssen diese Umstände natürlich von Bedeutung sein.

Die LVAnstalt übernimmt in der Regel zwei Drittel der Kosten dieser Heilverfahren, während das letzte Drittel der Kosten aus anderen Mitteln aufgebracht werden muß, also von Kreisen, Gemeinden, Vereinen, Arbeitgebern, Familien usw. Wenn zwingende Gründe vorliegen, können ausnahmsweise auch die ganzen Kosten von der LVAnstalt übernommen werden. Die Kosten für Kopf und Verpflegungstag einschließlich Nebenausgaben belaufen sich zurzeit auf etwa 3 Mk., die Dauer der Kuren beträgt durchschnittlich 8 Wochen oder mehr.

Anträge auf Einleitung solcher Heilverfahren sind jederzeit von den Kreisen, Gemeinden, Vereinen usw. bei der LVAnstalt zu stellen, welche gegebenenfalls mit den Antragstellern in Verbindung tritt, die nötigen Formulare zur Ausfüllung übermittelt und die Überweisung der Kranken in die von ihr bestimmten Heilstätten durch die Gemeinden, Vereine, Familien usw. bewirken läßt. Schon vor der Antragstellung ist eine Fühlungnahme mit den örtlichen Tuberkuloseberatungsstellen erwünscht, denen der Vorstand von dem Schlußgutachten Kenntnis gibt und die weitere Fürsorge anvertraut.

2. Neben dieser unmittelbaren Einleitung von Heilverfahren bei kranken Kindern ist die LVAnstalt auch weiter bereit, Bestrebungen zu fördern, die der Bekämpfung von Schwächlichkeit und Krankheit unter den Kindern der versicherungspflichtigen Bevölkerung zu dienen bestimmt sind. Dabei ist zu betonen, daß als

unerläßliche Voraussetzung der Gewährung von Beihilfen gefordert werden muß, daß die mit Beihilfen bedachten Gemeinden, Vereine usw. eigene Mittel für die geforderten Zwecke aufwenden, die in der Regel hinreichen müssen, auch ohne unsere Förderung Nützliches zu wirken. Die Beihilfen der LVAnstalt sollen besonders in der ersten schwierigen Zeit des Angriffs neuer Einrichtungen und in Fällen, in denen die Verhältnisse eine erhöhte Betätigung dringlich erscheinen lassen, helfend eingreifen; indes muß erstrebt werden, daß im Laufe der Zeit die betreffende Einrichtung auch ohne Beihilfe der LVAnstalt wirkungsvoll bestehen kann. Nach der Dringlichkeit und dem Grade der Hilfsbedürftigkeit richtet sich auch die Höhe unserer Beihilfen.

Im folgenden werden die Einrichtungen und Maßnahmen angegeben, denen der Vorstand hauptsächlich seine Unterstützung zuteil werden läßt. Wir haben dabei die langjährigen Erfahrungen des Vereins für Säuglingsfürsorge im Regierungsbezirk Düsseldorf verwertet und halten es für wünschenswert, im Bereiche des Vereins in den einschlägigen Fragen im wesentlichen nach den dort aufgestellten Richtlinien mit diesem gemeinsam zu arbeiten.

I. Mütter- und Säuglingsfürsorge.

    a) Kreisweise organisierte offene Fürsorge: Gewährung von Milch, Stärkungsmitteln und Bettung für Säuglinge durch Vermittelung der Mütterberatungsstellen, Stellung von Hauspflege an Wöchnerinnen und ähnliches.

    b) Geschlossene (Anstalts-) Fürsorge: Entsendung kranker und schwächlicher Kinder in den zwei ersten Lebensjahren in Säuglingskliniken, Säuglingsheime und ähnliche Anstalten.

    c) Einrichtung und Betrieb von Kriegskrippen oder Kinderheimen, in denen Kinder der zwei ersten Lebensjahre, deren Mütter durch Erwerbstätigkeit oder sonstige Umstände an der Wahrnehmung der Pflege verhindert sind, tagsüber oder in Tag- und Nachtpflege versorgt werden.

II. Tuberkulosefürsorge für Kinder, die das zweite Lebensjahr überschritten haben.

    1. In Frage kommen in erster Linie Einrichtungen der offenen Fürsorge am Wohnort der Kinder, insbesondere vorbeugende Maßnahmen. Dazu gehören:

        a) Einrichtung und Betrieb von Solbadkuren in ländlichen Krankenhäusern, Schulen, Badeanstalten u. dgl.;

        b) Verabreichung von Milch und sonstigen Stärkungsmitteln an schwächliche, tuberkulosegefährdete Kinder zu Hause oder in der Schule;

        c) Schulspeisung für schwächliche, tuberkulosegefährdete Kinder;

        d) Beschaffung von Betten, Liegestühlen u. dgl.;

        e) Zumieten von Zimmern zur Vermeidung von Ansteckungsgefahr im elterlichen Hause;

        f) Errichtung neuer Tuberkulosefürsorgestellen;

        g) Einrichtung von Spiel- und Wandernachmittagen, Verbringung von Kindern ins Freie, nötigenfalls unter Gewährung von Beköstigung.

2. a) Aussendung schwächlicher, hauptsächlich schulpflichtiger Kinder in Ferienkolonien, und ähnliche Veranstaltungen durch Gemeinden oder Vereine;
   b) Beihilfen zur Errichtung und zum Betrieb von Kriegskinderheimen in Verbindung mit den unter 1c genannten oder von besonderen Kindergärten und -horten;
   c) Maßnahmen zur Sicherung und Befestigung der durch Heilkuren, Solbadkuren, Aussendung in Ferienkolonien usw. erzielten Erfolge.

III. Personelle Maßnahmen.

Anstellung von Fürsorgerinnen und ähnlichen Persönlichkeiten zum Zwecke intensiverer Durchführung des Mütter- und Kinderschutzes.

In vielen Bezirken, namentlich auf dem Lande, wird die Kinderfürsorge von denselben Stellen betrieben wie die Maßnahmen zur Bekämpfung der Tuberkulose und anderer Krankheiten. Namentlich auf dem Lande ist dies als durchaus zweckmäßig anzusehen, handelt es sich doch bei der Kinderfürsorge um einen wesentlichen Teil der Tuberkulosebekämpfung. Für diese letztere hat nun die LVAnstalt schon seit längeren Jahren Mittel ausgegeben und die zu diesem Zwecke geschaffenen Organisationen in den Kreisen mit Beihilfe gefördert. Sie ist bereit, hier auch weiter helfend einzugreifen und erhöhte Beihilfe zu geben, wenn die Erweiterung der Aufgaben und Einrichtungen der Tuberkulosebekämpfungs-Organisationen mit der Erweiterung der Aufgaben der Kinderfürsorge, d. i. also im wesentlichen der Kreisfürsorge, Hand in Hand geht. Insbesondere bitten wir dabei, die Stärkung der betreffenden Organisationen auf dem Lande ins Auge zu fassen und namentlich die Beschaffung und Mehreinstellung von sachkundigen Bezirkspflegerinnen oder Bezirksfürsorgerinnen zu erstreben, welche schon jetzt in vielen Bezirken sehr wertvolle Dienste leisten. Der möglichsten Vereinheitlichung und Zusammenfassung aller Einrichtungen, der offenen Fürsorge, besonders auf dem Lande und namentlich, soweit es sich um Familienfürsorge und um Beratung und Hilfe in den Häusern der fürsorgebedürftigen Familien handelt, also der Schaffung von zentralen Wohlfahrtsstellen und der Anstellung familienpflegerisch tätiger Fürsorgerinnen ist der Vorzug vor vielen zersplitterten Einrichtungen mit verschiedenartig vorgebildeten und wirkenden Pflegerinnen zu geben.

Wo die geschilderten Verhältnisse vorliegen, empfiehlt es sich, schon jetzt die Anträge auf Beihilfen zur Tuberkulosebekämpfung für 1917 zu stellen und die Zwecke und Beträge zu bezeichnen, welche erbeten werden, um den erweiterten Aufgaben gerecht zu werden.

Der Vorstand ersucht, ausführlich begründete Anträge auf Beihilfen für den dortigen Kreis — die dortige Stadtgemeinde — für das Jahr 1917 nach 2 unter Berücksichtigung der vorstehenden Ausführungen bis zum 20. März d. Js. zu stellen. Indes können, sofern auch für das Jahr 1916 Beihilfen für die Kinderfürsorge gewährt worden sind, für das Jahr 1917 nur dann neue Mittel zur Verfügung gestellt werden, wenn die Abrechnung über die frühere Beihilfe erfolgt und ein genauer Nachweis über die Verwendung eingereicht worden ist.

3. Waisenpflege.

Endlich soll auch die neuerdings von der LVAnstalt Rheinprovinz in Angriff genommene Waisenpflege der Gesundheit des heranwachsenden Geschlechts dienen. Diese kann nach den gesetzlichen Bestimmungen nur solchen Kindern zugute kommen, die von der LVAnstalt Rheinprovinz Waisenrente nach der RVO. beziehen. Bis zum 1. Januar 1917 hatte die LVAnstalt 67217 Kindern Waisenrente bewilligt, von denen aber durch Tod und Vollendung des 15. Lebensjahres wieder eine Anzahl ausgeschieden sind. Die LV-Anstalt geht von dem Gedanken-aus, daß unter dieser großen Zahl von Waisen, die in schnellem Wachsen begriffen ist, viele schwächliche und gesundheitlich gefährdete Kinder sind, deren Lebensbedingungen zu bessern dringend erwünscht ist.

Die Waisenpflege besteht in der Unterbringung der Waisen (Halb- und Vollwaisen) gegen Abtretung der Waisenrente. Die Unterbringung will die LVAnstalt nicht oder nur ausnahmsweise in Waisenhäusern vornehmen, in der Regel vielmehr in geeigneten Familien in gesunder, möglichst ländlicher Gegend. Sie tritt nur da ein, wo armenrechtliches Eingreifen nicht in Frage kommt. Untergebracht werden auf Antrag Waisen bis zum vollendeten 15. Lebensjahr, die, ohne selbst direkt krank zu sein, durch schwere Erkrankung der Angehörigen, ungünstige Wohnungsverhältnisse, unzureichende Ernährung und Körperpflege und ähnliche Umstände in ihrer Gesundheit bedroht sind. Kriegswaisen sollen vorzugsweise Berücksichtigung finden. In der Hauptsache werden Kinder der großstädtischen Bevölkerung in Betracht kommen. Die untergebrachten Waisen hält der Vorstand mit Hilfe von Vertrauenspersonen dauernd im Auge. Der Vorstand übernimmt die gesamten Kosten der Unterbringung und Überwachung. Bei der Unterbringung katholischer Kinder hat der Katholische Erziehungsverein für die Rheinprovinz, E. V., durch seine Geschäftsstelle in Steinfeld bei Urft (Eifel), bei derjenigen evangelischer Kinder der „Rheinische Provinzialausschuß für Innere Mission" durch seine Zentralstelle für evangelische Familienerziehung in Oberbieber bei Neuwied seine Mitwirkung zur Verfügung gestellt. Anträge der gesetzlichen Vertreter oder Vormünder von Waisen nimmt die LVAnstalt jederzeit entgegen.

III. Fürsorge für Geschlechtskranke.

Von

A. Gottstein.

Die Bestrebungen zur Bekämpfung der Geschlechtskrankheiten, deren Verbreitung namentlich unter der großstädtischen Jugend aller Stände eine erschreckend hohe ist (vgl. Statistik, S. 345), setzten seit geraumer Zeit schon an verschiedenen Punkten ein. Da die offene und heimliche Prostitution die Hauptquelle der Verbreitung ist, gingen die Vorschläge der Sachverständigen dahin, an die Stelle einer rein polizeilichen Sittenkontrolle mehr und mehr die gesundheitliche Überwachung, zu setzen und die Behandlungsmöglichkeiten zu erleichtern und zu vermehren. Man erwog bei uns die Einrichtungen des Auslandes, wo unauffällige Behandlung namentlich erwerbsfähiger Kranker des weiblichen Geschlechts bestand, ein für unsere Verhältnisse nicht ganz unbedenkliches Verfahren, weil dadurch leicht die Verheimlichung und damit die Gefahr der Übertragung z. B. bei Kindermädchen, gefördert werden kann. Eine Reihe vielbeschäftigter Fachärzte betonte, daß trotz der Fortschritte der Wissenschaft ein unverhältnismäßig großer Teil der Erkrankten ungenügend behandelt wird, weil sie sich nach Verschwinden der sichtbaren Erscheinungen des ersten Ausbruchs der Weiterbeobachtung und Weiterbehandlung in den erscheinungsfreien folgenden Jahren entziehen. Bei der Neigung der unzureichend behandelten Syphilis zu Rückfällen, welche die Familie gefährden und zu Späterkrankungen der inneren Organe einschließlich des Zentralnervensystems führen, erschien diese Unterlassung geradezu geeignet, die Fortschritte der Wissenschaft auf diesem Gebiete zu vereiteln. Durch diese Feststellung reihten sich die Geschlechtskrankheiten derjenigen Gruppe von Volkskrankheiten ein, deren wirksame Bekämpfung nicht allein von den Fortschritten ärztlicher Kunst abhängt, sondern für die es der Einschaltung einer zwischen Arzt und Kranken vermittelnden sozialhygienischen Einrichtung bedarf, welche die Beratung und Überwachung in der gesunden Zwischenzeit übernimmt und bei einem Rückfall oder zur Verhütung eines solchen die rechtzeitige Behandlung veranlaßt, die sonst in einem Bruch-

teil der Fälle unterblieben wäre. Von den Einwänden der Ärzt-
gegen eine solche Neuschaffung ist derjenige zutreffend, daß
überall, wo die Beziehungen zwischen Arzt und Kranken auf
dem Boden festen Vertrauens aufgebaut und beständig sind,
was auch in der Kassenpraxis zutreffen kann, wo der Arzt die
Mühe nicht scheut und in der Lage ist, die Gesundheitsüberwachung seiner Kranken dauernd selbst zu übernehmen, es
eines solchen Zwischengliedes nicht unbedingt bedarf; hier bildet
das Sprechzimmer des Arztes zugleich die Beratungsstelle. Leider
machen selbst bei bestem Willen und Verständnis auf beiden
Seiten die großstädtischen Verhältnisse ein solches Ziel meist
unmöglich; aber gerade Wille und Verständnis fehlen vielen,
die eben deshalb zugleich die größten Feinde ihrer Person
und Familie werden; die Kassenfachärzte sind häufig mit der
Behandlung der Erkrankten vollständig ausgefüllt, Feinde des
für die Zwischenaufgabe notwendigen Schreibwerks und schließlich nicht in der Lage, die Methoden der Beratungsstellen
anzuwenden, auf Gleichgültige einen Druck auszuüben und
Personen, die einer Behandlung augenblicklich nicht bedürfen,
zu sich zu bestellen.

Der energischen Aufnahme des Kampfes gegen die Geschlechtskrankheiten kamen in der Neuzeit zwei Vorgänge zugute. Das
Rüstzeug wurde vollkommener durch die großen Ergebnisse
wissenschaftlicher Forschung auf dem Gebiete der Erkennung und
Behandlung der Geschlechtskrankheiten, namentlich der Syphilis,
besonders auch im Intervall. Der zweite wichtige Vorgang war die
aufklärende Tätigkeit der Deutschen Gesellschaft zur Bekämpfung der Geschlechtskrankheiten. Ihr nunmehr
über ein Jahrzehnt erfolgreiches Wirken unter Führung von
A. Neißer und Blaschko hat die Scheu vor der öffentlichen Erörterung dieser Krankheiten beseitigt und dadurch dem Erkrankten
das Eingeständnis erleichtert, es hat vor allem die Kenntnis der
Gefahren volkstümlich gemacht und durch Belehrung und Aufklärung, durch Merkblätter und Flugschriften eine außerordentlich wirksame Werbearbeit nach allen in Betracht kommenden
Richtungen entfaltet; die Gesellschaft hat zahlreiche wertvolle
und arbeitsfrohe Mitarbeiter gewonnen und durch das in ihren
regelmäßigen Veröffentlichungen niedergelegte vielseitige Material
den Sozialhygienikern reiche Belehrung und Fingerzeige für die
Richtung ihres Handelns geliefert.

Der Krieg hat neue Gefahren erzeugt. Die Millionen der
Familie entrissener Männer, zu einem großen Teil Familienväter,
waren namentlich in Garnison und Etappe der Ansteckung in

hohem Grade ausgesetzt; es drohte bei Rückkehr der Erkrankten die Verseuchung der Familie, die Verbreitung auf das bisher verhältnismäßig verschontere Land und die Kleinstadt. Deshalb regte das Reichsversicherungsamt in Zusammenarbeit mit den Militärsanitätsbehörden schon während des Krieges die Errichtung von Beratungsstellen für Geschlechtskranke an, gestützt auf das Vorbild einer solchen, welche kurz vor Ausbruch des Krieges Bielefeldt, der Vorsitzende der Hanseatischen Landesversicherungsanstalt, in Hamburg geschaffen und mit sichtlichem Erfolg durchgeführt hatte. Nach eingehenden Verhandlungen, nicht ohne Widerstand einiger ärztlicher Kreise, der aber dank dem Eintreten vor allem des Vorstandes des deutschen Ärztevereinsbundes einer Verständigung über die Grundsätze für die Zusammenarbeit· mit den Ärzten gewichen ist, haben die Landesversicherungsanstalten nunmehr im Bereich ihres Wirkungskreises je eine oder mehrere solcher Beratungsstellen errichtet, deren heute schon mehr als 130 im Betriebe sind; die älteste verfügt, mit Ausnahme derjenigen in Hamburg, über Erfahrungen von wenig mehr als einigen Jahren. Die Organisation der einzelnen Stellen zeigt in manchen Punkten Verschiedenheiten; gemeinsam ist allen das Bestreben, mit den Krankenkassen und deren Ärzten, sowie den Ärzten ihres Wirkungskreises zusammen zu arbeiten. Hierbei erwächst eine scheinbare Schwierigkeit, die im Anfang schärfer, als erforderlich, betont wurde, die Frage der Wahrung der Schweigepflicht des behandelnden Arztes, welche durch Überweisung an die Beratungsstelle verletzt erschien. Nach den Bestimmungen des bekannten § 300 ist nur die unbefugte Mitteilung strafbar; eine solche liegt hier nicht vor. Aber um jeden Zweifel zu heben, können die Kassen den behandelnden Arzt zur Meldung der Diagnose an sie verpflichten, den Arzt der Beratungsstelle durch Abkommen zum Vertrauensarzt der Kasse ernennen und somit die Nachuntersuchung und Begutachtung in die Zahl der auch sonst im Kassenbetrieb gebräuchlichen Einrichtungen einreihen; der Leiter der Beratungsstelle gewinnt zudem die Unterlage für die Aufforderung an das Kassenmitglied, zu erscheinen. Noch günstiger ist die Stellung der Landesversicherungsanstalten, welche die Gewährung von Leistungen an die Verpflichtung zum regelmäßigen Besuch der Beratungsstellen knüpfen können. Begründeter ist die Befürchtung der Ärzte, daß durch die Gefahr des Bekanntwerdens ihrer Krankheit viele Angesteckte sich überhaupt der ärztlichen Behandlung entziehen würden. Für einen Bruchteil mag das zutreffen; die Tätigkeit der Deutschen Gesellschaft zur

Bekämpfung der Geschlechtskrankheiten hat aber erfolgreich dahin gewirkt, daß diese Krankheit von der Gesellschaft als solche beurteilt und nicht mehr ausschließlich als Schuld bemäkelt wird, daß die Kranken ihre Heilung höher bewerten als die Furcht vor Nachrede. Tatsächlich bestätigen auch die Erfahrungen einiger Großstädte, wie München und Charlottenburg, diese Zusammenhänge; mehr als die Hälfte aller Zugänge erfolgt durch freiwillige Meldung; die Überweisungen von Landesversicherungsanstalten, Krankenkassen, Krankenhäusern, Ärzten und Wohlfahrtsvereinigungen betragen zusammen etwas weniger als die ersteren. Freilich bedarf es schon bei der Überweisung des Taktes und Geschickes, um überflüssige Bloßstellungen und den Verdacht eines Zwanges zu vermeiden.

Mehrfach haben die Landesversicherungsanstalten eine oder mehrere Beratungsstellen errichtet, die ausschließlich den Mitgliedern der sozialen Versicherung zugänglich waren; andere wieder stellten ihre Einrichtungen der gesamten Bevölkerung zur Verfügung. In Charlottenburg und später in Schöneberg hat die Stadt selbst eine Beratungsstelle für die gesamte Bevölkerung errichtet und später einen Vertrag mit der Landesversicherungsanstalt Brandenburg geschlossen, welche einen Teil der Kosten übernimmt und dafür das Recht erwirbt, die Mitglieder des zugehörenden Bezirks, auch wenn sie nicht ortsansässig sind, zur Beratung zu überweisen. Lange Erörterungen hat die Frage der Behandlung hervorgerufen; an sich ist für viele Fälle die Gelegenheit zu schneller, leicht zu erreichender und unauffälliger Behandlung erwünscht, namentlich auch für erkrankte Versicherte auf dem Lande und in kleinen Städten, die zur Beratung eine Fahrt machen müssen; darum hatte die Versicherungsanstalt Berlin schon sehr früh versucht, ähnlich wie bei der Tuberkulosebehandlung diese Aufgabe von den Krankenkassen abzulösen und selbst in großem Umfang zu übernehmen; doch haben die Verhandlungen zu einem Ergebnis nicht geführt. Bei gutem Einvernehmen zwischen Beratungsstelle und Ärzten und zweckmäßigen Anweisungen ist eine solche Zusammenlegung nicht einmal erforderlich, besonders wenn auch Ambulatorien und geschlossene Abteilungen in diese Abmachungen einbezogen werden.

Unter allen Umständen muß die Beratungsstelle für Geschlechtskranke mehr als alle anderen Einrichtungen der Gesundheitsfürsorge ernstlich dem Verlangen ihrer Besucher Rechnung tragen, daß kein Unbefugter Einblick in den Betrieb erhält und Namen und Krankheit erfährt; die Beratungsstelle muß daher einen unauffälligen Namen führen; der schriftliche Verkehr mit den Besuchern hat stets nur in geschlossenem Umschlag ohne jeden anderen Aufdruck zu erfolgen, als höchstens den der zuständigen Landesversicherungsanstalt oder Krankenkasse; auch in der Einlage muß jede auf eine Geschlechtskrankheit hinweisende Andeutung vermieden sein. Zur Verhütung einer Störung des Familienfriedens muß bei Mitteilung an die Familienangehörigen größte Vorsicht walten; so dringend deren Untersuchung erwünscht ist, so muß sie doch von der Zustimmung des beratenen Mitglieds abhängig gemacht werden. Dem Versuch der Landesversicherungsanstalt Berlin, Besucher auch ohne Namensnennung zuzulassen, stehen mehrere Bedenken entgegen; es wird unmöglich gemacht, jene Unbekannten im Fall des Fortbleibens brieflich zum regelmäßigen Erscheinen heranzuziehen; die Überwachung der Durchführung einer Behandlung fällt aus, und schließlich besteht die Wahrscheinlichkeit einer nur ambulanten Behandlung in Fällen, deren Übertragungsgefahr die Überführung in eine geschlossene Anstalt nötig gemacht hätte.

Die Tätigkeit der Beratungsstellen setzt sich aus einer zweifachen Aufgabe zusammen. Erstens haben sie alle persönlich Rat Fordernden, sei es, daß sie freiwillig kommen oder von irgendeiner Stelle überwiesen werden, zu untersuchen, den Befund aufzuzeichnen, im Falle des Bedürfnisses einer Behandlung diese zu veranlassen, und zwar unter Beachtung der zuständigen Stelle; sie müssen sich aber auch Gewißheit darüber verschaffen, ob dieser Rat befolgt wird. Ist nur Überwachung nötig, so werden die Ratsucher belehrt, wie es um ihre Gesundheit steht, worauf sie zu achten und wie sie sich zu verhalten haben; sie werden auf die Notwendigkeit regelmäßigen Wiedererscheinens hingewiesen, der Zeitpunkt des nächsten Besuchs wird ihnen angegeben und im Terminkalender aufgezeichnet. Zweitens hat die Beratungsstelle durch Ausdehnung des Netzes ihrer Beziehungen zu den Ärzten sich alle von diesen als zeitweilig aus der Behandlung geheilt entlassenen Kranken melden zu lassen, vom Arzte zu erfragen, wann er eine neue Behandlung für notwendig hält und über diese Gruppe genau Buch zu führen. Ist der Zeitpunkt gekommen, so stellt die Beratungsstelle fest, ob der Kranke sich eingestellt hat, verzeichnet das Ergebnis und verfolgt den Fall weiter; ist er fortgeblieben, so wendet sie die ihr zu Gebote stehenden Mahn- und Druckmittel an. Am zweckmäßigsten erfolgt bei Krankenkassen die Meldung nicht unmittelbar durch den behandelnden Arzt, sondern dieser reicht in regelmäßigen Zeiträumen der Krankenkasse die Liste der von ihm entlassenen Patienten ein, diese gibt sie der Beratungsstelle weiter, und die letztere setzt sich über jeden einzelnen Fall mit den Ärzten in Verbindung. Die zweite Gruppe braucht also in der Beratungsstelle nicht ohne weiteres persönlich zu erscheinen. Während die erste Gruppe sich sowohl auf Gonorrhöe als auf Syphilis erstreckt, kann man sich bei der zweiten, von besonderen Fällen abgesehen, meist auf die Syphilis beschränken.

Zur Erfüllung der ersten Aufgabe ist die Ausstattung der Beratungsstelle mit den Hilfsmitteln der spezifischen Diagnostik (Untersuchungstisch, Mikroskope, Untersuchungsplatz für Gonokokken- und Spirochätenuntersuchung, Einrichtung zur Blutentnahme für die Wassermannsche Reaktion) erforderlich; für beide Aufgaben bedarf es der Einrichtung für eine sorgfältige R e g i s t r a t u r (Kartenschrank, Formularbehälter, Möbel für Schreibtätigkeit). Um unnötige Ausgaben zu ersparen, ist die Verbindung der Beratungsstelle mit einer Stätte zweckmäßig, welche an sich schon über die nötigen Bestände und über geschultes Personal verfügt. So stehen die Beratungsstellen in Charlottenburg und Elberfeld in unmittelbarer räumlicher Verbindung mit der Abteilung für Haut- und Geschlechtskrankheiten des städtischen Krankenhauses bei besonderem unauffälligem Eingang von der Straße aus, so ist sie in München der Dermatologischen Poliklinik angegliedert. Diese Zusammenlegung hat auch den Vorteil, daß Assistenten und Wärter im Nebenamt den Dienst in der Beratungsstelle ausüben. Sie hat den weiteren Vorzug der Möglichkeit, unmittelbar eine ambulante oder stationäre Behandlung anzuschließen, wenn Bedürftigkeit vorliegt oder der überweisende Arzt damit einverstanden ist; auch vollzieht sich der Übergang der aus der Anstalt entlassenen Kranken zur weiteren Beobachtung in der Beratungsstelle leichter. Außer dem ärztlichen Leiter, seinem ihn vertretenden Assistenten und dem Wärter oder der Wärterin bedarf es noch einer Schreibkraft, die allein von allen Angestellten hauptamtlich tätig sein muß, weil ihre Tätigkeit sich über die eigentliche Sprechstundenzeit hinaus erstreckt. Von Räumen sind außer dem Untersuchungs- und Schreibzimmer noch ein, besser zwei Warteräume, nach Geschlechtern getrennt, erforderlich; die Sprechstundenzeit wird am besten außerhalb der Arbeit, also in die Mittag- oder Abendstunden gelegt; sollten Besucher Entschädigung für Fahrgeld beanspruchen, so empfiehlt sich die Wiedererstattung. Von einigen Seiten ist die Forderung der Anstellung einer weiblichen Vertrauensperson aufgestellt worden, um etwa notwendig werdende Hausbesuche zu machen; bis jetzt erscheint diese Forderung nicht durchaus begründet;

es liegt zudem die Gefahr einer Vermehrung derjenigen getrennt voneinander arbeitenden Hilfsorgane der Gesundheitsfürsorge vor, die Hausbesuche machen, eine Gefahr, die durch die Beanspruchung von Familien mit mehreren Gegenstand der Fürsorge werdenden Schäden nicht gering angeschlagen werden darf; in Kreisen mit einheitlich zusammengefaßter Gesundheitsfürsorge besteht natürlich die Möglichkeit, gegebenenfalls auch für Zwecke der Geschlechtskrankenfürsorge die Bezirksfürsorgerinnen heranzuziehen. In Orten, welche Pflegeämter für Prostituierte besitzen, ist dagegen die Zusammenarbeit der Beratungsstellen mit diesen erwünscht; hier empfiehlt sich die Benachrichtigung der Pflegeschwester in geeigneten Fällen. Wohl aber hat die Tätigkeit der Beratungsstellen schon jetzt erkennen lassen, daß es notwendig wird, für Angestellte, namentlich des weiblichen Geschlechts, Gelegenheiten zu ambulanter Behandlung a u ß e r h a l b der Geschäftsstunden zu schaffen, weil der Zwang, Urlaub in der Geschäftszeit zum Besuch der Sprechstunde eines bekannten Facharztes zu erbitten, das Geheimnis ungenügend wahrt und die zweckmäßige Behandlung verzögert oder erschwert; auch hier dürfte eine Verständigung der Beratungsstelle mit den Fachärzten des Ortes zur Abhaltung einer einmaligen Wochensprechstunde außerhalb der Geschäftszeit den Zweck erreichen lassen, ohne daß die Ärzte sich dem Verdacht aussetzen, gegen die Standesrücksicht zu verstoßen.

Außer mit den Körperschaften der sozialen Versicherung und deren Ärzten sowie den Ärzten ihres Wirkungskreises soll die Beratungsstelle auch mit den anderen in Betracht kommenden Einrichtungen der Gesundheitsfürsorge zusammen arbeiten; selbstverständlich ist die Meldung aller aus den Krankenhäusern Entlassenen und der weiteren Beobachtung Bedürftigen; das gilt nicht nur für die Abteilungen für Geschlechtskranke, sondern auch für das allgemeine Krankenhaus und besonders für die geburtshilfliche Abteilung. Es genügt nicht, daß die uneheliche Primipara nach erledigtem Wochenbett unüberwacht entlassen wird; hier bedarf es weiterer Fürsorge für die Mutter und im Überlebensfalle für das Kind; hier kommt neben der Syphilis noch die Gonorrhöe in Frage. Vorsicht ist bei den ehelichen Müttern nach der Entbindung im Krankenhause und weiter während der Säuglingsfürsorge geboten; der Mehrzahl von ihnen ist durchaus unbekannt, daß sie mit Syphilis infiziert sind und welche Bedeutung die „Flechte" ihres Kindes hat. Die fortlaufende Beobachtung und zweckmäßige Behandlung wäre im Interesse späteren gesunden Nachwuchses dringend erwünscht. Eine Aufklärung ohne Zustimmung des Ehemanns ist nicht zulässig, und Mangel an Geschick hat nur zur Folge, daß die Mutter nicht in die Beratungsstelle für Geschlechtskranke geht, aber auch von der Säuglingsfürsorge fortbleibt. Leichter ist die Zusammenarbeit für die Halte- und Waisenkinder, die der Säuglings- und Kleinkinderfürsorge unterstehen. Auch die Schulpflegerinnen können gelegentlich in die Lage kommen, Fälle zu überweisen.

Da der Erfolg der Beratungsstellen für Geschlechtskranke von der zweckmäßigen Registratur abhängt, muß diese sorgfältig ausgebaut werden. Als Beispiel mag das in Charlottenburg eingeführte Verfahren dienen, das sich bisher bewährt hat. Jeder Besucher erhält zuerst ein kurzes Druckblatt über den Zweck der Einrichtung und die besonderen Merkblätter für Männer und Frauen der Deutschen Gesellschaft zur Bekämpfung der Geschlechtskrankheiten. Der Name wird ins Hauptbuch eingetragen, in dem nach Tagen geordnet die Zugänge in fortlaufender Nummer aufgezeichnet werden. Für jeden wird ein Kartenblatt in der Kartei angelegt, mit verschiedenen Farben für die Geschlechter.

Städtische Beratungsstelle.

Der Magistrat Charlottenburg hat am 1. Januar 1916 im städtischen Krankenhause Kirchstraße 19/20 eine Beratungsstelle für

geschlechtskranke Männer und Frauen

eröffnet.

Die Beratungsstelle verfolgt den Zweck, alle die Sprechstunde aufsuchenden Geschlechtskranken oder diejenigen, die befürchten, geschlechtskrank zu sein,

unentgeltlich

zu untersuchen und zu beraten. Falls ärztliche Behandlung erforderlich werden sollte, steht die Wahl des Arztes (Hausarzt, Kassenarzt usw.) dem Kranken durchaus frei. Die Beratungsstelle ist ferner bereit, solche Personen, die vor längerer oder kürzerer Zeit geschlechtskrank waren, in regelmäßiger Zeitfolge nachzuuntersuchen und in allen etwaigen Fragen, besonders betreffs weiterer Behandlung, Ansteckungsgefar usw., Auskunft zu erteilen. Speziell bei syphilitischer Ansteckung ist eine öftere erneute Untersuchung und Behandlung während mehrerer Jahre zur Wahrung der Gesundheit dringend erforderlich.

Selbstverständlich werden alle der Beratungsstelle mitgeteilten Tatsachen über den Krankheitsbefund streng geheim gehalten.

Es ist notwendig, daß die Besucher der Beratungsstelle jede Wohnungsänderung der Beratungsstelle unverzüglich mitteilen, damit auch eine briefliche Aufforderung zur Rücksprache durch die Beratungsstelle erfolgen kann. Die Sprechstunden der öffentlichen Beratungsstelle finden statt:

> für Männer und Frauen Montags und Donnerstags von 8 bis 9 Uhr abends und Mittwochs und Sonnabends von 12 bis 1 Uhr mittags.

Beratungsstelle in ....(LVAnstalt ....)

Vornamen: .... Zuname: ....
Beruf: .... geb. am .... zu ....
(Kreis ....), wohnhaft zu .... Straße Nr.....
Ledig*), verheiratet*), verwitwet*), geschieden*), getrennt lebend*).
Meldung eingegangen am......................... vom Militär*),
von Dr. ....
von der .... Krankenkasse*)
von dem .... Krankenhaus*),
von der .... Sonderanstalt*),
von der .... Armenpflege*),
in .... Freiwillig gemeldet*).

Adresse des Kranken, Arbeitgebers usw., unter der die Zuschriften erfolgen sollen:	Zuletzt versichert bei*): Nicht versichert*). LVAnstalt............................... Qu.-Karte Nr........mit......Marken lautet auf LVAnstalt............... Sonderanstalt .... RVAnstalt............................ ....Krankenkasse (Mitgliedbuch Nr. .)
Behandelnder Arzt:.............	Art der Krankheit: ....

Vorgeschichte (Zeit und Ursache der Ansteckung, Verlauf der Krankheit, bisherige Behandlung):

Krankenblatt für Männer: rot.   Krankenblatt für Frauen: grün.
*) Das Zutreffende unterstreichen.   — Blatt nicht brechen! —

(Rückseite.)

Nur vom Arzt auszufüllen.

Datum	Befund und Bemerkungen (W.R.*) Gc.*) usw.)	Anweisung	Wiedervorlage am

*) W. R. = Wassermann-Reaktion.   Gc. = Gonokokken.

Der Tag der Wiedervorlage wird in einem besonderen Terminkalender aufgezeichnet. Sobald er gekommen, wird das Erforderliche veranlaßt, je nach der Lage festgestellt, ob der Registrierte in Behandlung getreten oder sich zur Wiederuntersuchung vorgestellt hat. Ist dies nicht der Fall, so ergeht die erste Aufforderung, bei den Versicherten der Landesversicherungsanstalt unter deren Namen (Formular 4); war diese nach einem bestimmten Zeitraum, über den ebenfalls ein Vermerk vorgenommen

war, ohne Erfolg, so ergeht eine zweite, die, da es sich um gleichgültige Kranke handelt, nachdrücklich sein muß und bei Versicherten einen Druck ausübt, der meist seinen Zweck nicht verfehlt (Formular 5). Außerdem werden auch hier Vordrucke zur
Mitteilung an überweisende Ärzte, Kassen- und Armenärzte über
Befund, Behandlungsnotwendigkeit, mit Ersuchen um Auskunft
benutzt; auch die Krankenkassen erhalten Antwort und die
Landesversicherungsanstalten in regelmäßigen Zeiträumen kurze
statistische Berichte über die von ihnen überwiesenen Fälle.

(Formular 4.)

Städtische Beratungsstelle   Charlottenburg, den ...... 19..
Kirchstraße.   Kirchstraße 19/20.

An

....

.... in.........................

....

Wegen Ihrer früheren Erkrankung ist eine erneute Untersuchung
in Ihrem Interesse dringend -erforderlich. Zur Vornahme dieser für
Sie kostenlosen Untersuchung werden Sie aufgefordert, sich in der
nächsten oder übernächsten Sprechstunde (Sprechzeit Montags und
Donnerstags von 8—9 Uhr abends und Mittwochs und Sonnabends
von 12—1 Uhr mittags) in unserer Beratungsstelle Krankenhaus
Kirchstraße 19/20 einzufinden.

Die Städtische Beratungsstelle.

(Formular 5).

Landesversicherungsanstalt   Berlin W. 62, Datum des Poststempels.
Brandenburg.   Keithstraße 15.

An

....

.... in ....·....

....

Da Sie unserer Aufforderung, sich im städtischen Krankenhause
in .... zur ärztlichen Untersuchung einzufinden,
nicht Folge geleistet haben, werden Sie nochmals dringend ersucht,
sich nunmehr am .... zwischen .... Uhr in dem
genannten Krankenhause einzufinden, auch sich den Anordnungen
des untersuchenden Arztes unbedingt zu fügen; **denn nur so werden
Sie sich vor späteren schweren und unter Umständen unheilbaren
Schädigungen Ihrer Gesundheit bewahren können.**
Dabei weisen wir Sie ausdrücklich darauf hin, daß nach § 1272
RVO. im Falle späteren Eintritts der Invalidität die Rente ganz oder
teilweise versagt werden kann, wenn Sie ohne gesetzlichen oder sonst
triftigen Grund dieser Vorladung nicht nachkommen, da die Invalidität
durch das Heilverfahren voraussichtlich verhütet wird.

Der Vorstand der Landesversicherungsanstalt Brandenburg.

In Charlottenburg gehen auch der Tagespresse halbjährlich Mitteilungen über Aufgaben und Einrichtung der Beratungsstelle zu, die im wesentlichen den gekürzten Inhalt des unter 1 abgedruckten Merkblattes enthalten; außerdem befinden sich an einigen öffentlichen Stellen, wie Bahnhöfen usw., Anschläge etwa gleichen Inhalts. Die Behörden mit größerem Verkehr erhalten von Zeit zu Zeit Mitteilungen mit der Bitte um Weitergabe, und schließlich wird auch in bezahlten Inseraten der Tagespresse auf die Einrichtung hingewiesen mit der regelmäßigen Wirkung einer erheblichen Steigerung der freiwilligen Meldungen.

Die Beratungsstellen entstanden noch während des Krieges aus dem Gedanken, den Gefahren der Verbreitung der Geschlechtskrankheiten durch die Entlassung der Heere Einhalt zu tun. Ihr Grundgedanke und ihre Organisationen aber fügen sie in das System der Gesundheitsfürsorge ein und weisen ihnen dauernde Aufgaben zu. Ihr Fortbetrieb ist also weiter erforderlich und durch die Beteiligung der Landesversicherungsstellen bis auf weiteres gesichert.

Als durch den Waffenstillstand und die jähe Entlassung der Heere die Durchführung der von der Sanitätsverwaltung für die Demobilisierung geplanten Maßnahmen zur Sicherung des Volkes vor Ansteckung unmöglich wurde, erwies sich die Einrichtung der Beratungsstellen zur Verhütung dieser akuten Gefahr nicht als ausreichend. Es wurden vorübergehende Maßnahmen erforderlich, an deren Ausbau sich die militärischen und bürgerlichen Sanitätsbehörden des Staates und der Gemeinden, die sozialen Versicherungen und Fachärzte beteiligten. Diese Maßnahmen seien hier deshalb ganz kurz erwähnt, weil in Zeiten gesteigerter Gefahr auf sie wieder zurückgegriffen werden könnte. Die Großstädte schufen in Verbindung mit ihren stationären Abteilungen an den Krankenhäusern Behandlungsstellen zur unentgeltlichen ambulanten Behandlung der sich dort Meldenden, und die gleiche Einrichtung wurde den Militärlazaretten anangegliedert; der Betrieb war ein rein klinischer. Wo die Beratungsstellen mit den Krankenhäusern vereinigt waren, wurden sie in besonders enge Verbindung mit den Ambulatorien gebracht. In den Provinzen, in denen oft ein starker Mangel an vorgebildeten Fachärzten war, wurden in den größeren Städten Behandlungsstätten errichtet, mit deren Leitung jüngere, aus öffentlichen Mitteln entschädigte Fachärzte beauftragt wurden, die vom Sitz ihrer Tätigkeit aus ihr Wirken auch auf die ländliche Umgegend erstreckten. Außerdem wurden kurzfristige Ausbildungskurse für Ärzte in der Erkennung und modernen Behandlung der Geschlechtskrankheiten veranstaltet und die Einrichtungen zur Entnahme des Untersuchungsmaterials für mikroskopische Untersuchungen vermehrt und ausgebaut. Schließlich wurden in einigen Großstädten durch Übernahme einer Kriegseinrichtung, die sich im deutschen und amerikanischen Heere bewährt hatte, Stellen in Betrieb gesetzt, in denen unmittelbar nach einem verdächtigen Beischlaf vorbeugende Einträufelungen in die Harnröhre mit den als brauchbar erprobten bekannten Präparaten vorgenommen werden. Da die Einrichtung bekannt und Tag und Nacht erreichbar sein muß, empfiehlt sich die Verlegung in die Rettungswachen, deren Heilgehilfen eine besondere Anweisung erhalten müssen.

Schon im Jahre 1918 war der Versuch einer gesetzlichen Regelung der Bekämpfung der Geschlechtskrankheiten gemacht worden. Nach der politischen Umgestaltung wurde die Frage wieder energisch aufgenommen und mit derjenigen der Abschaffung der Reglementierung der Prostitution auf das engste verknüpft. Als die Hauptquelle der Verbreitung der Geschlechtskrankheiten wurde die gewerbsmäßige Prostitution angesehen; ihre Verbreitung aber bleibt unverändert hoch in Ländern mit regelmäßiger vorbeugender Untersuchung der eingeschriebenen Prostituierten unter Mitwirkung der Polizei und in solchen, in denen von dieser gänzlich abgesehen wird; eine starke Ursache der Übertragung sind eben nicht die „eingeschriebenen", sondern die noch nicht ergriffenen jugendlichen Angehörigen der heimlichen Prostitution. Unter diesen Verhältnissen schien eine Einrichtung nicht mehr erhaltungsfähig, mit der peinliche Bedenken namentlich der Frauenwelt verbunden waren. Das neue Gesetz will alle Erkrankten gleich behandeln ohne Unterschied des Geschlechts und von ihnen den Nachweis ausreichender Behandlung fordern; von denjenigen Personen, welche gewerbsmäßige Unzucht treiben, wird regelmäßige ärztliche Beobachtung verlangt; in den Fällen ungenügender ärztlicher Behandlung kann ein Behandlungszwang und in denjenigen besonderer Gefährdung das Einschreiten der Gesundheitspolizei erfolgen. Der Ausschluß ungenügend vorgebildeter Personen von der Zulassung zur Behandlung ist zu erwarten. Die Durchführung der gesetzlichen Bestimmungen hat eine Anmeldungspflicht zur Voraussetzung, über deren Form noch starke Meinungsverschiedenheiten bestehen. Von weiten Kreisen, zu denen auch hervorragende Fachärzte gehören, wird die regelmäßige Meldung aller in Behandlung stehender Personen während der Dauer der Krankheit verlangt, aber nicht an die Polizei, sondern an ein registrierendes Gesundheitsamt, welches mit Zwangsmaßnahmen erst dann vorgehen soll, wenn die Erkrankten sich vorzeitig der Behandlung entziehen. Hierbei will die eine Gruppe die namentliche Meldung, eine andere begnügt sich mit der Forderung einer Meldung unter einem Zeichen, der die Namensangabe erst im Falle des verfrühten Fortbleibens aus der Behandlung folgen soll. Die Mehrzahl der Fachärzte fürchtet von einer solchen Maßnahme eine verspätete Aufsuchung des Arztes aus Furcht vor Bekanntwerden der Ansteckung; sie hält die Meldepflicht des Arztes erst für den Fall der böswilligen oder leichtfertigen Unterbrechung der Kur für erforderlich. Welche Maßnahmen auch immer der Gesetzgeber wählen wird, so wird für den behandelnden Arzt die Pflicht einer genaueren Buchführung, als bisher vielfach geübt, erforderlich werden, und er wird auch gerade bei dieser Krankheitsgruppe mehr, als dies sonst der Fall, sein Wirken in den Dienst der Allgemeinheit einzustellen haben. Darüber hinaus ist schon jetzt im Gesetzentwurf, der an die Stelle der Polizei das Gesundheitsamt durchweg auch bei der Frage der Prostitution zu setzen sich bemüht, den heute bestehenden Beratungsstellen dadurch eine besondere Stellung eingeräumt worden, daß an sie die Überweisung der zeitweise aus der Behandlung entlassenen Kranken zur Überwachung und rechtzeitigen Veranlassung erneuter Behandlung bei Rückfällen vorgesehen ist.

Mit der geänderten Stellung des Volksempfindens gegenüber der gewerblichen Prostitution, deren Trägerinnen nicht mehr als rechtlose Ausgestoßene der Gesellschaft behandelt werden sollen, verbinden sich die Bestrebungen zur Vorbeugung auch in dieser Frage. Eine bisher geringe Zahl von Städten hat besondere Pflegeämter errichtet, die teils behördlich, teils von kirchlichen Organisationen betrieben werden. Diese Pflegeämter beraten durch Schwestern die einzelnen Aufgegriffenen, besonders die jugendlichen unter ihnen und die Neulinge, untersuchen die besonderen Verhältnisse und treffen an der Hand der gesetzlichen Bestimmungen über Fürsorgeerziehung und unter Heranziehung der ihnen zur Verfügung stehenden Rettungsanstalten die Maßnahmen zur Verhütung des dauernden Verfalls in die gewerbliche Prostitution. Sie stehen in Verbindung mit Fürsorgeanstalten, vermitteln berufliche Beschäftigung und sorgen für Zusammenarbeit mit den Pflegeämtern anderer Städte, die bei der Neigung leichtfertiger Frauen zum Ortswechsel erforderlich ist. Nach Abschaffung der Reglementierung wird den Pflege-

ämtern ein Teil der Aufgaben der Überwachung der Prostitution,
welche statt des Charakters der polizeilichen den der gesundheitlichen erhalten hat, zufallen; dann ist zu erwarten, daß auch
den Ärzten eine Mitwirkung an dieser Arbeit zugeteilt werden
wird. Schon jetzt läßt sich erkennen, daß die Übernahme dieser
Pflegeämter von der privaten Wohlfahrtspflege in die gemeindliche erforderlich werden wird und dann wird in den zuständigen
Kuratorien der Arzt mindestens als Mitglied an der Arbeit beteiligt sein.

In einem gewissen Zusammenhang mit der Bekämpfung der
Geschlechtskrankheiten steht die Frage der Forderung von
Gesundheitsbescheinigungen vor der Eheschließung für
beide Partner. Sie wurde von den Vorkämpfern für Rassehygiene
verfochten, ist im Auslande schon weiter gefördert und erstreckt
sich auf verschiedene Krankheitsanlagen, die entweder durch
Übertragung auf den Ehegatten oder durch Schädigung des Nachwuchses gefährlich wirken. In Betracht kommen neben morali-
schen Minderwertigkeiten, verschiedenen Nerven- und Geisteskrankheiten und Tuberkulose vor allem die Geschlechtskrankheiten, ungenügend behandelte Syphilis und Gonorrhöe. Der
Ruf nach Schutz des Opfers einer fahrlässigen Eheschließung
ist so groß, daß die freiwillige Beibringung eines Gesundheitszeugnisses vor der Verheiratung sich einzuführen beginnt. Gegen
gesetzliche Zwangsbestimmungen wird der Einwand erhoben,
daß ein Teil der geschlechtlichen Erkrankungen nach der Eheschließung erworben wird, daß die Zahl der ansteckungsfähig in
die Ehe Eintretenden gering ist und der Nachweis der Gefahr-
losigkeit schwer zu erbringen, Täuschungsversuche auch leicht
möglich werden. Für den Fall einer gesetzlichen Regelung dürfte
die Beibringung eines Gesundheitszeugnisses für beide Ehe-
schließenden obligatorisch werden, weil die Freiwilligkeit ihren
Zweck verfehlen muß, es wird damit aber kaum ein Eheverbot
bei ungünstigem Ergebnis verbunden werden können, sondern
die Entscheidung den Gewarnten überlassen bleiben müssen.
Die Ausstellung des Ehezeugnisses wird dann nach festgelegten,
dem Stand unserer Kenntnisse Rechnung tragenden Weisungen
bestimmten Ärzten übertragen werden müssen, die auch auf
die Angaben des Hausarztes oder behandelnden Arztes, falls
solche vorhanden, ähnlich wie die Revisionsärzte der Lebensversicherungsgesellschaften, sich zu stützen haben werden, denen
aber, falls erforderlich, noch das Recht selbständiger Untersuchung eingeräumt werden muß. Falls die bisherigen Beratungen
zu einer gesetzlichen Regelung in der geschilderten Richtung

führen sollten und die geplanten Maßnahmen nicht an der Geld-
frage und anderen praktischen Schwierigkeiten scheitern sollten,
wird sich ein neuer Zweig sozialärztlicher Tätigkeit entwickeln,
der zweckmäßig mit anderen Tätigkeiten verbunden werden
sollte. Stellt sich für die Gegenwart heraus, daß das Ziel im
vollen Umfang nicht erreichbar ist, so sollen die Ärzte im Interesse
der Volksgesundheit die freiwillige Durchführung der Maßnahmen in größerem Umfange fördern.

IV. Fürsorge für Alkoholkranke.

Von

A. Gottstein.

Die im wesentlichen als bekannt vorausgesetzte große sozialpathologische Bedeutung der Trunksucht und ihrer Folgen für den Süchtigen, seine Angehörigen und die Gesellschaft hat ihre Bedeutung keineswegs dadurch verloren, daß der Krieg und seine Folgen den Genuß geistiger Getränke ganz erheblich eingeschränkt hat, weil sie entweder ganz verschwunden oder unerschwinglich geworden sind. Erfreulich sind die Tatsachen des fast völligen Verschwindens akuter alkoholischer Erkrankungen und des starken Rückgangs chronischer mit Alkoholmißbrauch im Zusammenhang stehender Leiden. Aber der zunehmende Mißbrauch anderer Nervengifte, wie des Cocains als Ersatz, und die Erkrankungen an Methylalkohol beweisen, daß die Gefahr fortbesteht und bei zunehmender Einfuhr trotz hoher Preise wieder in den Vordergrund treten dürfte. Da es ganz ohne alkoholische Getränke doch wohl nicht abgehen wird, erscheint jedenfalls der Vorschlag beachtenswert, das dünne Kriegsbier als Volksgetränk, wenn auch in etwas schmackhafterer Form, beizubehalten. Der Arzt muß jedenfalls die Frage der Alkoholgefahr im Auge behalten. Die Bedeutung der Trunksucht selbst läßt sich kurz in folgenden Sätzen zusammenfassen.

Die Trunksucht ist bald ein individuelles Laster, bald eine Krankheit und als solche oft die Folge erblicher Entartungsvorgänge; noch viel häufiger wird sie deren unmittelbare oder mittelbare Ursache. Als Laster tritt sie meist in der Form des fortdauernden Genusses größerer Mengen alkoholischer Getränke auf, der oft zum Rauschzustand und außerdem auch bei größerer Toleranz, die es nicht zu stärkeren Rauschzuständen kommen läßt, später zu organischen chronischen Erkrankungen führt; hierbei ergeben sich Unterschiede nach der chemischen Zusammensetzung des Getränkes; der Hauptschädiger ist der Äthylalkohol, aber seine Konzentration und die Beigabe anderer schädlicher Substanzen beeinflussen das Krankheitsbild. Methylalkohol mit seinen größeren Gefahren für Leben und Sehnerv spielt mehr eine Rolle bei gewissenlosen oder fahrlässigen Verfälschungen. Als Krankheit tritt sie häufig in der gleichen Form wie das Laster, namentlich im höheren Alter als Erscheinung willenloser Ohnmacht gegenüber der Versuchung, die zur Sucht geworden ist, auf. Eine zweite Form ist die periodische Trunksucht, die Dipsomanie des „Quartalsäufers", eine dritte die Widerstandslosigkeit gegenüber selbst geringen Mengen mit der Wirkung akuter seelischer und anderer Störungen; diese Form findet sich überwiegend bei neuropathisch Entarteten. Die Folgen der Trunksucht für den Befallenen sind auf körperlichem Gebiete unmittelbar veranlaßte Organerkrankungen, in Lokalisation, Form und Schwere abhängig von Art und Menge des Giftes, persönlicher Anlage und Beruf, anatomisch gekennzeichnet durch Bindegewebsbildung an Stelle des zugrunde gehenden Funktionsgewebes in Leber, Niere, zentralem und peripherem Nervensystem, Hoden; mittelbar geringere Widerstandskraft gegenüber anderen Schädlichkeiten belebter und unbelebter Art in sehr mannigfachen Kombinationen; hierzu rechnet auch die geringere Widerstandskraft gegenüber geschlechtlichen Verlockungen im akuten Rauschzustand mit der erhöhten Gefahr der Infektion, der die abnehmende geschlechtliche Fähigkeit des chronischen Trinkers, häufig mit Eifersuchtsvorstellungen verbunden, gegenübersteht. Auf seelischem Gebiete sind die häufigsten, individuell schwankenden Folgen Charakter- und Willensschwäche, Intelligenzherabsetzung und leichtere Ermüdbarkeit (schon bei einmaligem Genuß durch feinere Methoden der Intelligenzprüfung als vorübergehende und meist harmlose Erscheinung nachweisbar); auf moralischem Gebiete Verwahrlosung, Neigung zu Gewalttätigkeit, Auflehnung, geschlechtlichen Vergehen und Verbrechen.

Die Folgen für den Nachwuchs sind ebenfalls unmittelbare und mittelbare. Die noch strittigen Fragen der herabgesetzten Fähigkeit zum Stillen und der Erzeugung von Idioten im Rausch brauchen hierbei weniger betont zu werden als die neuropathische Konstitution eines großen Teils der Kinder von Trinkern. Mittelbar noch viel verhängnisvoller führt die Zerrüttung des Hausstandes, das entsittlichende Vorbild, die Verwahrlosung der Körperpflege und Erziehung, die Not, zu einem minderwertigen, intellektuell tiefstehenden, moralisch gefährdeten Nachwuchs, so daß Trinkerkinder in Hilfsschulen, Idiotenanstalten, in der Fürsorgeerziehung einen verhältnismäßig ungewöhnlich hohen Bruchteil abgeben.

Die Allgemeinheit wird betroffen durch die Vermehrung, Verlängerung und den ungünstigeren Verlauf der bei Alkoholikern auftretenden Erkrankungen, die dadurch herbeigeführte höhere Belastung von Krankenkassen und öffentlichen Krankenhäusern und Irrenanstalten sowie durch die erhöhte Unfallsgefahr bei der

Arbeit, die nicht nur den Schuldigen, sondern durch Massenunfälle auch den von ihm geführten Betrieb, namentlich im Großverkehr, bedroht. Dazu kommt die außerordentlich beträchtliche Steigerung der Armenlasten durch den wirtschaftlichen Verfall und die frühere Erwerbsunfähigkeit des Familienoberhauptes. Besondere Beachtung verlangt der Einfluß der Trunksucht auf die Kriminalität der 20—33 % aller Insassen von Strafanstalten diesen als Gewohnheitstrinker zuführt, deren straffälliges Vergehen oder Verbrechen mit dem Laster im Zusammenhange steht; es überwiegen hierbei Verurteilungen wegen Verstoß gegen die öffentliche Ordnung, Gewalttat und Sittlichkeitsverbrechen. Volkswirtschaftlich wichtig ist die in Deutschland vor dem Kriege erreichte Höhe der Ausgaben für den Genuß alkoholischer Getränke, von der bestimmt der größere Teil hätte erspart und dringenderen Ausgaben für Ernährung, Körperpflege und Bildung nutzbar gemacht werden können; indes darf hierbei nicht übersehen werden, daß im Alkoholerzeugungsgewerbe große Kapitalien angelegt sind, die einem an sich berechtigten mäßigen und zeitweisen Genuß zugute kommen, aber auch anderen technischen Zwecken, und deren Nebenprodukte für Industrie, Landwirtschaft und Viehzucht eine große Bedeutung haben.

Man hat versucht, die einzelnen Schädigungen der Trunksucht zahlenmäßig festzustellen und die Ergebnisse in größeren und kleineren Schriften zusammenzufassen; da aber an den Ergebnissen meist mehrere Ursachen außer der Trunksucht mitgewirkt haben, ist hier von der Wiedergabe abgesehen.

Die Gefahren der Trunksucht haben die Gesellschaft zur Abwehr veranlaßt. Die Gesetzgebung der einzelnen Staaten weist die verschiedensten Formen auf, vom absoluten Schankverbot in einigen Abstinenzstaaten Amerikas, das freilich vielfach zu grotesken Umgehungen geführt haben soll, bis zum Staatsmonopol in skandinavischen Ländern und einigen Schweizer Kantonen mit Abgabebeschränkungen.

Die deutsche Gesetzgebung knüpft die Erlaubnis zum Ausschank und Kleinhandel mit Branntwein und zum Betriebe von Gastwirtschaften mit Schank von Wein, Bier oder anderen geistigen Getränken an den Nachweis des vorhandenen Bedürfnisses, dessen Prüfung in Gemeinden über 15 000 Einwohner durch ein Ortsstatut festzusetzen ist. Daneben gehen Bestimmungen über die Polizeistunde sowie gegen Animierkneipen. Das Zivilrecht enthält Bestimmungen über Entmündigung und Ehescheidung. Entmündigt kann werden, wer infolge von Trunksucht seine Angelegenheiten nicht zu besorgen vermag oder sich und seine Familie der Gefahr des Notstandes aussetzt oder die Sicherheit gefährdet. Zur Entmündigung wegen Trunksucht genügt aber nicht der übermäßige

Genuß geistiger Getränke, auch wenn dies häufiger geschieht, sondern es muß ein k r a n k h a f t e r Zustand bestehen, infolgedessen die zu entmündigende Person unter den gewöhnlichen Verhältnissen nicht mehr die Kraft hat, dem Anreiz zum übermäßigen Genuß geistiger Getränke zu widerstehen. Zweck der Entmündigung kann auch die durch den Vormund zwangsweise veranlaßte Überführung in eine Heilanstalt bei Aussicht auf Heilung sein (BGB. VI 3). Die Entmündigung erfolgt durch Beschluß des Amtsgerichts, welches die Zuziehung von Sachverständigen beschließen kann. Anträge auf Wiederaufhebung sind zulässig. Die E h e s c h e i d u n g kann nach § 1568 BGB. durch Trunksucht als schwere Verletzung der durch die Ehe begründeten Pflichten beantragt werden; hier genügt es nach den Entscheidungen des Reichsgerichts, wenn sie sich als beharrliche betätigt, auch wenn sie nicht unheilbar ist. Auch die s o z i a l e G e s e t z g e b u n g berücksichtigt die Trunksucht. Nach § 120 der Reichsversicherungsordnung, dessen Inhalt auch in die Angestelltenversicherung übernommen ist, können Trunksüchtigen, die nicht entmündigt sind, ganz oder teilweise Sachleistungen gewährt werden. Auf Antrag eines beteiligten Armenverbandes oder der Gemeindebehörde des Wohnorts m u ß dies geschehen. Bei Trunksüchtigen, die entmündigt sind, ist die Gewährung der Sachleistungen nur mit Zustimmung des Vormunds zulässig. Auf seinen Antrag m u ß sie geschehen. Die Sachleistungen gewährt die Gemeinde des Wohnorts. Der Anspruch auf Barleistungen geht im Werte der Sachbezüge auf die Gemeinde über. Die Sachleistung kann auch durch Aufnahme in eine Trinkerheilanstalt oder mit Zustimmung einer Gemeinde durch Vermittelung einer Trinkerfürsorgestelle gewährt werden. Ein Rest der Barleistungen ist dem Ehegatten des Bezugsberechtigten, seinen Kindern oder Eltern und, falls solche nicht vorhanden sind, der Gemeinde zur Verwendung für ihn zu überweisen. Die großen staatlichen Betriebe können den Alkoholgenuß während der Tätigkeit untersagen, und gemeindliche wie private Betriebe sind dem Beispiel gefolgt. Eine sehr große Bedeutung hat die Erziehung und Belehrung des Volks zur Linderung der Trinksitten und des Trinkzwangs, und hier hat die Volksschule eine wichtige Aufgabe zu erfüllen. Erwähnenswert sind noch die eugenischen Bestrebungen zur Unfruchtbarmachung der unverbesserlichen Trinker mit deren Zustimmung oder als Strafe, die da und dort, namentlich in Amerika staatlich, gelegentlich auch freiwillig in die Tat umgesetzt sind.

Einen großen Einfluß im Kampfe gegen die Trunksucht haben die Vereinigungen erlangt. Der „Deutsche Verein gegen den Mißbrauch geistiger Getränke" mit dem Sitz in Berlin hat seit Jahrzehnten in mehrfacher Richtung erfolgreich gewirkt. Er selbst sammelt nicht nur die gesamte Literatur und gibt eine eigene Zeitschrift „Die Alkoholfrage" heraus; er hat eine größere Zahl praktisch wirksamer Merkblätter und Flugblätter verlegt, die regelmäßig in Vereinen, Schulen usw. verteilt werden; seine Wandtafeln, welche den Einfluß der Trunksucht auf die Körperorgane, die Ergebnisse der Intelligenzprüfungen, die Beziehungen zur Kriminalität wirksam darstellen, eignen sich vorzüglich zu Belehrungsvorträgen; er hält alljährlich Versammlungen in verschiedenen Gegenden Deutschlands zur Beratung der wichtigsten Fragen ab, veranstaltet Osterlehrkurse für solche Persönlichkeiten, welche geeignet sind, in ihren Wohnsitzen als Vorkämpfer aufzutreten und veranlaßt Wanderausstellungen. Er regt Untersuchungen und grundsätzlich wichtige wissenschaftliche oder verwaltungstechnische Fragen an, verfolgt die Gesetzgebung und Verwaltungspraxis und gibt erforderlichenfalls nach Einholung sachverständiger Gutachten durch Eingaben an die gesetzgebenden Körperschaften Anregungen. Die ihm angeschlossenen Zweigvereine und Ortsgruppen erheben von ihren Mitgliedern eigene Beiträge und stehen in Fühlung mit dem Zentralverein; sie treffen aber in ihrem Wirkungskreis selbständige Maßnahmen. Außer ihrer erzieherischen und Werbetätigkeit beteiligen sie sich an Gründung und Betrieb von Trinkerheilstätten, Wärmehallen, öffentlichen Milchhäusern, alkoholfreien Schankstätten und Speisehäusern in der Stadt und auf Spielplätzen oder an Vergnügungsstätten.

In ganz anderer Richtung wirken die Enthaltsamkeitsvereine, deren Hauptvertreter der Guttemplerorden und das Blaue Kreuz sind. Der erste z. B. bildet Verbände über ganz Deutschland, unterhält eigene Zeitschriften, bildet Logen, die in größeren Mittelpunkten nach Berufen gegliedert sind; sie halten regelmäßige häufige Zusammenkünfte ab. In energischer Werbetätigkeit, die namentlich an der Arbeitsstätte selbst besonders wirksam ist, ziehen sie die gefährdeten Personen an sich heran, veranlassen sie und ihre Ehegatten zum Beitritt, mit dem die Pflicht vollkommener Enthaltsamkeit verbunden ist, stärken die Schwankenden vor Versuchungen und unterstützen Würdige bei Arbeitslosigkeit gegenüber der Gefahr des Rückfalls. Gerade unter den Bekehrten finden sich oft die erfolgreichsten Werber, und die berufliche Zusammengehörigkeit steigert die Erfolge. Diese Enthaltsamkeitsvereinigungen haben eine erfreuliche Ausdehnung genommen, nicht nur unter der Arbeiterschaft, sondern auch unter Studierenden, in Heer und Marine. Schließlich wirken auch die Träger der sozialen Versicherung mit, durch Übernahme der Kosten für Heilstättenbehandlung, durch erzieherische Einwirkung auf ihre Mitglieder, durch Unterstützung der alkoholgegnerischen Bestrebungen.

Da die Trunksucht mit Recht mit der Tuberkulose und den Geschlechtskrankheiten als eine der drei großen Volksseuchen bezeichnet wird, so bildet ihre Bekämpfung und Verhütung für den Sozialarzt den Gegenstand größten Interesses. Schon durch

den Hinweis auf die Tätigkeit des Deutschen Vereins und die
Benutzung und Verbreitung des von diesem gebotenen Materials
sowie durch die Empfehlung der bestehenden Enthaltsamkeitsvereine kann er einen Teil seiner Aufgaben erfüllen; eine unmittelbare Mitwirkung ist ihm aber durch die neuerdings vielfach
errichteten und immer größere Bedeutung gewinnenden Beratungsstellen für Alkoholkranke eingeräumt worden.
Der deutsche Verein gegen den Mißbrauch geistiger Getränke
hat für diese Aufgaben eine eigene Abteilung errichtet, welche
regelmäßige Versammlungen abhält und eigene Berichte herausgibt. Diese Beratungsstellen, auch Trinkerfürsorgestellen
genannt, bezwecken, in Übereinstimmung mit den Grundsätzen
anderer Gesundheitsfürsorgeeinrichtungen, durch Werbearbeit
alle der Trunksucht verfallenen oder von ihr bedrohten Elemente
ihres Bezirkes in den Bereich ihrer Tätigkeit zu ziehen, sie zu untersuchen, regelmäßig zu überwachen, ihr Schicksal zu verfolgen, aber
auch die besonderen, jedem Einzelfall angemessene Maßnahmen
anzuordnen; darüber hinaus haben sie die Aufgabe der Familienfürsorge, den Schutz der bedrohten Frau, der gefährdeten Kinder.

Die Verwaltung einer solchen Fürsorgestelle kann ebenso in
den Händen einer privaten Wohlfahrtsvereinigung liegen, wie
in denen einer kommunalen Verwaltungsstelle, wobei es von den
örtlichen Verhältnissen abhängt, ob sie der Armendirektion als
Trägerin der vorbeugenden Armenpflege oder der besonderen
Wohlfahrtsverwaltung unterstellt ist. In ländlichen und Kreis-
bezirken bildet sie nur einen Teil des alle Aufgaben zusammen-
fassenden Wohlfahrtsamts. Die Organisation ist verhältnismäßig einfach. An der Spitze stehen in den bis jetzt vorhandenen
Fürsorgestellen bald Geistliche, bald geeignete Privatpersonen,
bald Ärzte. Die Leitung durch letztere ist, wie die Erfahrung
lehrt, vorzuziehen. Widerstandslosigkeit gegen Alkohol selbst in
geringen Mengen ist oft eine Folge beginnender ernster Organerkrankungen, die erst durch ärztliche Untersuchung die richtige
Würdigung finden; vor allem aber ist die Feststellung des
Krankheitsstadiums sowie der mittelbaren und unmittelbaren
Folgen des Alkoholmißbrauchs in sehr vielen Fällen nur durch
gründliche klinische Untersuchung festzustellen; aber von dem
Ergebnis dieser Untersuchungen hängt die Wahl der einzuschlagen-
den Maßnahmen ab. Am besten eignet sich ein neurologisch oder
psychiatrisch vorgebildeter Arzt, sowohl wegen der Sonderkenntnisse als wegen seiner Befähigung, mit seelisch veränderten
Menschen umzugehen und deren Vertrauen zu gewinnen; außerdem ist gerade er in den Fragen der Anstaltsversorgung be-

wandert. Sehr erwünscht ist, daß er selbst alkoholenthaltsam lebt. Ihm untersteht eine zweckmäßig schon etwas ältere Schwester, welche zugleich als Schreibhilfe dient und die erforderlichen Besuche bei Behörden, Verwaltungen, aber auch in den Wohnungen gemeldeter und nicht erschienener oder schon in Beratung stehender, aber fortgebliebener Pflegebefohlenen abstattet, die sich über die besonderen häuslichen Verhältnisse unterrichtet und sich der Familie annimmt. Als Mitarbeiter des Arztes ist ein in den Sprechstunden anwesendes geeignetes Mitglied einer Enthaltsamkeitsvereinigung tätig, der nach Feststellung des ärztlichen Befundes über den Grad des Leidens die Eignung für die Aufnahme in eine entsprechende Loge prüft, bejahendenfalls die sofortige Aufnahme veranlaßt und über das weitere Verhalten des Aufgenommenen in der Vereinigung sich dauernd unterrichtet. Bei Verheirateten müssen beide Gatten der Vereinigung beitreten, damit der Haushalt ganz alkoholfrei geführt wird. Je nach der Größe des Bezirkes sind wöchentlich ein bis zwei Sprechstunden erforderlich, die auf die Abendstunden zu verlegen sind und der Ersparnis halber zweckmäßig in die Räume einer anderen, zu dieser Zeit unbenutzten Fürsorgestelle gelegt werden. Die Ausgaben für eine Trinkerfürsorgestelle sind nicht beträchtlich, sie setzen sich zusammen aus den Gehältern für Arzt, Mitarbeiter und Schwester, den Ausgaben für Beleuchtung, Heizung und Schreibwerk; schließlich muß eine kleine Summe zur vorübergehenden Unterstützung solcher Pfleglinge vorhanden sein, die ohne Schuld in Not geraten und vor Versuchung bewahrt werden sollen. Die wenigen ärztlichen Untersuchungsapparate und die Ausstattung erfordern einen geringen Aufwand. Die fast ein Jahrzehnt bestehende Charlottenburger städtische Fürsorgestelle hat ihre Anfangskosten nur einmal bisher steigern müssen, als die Zahl der Wochensprechstunden von einer auf zwei und dementsprechend die Arztgebühren erhöht wurden; ihre Jahresausgaben belaufen sich jetzt auf etwa 4000 Mk.

Die Fürsorgestelle muß alle in Betracht kommenden Beziehungen anknüpfen und aufrechterhalten. Sie muß mit der Polizei ein Abkommen treffen, damit diese alle in Wohnung und Straße zu ihrer Kenntnis kommenden Fälle von Trunksucht sofort meldet; sie muß sich von Kassen- und Armenärzten alle geeigneten Fälle zur Beratung und Untersuchung überweisen lassen; sie muß mit den Landesversicherungsanstalten zusammen arbeiten, welche nicht nur ihre Hilfe in Fällen drohender Invalidität zur Abwehr beanspruchen, sondern auch zur Entscheidung der Frage über die Form der Leistung; sie muß von Krankenhäusern und Trinkerheilanstalten sich alle Fälle entlassener Trinker melden und überweisen lassen und deren Fürsorge übernehmen. Umgekehrt muß sie zur Versorgung ihrer Pfleglinge Beziehungen zu einer Anzahl offener und geschlossener Anstalten aufrechterhalten, um in dringenden Fällen sofort die Unterbringung zu sichern; sie muß mit der Armendirektion und der sozialen Versicherung wegen der Tragung der Kosten verhandeln. Eine Zusammenarbeit mit anderen Zweigen der Gesundheitsfürsorge ist vielfach geboten, zunächst um die gerade hier bedenklichen Doppelunterstützungen zu vermeiden, dann aber um die durch die Trunksucht des Erzeugers herbeigeführten Schäden der Wohnweise, des Gesundheitszustandes der Kinder der zuständigen Stelle zur Erledigung zu übermitteln, umgekehrt aber auch, um von diesen Stellen zu hören, daß die Wurzel des Übels im Sonderfall Trunksucht ist, deren Bekämpfung ihr übertragen wird. In kleineren Kreisen mit Zusammenhang aller Zweige der Gesundheitsfürsorge ergibt sich diese Zusammenlegung von selbst. Sehr notwendig sind Abmachungen mit der Polizei, um ein planmäßiges Vorgehen unter Beachtung der beiderseitigen Zuständigkeit herbeizuführen, in deren Trennung ein erschwerendes Merkmal liegt. Jede von einer Gemeinde oder Wohlfahrtsvereinigung betriebene Fürsorgestelle ist im allgemeinen auf die freiwillige Inanspruchnahme ihrer Pfleglinge angewiesen; für die meisten Einrichtungen liegt gerade darin ihre Stärke, weil sie sich auf dem Vertrauen der Besucher aufbauen, welche wissen, daß ihnen Vorteile geboten werden. An die Trinkerfürsorgestelle wenden sich zwar die Frauen der Trinker ebenfalls vertrauensvoll mit dem Wunsch um Rat und Hilfe, gleich ihnen ein Bruchteil der Kranken selbst in den Pausen besserer Einsicht; ein großer Teil, und gerade die schwereren Fälle, ist aber trotz aller Bemühungen der Fürsorgeschwester für Besuche nicht zu haben; hier würde nur zwangsweise Vorführung helfen. Auch die Polizei kann diese nur bei nachgewiesener Gemeingefährlichkeit anordnen, jedoch nicht bei vermuteter Gefahr; der Leiter der Fürsorge aber gebietet über keine Zwangsmittel, es sei denn, daß er, wie an manchen Orten, zugleich staatlich beamteter Arzt und dadurch Organ der Polizei ist. Im übrigen ist es besser, auf zwangsweise Vorführung zu verzichten und dadurch den Charakter einer reinen Wohlfahrtsstelle zu wahren. Als wirksames Werbemittel muß sich die Fürsorgestelle noch der regelmäßigen Hinweise in der Tagespresse auf ihr Bestehen und Wirken bedienen; jede Mitteilung hat eine Anzahl freiwilliger Neumeldungen zur Folge. Der Betrieb in der Sprechstunde gestaltet sich so, daß jeder Fall gesondert behandelt wird; bei neuen Zugängen werden die persönlichen Verhältnisse aufgezeichnet, die Vorgeschichte aufgenommen und hierbei die Fragen nach Beruf und Versicherung erledigt. Es folgt eine genaue Untersuchung unter Feststellung etwaiger körperlicher krankhafter Zustände. Der Arzt belehrt den Ratsuchenden und gibt die dem Sonderfall angemessenen Verhaltungsmaßregeln, die sich auf alle Gebiete, auch die sozialen, erstrecken. Wie man auch über die Unschädlichkeit eines mäßigen Alkoholgenusses im allgemeinen denken mag, für den Alkoholkranken, den der Sucht Verfallenen, den von ihr Bedrohten, den Überempfindlichen ist völlige und dauernde Enthaltung ohne jedes Zugeständnis eine dringende Notwendigkeit. Der Kranke wird je nach der Lage dann der Trinkerheilstätte oder der Enthaltsamkeitsvereinigung überwiesen; in fortgeschrittenen, unrettbaren oder in gemeingefährlichen Fällen ist die Frage der Überweisung in eine geschlossene Anstalt unter Zuziehung des staatlich beamteten Arztes in Erwägung zu ziehen; ebenso werden von der Beratungsstelle nach genauer Prüfung die Anträge auf Entmündigung eingeleitet. Die Familie des Trinkers, die sich Rat erholt, während ihr Schädiger nicht erscheint, wird belehrt, die nötige Fürsorge zu ihrem Schutz eingeleitet, der Frau Arbeit vermittelt, die Kinder vor Verwahrlosung durch Unterbringung in Horte oder ähnliche Maßnahmen geschützt. Die Unterbringung in Trinkerheilstätten, deren es private, solche von Wohlfahrtsvereinigungen und öffentlichen Körperschaften, meist nur für Männer, einige auch ausschließlich für Frauen gibt, muß für längere Zeit geschehen, die Kosten tragen die Armendirektion oder die Zweige der sozialen Versicherung; die Dauerergebnisse hängen von der Schwere des Leidens ab, sie sind bei älteren Trinkern und Frauen nicht allzu günstig; der geheilt Entlassene muß daher sofort in die Aufsicht der Beratungsstelle und des Enthaltsamkeitsvereins kommen; zweckmäßig wird die Entlassung so eingerichtet, daß er unmittelbar vom Bahnhof der vorher benachrichtigten Beratungsstelle zugeführt wird, denn häufig ist der erste Tag der Freiheit der Tag des ersten Rückfalls. Statt der umständlicheren Überweisung an die Trinkerheilstätte genügt in vielen, namentlich akuten Fällen die Unterbringung in eine Nervenheilanstalt für die Zeit von 8—14 Tagen, in der unter Bettruhe und Enthaltung die Erscheinungen abklingen, und nach welcher der Trinker der Beeinflussung zugänglich wird. Alle in Beratung stehenden Pfleglinge haben sich in angemessenen Zeiträumen, die durch Aufzeichnungen überwacht werden, vorzustellen; falls sie nicht erscheinen oder verhindert sind, hat die Schwester das Haus aufzusuchen, zu berichten und erneut heranzuziehen. Über jeden Fall wird ein besonderer Bogen geführt, dem eine Zählkarte für die Kartei und ein Jahreshauptbuch entspricht Als Beispiel mögen die in der Charlottenburger städtischen Fürsorgestelle gebräuchlichen Blätter angeführt werden.

Städtische Fürsorgestelle für Alkoholkranke **Charlottenburg, Berliner Str. 137** **(Cecilienhau**	Register-Nr. . . . . . Aufgenommen am . . . .

Überwiesen von . . . .

Name und Vorname: . . . .
Wohnung: . . . .
Beruf: . . . .
Geburtsjahr und Tag: . . . . . . Geburtsort: . . . . . . Religion: . . . . . .
Familienstand: ledig, verheiratet, verwitwet, getrennt, geschieden.
Kinder: . . . .
. . . .
Beschäftigt: . . . . Ohne Beschäftigung seit: . . . .
Kassenmitglied der . . . . läuft bis . . . .
Versichert gegen Invalid. — Ja — nein. Zahl der Karten: . . . .
Erhält Armenunterstützung seit: . . . .
War bereits in einer Anstalt und in welcher: . . . .
. . . .
. . . .
War bereits in Enthaltsamkeits-Einrichtung und in welcher: . . . . . .
. . . .
. . . .
In Pflegschaft? . . . . Entmündigt? . . . . . . Erziehungsrecht entzogen? . . . .
Rente: . . . .

Städtische Fürsorgestelle für Alkoholkranke
in Charlottenburg, Berliner Straße 137.

Fürsorge-Journal.

Nr.   Datum:
Vor- und Zuname:
Stand und Beruf: Religion:
Familienstand: (ledig, verheiratet, verwitwet, getrennt, geschieden)
Wohnung:
Geburtstag: Geburtsort:
Nächster Angehöriger:
Mitglied einer Kasse: Versichert gegen Invalidität:
Wer veranlaßt das Aufsuchen der Fürsorgestelle:
Wer ist der behandelnde (hersendende) Arzt:
    Vorgeschichte:
Erbliche Belastung (Trunksucht, Geistes- und Nervenkrankheiten,
        Epilepsie, Selbstmord, Charaktereigentümlichkeiten, Ge-
        wohnheitsverbrecher):
    Großvater. Großmutter. Vater. Mutter. Geschwister.

Geistige und körperliche Veranlagung:
Geistige und körperliche Erkrankung:
Erwerbsverhältnisse (Beschäftigungsart, Erwerbsfähigkeit):
Familien- und Wohnungsverhältnisse:
Wirtschaftliche Lage:
Einkommen vor der Erkrankung: Seit der Krankheit:
Armenunterstützung:
Ist die Trunksucht durch Trinksitte, Beruf, Beispiel, Erziehung ver-
     ursacht:

(Rückseite.)

Art der Trunksucht:
     seit wann wurde getrunken:
     was wurde getrunken (Art und Menge):
     wie wurde getrunken (regelmäßig, periodisch):

Folgen der Trunksucht:
In geistiger Beziehung:
In körperlicher Beziehung:
In bezug auf das Familien- und Erwerbsleben:
Ist Pat. wegen Trunksucht, Geisteskrankheit, Geistesschwäche ent-
     mündigt:
Ist Pat.: bestraft:
     weshalb:
     wie oft:
     womit:
War Pat. schon in Heilstätte, Krankenhaus, Irrenanstalt:
     wann:
     wo:
     wegen:
War Pat. Mitglied eines Abstinenzvereins:
     in welchem:
     wie lange:
     Grund seines Ausscheidens:
Wodurch ist Pat. rückfällig geworden:

Untersuchungsbefund:
In geistiger Beziehung (einfache Trunksucht, chron. Alkoholismus,
     Epilepsie, Geistesstörung [Dipsomanie, Delirium], Neigung
     zu Selbstmord, zu Gewalttätigkeit, zu Verbrechen, Lüge,
     Diebstahl):
In körperlicher Beziehung:

Maßnahmen der Fürsorgestelle:

Fürsorgebericht.

Die Erfolge der Beratungsstellen sind bei der großen
Schwierigkeit der Aufgaben immerhin beachtenswert. Ein Bruchteil ist freilich von vornherein aussichtslos, jeder Versuch einer
Besserung vergeblich; man muß ihn seinem Schicksal überlassen
und für die Angehörigen das mögliche tun. Ein nicht geringer
Bruchteil wird nach verschieden langer Zeit rückfällig, namentlich ältere Gewohnheitstrinker; hier muß im Einzelfalle geprüft

werden, ob weitere Versuche zu machen sind. Der Anteil der dauernd für die Enthaltung Gewonnenen ist aber verhältnismäßig groß. Als Beispiel mögen Zahlen aus der Charlottenburger Beratungsstelle dienen. Von 250 Zugängen im Jahre 1913 wurden 15 entmündigt, 69 erhielten Armenunterstützung.

	Dem Guttemplerorden traten bei		Davon wurden rückfällig	
	Männer	Frauen	Männer	Frauen
1911	26	18	8	2
1912	34	29	10	3
1913	52	42	7	2
1914	52	39	16	2
	164	128	41	9

Die Zahl der aussichtslosen Fälle im Jahre 1913 betrug 43; der Fürsorge entzogen sich 27, in Anstalten kamen 33, davon 12 in Trinkerheilstätten.

Neben der Tätigkeit in der Beratungsstelle hat der Sozialarzt die besten Erfolge, wenn er während seiner übrigen Tätigkeit auf die Jugend einwirkt. Daß körperliche Betätigung im Freien bei den Jugendlichen den Trinksitten entgegenarbeitet, ist bekannt.

Auch der Schularzt vermag gemeinsam mit dem Lehrer durch Hinweise und Verteilung von Merkblättern vorbeugend und erzieherisch zu wirken, besonders in den oberen Klassen der höheren Schulen. Der Arzt der Fortbildungsschule aber sollte unter allen Umständen durch regelmäßige Belehrung und Unterweisung vorbeugend tätig sein. Die vom deutschen Verein herausgegebenen Wandtafeln mit abschreckenden Bildern entarteter Organe oder mit schwer verständlichen Kurven gehören nicht als täglicher Anblick in Volksschulen und deren Turnhallen, doch gibt es für diese künstlerisch schöne, zum Nachdenken anregende Darstellungen. Wohl aber sind diese Krankheitsbilder in Fortbildungsschulen, wo schon mit Abschreckungsmitteln gearbeitet werden muß, angebracht.

Von großem Wert ist die ständige organisierte Volksbelehrung, für welche neuerdings sich größere Organisationen im Reich und den einzelnen Ländern gebildet haben. Hier muß die Bekämpfung des Alkoholismus ein dauernder Vortragsgegenstand bleiben, unterstützt durch alle modernen Anschauungsmittel, durch Verteilung von Flugschriften, die das Gehörte festhalten lassen und durchgeführt von Ärzten und fachmännisch geschulten Laien, die es verstehen, volkstümlich zu sprechen.

V. Unfallfürsorge und Rettungswesen.

Von

A. Gottstein.

Einige schwere Massenunfälle, wie der Wiener Ringtheater-
brand 1881, vor allem die Steigerung der Verkehrsunfälle in
der Großstadt und die Zunahme der Schwierigkeiten bei der
Erlangung rechtzeitiger und zweckmäßiger Hilfe, gaben unter
sachverständiger Mitwirkung der Ärzte den Anlaß zum Ausbau
der Einrichtungen, welche geeignet erschienen, die Gefährdung
bei Einzelunfällen und Massenverunglückungen herabzusetzen.
Gefördert wurden diese Bestrebungen durch die Organisation des
Samariterwesens, zu der Esmarch in Kiel 1882 die erste Anregung gab, und welche den Zweck hat, private Persönlichkeiten,
namentlich aber solche Gruppen, die durch ihren Beruf in die
Lage kommen, bei Unfällen erste Hilfe zu leisten, wie Schutz-
leute, Feuerwehrmannschaften, Seeleute, Schwimmlehrer, in den
Handgriffen zur Abwendung der Lebensgefahr unter Benutzung
einfacher Hilfsmittel durch geschulte Ärzte einheitlich auszubilden. Eine Ergänzung fanden diese Bestrebungen durch
die Tätigkeit des Roten Kreuzes und verwandter Organisationen,
welche Jahr für Jahr geeignete Kräfte im unteren Sanitäts-
dienst unterrichteten, um für den Kriegsfall einen Stamm gut
vorgebildeter freiwilliger Krankenpfleger zur Verfügung stellen
zu können, deren disziplinierte Kolonnen aber auch bei gefahr-
drohenden Massenansammlungen im Frieden herangezogen werden
konnten. Eine besondere Anregung zum Ausbau des Rettungswesens gab auch die Unfallversicherung, welche die Berufsgenossenschaften veranlaßte, nicht nur den Ausbau der Unfallverhütung zum Schutz im Betrieb in Fabrik und Werkstatt zu
betreiben, sondern aus ihren Beobachtungen die Folgerung zu
ziehen, daß das Schicksal der Verwundung mehr von der rechtzeitigen und zweckmäßigen ersten Behandlung, als von der Nachbehandlung abhängt. Die Zahl der einer Krankenhausbehandlung
bedürfenden Unfälle beträgt aber in Berlin etwa 7% aller Kranken-
hausaufnahmen, zu der noch die Gruppe der Nachkrankheiten
kommt, die zahlenmäßig nicht zu erfassen ist. Schließlich kamen
dem Streben zum Ausbau des Rettungswesens noch die Fort-

schritte der Chirurgie und des Krankenhauswesens zugute. Da die meisten Einrichtungen der Gesundheitsfürsorge eine Verminderung der Erkrankungen zum Ziele haben, da der Dienst an ihren Einrichtungen immer nur einigen wenigen angestellten Ärzten übertragen werden kann, so beeinträchtigt jede Neuschaffung die Mehrzahl der Ärzte und hat trotz des Gemeingefühls der Ärzteschaft mit einem erheblichen Widerstand zu rechnen. Auf dem Gebiete der Unfallversorgung gehen aber die Interessen parallel, die Ärzte legen Wert darauf, sich die Mitwirkung am Rettungsdienst zu erhalten, und die Verwaltungsorganisationen haben ein Interesse daran, sich möglichst zahlreiche geübte Mithelfer zu sichern, auch wird hier eine rein medizinische, nicht eine sozialhygienische Leistung verlangt. Die Ärzte hatten also ein besonderes Interesse an der genügenden Vorbildung und sorgten durch Fortbildungskurse für deren Gewährleistung, sie bekämpften erfolgreich die Versuche einer Monopolisierung der Unfallbehandlung durch eigens geschaffene Organisationen, sie wirkten bei Schaffung von Einrichtungen mit, welche den Verletzten und plötzlich Erkrankten die erste Hilfe auch bei Abwesenheit des eigenen Arztes sicherten, wofern diesem die Nachbehandlung wieder zufiel und nicht durch den in erster Not Hilfe leistenden Arzt für die ganze Dauer der Erkrankung entzogen wurde. Aus diesen Gründen vollzog sich der Ausbau des Rettungswesens unter der Leitung der ärztlichen Standesvertretung.

Nachdem die Erfahrungen über die zweckmäßigste Organisation auf eine breitere Unterlage gestellt waren, kam unter Führung von Bergmann und Althoff im Jahre 1903 die Gründung eines Zentralkomitees für Berlin und bald darauf für ganz Preußen zustande, welches Grundsätze für die Ausgestaltung des Rettungswesens und der Unfallversorgung zunächst ganz allgemein, dann für bestimmte Betriebe, wie Eisenbahn, Bergwerke, Schiffahrt aufstellte und weiter sein Wirken auch auf Krankenbeförderung, Samariterdienst, Ausbau der Methoden zur Lebensrettung ausdehnte. Es wurden Kurse für Ärzte abgehalten, Ausstellungen veranlaßt oder beschickt, internationale Kongresse veranstaltet und schließlich 1911 ein amtlicher Leitfaden für erste Hilfe herausgegeben. Nach einer Arbeit von 10 Jahren konnte das Komitee die Ergebnisse in Leitsätzen zusammenfassen, die von den zuständigen Ministerialabteilungen den unteren Instanzen zur Begutachtung übergeben wurden, daneben wurden Fragebogen, welche das Zentralkomitee aufgestellt hatte, zu Erhebungen über den gegenwärtigen Zustand des Rettungswesens

versandt und dadurch die etwa vorhandenen Lücken festgestellt;
es ergingen Polizeiverordnungen zur Vervollständigung des
Krankenbeförderungswesens, schließlich. wurden die in Betracht
kommenden Ausführungsbestimmungen zum deutschen und
preußischen Seuchengesetz herangezogen. Diese enthalten zu
§ 8 Absatz 3 des preußischen Gesetzes die Verordnung, daß
zur Beförderung von Personen, welche nach den gesetzlichen
Bestimmungen abgesondert werden können, die dem öffentlichen
Verkehr dienenden Beförderungsmittel in der Regel nicht benutzt
werden dürfen, sie schreiben in der Desinfektionsanweisung
ferner unter Nr. 26 vor, daß Krankenwagen, Krankentragen
u. dgl., aber auch alle anderen benutzten Personenfahrzeuge
nach dem Gebrauch desinfiziert werden müssen. Auch der
§ 23 des deutschen Seuchengesetzes, welcher den Gemeinden
die Verpflichtung auferlegt, diejenigen Einrichtungen zu treffen,
welche zur Bekämpfung der gemeingefährlichen Krankheiten
notwendig sind, berührt das Krankenbeförderungswesen, dessen
Ausbau den Gemeinden nunmehr zwangsweise auferlegt werden
konnte. Dank dieser Vorarbeiten des Zentralkomitees, an denen
die Medizinalabteilung selbst durch rege Mitarbeit beteiligt war,
konnte nunmehr in einem Ministerialerlaß vom 20. Dez. 1912
den Gemeinden aufgegeben werden, das Rettungswesen und die
Aufgaben der Krankenbeförderung nach den dort niedergelegten
Grundsätzen einzurichten und zu betreiben. Diese „Grundsätze
für die Ordnung des Rettungs- und Krankenbeförderungswesens",
welche über alle Einzelheiten Auskunft geben, haben folgenden
Wortlaut:

Grundsätze für die Ordnung des Rettungs- und Krankenbeförderungswesens.

A. Rettungswesen.

I. Allgemeines.

1. **Wesen und Aufgaben des Rettungswesens.** Das Rettungswesen ist ein wichtiger Zweig der öffentlichen Krankenfürsorge und
bezweckt die erste Hilfe bei Unfällen und plötzlichen Erkrankungen.

Die erste Hilfe soll sich auf die Aufhebung und Abwendung der
augenblicklichen Gefahr für Leben oder Gesundheit beschränken.

Die Weiterbehandlung nach der ersten Hilfe gehört nicht zu den
Aufgaben des Rettungswesens.

2. **Mitwirkung der Ärzteschaft.** Bei der Einrichtung des Rettungswesens ist die Mitarbeit der Ärzteschaft in ausreichender Weise
sicherzustellen.

Die erste Hilfe ist am besten durch Ärzte zu leisten.

3. Nothelfer. In Abwesenheit des Arztes und bis zu seiner Ankunft sollen von Ärzten ausgebildete Nothelfer erste Hilfe leisten. Ihre Tätigkeit muß einer ständigen ärztlichen Überwachung unterstellt sein.

4. Krankenhäuser. Einen Stützpunkt des Rettungswesen sollen die Krankenhäuser bilden. Neben diesen kommen sonstige behördliche oder private Einrichtungen zur Versorgung Verunglückter und plötzlich Erkrankter in Betracht, z. B. Rettungswachen, ständige oder fliegende Sanitätswachen, Polizei- oder Feuerwachen und Krankenbeförderungsstellen.

5. Vergütung für die Hilfeleistung. Ärzte und berufsmäßige Nothelfer sollen für den Rettungsdienst eine angemessene Vergütung erhalten.

6. Aufbringung der Mittel. Die Kosten für das Rettungswesen sind in erster Linie aus öffentlichen Mitteln zu bestreiten. Für die Leistung der ersten Hilfe ist von Zahlungsfähigen eine angemessene Gebühr zu erheben.

7. Verwaltung des Rettungswesens. Es ist anzustreben, daß das Rettungswesen in eigene Verwaltung der mit der öffentlichen Krankenfürsorge betrauten Organe genommen wird.

Wo geeignete freiwillige Körperschaften vorhanden sind, kann der Vollzug des Rettungswesens ihnen übertragen werden. In diesem Falle sind ihnen ausreichende Mittel aus öffentlichen Fonds zur Verfügung zu stellen.

Denjenigen öffentlichen Stellen, welche zu den Kosten beitragen, ist eine ausreichende Mitwirkung bei der Verwaltung und Aufsicht der Rettungseinrichtungen zu sichern.

8. Meldewesen. Für Einrichtung eines zweckmäßigen Meldewesens ist Sorge zu tragen.

9. Ärztliche Aufsicht. Das gesamte Rettungswesen (Anstalten und Betrieb) ist in ärztlich-technischer Beziehung unter die Aufsicht des staatlichen oder kommunalen Medizinalbeamten zu stellen.

10. Krankenbeförderung. Zu dem Rettungswesen gehört das Krankenbeförderungswesen.

II. Besonderes.

a) Die örtliche Regelung des Rettungswesens.

11. Wachedienst. Wo das Bedürfnis vorliegt, ist ein ständiger, ärztlicher Wachedienst (Rettungswache) einzurichten. An diesem sind, soweit er nicht von den Ärzten der Krankenhäuser versehen wird, möglichst viele Ärzte unter bestimmten Bedingungen zu beteiligen. Über die Bedingungen und Dienstvorschriften sind Vereinbarungen mit der Ärzteschaft zu treffen.

12. Nichtärzte für erste Hilfe. Wo örtliche Gründe diesen ständigen ärztlichen Wachedienst nicht gestatten, ist Laienpersonal, das durch Ärzte ausgebildet und beaufsichtigt wird, für die erste Hilfe zur Verfügung zu halten und die Leistung der ersten ärztlichen Hilfe sicherzustellen.

13. Räumliche Einrichtung. Für den Wachedienst sind geeignete, d. h. helle, heiz- und lüftbare und mit Lagerstätten versehene Räume auszuwählen, welche die Ausführung der ersten Hilfe, die Unterbringung Bewußtloser, den Aufenthalt des Arztes, des Heildieners und die Unterbringung der Krankenbeförderungs- und sonstigen Gerätschaften ermöglichen.

Der für die Leistung der ersten Hilfe bestimmte Raum soll zu anderen Zwecken nicht benutzt werden.

14. **Hilfspersonal.** In jeder Rettungswache muß mindestens ein berufsmäßiger Nothelfer zur Verfügung stehen, welcher dem wachthabenden Arzte bei den Hilfeleistungen zur Hand geht und in dessen Abwesenheit die bis zu seiner Ankunft erforderliche erste Hilfe leistet.

15. **Meldewesen.** Die Meldung der Unfälle und plötzlichen Erkrankungen an die zur Vermittlung der ersten Hilfe eingerichteten Stellen geschieht entweder unmittelbar persönlich oder durch Benutzung von besonderer Meldeeinrichtungen (Fernsprecher, Telegraph, Post-Unfallmeldestellen, Feuermelder), welche auch die Anmeldung der Verunglückten und Kranken in den Krankenanstalten vermitteln. Es empfiehlt sich, in Ortschaften, wo verschiedene Veranstaltungen für erste Hilfe (Krankenhäuser, Rettungswachen, Sanitätswachen, Feuerwachen, Polizeiwachen u. dgl.) vorhanden sind, diese unmittelbar mit einem Mittelpunkt (Zentrale) zu verbinden. Die Krankenhäuser sind zu verpflichten, die Zahl der nichtbelegten Betten dieser Zentrale, nach Vereinbarung, fortlaufend mitzuteilen.

b) Einrichtungen für erste Hilfe in Krankenhäusern.

16. **Schaffung von Einrichtungen in größeren Krankenhäusern.** Es ist anzustreben, daß in allen Krankenhäusern ausreichende Fürsorge für die Leistung der ersten Hilfe getroffen und namentlich auch in den größeren Krankenhäusern sofortige ärztliche Hilfe erhältlich ist.

17. **Leistung der ersten Hilfe durch Pflegepersonen in kleinen Krankenhäusern.** Falls ein Arzt im Krankenhause nicht ständig anwesend ist, muß Vorsorge getroffen werden, daß bis zur Ankunft des Arztes die erste Hilfe durch geeignete Pflegepersonen geleistet werden kann.

18. **Räume für die erste Hilfe.** Wo die räumlichen Verhältnisse es ermöglichen, ist für die Leistung der ersten Hilfe ein besonderes Zimmer, möglichst in der Nähe des Einganges des Krankenhauses, in Bereitschaft zu halten, das von den sonstigen Krankenräumen getrennt und mit den für die erste Hilfe erforderlichen Gegenständen ausgestattet ist.

c) Erste Versorgung Bewußtloser und Geisteskranker.

19. **Versorgung Bewußtloser.** Besondere Maßnahmen erfordert die erste Hilfe bei Personen, die bewußtlos angetroffen werden (z. B. Epileptiker, Alkoholiker).

20. Wo besondere Räume für die erste Versorgung Bewußtloser eingerichtet sind, sollen sie in der Regel Vorrichtungen für die Erwärmung und Abkühlung, zur Darreichung von Bädern und Mittel zur Wiederbelebung und Beruhigung enthalten.

21. **Bewußtlose nicht im Polizeigewahrsam unterbringen.** Bewußtlose dürfen nur ausnahmsweise und nur dann im Polizeigewahrsam untergebracht werden, wenn dort ein geeigneter Raum hierfür zur Verfügung steht, wo bis zur Ankunft des Arztes die erste Hilfe durch ärztlich ausgebildete Personen geleistet werden kann und auch die weitere Überwachung der bewußtlosen Personen sichergestellt ist.

22. Überführung Geisteskranker in Irrenanstalten. Geisteskranke, die sich oder andere gefährden, sind den Bewußtlosen zuzurechnen. Falls die sofortige Unterbringung in eine Irrenanstalt nicht möglich ist, sollte die vorläufige Aufnahme in ein Krankenhaus herbeigeführt werden.

B. Krankenbeförderungswesen.

I. Allgemeines.

23. Ausführung der Krankenbeförderung. Personal. Für den Vollzug der Krankenbeförderung kommen in Betracht: Berufsmäßige Krankenpfleger und -pflegerinnen, Krankenträger, Mitglieder der Deutschen Vereine und Kolonnen vom Roten Kreuz, Angehörige der Samaritervereine und sonstiger gemeinnütziger Vereinigungen, Heilgehilfen (Bader), Desinfektoren, Feuerwehrleute sowie sonstige Personen, die bereit sind, solchen Dienst werktätiger Menschenliebe zu übernehmen.

24. Ausbildung des Personals durch Ärzte. Die für die Beförderung der Kranken bestellten Personen sollen durch Ärzte in den ihnen obliegenden Aufgaben ausgebildet werden.

Ärztliche Untersuchung. Zum berufsmäßigen Krankenbeförderungsdienst sollen nur Personen zugelassen werden, die vorher durch einen Arzt auf ihren Gesundheitszustand untersucht und als geeignet befunden worden sind.

Schutzpockenimpfung. Auch ist darauf hinzuwirken, daß sie sich zum Schutze gegen die Pocken impfen lassen, sofern sie nicht durch Impfung hinreichend geschützt sind oder die Pocken überstanden haben.

25. Krankenbegleitung. Jede Krankenbeförderung soll womöglich von zwei Personen ausgeführt werden. Es ist dabei darauf hinzuwirken, daß kranke Frauen und Kinder, falls nicht von Angehörigen wenigstens von einer weiblichen Person begleitet werden.

26. Schutzanzüge für das Personal. Die berufsmäßigen Träger und Begleiter sollen bei der Beförderung solcher Personen, bei denen das Vorliegen einer übertragbaren Krankheit nicht mit Sicherheit ausgeschlossen werden kann, wasch- und desinfizierbare Mäntel anlegen.

27. Bezahlung der Krankenbeförderung. Die Krankenbeförderung soll im allgemeinen nicht von vorgängiger Bezahlung abhängig gemacht werden. Von Zahlungsfähigen ist eine angemessene Gebühr zu erheben. Jedoch ist anzustreben, daß Personen, die an ansteckenden Krankheiten leiden, unentgeltlich befördert werden.

28. Verbot der Benutzung öffentlicher Fuhrwerke zur Beförderung ansteckend Erkrankter. Zur Fortschaffung von Personen, welche an einer übertragbaren Krankheit leiden oder einer solchen verdächtig sind, sollen dem öffentlichen Verkehr dienende Beförderungsmittel (Droschken, Straßenbahnwagen, Omnibusse u. dgl.) in der Regel nicht benutzt werden.

29. Reinigung und Desinfektion nach der Krankenbeförderung. Die bei der Fortschaffung eines Kranken benutzten Beförderungsmittel einschließlich der dabei gebrauchten Gegenstände (Tragen, Decken, Kissen, Polster, Betten) sind alsbald in jedem Falle sorgfältig zu reinigen. Sie sind außerdem zu desinfizieren, wenn Beschmutzungen durch Kot und Harn oder sonstige Ausscheidungen stattgefunden haben. Namentlich ist aber eine Desinfektion vorzunehmen, wenn eine Krankheit vorliegt oder nicht mit Sicherheit ausgeschlossen ist, bei der eine Desinfektion reichsgesetzlich oder landesrechtlich vorgeschrieben ist oder vom behandelnden Arzte als notwendig erachtet wird.

Die Desinfektion der Beförderungsmittel ist durch staatlich geprüfte Desinfektoren auszuführen.

Dem Krankenbeförderungspersonal ist die Befolgung der Desinfektionsvorschriften und der sonst gegen die Weiterverbreitung der Krankheit für nötig befundenen Maßnahmen besonders zur Pflicht zu machen.

30. **Krankenhaus-Aufnahmescheine.** Bei der Überweisung von Kranken in ein Krankenhaus empfiehlt sich die Benutzung von Krankenhaus-Aufnahmescheinen. Der Schein ist dem Begleiter des Kranken zu übergeben. Es empfiehlt sich, für nicht ansteckende Kranke Scheine von weißer Farbe und für ansteckende Kranke solche von roter Farbe zu verwenden. Diese Scheine sollen mindestens außer den Personalien des Kranken auch noch eine Angabe über die vorliegende Krankheit oder den Krankheitsverdacht enthalten.

Es ist Vorsorge zu treffen, daß die Aufnahme in ein Krankenhaus nicht von dem Vorhandensein eines Krankenhaus-Aufnahmescheins oder von der Vollständigkeit seiner Angaben abhängig gemacht werden darf.

II. Besonderes.

a) Krankenbeförderung in großen Städten und mittleren Städten.

31. **Personal.** Es sind geeignete Personen als Krankenträger und -begleiter auszubilden und zu bestellen.

Beförderungsmittel. Außerdem sind Krankenbeförderungswagen oder -bahren anzuschaffen und bereitzustellen.

Die Zahl der Beförderungsmittel und des Personals soll der Größe der Stadt, der Zahl der Einwohner, der Zahl und der Entfernung der Krankenhäuser und den sonstigen örtlichen Verhältnissen entsprechen.

Unterbringung der Krankenbeförderungsmittel. Die Krankenbeförderungsmittel sollen an schnell und leicht erreichbaren Stellen der Stadt bereitstehen. Sie können zweckmäßig in Krankenhäusern, in Rettungswachen, Sanitätswachen, Polizeiwachen, Feuerwachen, Bahnhöfen, in größeren Betrieben u. dgl. aufgestellt werden.

Die Stellen, wo die Krankenbeförderungsmittel untergebracht und wo die mit ihrer Bedienung betrauten Personen anzutreffen sind, sind öffentlich bekannt zu geben und durch ein angebrachtes Schild kenntlich zu machen.

b) Krankenbeförderung in kleinen Städten und auf dem Lande.

32. **Angliederung des Krankenbeförderungswesens.** Wo Krankenhäuser vorhanden sind, werden die Einrichtungen für die Krankenbeförderung in der Regel mit diesen zweckmäßig in Verbindung gebracht.

Es ist anzustreben, daß im Bezirke jeder unteren Verwaltungsbehörde (Kreis, Bezirksverwaltung) mindestens ein Krankenbeförderungswagen zur Verfügung steht.

Zur Beschaffung und Unterhaltung von Krankenbeförderungswagen kann der Zusammenschluß mehrerer Gemeinden zu einem Zweckverband in Betracht kommen.

Die Krankenbeförderungsstellen sind mit Bahren auszurüsten, die bei der Krankenbeförderung auf Leiter-, Kasten- oder sonstigen Landwagen untergebracht werden können.

Behelfseinrichtungen. Im übrigen ist es ratsam, auf dem Lande die für den einzelnen Fall nötigen Beförderungsmittel unter der Leitung eines Arztes oder einer in der Krankenbeförderung besonders ausgebildeten Person als Behelfseinrichtungen herstellen zu lassen und ständig bereit zu halten oder dafür zu sorgen, daß wenigstens Personen vorhanden sind, die im Bedarfsfalle solche Behelfseinrichtungen herstellen können.

Personal. Es ist zweckmäßig, daß für jede Gemeinde mindestens zwei Personen in der Beförderung Kranker ausgebildet sind.

c) Herstellung von Geräten für die Krankenbeförderung.

33. Allgemeines. Die Krankenbeförderungsmittel sollen für die Aufnahme des Kranken genügende Bequemlichkeit bieten. Sie sollen so beschaffen sein, daß sie einschließlich der Decken, Polster und sonstigen Zubehörs leicht desinfiziert werden können.

34. Krankenbeförderungswagen. Am besten geeignet für die Fortschaffung von Kranken sind besondere mit Tragbahren versehene Wagen, die entweder von Pferden gezogen oder von einer Kraftmaschine fortbewegt werden (Kraftwagen). Es empfiehlt sich, ihre äußere Gestaltung so zu wählen, daß sie möglichst wenig auffallen. Die Wagen sollen innen eine glatte Oberfläche haben, Ecken und Vorsprünge sind zu vermeiden. Für den Begleiter soll genügend Platz im Innern des Wagens vorhanden sein. Es sollen Einrichtungen zur Beleuchtung, Heizung, Lüftung sowie zur Verhütung von Erschütterungen auch im Innern vorhanden sein. Auch sollen Vorkehrungen getroffen sein, die eine Verständigung zwischen dem Wagenführer und dem Kranken oder seinem Begleiter während der Fahrt ermöglichen.

Erfrischungsmittel, Gefäße zum Auffangen von Ausscheidungen und Gerätschaften für die erste Hilfe sollen im Wagen mitgenommen werden.

35. Tragbahren. Tragbahren sollen möglichst einfach gebaut sein; der Tragboden wird am besten aus Segeltuch und abnehmbar hergestellt. Zur Tragbahre gehören, je nach der Witterung, einige Wolldecken, die mit leinenen, vollständig und fest umschließenden Überzügen zu versehen sind.

Der Kopfteil der Tragbahre soll verstellbar sein. Die Tragbahren müssen für die Träger bequem zu fassen sein.

36. Räderbahren. Räderbahren und Fahrradbahren sind auf dem Lande dann zweckmäßig, wenn gute Wege vorhanden und die Entfernungen nicht zu groß sind. Am besten eignen sich solche Bahren mit einem abnehmbaren kastenartig gebauten Oberteil, dessen Kopfende hochgestellt werden kann. Zur Bedeckung des Kranken ist außerdem ein Viereck aus Segeltuch mit einer Öffnung für die Beobachtung des Kranken vorzusehen. In der Bahre müssen Segeltuchkissen sowie Wolldecken, die in vollständig und fest umschließende Leinenüberzüge geschlagen sind, vorhanden sein.

Die Durchführung der Grundsätze gibt den Gemeinden genügenden Spielraum, sie können das gesamte Rettungswesen in eigene Verwaltung nehmen, wie dies Berlin im Jahre 1913 tat,

sie können es auch durch Vereinigungen, aber unter städtischer
Aufsicht, Verantwortung und Kostenübernahme betreiben lassen.
Das Krankenbeförderungswesen kann vollständig unter städtischer
Verwaltung stehen und dem städtischen Fuhrpark oder, wie in
vielen Städten, der Feuerwehr angegliedert sein, es kann aber
auch einem leistungsfähigen Unternehmer durch Vertrag übergeben werden, wobei die Gemeinde die Verantwortung trägt,
daß auch über den alltäglichen Bedarf hinaus die nötigen Einrichtungen bei Massenunfällen und beim Ausbruch von Seuchen
in Reserve zur Verfügung stehen. Es ist hierbei keineswegs erforderlich, daß schon in den Zeiten der Ruhe stets so viel Wagen
unbenutzt im Schuppen stehen, als bei etwaiger Höchstleistung
erforderlich werden würden; es genügt vielmehr ein Abkommen
mit geeigneten Unternehmern, welches diese verpflichtet, in den
Tagen der Not behelfsmäßige Einrichtungen sofort in den Dienst
zu stellen und eine regelmäßige Kontrolle, daß die Vertrags-
bestimmungen erfüllbar sind.

Durch den Ministerialerlaß von 1912 sind Rettungs- und
Krankenbeförderungswesen zu Aufgaben der Gemeinden geworden, für deren Durchführung die „Grundsätze" in allen
wesentlichen Punkten die nötigen Anhaltspunkte geben; eigenartige örtliche Gefährdungen (Industrie, Bergwerke, Wassergefahr)
erfordern Ergänzungen. Daß die Feuerwehr mit Apparaten zum
Schutz gegen Erstickung und zur Wiederbelebung durch Sauer-
stoffeinatmung ausgerüstet sein muß, daß die Brücken an den
Flußläufen mit Rettungsringen und Rettungsbooten versehen
werden, daß auf den Polizeiwachen und in anderen öffentlichen
Gebäuden mit größerem Verkehr, in Badeanstalten, auf Bahnhöfen Krankentragen, Verband- und Arzneikästen mit Mitteln
gegen Vergiftung und plötzliche Erkrankungen aufgestellt werden,
ist selbstverständlich, aber es müssen auch regelmäßige Termine
zur Prüfung der Ergänzungsbedürftigkeit des Bestandes angesetzt
werden, und hierbei darf nicht übersehen werden, ob auch die
Schlüssel zum Kasten vorhanden sind und die Stopfen an den
Gefäßen sich entfernen lassen. Auch müssen die Angestellten
den Sitz der nächsten Rettungswache kennen. Auch die Rettungswachen selbst können rein städtische Einrichtungen mit von der
Stadt besoldeten Ärzten sein oder von ärztlichen Vereinigungen
betrieben werden, deren Obmann mit der Stadt Verträge schließt
und verhandelt, in beiden Fällen ist die Überwachung durch
die städtische Verwaltung erforderlich, die sich auf Listen- und
Buchführung zu erstrecken hat, sie hat ferner die regelmäßige
Besetzung der Dienststunden zu überwachen, Beschwerden an-

zunehmen und zu erledigen und die Ausstattung zu prüfen. Da die erste Hilfe nur Unbemittelten unentgeltlich zu leisten ist, muß auch die Einziehung der Einnahmen ebenso wie die Ausgaben regelmäßig gebucht und nachgeprüft werden, mit Krankenkassen und Berufsgenossenschaften empfiehlt sich der Abschluß eines Übereinkommens.

Die Ausgestaltung des Unfallmeldewesens hängt von den örtlichen Verhältnissen ab, bei ausgedehntem Fernsprechbetrieb mit Nachtdienst reicht dies für die gewöhnlichen Anforderungen aus: die vielfach zugelassene Mitbenutzung der öffentlichen Feuermelder empfiehlt sich zur Verhütung von Mißbrauch nur für Massenunfälle. Dann aber müssen überhaupt alle öffentlichen Meldestellen, vor allem die nächsten Polizeiwachen, herangezogen werden; diese müssen sofort die nächsten Rettungsstellen und Krankenbeförderungsstellen in Bewegung setzen, deren Personal möglichst vollzählig und schnell auf der Unfallstelle zu erscheinen und erste Hilfe zu leisten hat; mit der Beförderung der Schwerverletzten in die nächsten größeren Krankenanstalten ist ihre Aufgabe gelöst, der Umweg über die Rettungsstelle ist hier wie bei allen ernsteren Verletzungen vom Übel. Es empfiehlt sich, auch bei jedem gemeldeten Mittel- oder Großfeuer einen oder mehrere Krankenwagen sofort ausrücken zu lassen; die Kosten sind gering; um so besser, wenn die Wagen unbenutzt zurückkehren. Bei Massenansammlungen im Freien, Sportfesten, größeren Veranstaltungen müssen von den Rettungswachen aus fliegende Unfallstationen mit den nötigen Einrichtungen an der Stätte der Versammlung behelfsmäßig eingerichtet werden; kleinere Unfälle bleiben fast nie aus, größere sind möglich; die Mitglieder der freiwilligen Sanitätskolonnen stehen dem Arzt meist zur Verfügung

Um den Forderungen der Desinfektion von Krankenwagen nach der Beförderung ansteckender Kranker in die Anstalt zu genügen, ist es zweckmäßig, Einrichtungen im Krankenhause selbst zu schaffen; da alle größeren Krankenhäuser eigene Desinfektionsanstalten besitzen, ist dies meist sehr leicht möglich, denn die vorgeschriebenen Maßnahmen können technisch bequem an der Rampe der unreinen Seite vorgenommen werden, ohne daß es nötig ist, die Wagen in die Anstalt selbst hineinfahren zu lassen oder gar einen eigenen Schuppen für Formalinvakuumdesinfektion der Wagen einzubauen; Bedingung ist nur Tag- und Nachtdienst; für den letzteren genügt aber ein Desinfektor, der auch den Schein auszustellen hat. Im übrigen empfiehlt es sich hier, über die Grundsätze hinauszugehen und jeden Krankentransportwagen zu desinfizieren; denn auch Tuberkulöse können wegen Beinbruchs ins Krankenhaus gefahren werden, Angina sich später als Scharlach herausstellen, Deliranten den Wagen verunreinigen.

Die Verwaltung des Rettungswesens gehört in Städten zum Geschäftsbereich der Gesundheitsdeputation oder Gesundheitskommission und ist dem Stadtarzt oder Stadtmedizinalrat, in Landkreisen dem Kreisarzt oder Kreiskommunalarzt zu unterstellen.

Zum Gebrauch für die Praxis seien zum Schluß einige Mitteilungen über die Organisation des ärztlichen Dienstes und die Ausrüstung der Berliner Rettungswachen gemacht, nachdem der dortige Rettungsdienst als eine ausschließlich gemeindliche Einrichtung voll ausgebaut worden ist. Das Vorbildliche der dortigen Organisation liegt darin, daß durch Einbeziehung der Mehrzahl der Vorortgemeinden auch die schwächer bewohnten und von den Mittelpunkten entfernter gelegenen, oft aber von Unfallgefahren stärker bedrohten Stadtgegenden durch zweckmäßige Verteilung der einzelnen Rettungsstellen in die Versorgung einbezogen sind, wobei auf die bequeme Erreichbarkeit dieser Stellen durch gute Verkehrsverbindungen Bedacht genommen wurde. Außerdem aber sind neben einer Hauptkraftwagenstation im Mittelpunkt überall im Weichbild passend verteilte kleinere Stationen mit je ein bis drei Wagen errichtet worden, welche zur schnelleren Hilfeleistung und Krankenbeförderung ihren Sektor bedienen und welche bei Massenunfällen herangezogen werden. Diese Einrichtung empfiehlt sich auch für Nachbargemeinden in dicht bewohnten Industriegegenden. Dem Großberliner Rettungswesen ist auch der Krankenbettennachweis Großberlin angegliedert; er verfügt entsprechend seinen Aufgaben über ein eigenes Fernsprechnetz.

Die ärztlichen Rettungsstellen in Berlin werden durch „Aufsichtsärzte" und „diensttuende Ärzte" versorgt, denen „stellvertretende Ärzte" beigeordnet sind; ihr Vorgesetzter ist der ärztliche Direktor, der im Auftrag des Kuratoriums für das städtische Rettungswesen die Geschäfte führt. Die Ärzte werden nach einem Dienstvertrag angestellt und sind auf Grund eines Dienstplans tätig, den der Aufsichtsarzt jeder Rettungsstelle für die Dauer von drei Monaten aufstellt und nach Genehmigung durch das Kuratorium seinen Ärzten bekannt gibt; er hat auch für Ersatz Behinderter zu sorgen und den ganzen Betrieb seiner Rettungsstellen zu leiten. Die Ärzte haben die Dienstzeiten des Plans einzuhalten, Behinderungen oder Urlaubsanträge rechtzeitig zu melden und dürfen sich von der Rettungsstelle nicht vor Eintritt des Nachfolgers entfernen. Vor Verlassen der Dienststelle haben sie die Zeit des geleisteten Dienstes im Kontrollbuch zu vermerken, das zugleich die Unterlage für die Berechnung ihrer Entschädigungen bildet; auch dienstliche Abwesenheit ist hier einzutragen. Die Ärzte haben während der Dienstzeit jedem die Wache Aufsuchenden erste Hilfe einschließlich Geburtshilfe zu leisten, nötigenfalls auch außerhalb der Rettungsstelle. Dabei ist bei Feststellung von Mißbrauch in veralteten Erkrankungen Vorsicht zu üben. Bei Todesfällen auf der Wache ist das nächste Polizeirevier zu benachrichtigen. Nachbehandlung innerhalb und außerhalb der Rettungsstelle ist untersagt, ebenso private Hilfe im Anschluß an die erste Hilfe; auch dürfen Ärzte selbst auf Wunsch für die Nachbehandlung nicht empfohlen werden. Die Behandlung hat nur durch den Arzt, nicht durch den Heilgehilfen zu erfolgen. Die Leistung erster Hilfe darf nicht von vorheriger Bezahlung abhängig gemacht werden, doch sind in jedem Fall die Gebühren zu berechnen und einzutragen; die Einziehung im Zahlungsfalle bleibt Aufgabe der Verwaltung. Atteste sind für Berufsgenossenschaften mit vertraglicher Vereinbarung zu einem bestimmten Satze auszustellen, dessen Hälfte dem ausstellenden Arzte zukommt. Werden sonst Atteste oder Gutachten verlangt, so ist deren Ausstellung Privatangelegenheit des Arztes, dem auch die Einziehung zufällt, doch darf er sich nicht eher bezahlen lassen, ehe nicht der Betrag für die erste Hilfe entrichtet ist.

Im übrigen sind die Ärzte an die Vorschriften des Innendienstes über den sparsamen Gebrauch und die Schonung der Instrumente, Verbandsstoffe und Medikamente gebunden.

Die Dienstzeit sieht am Tage drei und während der Sprechstundenzeit zwei aufeinanderfolgende Stunden vor; der Nachtdienst umfaßt die Zeit von 10 Uhr abends bis 8 Uhr früh; die Zahl der monatlichen Nachtdienste bestimmt der Dienstplan. Die Honorierung erfolgt nach einem Stundensatz für den Tag und einem Pauschale für die Nacht allmonatlich.

Bei Meldung von Massenunfällen benachrichtigt die Zentralmeldestelle sofort die zwei dem Unfallort nächsten Rettungsstellen, Krankenanstalten, Krankenwagendepots, außerdem den ärztlichen Direktor, die Feuerwehr und Polizei; wenn nötig, dann weitere Rettungsstellen. Der diensttuende Arzt der Rettungsstelle sucht sofort mit den Rettungsstellen die Unfallstelle auf, während der diensttuende Heilgehilfe die Ersatzärzte für die Rettungsstelle einberuft. Von den Krankenwagendepots ist je ein Wagen zu entsenden, dessen Führer sich bei dem Ärzte zu melden hat, die Krankenhäuser stellen Betten bereit und entsenden, falls erforderlich, Ärzte und Wärter an die Unfallstelle. Die Leitung des Rettungsdienstes übernimmt der ärztliche Direktor, die Versorgung beschränkt sich auf das Notwendigste; die Leichtverletzten sind den nächsten Rettungsstellen, die Schwerverletzten durch Krankenwagen oder Tragen den nächsten Krankenhäusern zuzuführen. Die Feuerwehr hat bei „Großfeuer" oder „Menschenleben in Gefahr" die nächsten Rettungsstellen und Wagenstationen zu benachrichtigen, die dann wie bei Massenunfällen verfahren.

Die Rettungsstellen bestehen im allgemeinen aus einem Verbandzimmer, einem Arztdienstzimmer, einem Ruheraum, einem Raum für den Heilgehilfen; für ihre Unterbringung eignen sich passende Läden. Sie müssen bei Tage durch Aufschrift, bei Nacht durch passende Beleuchtung weit kenntlich sein. (Über die Heranziehung der Rettungswachen in Berlin zur vorbeugenden Behandlung nach geschlechtlichem Verkehr siehe Abschnitt Geschlechtskrankheiten S. 292.) Von den Einrichtungen seien nur die wichtigsten Gegenstände aufgeführt. Die nötigen Decken- und Tischlampen mit Gasschläuchen, Gasbrenner mit Schlauch zum Sterilisieren, Gaskocher, Speinapf, Garderobenhalter, Tabletten, Trinkgeschirr, Bank und Stühle, Schreibpult, Stempelkasten, Instrumentenkocher, Verbandstoffsterilisator, Heißwasserautomat, Waschtoilette mit Zubehör, Büchsen und Flaschen, Reagensglasgestell, Instrumententisch mit Glasplatte, gerippte Glasschalen, Blechkasten für Binden, Instrumentenschrank, Kasten für verbrauchte Verbandstoffe, Verbandtisch mit Glasplatte, Operationstisch, Eiterbecken, Giftschrank, Wäscheschrank, Ruhebett, wollene Decken, Krankentrage, Beckenstütze, Einrichtung für das Ruhelager des Arztes und Heilgehilfen während der Nacht einschließlich Spiegel, Wascheinrichtung und Wanduhr, Schlüsselbrett, Formularregal, Einrichtung für die Reinigung der Räume und Gegenstände und für Herstellung und Darreichung einfacher Mahlzeiten für die Diensttuenden; Handwerksapparate für alltägliche Vorkommnisse.

Von Instrumenten kommen in Betracht zunächst die für die Vorbereitung der Ärzte und des Operationsfeldes erforderlichen Instrumente, die Apparate zu einfachen diagnostischen Untersuchungen einschließlich der unentbehrlichen Urinanalysen, die wichtigsten Instrumente für die vorkommenden chirurgischen Eingriffe einschließlich Narkose und Naht, sowie für Magenausspülung und Katheterismus, die Apparate für Fremdkörperentfernung, Blutstillung und Wiederbelebung, die Spiegel für die Körperhöhlen, Sauerstoffbomben, Apparate für intravenöse Einspritzungen, Tische mit Instrumenten für die Entbindung und Uterusausräumung. Außerdem eine Tasche mit den notwendigsten Instrumenten für den Rettungsdienst außerhalb der Rettungsstelle und ein Rettungskoffer mit den umfangreicheren Instrumenten für Massenunfälle. Den Inhalt hier aufzuführen erübrigt sich, weil nach bewährten Vorschriften größere Instrumentenhandlungen diese Taschen und Koffer in zweckmäßiger Unterbringungsform je nach Bedarf auf Bestellung liefern. Dasselbe gilt für den Gegengiftkasten, dessen einzelne Bestandteile nach sorgfältig unter Mitwirkung von Pharmakologen durchgearbeitetem Plan zusammengestellt worden sind und auf Bestellung fertig geliefert werden. Außer diesem Gegengiftkasten müssen die wichtigsten Mittel zur subkutanen Infektion vorrätig gehalten werden.

Eine vollständig eingerichtete, zugleich für Hilfe bei Massenunfällen vorbereitete Rettungsstelle bedarf auch einer kostspieligen Einrichtung, die kaum geringer ist als die der chirurgischen Abteilung eines mittleren Krankenhauses. Auch die Betriebskosten sind nicht unerheblich. In dieser Vollständigkeit ist die Rettungsstelle auch nur für Weltstädte und industrielle Mittelpunkte notwendig. Mittlere Städte, deren Krankenhäuser leicht erreichbar sind, können sich mit Verbandstätten, die an die Anstalten angegliedert sind, begnügen und deren Einrichtungen mit benutzen, außerdem aber mit einfacher Organisation zur Erreichung erster Hilfe auskommen; für das Land und die Kleinstadt ist das Schwergewicht auf die Ausgestaltung des Krankenbeförderungswesens zu legen, um Schwerverletzte möglichst schnell und sicher den Krankenanstalten zuzuführen.

VI. Krüppelfürsorge.

Von

A. Gottstein.

Für die gesetzliche Regelung der Krüppelfürsorge bestand bisher eine Lücke, die durch das neue „Gesetz betreffend die öffentliche Krüppelfürsorge" soeben ausgefüllt worden ist. Nach diesem Gesetz wird diese Fürsorge ganz ähnlich wie die für Geisteskranke, Taubstumme, Blinde geregelt.

Es legt den Landarmenverbänden die Verpflichtung auf, wie für die anderen Gebrechlichen auch für die Krüppel zu sorgen und zwar, soweit sie der Anstaltspflege bedürfen, durch Unterbringung in geeignete Anstalten; bei Krüppeln unter 18 Jahren erstreckt sich die Fürsorge auch auf die Erwerbsfähigkeit. Für Krüppel unter 18 Jahren, die nicht der Anstaltspflege bedürfen, liegt die Fürsorge den Land- und Stadtkreisen ob und hat sich auch auf Maßnahmen der Verhütung zu erstrecken; daher hat jeder Stadt- und Landkreis mindestens eine Fürsorgestelle für Krüppel zu schaffen oder sich einer solchen anzugliedern, welche die Anträge für die erforderlichen Maßnahmen zu stellen hat. Ärzte, welche in Ausübung des Berufs bei Personen unter 18 Jahren Verkrüppelung wahrnehmen, sowie Ärzte und Hebammen, welche die gleiche Feststellung bei Neugeborenen machen, sind zur Anzeige verpflichtet; die Unterlassung ist strafbar. Auch Lehrer und Lehrerinnen, die im Beruf Verkrüppelungen wahrnehmen, müssen die Fälle namhaft machen; die gleiche Verpflichtung besteht für Ärzte, Krankenpflegepersonen und sonstige Fürsorgeorgane bei bestehenden Anzeichen drohender Verkrüppelung von Personen unter 18 Jahren; hier kann auch eine ärztliche Bescheinigung über die Veranlassung der notwendigen Verhütungsmaßnahmen gefordert werden. Die Meldung erfolgt in allen Fällen an die Jugendämter oder bis zu deren Errichtung an eine besonders bezeichnete Stelle. Soweit noch nicht die geeigneten Anstalten bestehen, kann der Minister für Volkswohlfahrt bis zum Jahre 1926 Dispense von der Anstaltsversorgung gewähren.

Die Krüppelfürsorge zerfällt in drei getrennte Gebiete, die Heimfürsorge, die ambulante und die vorbeugende Fürsorge. Wie sich die Einzelfälle auf die verschiedenen Gebiete verteilen, dafür gibt die 1906 von Biesalski für Deutschland angeregte amtliche Zählung jugendlicher Krüppel Anhaltspunkte.

Es wurden damals 98 263 Krüppel unter 15 Jahren festgestellt, davon waren 56 320 heimbedürftig, 41 943 nicht heimbedürftig. Das bedeutet auf 10 000 Menschen 15 Krüppelkinder, von denen mehr als 8 heimbedürftig, 12 ärztlicher Hilfe bedürftig waren; die Zahl der Mädchen war etwas geringer als die der Knaben (12 : 13); Großstädte und Industriegegenden erzeugten mehr Krüppel als das flache Land.

Ein heimbedürftiger Krüppel ist nach Biesalski „ein im Gebrauch seines Rumpfes oder seiner Gliedmaßen behinderter Kranker, bei welchem die Wechselwirkung zwischen dem Grad seines Gebrechens und der Lebenshaltung seiner Umgebung eine so ungünstige ist, daß die ihm verbliebenen geistigen und körperlichen Kräfte zur höchstmöglichen wirtschaftlichen Selbständigkeit nur in einer Anstalt entwickelt werden können, welche über die eigens für diesen Zweck notwendige Vielheit ärztlicher und pädagogischer Einwirkungen gleichzeitig verfügt".

Die häufigsten einzelnen Krüppelleiden verteilten sich bei Heimbedürftigen nach dem Grundleiden folgendermaßen:

 1. Hochgradige Verkrümmung der Wirbelsäule . . . 9,3 %
 2. Knochen- und Gelenktuberkulose . . . . 12,5 „
 3. Fehlen eines Gliedes oder Gliedabschnitts . . . . 3,6 „
 4. Verunstaltung eines Körperteils . . . . 7,3 „
 5. Verrenkung eines Gelenks . . . . 7,2 „
 6. Allgemeine Rachitis . . . . 4,3 „
 7. Hochgradige Rachitis einiger Glieder . . . . . . 6,9 „
 8. X- und O-Beine . . . . 5,4 „
 9. Fußverkrüppelung . . . . 5,7 „
10. Progressive Muskelatrophie, Tics, Gliederstarre . . 3,1 „
11. Kinderlähmung . . . . 23,6 „
12. Andere Lähmungen . . . . 2,4 „

Von den gezählten Krüppeln waren mehr als 88 % geistig gesund, also bildungsfähig (davon schulpflichtig 97,8 %); schwachsinnig und blödsinnig waren unter den Schulpflichtigen nur 2,2 %. Nach der Zahl der heimbedürftigen Krüppel berechnet Biesalski das Bedürfnis in Deutschland auf etwa 60 Anstalten zu je 100 Betten, die besser nicht auf das flache Land, sondern an die Landgrenze von Großstädten gelegt werden.

Die Krüppelheime waren ursprünglich Wohltätigkeitsanstalten zur Unterbringung von Siechen, errichtet von Privatleuten; die erste Anstalt wurde vor etwa 80 Jahren in Süddeutschland errichtet; später stellten sich kirchliche Vereine an die Spitze; nach dem Vorbilde von Dänemark, in dem die Heimfürsorge einen größeren Aufschwung genommen hatte, ging man auch in Deutschland unter Führung von Ärzten mit der Ausdehnung der Einrichtung und Gründung interkonfessioneller Anstalten vor; aber erst in den letzten zehn Jahren ist vornehmlich dadurch, daß sich Ärzte, unter ihnen

Hoeftmann, Lange, Biesalski, Ludloff, Vulpius, an die
Spitze stellten und namentlich Biesalski die Grundsätze genau fest-
legte, die Krüppelfürsorge zu jener Höhe gelangt, welche die Entwicklung der Gegenwart kennzeichnet. Die Zahl der Heime hat
sich in ganz kurzer Zeit verdoppelt; gegenwärtig sind deren 58 in
Betrieb oder sind der Vollendung nahe; es stehen mehr als 4000 Betten
zur Verfügung, davon für evangelische 2819, für katholische 429,
interkonfessionelle etwa 1000.

Das Ziel, das Biesalski vorzeichnete, war es, den Krüppel
aus einem Almosenempfänger zu einem wenn auch beschränkt
erwerbsfähigen Menschen zu machen und dadurch nicht nur ihm
selbst die größte Wohltat zu erweisen, sondern auch der Gesamtheit zu nutzen, die, selbst wenn der einzelne nur 400 Mk.
jährlich verdient, statt wie bisher mindestens 400 Mk. für
seine Erhaltung zu beanspruchen, Millionenwerte erspart. Erwachsene Krüppel sind für die Erziehung, fast stets auch für
die Behandlung verloren; sie bleiben meist Renten- oder Almosenempfänger, sinken auch zu einem großen Teil zu Bettlern und
Landstreichern herab. Die Heimfürsorge muß also bei den Schulpflichtigen einsetzen, und für diese gehört „Klinik, Schule und
Handwerkslehre unter ein Dach". Der Arzt heilt oder bessert
mit Hilfe der unblutigen und blutigen Orthopädie unter Heranziehung aller diagnostischen und therapeutischen Methoden die
Erkrankung, der Lehrer sorgt für die erforderliche Schulbildung,
der Handwerksmeister bringt ihm die Befähigung zu einem
bestimmten Beruf bei. Die ärztliche Tätigkeit setzt den
vollständigen Apparat der chirurgischen und Nervenklinik voraus; eine Darstellung der bewundernswerten Fortschritte auf
diesem Gebiete der orthopädischen Chirurgie muß den Lehr-
büchern des Sonderfachs vorbehalten bleiben; nur als Beispiele
kühner und erfolgreicher Eingriffe mögen die Überpflanzung von
Knochenspangen aus der Tibia auf die Wirbelkörper zur Verhütung des Einknickens der Wirbelsäule über einem kariösen
Wirbel oder die Überpflanzung der Sehne eines aktiven Muskels
an die Angriffsstelle des gelähmten Antagonisten dienen. Die
Schule wird nach dem Lehrplan der Volksschule zur Erreichung
des Ziels derselben von ordentlichen Lehrkräften in Schulräumen
der Anstalt abgehalten; Bänke und Sitze müssen hierbei den
verschiedenen Leiden angepaßt sein; die Versäumnis durch
Operationen, Behandlung und Verschlimmerungen erfordert besondere Berücksichtigung; die Schonungsbedürftigkeit der Schüler
verlangt Kurzstunden; wegen der späteren Lebensziele ist Einführung des Handfertigkeits- oder sog. Werkunterrichts angebracht; für die geistig Minderwertigen bedarf es einer Hilfs-

klasse; wo irgend möglich, wird im Freien unterrichtet. Nach Beendigung der Schulzeit werden die Zöglinge in Lehrwerkstätten dem für sie geeigneten Beruf unter Anleitung von Innungsmeistern, die jedoch ihre ganze Kraft dem Unterricht widmen, zugeführt, wobei die Vorschriften der Handwerksinnung eingehalten werden; ein besonderer Fortbildungsunterricht ergänzt die Fachlehre; nicht mehr Heimbedürftige können diesen Teil im ambulanten Unterricht durchmachen. Die Wahl des Berufs hängt von der Art des körperlichen Leidens ab; Prothesen bei Gliederverlust und sinnreiche Hilfsapparate erleichtern die Ausbildung. Nach beendeter Lehrlingszeit wird die Gesellenprüfung vorschriftsmäßig abgelegt; dann können die so ausgebildeten Zöglinge ihrem Erwerb nachgehen, wobei das Mutterhaus erforderlichenfalls Arbeitsnachweis und Verkaufsvermittelung übernimmt. Dauernd Pflegebedürftige bleiben auch als Arbeitende im Heim. Schon jetzt hat sich für beide Geschlechter eine größere Anzahl von Berufen einbeziehen lassen; für Knaben findet sich Beschäftigung nicht nur in untergeordneten Betrieben, wie Korbflechten, Mattenflechten, Knüpfarbeit, Papparbeit, sondern es gelang fast in jedem Handwerk eine besonders geeignete Beschäftigungsart herauszufinden; für Mädchen gibt es außer Sticken, Stricken, Flechten und Perlarbeit noch zahlreiche kompliziertere Beschäftigungsmöglichkeiten unter Heranziehung geistvoll erdachter Hilfsapparate für nur teilweise gebrauchsfähige Glieder; die zuweilen künstlerischen Leistungen der Frauenarbeit rechtfertigen den Grundsatz, wenn irgend möglich zur Qualitätsarbeit auszubilden, welche bei höherem Verdienst kürzere Arbeitszeit und größere Schonung ermöglicht.

Der langjährige Aufenthalt großenteils Unbemittelter im Heim verursacht recht hohe Kosten, zumal da mit Recht wegen des gleichzeitigen Unterrichts ein höherer Tagessatz als in den Krankenanstalten beansprucht werden darf. Die bisher strittige Frage des zur Übernahme Verpflichteten wird jetzt die gesetzliche Lösung finden.

Die ambulante Krüppelfürsorge, die dem überhaupt nicht heimbedürftigen oder nach operativem Eingriff aus dem Heim entlassenen Krüppel zugute kommt, ist im Auslande, namentlich in Dänemark und England, die Hauptform der Fürsorge; sie beginnt jetzt aber auch in Deutschland Boden zu fassen, so in Bayern, wo der Johanniterorden die Organisation in die Hand genommen und namentlich in Nürnberg unter fachärztlicher Mitwirkung planmäßig durchgeführt hat, aber auch z. B. in der Provinz Sachsen und in Lübeck. Grundsätzlich sind die

Ziele die gleichen; im Mittelpunkt steht meistens die von den Krüppeln in Begleitung erwachsener Angehöriger aufgesuchte Beratungsstelle, in der auch alle diejenigen Behandlungsmethoden angewendet werden, deren poliklinische Durchführung möglich ist. Daneben findet Berufsberatung statt; der Besuch der Schüler ist in den Gemeindeschulen für einen größeren Bruchteil möglich. Wo sich dies wegen des Leidens verbietet, pflegen die Schulverwaltungen zu dem kostspieligen und für die Ausbildung meist nicht genügenden Mittel des Unterrichts in der Wohnung durch Hilfslehrkräfte zu greifen; hier sollte das Beispiel Londons Nachahmung finden, wo durch freiwillige Helferinnen allmorgendlich die schulfähigen, nicht heimbedürftigen Krüppel eines Bezirks gesammelt und durch den Omnibus einer eigenen Schule zugeführt werden, wo sie Unterricht und Verpflegung finden, und von wo sie nach Schluß der Schule ebenso zurückgeführt werden. Als Träger der ambulanten Fürsorge kommt zweckmäßig eine über die ganze Provinz ausgedehnte Wohlfahrtsvereinigung in Frage, der auch die leitenden Behörden, beamtete und Fachärzte angehören, die ihre Mittel aus freiwilligen Sammlungen und behördlichen Beiträgen gewinnt und die Mitarbeit der für die Durchführung in Betracht kommenden Kräfte sichert.

Nur ein, wenn auch zahlenmäßig unbeträchtlicher Teil der Verkrüppelungen ist nicht zu verhüten, soweit epidemische und sporadische Hirnerkrankungen sowie angeborene Mißbildungen die Ursache sind. Wirbelsäuleverkrümmungen, Knochentuberkulose, Rachitis und viele Verstümmelungen brauchen bei rechtzeitiger Erkennung der Anfangsstadien und zweckmäßiger Fürsorge in der überwiegenden Mehrzahl aller Fälle nicht zur Verkrüppelung zu führen; wo dies der Fall, sind Not, Unkenntnis, Leichtsinn und zerrüttete häusliche Verhältnisse der Grund für die körperliche Verwahrlosigkeit; hier hat also die vorbeugende Krüppelfürsorge in der Form der modernen Gesundheitsfürsorge ein weites Betätigungsfeld. Es gilt die Zahl der Fälle, welche Gegenstand der Krüppelheimfürsorge werden, zu verringern, und zwar nach den auf den anderen Gebieten bewährten Erfahrungen. Die Bedrohten suchen freiwillig die bereitwillig gebotene sachverständige Hilfe eben nicht auf; sie müssen darum herangeholt und durch gebotene Vorteile für die lange Zeit der Beobachtung festgehalten werden, anfangs durch gröbere, dem fehlenden Verständnis angemessene Mittel, wie Unterstützungen verschiedener Art in bar oder in anderer Form, die erst später durch gewonnenes Vertrauen und Verständnis sich ersetzen lassen,

welche die Anhänglichkeit sichern. Diese Kreise haben einen
Untergebrauch an ärztlicher Hilfe; daher muß für sie eine
Zwischenstelle bereitstehen zur Vermittelung zwischen der in ihrer
Gesundheit bedrohten Schicht und den Trägern der Fortschritte
medizinischen Könnens, durch deren Werben beide Teile erst in
Verbindung kommen, und deren Wirken unmittelbar zunächst
den Gefährdeten zugute kommt, mittelbar aber auch der Gesellschaft, welche gerade durch diese unheilbar gewordenen
Schäden am schwersten belastet wird. Spezifisch ist für diese
Verhältnisse der soziale Tiefstand, nicht aber die anatomische
oder ätiologische Lokalisation; es hängt vom Genius epidemicus
ab, ob die vernachlässigten Folgen der Masern zum Knochen-
fraß des Felsenbeins, zum Hornhautfleck, oder ob die Ver-
schmutzungsinvasion des Tuberkelbazillus zur Ansiedlung im
Hüftknochen führt; von der Lebenshaltung, ob die Rachitis
den Schädel oder die Glieder beteiligt; gemeinsam ist allen Fällen
die Verwahrlosung anfangs verhältnismäßig leicht auftretender
Leiden. Spezifisch ist ferner das Lebensalter der größten Bedrohung, das Alter des Kleinkindes; spezifisch die Methoden der
Fürsorge, die Früherkennung und Frühbehandlung von Anfangsstadien. Darum ist die vorbeugende Krüppelfürsorge kein
selbständiges Gebiet, sondern eine Teilaufgabe der Kleinkinderfürsorge, deren Ausbau in Angliederung an die Säuglingsfürsorge erst seit etwa einem halben Jahrzehnt in Angriff genommen ist.

Von denjenigen Formen der Knochenerkrankungen, welche
bei Vernachlässigung mit Verkrüppelung drohen und wo diese
durch Vorbeugung bewahrt werden können, interessieren wegen
ihrer durch die wirtschaftliche Lage bedingten außerordentlichen
Steigerung besonders die tuberkulösen Knochenerkrankungen.
Sie bedürfen besonderer Aufmerksamkeit der Ärzte um so mehr,
als bei rechtzeitiger Behandlung die Prognose günstig, bei Vernachlässigung die Folgen weniger für das Leben, als die Funktion
und das Fortkommen sehr ungünstige sind. Hier scheint sich
das Friedmannsche Verfahren der Einspritzung von Bazillen
der Kaltblütertuberkulose klinisch zu bewähren. Die größte
Beachtung verdienen aber auch die von Bier und Kisch geschaffenen Einrichtungen zur ambulanten Behandlung mit
natürlicher und künstlicher Sonnenbestrahlung, die zweckmäßig
bei der Unterbringung dieser Kinder unter einfachen Verhältnissen auf umfriedeten freien Plätzen zugleich mit Ernährungsfürsorge verbunden werden.

Der Schularzt kommt in der Mehrzahl aller Fälle schon zu

spät; er erhält sie zur Beobachtung in einem vorgeschritteneren Stadium, in dem die eigentliche Vorbeugung nicht mehr viel bewirken kann. Immerhin kann er durch Heranziehung der Walderholungsstätten, Waldschulen, der orthopädischen Schulturnkurse, Solbäder und Kinderheilstätten in einfacheren Fällen noch manchem Schaden Stillstand gebieten. Mehr kann die ihm unterstellte Schulhelferin tun, die in die Häuser größten sozialen Elends kommt und unter den jüngeren Geschwistern ihrer Pflegebefohlenen gar manchen für die Vorbeugung geeigneten Fall aufdecken wird. Ihre Werbearbeit ist in solchen Fällen nicht leicht; wo es ihr nicht gelingt, den Widerstand zu überwinden, ist als letztes Mittel die Beantragung der Fürsorgeerziehung am Platze.

Dies ist nach dem preußischen Fürsorgegesetz vom 2. Juli 1900 möglich. § 1 dieses Gesetzes lautet:

Ein Minderjähriger, der das 18. Lebensjahr noch nicht vollendet hat, kann der Fürsorgeerziehung überwiesen werden, wenn die Voraussetzung des § 1666 des Bürgerlichen Gesetzbuchs vorliegt und die Fürsorgeerziehung erforderlich ist, um die Verwahrlosung des Minderjährigen zu verhüten.

Dieser § 1666 lautet: „Wird das geistige oder leibliche Wohl des Kindes dadurch gefährdet, daß der Vater das Recht der Sorge für die Person des Kindes mißbraucht, das Kind vernachlässigt, so hat das Vormundschaftsgericht die zur Abwendung der Gefahr erforderlichen Maßregeln zu treffen." Diese Voraussetzungen finden sich außerdem bei Kindern von Trinkern vor, bei Unterlassung der Entfernung von Ungeziefer bei Schulkindern und ähnlichen Fällen. Man hat auch Fürsorgeerziehung zu beantragen versucht in einem Falle, in dem der schwer an Tuberkulose leidende Vater weder in die Entfernung der Kinder noch in seine Überführung in eine Heimstätte sich einließ. Die erste gerichtliche Entscheidung fiel zugunsten aus; weiter wurde hier die Angelegenheit nicht verfolgt; es wird als strittig angesehen, ob höhere Instanzen ebenso entschieden hätten. Es ist aber nicht unbedenklich, durch den gerichtlichen Eingriff die Trennung von Vater und Kindern bei einer unverschuldeten Krankheit erzwingen zu wollen und durch Zwangsmaßnahmen die auf Vertrauen beruhende Unterlage der Tuberkulosefürsorge zu erschüttern.

In der Richtung vorbeugender Krüppelfürsorge liegt noch die weitere, in der jüngsten Zeit nachdrücklich verfochtene, aber bisher nur in geringen Anfängen in die Tat umgesetzte Forderung des Deutschen Ausschusses für Kleinkinderfürsorge, daß die Sammelstätten der Kleinkinder, die Krippen, Kindergärten und Horte hygienisch auszugestalten, einer ständigen ärztlichen Aufsicht, gleich der der Schulen, zu unterstellen und der regelmäßigen Beobachtung der Fürsorgestellen für das Kleinkindalter zu unterwerfen sind. Wird aber diese Forderung erfüllt, so ergibt sich die weitere Notwendigkeit, die Ferienkolonien und ähnliche Einrichtungen, die heute fast überall nur dem Schulkind zur Verfügung stehen, auch dem Kleinkindalter zugänglich zu machen. Die Schwierigkeiten sind groß, denn das Schulkind versorgt sich selbst oder wird von den älteren Zöglingen unterstützt, es bedarf weniger Pflegepersonal, die Einrichtung ist beweglicher und wohlfeiler und kann deshalb einer größeren Zahl Bedürftiger zugute kommen. Aber wenn es heute schon möglich ist, das vorschulpflichtige Kind einer Sonderanstalt für Knochentuberkulose zu vielmonatiger kostspieliger und umständlicher Behandlung zu überweisen, sobald das Leiden einmal eingewurzelt war, so muß auch der Versuch gemacht werden, die einfacheren, der Vorbeugung und Kräftigung dienenden Anstalten dem Kleinkind zugänglich zu machen. Eine zweckmäßige, und wohlfeile Einrichtung ist von Frau Edinger in Frankfurt a. Main durchgeführt. Die gesundheitsbedrohten Kinder werden in Tageskolonien unter sachverständiger Aufsicht ins Freie geführt und hier namentlich mit Luftbädern behandelt. Wegen der Erfolge mehrerer Jahre ist die Einrichtung beachtenswert zur Ausfüllung der für das Kleinkindalter bestehenden Lücke.

Der Mittelpunkt aller Bestrebungen der Krüppelfürsorge ist die im Jahre 1910 gegründete „Deutsche Vereinigung für Krüppelfürsorge", welche die verschiedenen Ortsvereinigungen zusammenfaßt, eine eigene Zeitschrift herausgibt, regelmäßige Versammlungen abhält, und in deren Auftrag B i e s a l s k i einen 1911 in erster Auflage erschienenen, allen Gesichtspunkten gerecht werdenden, allgemein verständlichen Leitfaden der Krüppelfürsorge herausgegeben hat, der grundlegend ist, und dessen Inhalt auch für die hier vorliegende Darstellung ausgiebig benutzt worden ist.

VII. Fürsorge für Taubstumme und Blinde.

Von

A. Gottstein.

Unter Hinweis auf die kurzen Bemerkungen über Gebrechen im Abschnitt „Statistik"[1]) sollen hier die für die soziale Fürsorge wichtigen Gesichtspunkte ausführlicher behandelt werden.

Die Zahl der Fälle zeigt in Preußen in den letzten Jahrzehnten einen Rückgang, der für Taubstummheit geringer als für Erblindung ist und mit dem Absinken der Infektionskrankheiten zusammenhängt.

	Taubstumme		Blinde	
	absolut	auf 10 000 Einw.	absolut	auf 10 000 Einw.
1880	27 794	10,2	22 677	8,3
1910	34 804	8,7	20 953	5,2

Die Verteilung auf Altersklassen und Geschlechter war in Preußen 1910:

Jahre	Taubstumme				Blinde			
	männlich	weiblich	zus.	davon in Anstalten	männlich	weiblich	zus.	davon in Anstalten
	%	%	%	%	%	%	%	%
0—5	1,8	2,0	1,7	0,9	0,9	0,7	0,8	5,46
5—10	6,8	7,4	6,2	16,9	1,6	1,2	1,4	45,05
10—15	8,3	9,1	7,6	27,2	2,4	1,7	2,0	69,59
15—20	7,8	8,4	7,1	7,9	2,7	2,0	2,4	63,02
20—30	8,4	9,1	7.6	4,5	3,1	2,2	2,7	26,16
30—40	10,7	11,7	9,7	3,6	4,0	3,0	3,5	18,18
40—50	16,1	17,7	14,5	4,3	6,9	4,9	5,9	19,64
50—60	10,0	10,9	9.2	7,2	11,6	8,1	9.8	12,43
60–70	10,0	10,9	9,3	8,4	20,3	16,7	18,3	9,69
70—80	9,7	10,2	9,4	9,7	49,0	50,2	49,7	9,38

Insgesamt fanden sich von Blinden 15,61 % der Erwachsenen, 47,97 % der Kinder in Anstalten; bei Taubstummen betrug die Zahl insgesamt nur 8,9 %. Die Taubstummen sind in den einzelnen Provinzen·recht ungleichmäßig verteilt; ihre Zahl beträgt in den

---

[1]) Siehe S. 348.

östlichen Provinzen das Doppelte, in den westlichen und nördlichen die Hälfte des Durchschnitts (z. B. Ost- und Westpreußen über 16,5, Berlin 5,4, Schleswig-Holstein 4,9 auf 10 000). Bei den Blinden sind die Schwankungen nicht so hoch (Ostpreußen 7,6, Westpreußen 6,7, Berlin 5,3, Pommern 6,0, Rheinprovinz 4,8, Westfalen 3,6). Die Gründe der Unterschiede sind die immer wiederkehrenden: Häufung vermeidbarer Gesundheitsschäden in Gegenden geringerer Kultur. Als häufigste Ursachen der Gebrechen kommen in Betracht:

Erblindung

Angeboren	25,3 %	Syphilis	7,0 %
Trachom	2,0 „	Gehirnkrankheiten	5,5 „
Blennorrhoe	15,0 „	Verletzungen	10,0 „
Kinderinfektion	9,4 „	Hornhautentzündung	1,7 „
Andere akute Infektionen	6,2 „	Sehnervenschwund	5,9 „
Skrofulose	4,2 „	Glaukom	2,4 „

Taubstummheit

Angeboren	10,2 %	Masern	6,1 %
Hirnhautentzündung	20,7 „	Selbständige Ohrleiden	6,0 „
Epidemische Genickstarre	9,0 „	Kopfverletzungen	6,6 „
Andere Gehirnkrankheiten	13,0 „	Sonstige Erkrankungen	13,5 „
Scharlach	15,7 „		

Bei Taubstummheit findet sich häufiger als bei Erblindung Mitbeteiligung anderer Gebrechen. Von den rund 35 000 Taubstummen waren geisteskrank 1715, blind 141, blind und geisteskrank 71; von den rund 21 000 Blinden waren 538 geisteskrank, 141 taubstumm. Die Erwerbsaussichten der Taubstummen sind mannigfaltiger und daher besser als die der Blinden; gewisse Gewerbe, wie das Schneiderhandwerk, aber auch die Landwirtschaft, werden bevorzugt; durch fortschreitende Fürsorge sank die Zahl der Almosenempfänger von 1880—1910 von 9,6 auf 5,8 $^0/_{00}$; die entsprechenden Zahlen bei Blinden sind viel höher, 1880: 67,25 $^0/_{00}$, 1910: 34,12 $^0/_{00}$.

Im ganzen war die soziale Stellung 1910 auf je 1000

	Blinde	Taubstumme
Selbständig	81,35	97,1
Öffentliche und private Beamte	23,53	3,0
Gehilfen, Gesellen	28,35	208,1
Tagearbeiter, Dienstboten usw.	30,69	171,6
Rentner, Pensionäre	184,32	25,0

Ging schon seit längerer Zeit das öffentliche Bestreben dahin, die taubstumme und blinde Jugend schulfähig zu machen und in Bildungsanstalten unterzubringen, die neben dem angepaßten allgemeinen Unterricht noch die Berufsausbildung übernehmen, so ist durch das preußische Gesetz vom 7. August 1911 über die Beschulung blinder und taubstummer Kinder, welches am 1. April 1912 in Kraft trat, diese Frage endgültig geregelt.

Dieses Gesetz schreibt für Blinde mit dem vollendeten 6., für Taubstumme mit dem vollendeten 7. Jahre den S c h u l z w a n g vor, der bei körperlicher Minderwertigkeit hinausgeschoben werden darf, im allgemeinen sich auf 8 Jahre erstreckt, also mit dem 14. oder 15. Jahre endet, aber bei nicht erreichtem Ziel bis zum 17. oder 18. Jahre verlängert werden kann. Zu den blinden Kindern gehören diejenigen mit einem solchen Grade der Schwachsichtigkeit, daß er praktisch der Blindheit gleichgestellt werden kann; zu den taubstummen auch stumme und Kinder mit einem Hörrest, der zum natürlichen Erlernen der Sprache und Verstehen durch das Ohr nicht ausreicht. Über den Eintritt der Schulpflicht entscheidet die Schuldeputation, gegen deren Beschluß den Eltern das Beschwerderecht zusteht. Die der Schulpflicht unterliegenden Kinder müssen durch den Kommunalverband in einer Blinden- oder Taubstummenanstalt untergebracht und unterhalten werden; die Errichtung und Erhaltung der Anstalten ist ebenfalls Aufgabe dieses Verbandes (Provinz); die Kosten der Überführung und der ersten Ausstattung wie der Bestattung im Todesfalle fallen zu Lasten des Ortsarmenverbandes; beide Ausgaben sind von den Eltern wieder einzuziehen, falls sie dazu in der Lage sind. Die Kontrolle über die in das schulpflichtige Alter eintretenden hingehörigen Kinder liegt den Gemeinden ob; zu diesem Zwecke haben sie alljährlich eine öffentliche Aufforderung zur Meldung nach vollendetem 4. Lebensjahr ergehen zu lassen und von dem Ergebnis der Regierung eine Nachweisung einzureichen. Ein halbes Jahr vor dem nächsten Einschulungstermin hat eine ärztliche Untersuchung durch den beamteten Arzt stattzufinden, der ein sehr eingehender Fragebogen mit 29 Fragen über Familien- und Vorgeschichte, augenblicklichen Befund und abschließender gutachtlicher Äußerung über die Schulfähigkeit zugrunde liegt.

Es bestehen in Preußen 48 T a u b s t u m m e n a n s t a l t e n und -Schulen, deren eine in Berlin dem Staate gehört, 35 den Provinzen (zu etwa je 3 in jeder), 2 von Bezirksverbänden, 4 von Städten und 6 von Wohltätigkeitsanstalten betrieben werden. Darunter sind 20 Internate, von denen die größeren (13) zugleich mit Externaten verbunden sind. An diesen Anstalten werden etwa 5000 Schüler von gegen 600 besonders vorgebildeten Lehrkräften, unter denen sich auch Fachlehrer befinden, unterrichtet; über jedes Kind wird ein genauer Fragebogen geführt; die Grundlage des Unterrichts ist das Mundableseverfahren. In den Taubstummenanstalten ist die Trennung in Gruppen nach der Befähigung noch viel nötiger als in den Gemeindeschulen und deshalb planmäßig durchgeführt. Das Ableseverfahren befähigt vollintelligente Taubstumme in höherem Grade zum Verkehr mit Vollsinnigen als die Möglichkeiten der Ausbildung Blinder.

Der Unterricht in den Blindenschulen einschließlich der hier dringenderen Berufsvorbildung verfügt über eine längere Geschichte. Die erste Blindenunterrichtsanstalt wurde 1785 in Paris errichtet, wenige Jahrzehnte später folgte Deutschland diesem Beispiel. Jetzt bestehen in Preußen 17 Blindenschulen, die 1914 eine Zahl von 2064 Zöglingen hatten, darunter 1193 Schüler; ihre Unterhaltungskosten betrugen etwa 2 Mill. Mk.; an ihnen sind etwas mehr als 100 allgemeine Lehrkräfte beschäftigt, zu denen noch etwa 40 technische Lehrer und 80 Handwerksmeister als Lehrkräfte kommen. Der Blindenunterricht geht dank fortgeschrittener Hilfsmittel (Blindenpunktschrift mit Kurzschriftverfahren für Textschreiben und Textlesen einschließlich Notendruck in eigenen Druckereien für Blindendruckschriften; besondere Zeitschriften und Büchereien; Relieflandkarten und Modelle, Rechenmaschinen, Schreibmaschinen, besondere Spiele usw.) sehr ins einzelne und vermag auch den Forderungen höherer Bildung durch seine Einrichtungen zu genügen. Neben dem eigentlichen Schulunterricht spielt die Berufsunterweisung eine große Rolle; die Zahl der dem Erwerb dienenden Berufe ist aber eine geringere als bei den Taubstummen (Seilerei, Bürstenmacherei, Korbflechten, Stuhlflechten, Modellieren, Drucken und Setzen, Klavier- und Orgelspiel). Dementsprechend sind auch die Erwerbsverhältnisse nicht allzu günstige und das jährliche Einkommen der besonderen Blindenberufe nicht hoch. Für Taubstummenblinde gibt es in Preußen nur eine Anstalt in Nowawes bei Berlin; sie hat wenige Schüler, denen auch Berufsunterweisung zuteil wird, und ist natürlich mehr Heim als Schule.

Da überdies die Bewegungsmöglichkeiten der Blinden im Verkehr namentlich der Großstadt behinderter sind als die der Taubstummen, da sie auch im Heim mehr auf fremde Hilfe angewiesen sind als diese, so hat die private Blindenfürsorge hier ein reiches Betätigungsfeld gefunden; es haben sich große Vereinigungen gebildet, welche Beschäftigungsanstalten für Blinde, Heimstätten und Asyle für die verschiedenen bedürftigen Altersklassen unterhalten und leiten, geistige Anregung und Unterhaltung vermitteln, aber auch für Nachweis und Verwertung von Arbeit sorgen. Während die Asyle der Unterbringung der Erwerbsunfähigen dienen, bezwecken die mit Arbeitsstätten verbundenen Blindenheime die wirtschaftliche Hebung. Die Erfolge sind besser bei den in der Jugend Erblindeten; immerhin vermögen durch verschärfte Tätigkeit anderer Sinnesorgane, namentlich des Tastapparates, auch in höherem Alter Erblindete zuweilen zu einer erstaunlichen Leistung zu kommen; größere Fabrikunternehmen, besonders der Feinmechanik, haben einzelne Betriebsformen durch sorgfältige Anpassung an die Möglichkeit der Bedienung durch Blinde unter Ausschluß der Verletzungsgefahr durch sinnreiche, automatisch wirkende maschinelle Einrichtungen den Blinden zugänglich gemacht, wobei besonders das Interesse für die Kriegsblinden fördernd wirkte. Diese Schöpfungen sind geeignet, die Frage der Beschäftigung Blinder in gehobenen industriellen Betrieben überhaupt zu fördern.

Die Not der Kriegsblinden hat auch für die Geistesarbeiter besondere Einrichtungen geschaffen; auch für den Unterricht in akademischen Berufen, dem durch die Schwierigkeit der Beschaffung des Unterrichtsmaterials Grenzen gezogen sind, wurden in Marburg zusammenfassende Einrichtungen geschaffen. Die Aussichten des Unterrichts und der Beschäftigung Kriegsblinder mit zentralen Ursachen sind natürlich erheblich weniger günstig als bei peripheren Zerstörungen.

Das häufige Vorkommen schwerer Seh- und Hörstörungen in den Schulen von geringerem Grade als dem der Taubstummheit und Erblindung hat besondere Einrichtungen in der Schule nötig gemacht (s. Gastpar S. 158). Für die beginnende Wirkung der sozialärztlichen Fürsorge im Kleinkindesalter ist es von Wichtigkeit, daß in gut in dieser Richtung vorsorgenden Großstädten die Zahl der Insassen der Schwerhörigenklassen oder -Schulen trotz wachsender Erfahrung der bei der Auswahl mittätigen Lehrer und Fachschulärzte im Stillstand oder sogar in der Abnahme begriffen ist. Man darf daraus die Hoffnung herleiten, daß es auf denselben Wegen möglich werden wird, die Zahl der vermeidbaren Fälle von Erblindung und Ertaubung im Kindesalter noch mehr einzuschränken. Aber auch hier bedarf es der Aufmerksamkeit des beteiligten Fürsorgearztes für die Tragweite der Frage.

C. Allgemeiner Teil.

I. Statistik.

Von

A. Gottstein.

Die Statistik ist zugleich Wissenschaft und Methode. Als Wissenschaft hat sie die Aufgabe der „exakten zahlenmäßigen Untersuchung der Erscheinungen der menschlichen Gesellschaft" (Lexis). Als Methode bezweckt sie durch Vergleichung von Zahlenreihen, welche durch systematische zahlenmäßige Massenbeobachtung gewonnen sind, typische Gruppenmerkmale festzustellen (Conrad); sie wird so Hilfsmittel der Ursachenforschung, nicht aber diese selbst. Als solches Hilfsmittel dient sie dem Biologen zur Kontrolle für die Bestätigung oder Beanstandung seiner durch Versuch und Beobachtung gewonnenen Schlüsse.

Man teilt zweckmäßig die Statistik in drei ihren Zielen nach verschiedene Abschnitte, die berufliche oder amtliche Statistik, die beschreibende Statistik, deren wesentlicher für den Sozialarzt in Betracht kommender Abschnitt die Bevölkerungsstatistik ist, und die angewandte Statistik oder statistische Arithmetik. Da die letztere sich auf die Vorarbeiten und Feststellungen der beiden anderen Abschnitte stützt, sie voraussetzt und die Ergebnisse fertig entlehnt, können ihre Grundsätze vorweg genommen werden. Der Arzt und Hygieniker treibt, wenn er sich von der Wirkung einer Maßnahme Rechenschaft geben will, bewußt oder unbewußt angewandte Statistik, sei es, daß er die Ergebnisse einer Reihe von Laboratoriumsversuchen zusammenfaßt oder den Erfolg eines Heilmittels, einer Operationsmethode oder einer hygienischen Maßnahme wie etwa eines Schutzverfahrens usw. feststellen will. Er kommt hierbei mit den allereinfachsten rechnerischen Methoden aus, auch an die gedankliche Vorarbeit für die Vorbereitung der Ansätze werden recht geringe Anforderungen gestellt, und dennoch hat die Anwendung der Statistik in der Hand des Mediziners zutreffend einen sehr schlechten Ruf. Eine nur wenige Sätze einschließende Überlegung der Tragweite der Methoden und ein bißchen Nachdenken genügt aber, um die wesentlichen Fehler vermeiden zu lernen.

„Die Seele der (sc. angewandten) Statistik ist der Vergleich." Will man sich von dem Einfluß eines Faktors durch zahlenmäßige Betrachtung Rechenschaft geben, so stellt man je zwei oder mehr Gruppen von Beobachtungen in Vergleich, die sonst an sich vollständig gleichartig sind und sich nur durch diesen Faktor unterscheiden. Man setzt hier dann die zahlenmäßigen Werte gegenüber. Der gesuchte Faktor kann von verschiedenster Art sein; als Beispiel diene die Serumbehandlung der Diphtherie, der Einfluß der Sonnenhitze auf die Säuglingssterblichkeit, die Tuberkulosesterblichkeit nach dem Lebensalter. Bezeichnet man z. B. die Diphtheriesterblichkeit ohne Serumbehandlung mit A, den Einfluß der Serumbehandlung mit x und entnimmt man dann aus der beschreibenden Statistik die entsprechenden Werte für die Sterblichkeit mit oder ohne Serumanwendung gleich m und n, so erhält man die Proportion $A : x = m : n$ oder, was dasselbe sagt, $m x = b$. Auf diese schematische Form läßt sich jeder statistische Vergleich ohne weiteres zurückführen. Nun weiß jeder Rechner auf elementarer Stufe, daß m und b entweder unbenannte Zahlen oder gleichnamige benannte sein müssen, wobei dann die Benennung auf beiden Seiten sich aufhebt. Sind aber m und b ungleichnamig, so heißt die Gleichung eben $m y x = b z$; man muß sie, wie der Schüler in der Quarta, gleichnamig machen durch Einführung einer gemeinsamen höheren Einheit oder durch Einsetzung bekannter Größen für y und z. Die meisten der den Ärzten gemachten Vorwürfe über falsche Anwendung der Statistik beruhen letzten Endes darauf, daß aus Unkenntnis der Bedeutung der eingesetzten Werte oder aus Gedankenlosigkeit m und b als gleichnamig aus den gedruckten Tabellen einfach übernommen werden, und zwar ohne sorgfältige Prüfung des Zutreffens. Das häufigste Vergehen ist, daß man die Gesamtsterblichkeit z. B. zweier Städte oder Länder gegenüberstellt, ohne zu berücksichtigen, daß die Zusammensetzung ihrer Bestandteile, wie z. B. der Altersklassen, sehr verschieden sein kann; da aber Säuglinge und Greise eine höhere Sterblichkeit haben, so wird ein Land, in dessen Altersbesetzung diese Klassen stärker vertreten sind, an sich eine größere gesamte Sterblichkeit haben, auch etwa ohne das verschiedene Klima, dessen Einfluß erfragt werden sollte. Noch größer aber ist der zweite häufige Fehler, daß man überhaupt nicht den erfragten Wert mit demjenigen in Vergleich setzt, der sich von ihm nur durch das Fehlen des gesuchten Faktors unterschied, sondern daß man ohne weiteres aus der Beobachtungszahl selbst schon Schlüsse zieht. Man geht dann genau so vor, wie etwa ein Experimentator, der in seine Versuchsreihe keine Kontrollversuche einschließt. Und doch ist dieser Fehler, der jede Selbsttäuschung zuläßt, auch bei der klinischen und hygienischen Beobachtung alltäglich und in der Geschichte der Medizin verewigt. Man hat unzählige Male Heilmittel und Operationsverfahren empfohlen, jahrelang angewendet und als erfolgreich gelten lassen, ohne je den Ablauf der Krankheit ohne diese Methoden zum Vergleich heranzuziehen. In der angewandten Statistik ist dies Vorgehen geradezu unerträglich und geschieht doch täglich durch ungewandte Beobachter, die stolz auf die neue Entdeckung sind. Ergibt z. B. der Vergleich, daß unter 1000 Todesfällen 75% Einwohner mit einem Einkommen unter 1500 Mk. sich befinden, so beweist dies noch nicht die Übersterblichkeit der Armut, wenn man nicht vorher feststellt, wie groß der Anteil der ebenso niedrig Zensierten unter der lebenden Bevölkerung überhaupt ist. Sind unter den Einwohnern 66% mit Einnahmen unter 1500 Mk., so müssen auf sie eben an sich schon $^2/_3$ aller Todesfälle kommen und sogar noch mehr, falls unter ihnen mehr Kinder sind als in der anderen Gruppe. Wenn der Vergleich

der Totgeburten zweier Länder große Unterschiede ergibt, so muß
man zuerst prüfen, ob nicht, wie tatsächlich der Fall, in dem einen
Lande die schon bei der Geburt toten, in dem anderen die in den
ersten Stunden nach ihr Verstorbenen eingerechnet sind. So selbstverständlich diese Forderung, nur gleichartiges gegenüberzustellen,
ist, so häufig bleibt sie unbeachtet. Daher sollte man es sich zur
Regel machen, selbst dann, wenn man nach gewissenhafter Prüfung
einen wichtigen Unterschied findet, immer erst an einen übersehenen
Fehler im Ansatz zu denken, ehe man einen entscheidenden Schluß
zieht. So haben z. B. Wilmersdorf und Neukölln, der reichste und
ärmste Vorort Berlins, eine auffallend niedrige Diphtheriesterblichkeit gegenüber Berlin selbst. Der Fernstehende kann nicht wissen,
daß die von ihnen belegten Krankenhäuser außerhalb ihres Weich-
bildes im Kreise Teltow liegen; die schwerst Kranken werden diesen
Anstalten überwiesen und die Todesfälle im Kreise als Verstorbene gebucht. Aus demselben Grunde ist die Sterblichkeit kleiner Universi-
tätsstädte, deren große Krankenhäuser die Nachbarschaft versorgen,
abnorm hoch. Im Jahre 1918 fiel die ungewöhnlich hohe Tuberkulosesterblichkeit einiger deutscher Städte auf, eine Rückfrage bestätigte
die Vermutung, daß große Gefangenlager und Lazarette beteiligt
waren. Der Vergleich mit früheren Jahren und anderen Städten
beruhte also auf geänderten Vorbedingungen.

Außer dieser elementaren Forderung der Vergleichskontrolle und
der Gleichnamigkeit der gegenübergestellten Zahlen muß aber noch
eine zweite Bedingung im Ansatz erfüllt sein; die Massen, aus denen
man Schlüsse ziehen will, müssen eine bestimmte Größe haben.
Es handelt sich bei der statistischen Arithmetik wissenschaftlich um
die Anwendung der Wahrscheinlichkeitsrechnung; in beiden
verglichenen Zahlengruppen stecken noch zahlreiche kleinere zufällige
Verschiedenheiten, die gar nicht berücksichtigt werden können, die
sich aber gegenseitig um so sicherer aufheben, je größer die Be-
obachtungsmasse ist. Die Wahrscheinlichkeit, beim Würfeln auf je
6 Wurf einmal die 6 zu treffen, wächst mit der Zahl der Würfe, und die
Abweichung von diesem Ergebnis, der zu erwartende Fehler, ist um
so größer, je geringer die Zahl der Würfe. Die Wahrscheinlichkeitsrechnung gibt Methoden zur Feststellung der Größe des Fehlers und
seiner Abhängigkeit von der Zahl der Beobachtungen an, sie sind
meist nicht elementar, und selbst die häufig angewandte Formel
von Gavarret erfordert Logarithmen. Für die häufigste Fragestellung, die Zahl der Todes- oder Erkrankungsfälle unter einer bestimmten Beobachtungszahl, gibt Westergaard die einfache Regel
an, daß der zu erwartende Fehler annähernd gleich der Quadrat-
wurzel aus den Todes- oder Erkrankungsfällen ist. Diese Regel
reicht praktisch aus, um zu erproben, ob Schlußfolgerungen zulässig
sind. Will man z. B. feststellen, ob die Typhusschutzimpfung von
Erfolg war, und findet man dann, daß von den nicht Geimpften im
nächsten Vierteljahr 20%, von den Geimpften 12% erkrankten, so
ergibt bei 100 Fällen die Wurzel 4,4 bzw. 3,4; die Werte lägen
also zwischen 24,4 und 15,6 bzw. 15,4 und 8,6; ein Schluß aus
100 Fällen wäre demnach trügerisch. Bei 2000 Beobachtungsfällen
und dem gleichen Prozentsatz von 400 und 240 Erkrankungen betragen die Fehlerschwankungen 380—420 und 225—255; hier sind
die Unterschiede beider Gruppen recht bedeutend. Daraus ergibt
sich ferner, daß man aus weniger als 100 Fällen keine Prozent-

berechnungen anstellen soll; man kann zwar aus mehreren tausend Beobachtungen schließen, wie sich jedes Hundert verhält, nicht aber aus einigen vierzig Fällen; man bringt dann unbekannte Fehler hinein, die ein exakter Rechner dem Mediziner mit Recht vorwirft, denn schon die erste Dezimale ist wahrscheinlich falsch.

Überhaupt ist stets zu bedenken, daß die erhaltenen Zahlen nicht Prozentwerte, sondern Wahrscheinlichkeitswerte sind. Es heißt nicht, wenn von 100 Cholerakranken 50 sterben, daß die Sterblichkeit 50% beträgt, sondern daß die Wahrscheinlichkeit der an Cholera Sterbenden $= \frac{1}{2}$ ist, also gleich der der Genesung. Daher ist es ein weiterer häufiger Fehler, zwei erhaltene Wahrscheinlichkeitswerte nochmals in prozentuale Beziehung zu setzen, etwa derart, daß man die prozentual ausgedrückte Tuberkulosesterblichkeit zweier Jahre vergleicht und daraus, daß 1880 etwa 34% und 1909 15% starben, eine Abnahme um mehr als 100% feststellt. Wenn im Jahre 1901 in Preußen 325 Menschen und im Jahre 1905 nur 77 an Pocken erkrankten, so wäre das eine Abnahme von 400%; tatsächlich war die Wahrscheinlichkeit zu erkranken, in beiden Fällen geringer als $1 : 100000$, und nur darauf kommt es an. Aber schon kleinere Abnahmen der Tuberkulosesterblichkeit lassen bei ihrer Häufigkeit auf wirksame Einflüsse schließen; sinkt die Sterblichkeit auch nur von 30 auf 20 von 10000 Lebenden, so verhalten sich die Wahrscheinlichkeiten wie $\frac{1}{3000} : \frac{1}{5000}$, und das ist ein ganz beträchtlicher Unterschied.

Vergleicht man, was stets zulässig, nicht zwei, sondern gleich reihenweise zahlreiche Beobachtungsgruppen, wie Jahresmonate oder die Sterblichkeit im Verlauf mehrerer Dezennien, die Körperlängen eines Schülerjahrgangs, so empfiehlt sich eine namentlich in der Lebensversicherungsmathematik häufig angewendete elementare Methode. Man berechnet den arithmetischen Durchschnitt, setzt ihn gleich 100 und reduziert auf ihn jede einzelne Zahl, deren Abweichung von 100 dann auch graphisch sehr leicht darstellbar ist. Bei dem Vergleich von Kalendermonaten pflegt man auf den Durchschnitt nicht von 1000, sondern von 1200 zu berechnen. Auch bei diesen Durchschnittsberechnungen zeigt sich die Bedeutung der großen Zahl. Will man z. B. das Durchschnittsalter der Scharlachtodesfälle errechnen, so wird es bei etwa 30 Fällen durch den Zufallstod eines 40jährigen stark erhöht; unter 300 Todesfällen verschwindet aber ein so seltener Fall fast ohne Eindruck.

Die Gleichung der angewandten Statistik ergibt bei Beachtung aller Vorsichtsmaßnahmen nur, daß ein besonderer Faktor im Spiele ist und wie hoch er anzuschlagen ist; sie läßt aber zunächst keinen Schluß zu, ob dies unmittelbar oder über zahlreiche Zwischenglieder zutrifft. Das erstere ist sogar der seltenere Fall, wie z. B. in der Gegenüberstellung des erschwerten Alkoholgenusses im Kriege und der außerordentlich starken Abnahme akuter Alkoholerkrankungen; meist aber sind mehrere Zwischenglieder vorauszusetzen und durch Teilung des Materials gesondert zu studieren, wie z. B. beim Vergleich der Vermögenslage und der Sterblichkeit an Tuberkulose und an nicht tuberkulösen Lungenerkrankungen; denn die Vermögensverhältnisse beeinflussen zugleich Ernährung, Kleidung, Wohnung, Ergiebigkeit ärztlicher Hilfe, Verständnis für private Gesundheitspflege usw. Schlinßlich folgt nicht ohne weiteres aus der Gleichung, was Ursache und was Wirkung ist. Je mehr Diphtherieantitoxineinheiten eingespritzt werden, desto höher die Sterblichkeit, weil natürlich bei schwereren Fällen mehr gewagt werden muß. Je weniger Ärzte, desto höher die Kindersterblichkeit an akuten Infektionen, aber deshalb, weil in unkultivierten, den Arzt seltener beanspruchenden Gegenden sich die genügende Anzahl Ärzte nicht halten kann. Nur wer den alten Spruch beherzigt: „Observationes et numerandae sunt et perpendendae", soll angewandte Statistik treiben.

Eine gewisse Schwierigkeit machen dem Anfänger die drei verschiedenen Darstellungen der Sterblichkeitsmessung. Man berechnet zunächst die Sterblichkeit an allen oder an bestimmten Krankheiten auf die Zahl der Lebenden (Mortalität); daß hierbei zur Ausscheidung von Ungleichheiten die Teilung nach Altersklassen meist voranzugehen hat, wurde schon betont. Dann berechnet man aber auch die Beteiligung der verschiedenen Todesursachen auf alle Todesfälle einer bestimmten Einheit (relative Mortalität). Beide Methoden sind brauchbar, doch müssen sie gemeinsam miteinander verbunden benutzt werden, um Urteilstäuschungen zu vermeiden; im Säuglingsalter fallen z. B. nur 1,2 % aller Todesfälle auf Tuberkulose, sie spielt also als Todesursache gegenüber Entwicklungsstörungen und Magendarmkatarrhen eine sehr untergeordnete Rolle; auf 1000 Lebende jedes Alters berechnet ist aber die Tuberkulosesterblichkeit der Säuglinge mit der Zahl von etwa 2,1 höher als in den meisten anderen Lebensaltern. Umgekehrt hat das Schulkindalter die geringste Sterblichkeit aller Altersklassen insgesamt und an Tuberkulose; unter den Todesfällen aber tritt die Tuberkulose mit etwa 18 % besonders stark hervor. Graphisch kann man sich dies sofort klar machen, wenn man die Sterblichkeit jeder Altersklasse auf die Zahl der Lebenden als Säulen aufzeichnet und in diesen die einzelnen wichtigsten Todesursachen schraffiert einträgt. Drittens unterscheidet man noch die Letalität, das Verhältnis der Verstorbenen zu den Erkrankten. Auch hier tut man gut, die Letalität in Morbidität und Mortalität noch zu zerlegen. Hygienische und therapeutische Maßnahmen von Erfolg setzen, schematisch betrachtet, beide die Mortalität, das Verhältnis der Gestorbenen zu den Lebenden herab, die ersteren, wie z. B. die Typhusprophylaxe, durch Städtereinigung, indem sie die Morbidität verringern, ohne die Letalität zu verändern; die letzteren, wie z. B. eine wirksame Therapie, indem sie ohne Änderung der Morbidität die Letalität herabsetzen.

Von den Methoden der Darstellung benutzt die angewandte Statistik diejenigen der beschreibenden. Die Technik kann sich hierbei auf die einfachsten Formen, wie Tabellen und auf graphische Darstellung im rechtwinkligen Koordinatensystem beschränken, wobei das käufliche Millimeterpapier gute Dienste leistet; nur müssen die Maßstäbe gleich gewählt werden, sonst rufen fälschlich zu steile oder zu flache Kurven beim Vergleich Urteilstäuschungen hervor. Vergleicht man mehr als zwei Vorgänge, so muß man Doppelkurven nehmen; die dreidimensionale Darstellung ist zu kompliziert.

Als Beruf stellt die Statistik die Tatsachen zusammen, die sich aus der Massenzählung ergeben; hierfür ist die Zuverlässigkeit der Zählung Bedingung; es bedarf daher planmäßigen und einheitlichen Vorgehens für die statistische Aufnahme, welche entweder durch amtlich angeordnete Zählung die Gesamtheit der in Betracht kommenden Kreise erfaßt oder minder zuverlässig als Enquete oder Erhebung sich auf Teilgruppen erstreckt, und welche, wo die Antwort nicht in Zahlenangaben erfolgt, sich auf Erörterung bestimmter Fragen stützt. Für beide Formen ist Schärfe der Fragestellung von entscheidender Bedeutung; daher bedarf die Aufstellung des Fragebogens besonderer Sorgfalt. Die Fragestellung muß einfach, knapp und klar sein, so daß auch die Antwort ganz eindeutig erfolgen kann. Zur Antwort dienen meist besondere Zählkarten. Doppelzählungen oder Auslassungen sind zu vermeiden, zweifelhafte oder unzureichende Angaben durch Rückfragen richtigzustellen; der Zählung oder Aufnahme folgt die Aufbereitung des Materials, bei größeren Zählungen unter Zuhilfenahme mechanischer Hilfsmittel, wie der Zählmaschinen. Die Ergebnisse werden in Tabellen zusammengestellt, die sämtliche Gegenüberstellungen berücksichtigen, ·welche die Fragen zulassen; die Ergebnisse werden, mehr oder weniger ausgiebig zu Schlußfolgerungen weiterverarbeitet, in Quellenwerken veröffentlicht. Der Charakter der Zählungen macht sie in der Mehrzahl aller Fälle zu einer amtlichen Aufgabe von Behörden; diese nehmen entweder periodische Zählungen in regelmäßigen Zwischenräumen vor; von diesen sind die (in Deutschland alle fünf Jahre stattfindenden) Volkszählungen die wichtigsten; es ist zugelassen, daß bei dieser Gelegenheit Gemeinden noch besondere Fragen auf den Zählkarten stellen. Oder es finden regelmäßige Fortschreibungen bestimmter meldepflichtiger Vorgänge statt, wie Geburten und Todesfälle, die dann in regelmäßigen Zeitabschnitten verarbeitet werden. Außer den Behörden des Reichs und der Staaten treiben auch die größeren Gemeinden amtliche Statistik und können hierbei bestimmte Sonderfragen eingehender bearbeiten.

Obgleich die Geschichte der Volkszählungen bis ins Altertum und Mittelalter zurückgeht, liegt für Vergleiche brauchbares Quellenmaterial, mit Ausnahme von gröbsten Zahlen und von Angaben für kleinere Bevölkerungskreise, nur für wenige Jahrzehnte der Vergangenheit vor. Staatliche statistische Ämter wurden in Europa erst zu Ende des achtzehnten und Anfang des neunzehnten Jahrhunderts errichtet und arbeiteten anfangs mit Unterbrechungen. Die Veröffentlichungen des Deutschen Reichsgesundheitsamts beginnen mit dem Jahr 1877, diejenigen der deutschen Großstädte zuweilen früher, oft später. Die im

Jahre 1853 von Quetelet begründeten statistischen Kongresse, seit 1887 in ein internationales statistisches Institut umgewandelt, dienen der Frage der Einheitlichkeit bei den Erhebungen und bearbeiten allgemeine Probleme.

Von wichtigsten Quellenwerken seien hier genannt: Statistik des Deutschen Reichs, die Statistik der einzelnen Bundesstaaten, die Veröffentlichungen des Reichsgesundheitsamts, das „Gesundheitswesen des preußischen Staates", das „Statistische Jahrbuch deutscher Städte"; von Handbüchern seien erwähnt: Westergaard, „Morbidität und Mortalität", 2. Aufl. 1902; Prinzing, „Handbuch der medizinischen Statistik" (1906); Kisskalt, Einführung in die Medizinalstatistik (1919). Wertvolles Material bringen auch die Heeresstatistiken und die Veröffentlichungen der Lebensversicherungsgesellschaften.

Bevölkerungsstatistik. Die Bevölkerungsstatistik ist ein Teil der Bevölkerungslehre. Diese zerfällt in die Bevölkerungstheorie, welche die Methoden entwickelt und hierbei auch nicht elementare mathematische Verfahren anwendet, in die Bevölkerungsstatistik und die Bevölkerungspolitik. Die letztere versucht die Ergebnisse der Bevölkerungsstatistik in die Tat umzusetzen, z. B. in der Frage der Geburtenabnahme und der Beziehungen von Vermögenslage und Erkrankungszahl. Gerade der Sozialarzt ist berufen, unter strenger Wahrung seiner Methoden praktische Bevölkerungspolitik zu treiben, und bei der augenblicklichen Lage der Volksgesundheit ist seine Mitarbeit besonders dringlich.

Die Bevölkerungsstatistik beschäftigt sich mit dem Zustand der Bevölkerung in einem gegebenen Zeitpunkt und den Veränderungen, welche ihm vorausgehen und folgen; diese Veränderungen sind durch biologische und gesellschaftliche Vorgänge veranlaßt; die biologischen Einflüsse können normale und pathologische sein; die ersteren umfassen Eheschließung, Geburt und die physiologischen Vorgänge der einzelnen Lebensalter, die letzteren Krankheit und Tod; mit ihnen befaßt sich die medizinische Statistik im engeren Sinne.

In jeder abgeschlossenen Bevölkerung sind sämtliche Altersklassen gleichzeitig vertreten; unter der Einwirkung normaler biologischer Entwicklung stehen sie in einem bestimmten zahlenmäßigen Verhältnis zueinander, welches als das der normalen Altersbesetzung bezeichnet wird. Verschiedene Einflüsse, wie ungewöhnliche Geburtenabnahme, gesteigerte Zu- oder Abwanderung bestimmter Altersklassen und Geschlechter, frühzeitige Abnutzung der höheren Alter durch Berufsschädigung oder das Gegenteil, rufen die unnatürliche Altersbesetzung hervor, welche besonders in Groß- und Weltstädten, aber auch in Industriegegenden eintritt. Auch bei dem normalen Altersaufbau laufen die Kurven beider Geschlechter nicht parallel infolge ihrer verschiedenen Sterblichkeit. Berücksichtigt man diese Unterschiede nicht, so sind arge Trugschlüsse möglich.

Altersaufbau 1900 auf 1000 Lebende.

	Deutsches Reich	Berlin		Deutsches Reich	Berlin
0—.5 Jahre	130,8	91,1	40—50 Jahre	101,0	118,7
5—10 ,,	113,6	84,4	50—60 ,,	77,6	77,0
10—15 ,,	103,6	78,7	60—70 ,,	51,5	39,8
15—20 ,,	94,4	90,5	70—80 ,,	22,7	16,1
20—30 ,,	169,7	226,2	Über 80 ,,	4,8	3,3
30—40 ,,	131,3	170,4	Unbekannt	0	0,8

Um Vergleiche zu ermöglichen, legt man eine „Standart"bevölkerung mit konstanter Altersbesetzung zugrunde, auf welche eine Umrechnung stattfinden kann, für Deutschland diejenige des Jahres 1910.

Eine Bevölkerung wächst durch die Geburten, vermindert sich durch den Tod. Beide Vorgänge sind verschiedenen Bedingungen und Schwankungen unterworfen, bei der Betrachtung aber nicht zu trennen; da die Geburten fast stets überwiegen, ist der Geburtenüberschuß das Maß für die Zunahme einer Bevölkerung, die im geometrischen Verhältnis stattfindet; der Zeitpunkt für die vermutliche Verdoppelung einer Bevölkerung, nach der Zinseszinsrechnung feststellbar, hängt hauptsächlich von der Größe des Geburtenüberschusses ab; dieser wieder ändert sich mit den gleichgerichteten oder entgegengesetzten Schwankungen beider Faktoren.

Geburten. Für die Geburten kommt zunächst die Frage der Reife in Betracht. Für Fehlgeburten besteht nur in wenigen Städten Meldepflicht; da ein großer Teil gewollt und strafbar ist, sind von ihr zuverlässige Angaben nicht zu erwarten; man ist auf Schätzungen aus kleineren Erhebungen mit ihren zahlreichen Fehlerquellen angewiesen; man nimmt an, daß 8—10 % der Schwangerschaften durch Fehlgeburt enden; doch ergab z. B. eine Zählung in Magdeburg 1912 sogar 22,4 % bei ehelichen, 23,8 % auf uneheliche; in Berlin nach Bumm bis zu 20 %, von ihnen nimmt er für ein Drittel in Deutschland künstliche absichtliche Unterbrechung an. Die standesamtlichen Eintragungen umfassen lebensreife Früchte, gleichgültig, ob ausgetragen oder verfrüht geboren. Unter ihnen zeigt das Verhältnis der Geschlechter eine bestimmte zahlenmäßige Gesetzlichkeit (Geschlechtsverhältnis, Sexualproportion). Im allgemeinen kommen auf 100 Mädchen 106—107 Knaben in überraschender Gleichmäßigkeit für Zeiten und Länder; unter den Totgeburten überwiegen die Knaben wegen ihrer größeren Gefährdung bis zu 120—130; bei den Unehelichen ist ihre Zahl etwas geringer. Für die Gründe des Überwiegens der Knabengeburten sind seit mehr als einem Jahrhundert eine große Zahl biologischer Hypothesen aufgestellt, von denen viele die Alters- oder Ernährungsverhältnisse der Eltern verantwortlich machen; keine kann als zutreffend gelten einschließlich der neuesten Theorie von Siegel, nach der bei Zeugung unmittelbar nach der Menstruation die Knaben überwiegen; auch die Behauptung, daß nach Kriegen erheblich mehr Knaben geboren werden, ist unerwiesen.

Auch das Verhältnis der Totgeburten zu den Lebendgeborenen zeigt Regelmäßigkeit; es liegt seit den zwei Jahrhunderten, für welche Zahlenmaterial vorhanden ist, zwischen 2 und 4 % und zeigt in den letzten Jahrzehnten eine deutliche Neigung zum Absinken. Die Ursachen sind mechanische Geburtsstörungen, Krankheiten, insbesondere Syphilis, Mißbildungen der Frucht. Gründe der Abnahme sind Fortschritte der Geburtshilfe, bessere Fürsorge für Gebärende. Bei Erstgeburten und Unehelichen ist die Zahl der Totgeburten etwas höher. Ebenso gesetzmäßig nach Ländern und Zeiten ist das Verhältnis der Mehrlingsgeburten; es beträgt für Zwillinge etwa 12 %, für Drillinge etwas über 0,1 %; etwa zwei Drittel der Zwillingsgeburten sind, zu annähernd gleichen Teilen, gleichgeschlechtlich, wobei der Knabenüberschuß etwas geringer, die Totgeburtenziffer aber verdoppelt ist.

Die Verteilung der Geburten auf die Jahreszeiten zeigt an großen Zahlen noch Andeutungen eines Befruchtungsoptimums in der heißen Jahreszeit mit der Folge einer Geburtensteigerung im Spätwinter und Frühling; doch wird diese Erscheinung durch soziale Einflüsse, namentlich in größeren Städten und bei Erstgeborenen überboten; bei Unehelichen spielen Festtage eine gewisse Rolle.

Das Verhältnis der ehelichen zu den unehelichen Geburten wechselt nach Ländern, wie nach Stadt und Land; es ändert sich auch zeitlich; der Durchschnitt beträgt in Deutschland etwa 10 auf 100 Lebendgeborene, er ist in anderen Ländern, wie England und den skandinavischen Reichen, bedeutend, in Italien etwas niedriger, während er in Österreich und Bayern z. B. 14 % übersteigt. In den deutschen Großstädten ist die Zahl ebenfalls meist recht hoch, im Osten beträchtlicher als im Westen.

Verhältnis der Unehelichen auf 100 Lebendgeborene 1909.

Berlin . . 19,4	Frankfurt . 13,9	Barmen . . 3,2	Glasgow . 7,3
Bremen . 9,4	Hamburg . 14,1	Dortmund 6,4	London . . 3,5
Breslau . 20,2	Leipzig . . 20,9	Essen . . . 4,1	Rom . . . 16,3
Chemnitz 15,3	München . 28,9	Budapest . 25,5	Amsterdam 4,3
Cöln . . 12,1	Aachen . . 5,2	Wien . . . 30,3	Petersburg 18,3
Dresden . 20,8	Bochum . 8,6	Paris . . . 24,6	Zürich . . 13,7

Mit Überschreitung des ersten Lebensjahres ändert sich das Verhältnis durch die größere Sterblichkeit der Unehelichen und spätere Legitimierungen.

Die Geburtenhäufigkeit kann auf die Gesamtziffer der Bevölkerung oder auf die Zahl der gebärfähigen Frauen berechnet werden; beide Werte unterscheiden sich durch verschiedene Altersbesetzung und aus sozialen Gründen. Diese Fruchtbarkeitsziffer ist in den meisten europäischen Ländern und namentlich in den Großstädten in steilem Absinken (Geburtenabnahme). Die Zahl der Geborenen auf 1000 Einwohner betrug 1900 in:

Deutschland . 36,1   Dänemark . . . 30,2   Niederlande . . 32,5
Schweiz. . . . 27,9   Spanien 35,1   Italien 35,3
England . . . 30,3   Österreich . . . 37,1   Norwegen. . . 30,4
Rußland . . . 47,1   Belgien 28,9

Sie sank in:

	Berlin	Hamburg	München	Wien	Paris	London	Petersburg	Rom
1880	39,9	38,4	39,6	40,2	25,6	35,3	30,2	32,1
1909	21,6	24,4	25,1	22,1	17,6	24,2	27,3	23,4

Mit weiterem Absinken droht Verschwinden des Geburtenüberschusses.

Mit der Geburtenabnahme sinkt die eheliche Fruchtbarkeitsziffer, es zeigt sich das Ein- und Zweikindersystem.

Die Zahl der kinderlosen Ehen beträgt über 10% und ist in den Städten größer. Eine der wichtigsten Ursachen sind Geschlechtskrankheiten; doch schätzt Bumm den Einfluß des Gonorrhöe bei Männern auf 5, bei Frauen auf 20%.

Eheschließungen. Ihre Statistik hat mehr sozialpolitisches als hygienisches Interesse; sie ist besonders für Hinterbliebenenversicherung und Witwenversorgung wichtig. Sie berechnet die Zahl der Eheschließungen auf die Gesamtbevölkerung (Trauungsziffer in Deutschland 8 $^0/_{00}$). Die Trauungen verteilen sich aus wirtschaftlichen Gründen ungleich auf die einzelnen Monate und sinken bei dauernden oder vorübergehenden Notständen oder schwanken nach ortsüblichen Ehehemmnissen. Das Alter bei der Eheschließung ist in Arbeiterkreisen erheblich niedriger als bei Beamten und in gehobenen Berufen mit langer Ausbildungszeit; dementsprechend auch in Agrarländern niedriger als in Industriestaaten mit hoher Kultur. Die Dauer der stehenden Ehen hat für die Versicherungstechnik Bedeutung, das Verhältnis der Verehelichten und Unverehelichten nach Alter, Geschlecht und Beruf für die Sozialstatistik. Die Lebenserwartung der Verheirateten ist mit Ausnahme des gebärfähigen Lebensabschnitts der Frauen höher als bei gleichaltrigen Junggesellen oder Witwern.

Erkrankungsstatistik. Sie ist gegenüber der Sterblichkeitsstatistik der weniger ausgebaute Abschnitt der medizinischen Statistik; das Bindeglied beider Abschnitte bildet die Berechnung der Sterblichkeit Erkrankter im allgemeinen oder an bestimmten Krankheiten (Letalität). Zu diesem Abschnitt gehört noch die Statistik der Gebrechen und Geistesstörungen. Nur diejenigen Teile der Krankheitsstatistik sind zuverlässig, für welche eine Meldepflicht oder Krankheitszählung besteht und zugleich die Gesamtzahl der unter Beobachtung stehenden Gruppe festliegt. Hierzu gehören die bei den Volkszählungen ermittelten Gebrechen (Krüppel, Blinde, Taubstumme, Geisteskranke einschließlich Idioten); ferner diejenigen ansteckenden Krankheiten, für welche nach den Seuchengesetzen Meldepflicht besteht; schließlich diejenigen Berufserkrankungen, wie Vergiftungen und Unfälle, bei denen die Zahl der Beteiligten bekannt ist und die Gewerbeaufsicht die Beobachtungen verzeichnet. Ferner kann man Art, Dauer und Ausgang der Krankheit bei ständig unter gleicher Beobachtung stehenden abgeschlossenen Bevölkerungsgruppen feststellen, wie bei den Angehörigen des Heeres, den Mitgliedern der Krankenkassen und anderer Gruppen der Sozialversicherung, der von Schulärzten überwachten Schuljugend. Teilabschnitte für Sonderfragen liefert die Krankenhaus- und Armenkrankenstatistik. Für besondere Fragen, wie die Häufigkeit der Geschlechtskrankheiten oder der Krebskranken, hat man sich mit Erhebungen zu helfen versucht.

Viele Abschnitte der Krankheitsstatistik leiden an erheblichen Fehlerquellen. Schon der Begriff der Krankheit nach Art und Grad unterliegt subjektiver Deutung; die Meldepflicht wird bei ansteckenden Krankheiten oft nicht gewissenhaft geübt; die Anfangsdiagnosen der Krankenkassen sind häufig unzuverlässig; in der schulärztlichen und armenärztlichen Statistik schwanken die ärztlichen Schätzungen über die Übergänge von Krankheit und Gesundheit in weiten Grenzen. Die Krankenhausstatistiken verschiedener Städte sind häufig nicht vergleichbar, weil Sonderanstalten hier bestehen, dort fehlen. Bei Krankheiten von typischem Verlauf und gleichmäßiger Letalität, wie bei vielen Infektionskrankheiten, kann man aus der Sterblichkeitsstatistik Schlüsse auf die Krankheitsbewegung ziehen; bei Krankheiten mit langer, ungleicher Dauer, wie der Tuberkulose, ist dies schon sehr mißlich.

Die Krankheitsstatistik stellt zunächst allgemeine Fragen, wie Häufigkeit, Dauer, Ausgänge. Besonders eingehende Fragestellungen beantwortet das 4 Bände starke Quellenwerk des Deutschen statistischen Reichsamts, „Krankheits- und Sterblichkeitsstatistik der Leipziger Ortskrankenkasse". Danach kamen auf 100 ein Jahr lang beobachtete Personen 39,6 männliche und 47,7 weibliche Krankheitsfälle mit Erwerbsunfähigkeit; die Dauer eines Krankheitsfalles war 21,6 Tage bei männlichen, 24,6 bei weiblichen Mitgliedern. Es starben von 100 beobachteten Personen 0,77 männliche und 0,53 weibliche; 1 Todesfall kam auf 51,7 männliche oder 78,6 weibliche Erkrankte.

Verbindet man Krankheitsursachen und Lebensalter, so steht jedes Lebensalter unter der Vorherrschaft einer besonderen Krankheitsgruppe; ist diese sehr tödlich, wie im Säuglingsalter, so deckt sich Erkrankungs- und Sterblichkeitskurve. In den ersten Lebenstagen herrschen Geburtsfolgen und Entwicklungshemmungen vor, im späteren Säuglingsalter Ernährungsstörungen; im Kleinkindalter stehen akute Infektionskrankheiten und als

deren Folge Erkrankungen der Sinnesorgane, ferner Rachitis und
Skrofulose (Drüsentuberkulose) im Vordergrund; ihre Nach-
wirkungen setzen sich ins Schulkindalter fort; unter den Erkrankten überwiegen, mit Ausnahme des Stickhustens, die Knaben.
Im schulpflichtigen Alter treten die akuten Infektionskrankheiten
annähernd ebenso häufig auf wie im Kleinkindalter, enden aber
erheblich seltener tödlich; dagegen ist die tuberkulöse Infektion
sehr verbreitet, namentlich in der proletarischen großstädtischen
Jugend, aber von sehr geringer Letalität. In den ersten Schuljahren sind Blutarmut und Skrofulose sehr häufig, in den späteren
überwiegen funktionelle und organische Herzerkrankungen, die
Kurzsichtigkeit nimmt von Klasse zu Klasse namentlich in den
höheren Schulen zu. Die Krankheitsbewegung nach der Schulentlassung steht unter dem Einfluß der Geschlechtsreife und
des Eintritts in den Beruf; an die Stelle der Drüsentuberkulose
tritt die Lungenschwindsucht mit sehr hoher Letalität. Im
berufsfähigen Alter tritt der Unterschied der Geschlechter durch
den Einfluß von Schwangerschaft und Entbindung bei Frauen,
des Berufs bei Männern scharf hervor; zahlenmäßige Unterlagen
liegen nur für die Versicherten vor. Besonderes Interesse beansprucht die Verbreitung der Geschlechtskrankheiten.
Bei der Rekrutierung fanden sich erkrankte Rekruten auf das
Tausend in

Berlin	41,3
Städte über 100000 Einw.	15,8
Städte über 50000—100000 Einw.	9,3
Städte von 25000—30000 Einw.	8,6
Übrige Städte und Land	4,4

Eine Erhebung, die der Verband deutscher Städtestatistiker
im Jahre 1913 vornahm, erstreckte sich auf 37 deutsche Städte
mit zusammen 13300000 Einwohnern. Die Zahl der in ärztlicher
Behandlung befindlichen Geschlechtskranken insgesamt betrug
5,5 auf 1000 Einwohner; diese Relativzahl steigt mit der Größe
der Städte. Von den Erkrankten waren in Privatbehandlung
82%, in Anstalten 18%; auf das männliche Geschlecht kamen
75%, auf das weibliche 25% und zwar bei Gonorrhöe 78 bzw. 22,
bei Syphilis 68 bzw. 32%. Von den Kranken waren 68% verheiratet (männl. 70, weibl. 64%). Von der Gesamtzahl fielen
auf Gonorrhöe 50%, auf Syphilis 45%, auf Ulcus molle 5%. Von
den gezählten Syphiliskranken kamen 5% auf Erbsyphilis, vom
Rest $\frac{1}{3}$ auf frische, $\frac{2}{3}$ auf rezidivierende Fälle. Unter den rezidi-
vierenden Fällen waren 23,5% Fälle von Tabes und Paralyse;

da es sich um eine Erhebung auf Grund der Meldungen ärztlich versorgter Fälle handelt, gibt die Zahl wohl zu hohe Werte für das wirkliche Verhältnis dieser Erkrankungen zur Zahl frischer Syphilisfälle.

Eine vor kurzem vom Reichsgesundheitsamt veranlaßte Erhebung wird Licht darüber verbreiten, ob und in welchem Umfange die Syphilis durch die Heeresauflösung zugenommen und sich auf Land und kleine Städte ausgebreitet hat. Die bisherigen Feststellungen machen das letztere wahrscheinlich, doch scheinen sich die einzelnen Gegenden recht verschieden zu verhalten.

Auch die Heeresstatistik gibt ein Bild der Verbreitung der Krankheiten. Es wurden bei der Aushebung untauglich gefunden 44,7%, davon 17,3 wegen Körperschwäche, 2,8 wegen Herzleiden, 1,0 wegen Lungenleiden, 2,0 wegen Brüchen. Der Lazarettzugang betrug auf 1000 Mann im deutschen Heer 236,9; auf 1000 Erkrankungen kamen 40,2 wegen Infektionskrankheiten, 128,6 wegen Erkrankungen der Atmungsorgane, 152,5 wegen solcher der Verdauungsorgane, 240,0 auf Hauterkrankungen, 106,6 auf den Bewegungsapparat, 206,6 auf Verletzungen.

Über die Zusammenhänge von Krankheit und Beruf liegen lange Zahlenreihen aus der Kassenstatistik vor; Schlüsse gestatten sie weniger, weil schwächliche Personen die leichten Berufe bevorzugen, bei vielen Betrieben gesundheitsgefährliche und ungefährliche Tätigkeiten zusammengefaßt sind und Krankheit häufig zum Berufswechsel führt. Brauchbar sind die Zahlen für die gewerblichen Vergiftungen, unter denen auch heute noch die Bleivergiftungen im Vordergrund stehen.

In der Leipziger Orskrankenkasse kamen Bleivergiftungen vor bei:

100000 männlichen	Pflichtmitgliedern . . .	351
100000 ,,	freiwilligen Mitgliedern .	770
100000 weiblichen	Pflichtmitgliedern . . .	100
100000 ,,	freiwilligen Mitgliedern .	49

Sie verteilten sich auf die einzelnen Berufe:

Maler	60,4 °/₀₀	Feilenhauer	10,1 °/₀₀
Schriftsetzer	43,4 ,,	Metallarbeiter	6,5 ,,
Schriftgießer	39,2 ,,	Installateure	5,4 ,,
Porzellanmaler	34,8 ,,	Graveure	4,1 ,,
Buntpapierfabrikate	16,0 ,,	Metallpoliererinnen	86,7 ,,
Buchdrucker	10,9 ,,	Maßstabarbeiterinnen	25,6 ,,

Auf Grund einer Enquete wurden 1900 mehr als 12000 Krebsfälle gemeldet, die Zahl der Lupusfälle wird auf 33000 in Deutschland geschätzt; es wurden 17 Leprafälle und etwa 800 Fälle von Anchylostomiasis festgestellt.

Die Statistik der Unfallerkrankungen weicht mehrfach von der der tödlichen Verunglückungen ab. Die leichten Unfälle werden nicht erfaßt, ebensowenig aber die oft bedenklichen und zuweilen tödlichen Folgen kleiner Hautverletzungen in der Form der Phlegmonen und Panaritien.

Die Unfallhäufigkeit schwankt nach dem Beruf, sie liegt für entschädigungspflichtige Unfälle unter $5\,^0/_{00}$ bei der Bekleidungs- und Tabaksindustrie, zwischen 5 und $10\,^0/_{00}$ bei den meisten anderen Berufen, wie der Metall-, Papier- und chemischen Industrie, von $10—15\,^0/_{00}$ im Bergbau, Brauereigewerbe, in der Holzindustrie, der Binnenschiffahrt, noch höher im Fuhrwerksbetrieb. Sie ist im allgemeinen vom Lebensalter unabhängig, wird bei Saisonarbeitern (Landwirtschaft) natürlich von der Jahreszeit beeinflußt; von Wochentagen fällt eine etwas größere Zahl auf den Montag als auf den Durchschnitt. Unter den Unfallarten sind Quetschungen und Zerreißungen am häufigsten (über 40%); unter diesen überwiegen die der Hände und Arme; es folgen Knochenbrüche mit mehr als 20%, unter denen die des Unterschenkels fast ein Drittel betragen; dann kommen Vorderarm, Oberschenkel, Oberarm, Kopf. Die Zahl der Unfallerkrankungen hat im Laufe der Jahrzehnte durch die Zunahme der Maschinen und des Verkehrs sich außerordentlich gesteigert, diejenige der tödlichen Verunglückungen aber ist annähernd gleichgeblieben, eine Folge besserer Versorgung und Behandlung. Etwa 80% der gemeldeten Unfälle führen innerhalb weniger Wochen zur Genesung und Arbeitsfähigkeit.

Die Statistik der Invalidität leidet an dem Mangel, daß die Zahl der Versicherten nicht feststeht; für Baden hat jüngst A. Fischer die Lücke auszufüllen versucht. Die Altersverteilung war 1909 die folgende:

15—20	20—25	25—30	30—40	40—50	50—60	60—70 Jahre
8,7	1,2	2,4	3,5	7,1	22,3	54,8

Invaliditätsursachen waren in

	Berlin		Deutsches Reich	
	männl.	weibl.	männl.	weibl.
Altersschwäche	4,6	8,9	15,0	22,1
Krankheiten von Knochen und Gelenken	9,4	10,1	5,0	5,2
Gefäße und Herz	9,8	12,4	6,0	8,6
Nervenkrankheiten	12,9	12,8	1,9	2,5
Lungenkrankheiten	24,1	15,0	21,4	11,1
Darunter Tuberkulose	15,8	9,4	16,7	8,9

Unter den Gebrechen nehmen die Geisteskranken den Hauptanteil ein; ihre Zahl wird durch die Volkszählung, ihre Form und Versorgung durch die Anstaltsstatistik festgestellt.

Die Zahlen liegen zwischen 2 und 3—4 %₀; sie sind, z. T. infolge besserer Erfassung, im Ansteigen, doch nehmen einzelne Formen unter dem erschwerten Daseinskampf zu. Von den gezählten Geisteskranken ist etwa die Hälfte in Anstalten untergebracht, in Preußen und England etwas mehr, in Österreich z. B. etwas weniger. Ungefähr 65 % kommen auf einfache Seelenstörungen, etwa 12 % auf die Paralyse, je etwa 10 % auf epileptische Seelenstörung und Idiotie einschließlich Kretinismus. An der Gesamtzahl sind die Geschlechter gleichmäßig beteiligt; doch überwiegen bei Männern Paralyse und andere syphilitische sowie alkoholische Krankheiten, bei Frauen die einfachen Seelenstörungen (Wochenbett). Schwachsinn, Idiotie, Kretinismus, die in der Jugend auftreten und lange Anstaltsbehandlung erfordern, bedingen deren Übergewicht unter den Anstaltsinsassen; zur Heilung gelangen von Anstaltskranken 18—20 %, zur Besserung 25 %, tödlich enden 33 %.

Die Zahl der Blinden betrug im Deutschen Reich auf 100 000 Einwohner 64 männliche und 56 weibliche Personen; da die Begriffsbestimmung schwierig, so sind die Ergebnisse nicht fehlerlos. Die Zahl ist in anderen Ländern, besonders des östlichen und südlichen Europas, bedeutend höher. Die Altersverteilung ergibt sich aus der folgenden Tabelle:

auf 100 000

	m.	w.			m.	w.
0— 5 Jahre	10	8	30—40 Jahre		49	36
5—10 „	17	14	40—50 „		81	54
10—15 „	27	19	50—60 „		133	97
15—20 „	30	22	über 60 „		353	340
20—30 „	33	26				

Die häufigsten Ursachen sind im Kindesalter Blennorrhöe, im späteren Alter Katarakt, Glaukom, Sehnervenschwund. In den Blindenanstalten machen die an Blennorrhöe Erblindeten 25 % und mehr aus.

Die Zahl der in Deutschland 1900 festgestellten Taubstummen betrug auf 100 000 Lebende 95 männliche, 78 weibliche; sie ist in Ländern mit Kretinismus häufiger, ebenso steigert die epidemische Genickstarre ihre Zahl.

Über die Zahl der Krüppel unterrichtet eine im Jahre 1906 vorgenommene Zählung derjenigen unter 15 Jahren. Auf 10 000 Kinder dieses Alters kamen 35,7 Krüppel; bei 18,6 % war das Leiden angeboren; von den Krüppeln im Schulalter hatten 16,7 % Knochen- und Gelenktuberkulose, 13,2 % Wirbelsäulenerkrankungen, 16,5% Lähmungen, 7,9% Folgen der Rachitis (vgl. Krüppelfürsorge).

Aus der **Krankenhausstatistik** lassen sich einige praktisch wichtige Schlüsse ziehen. Die folgende Tabelle für Preußen erweist die Zunahme der Hospitalisierung.

Es kamen auf 10000 Einwohner:

	Betten	Verpflegte
1885	20,0	120,7
1891 . . . . ·. .	24,8	155,8
1897	27,9	187,0
1900 . ·	29,9	208,6
1905	35,7	270,8
1910	40,56	329,9

Die Zunahme der Betten ist bedeutend stärker in den Städten und Industriegegenden als auf dem Lande. Man rechnet auf 1000 Einwohner 5 Betten als Bedarf; in Großstädten und Industriemittelpunkten bis zu 8; die Kosten für den Bau betrugen für kleine Anstalten 3000—4000 Mk. für das Bett, für größere mit vielen Abteilungen 6000, für solche mit besonderen Einrichtungen für Forschung und Unterricht 8000—10000 Mk. für das Bett. Die Belegungsdauer eines Bettes beträgt 240—300 Tage im Jahre, die durchschnittliche Dauer des Aufenthalts 25—30 Tage, bei Tuberkulose 50, bei Säuglingskrankheiten 45 Tage. Auf 100 Aufnahmen kommen in Großstädten etwa 15—20 Operationen.

Die Aufnahmen verteilen sich 1909 in Berlin auf Krankheitsgruppen.

Auf 1 Million Einwohner kamen Aufnahmen an

Entwicklungskrankheiten	2078
Infektions- und allgemeinen Krankheiten	18962
Krankheiten des Nervensystems	2928
„ der Atmungsorgane	3686
„ „ Ohren	706
„ „ Augen	328
„ „ Zirkulationsorgane . . .	2307
„ des Verdauungsapparats . .	7642
„ der Geschlechtsorgane . . .	5689
„ „ Haut	3848
„ „ Bewegungsorgane . . .	2450
Mechanische Verletzungen	3875
Andere Krankheiten	3857
	55355

In Berlin starben in Anstalten 38,6% männliche, 36,1% weibliche der Gesamtsterblichkeit der Stadt; im Reiche 13%; die Letalität der Krankenhausinsassen beträgt auf 100 Aufnahmen in Berlin etwa 9, in kleineren Provinzanstalten 5,7. Die Zunahme der Hospitalisierung hat einen zahlenmäßig nachweisbaren günstigen Einfluß auf die Morbidität bei Tuberkulose und akuten Infektionskrankheiten.

Sterblichkeitsstatistik. Sie ist der best ausgebildete, in den Unterlagen zuverlässigste und methodisch am sorgfältigsten durchgeführte Teil der Bevölkerungsstatistik. Faßt man die Gesamtzahl der Todesfälle einer ·bestimmten Bevölkerung zusammen, die Ziffer der Gesamtsterblichkeit, so stößt man bei Vergleichen auf die Fehlerquelle der verschiedenen Altersbesetzung. In Großstädten mit geringer Säuglingszahl und einer Überzahl jugendlicher Arbeiter mit niedriger Sterblichkeit wird rein rechnerisch eine günstigere Sterblichkeit vorgetäuscht. Man muß daher die Sterblichkeit nach Altersklassen zerlegen und die Teilabschnitte auf die Lebenden der gleichen Altersklasse berechnen. Man erhält dann eine für die Sterblichkeit der einzelnen Lebensalter typische Kurve, von der die folgende Tabelle ein Bild gibt.

Es starben in Preußen 1913 auf 1000 Lebende im Alter von

0— 1 Jahr	. . . 167,06	25—30 Jahre	. . . .	4,87
1— 2 Jahre	 30,45	30—40 ,,	. . . .	5,69
2— 3 ,,	 10,34	40—50 ,,	. . . .	8,85
3— 5 ,,	 6,01	50—60 ,,	. . . .	16,87
5—10 ,,	 3,07	60—70 ,,	. . . .	37,97
10—15 ,,	 2,04	70—80 ,,	. . . .	87,41
15—20 ,,	 3,33	über 80 ,,	. . . .	198,47
20—25 ,,	 4,27			

Auch diese Methode bedarf weiterer Verbesserungen, wie der Berücksichtigung der Ortsfremden oder der in anderen Gemeinden sterbenden Ortsangehörigen. Zerlegt man die jüngsten Altersstufen nicht nach Lebensjahren, sondern nach Lebensmonaten, so müssen Geburtsalter und Sterbealter für die Kalendermonate in Übereinstimmung gebracht werden. Für die höheren Lebensalter ist eine Zusammenfassung größerer Abschnitte zulässig; in den meisten Zusammenstellungen wird daher das erste Lebensjahr nach Monaten zerlegt, das Alter von 1—5 Jahren zusammengelegt und die späteren Altersklassen bis zum 20. oder 30. Jahre nach Jahrfünften, später nach Jahrzehnten berechnet. Da die Kurve der Geschlechter etwas verschieden verläuft, bedarf es für viele Fragen der Teilung nach diesen.

Wenn die Sterblichkeit einer Generation von der Geburt bis zum Erlöschen verfolgt werden soll, bedarf es der Aufstellung einer Sterbetafel, die nicht nur für wissenschaftliche Fragen, sondern vor allem für die Versicherungstechnik von großer Bedeutung ist. Erst sie gibt ein wissenschaftlich zutreffendes Bild der Sterblichkeitsvorgänge einer Bevölkerung. Die erste Sterbetafel stellte Halley 1693 auf, indem er von der Zahl der Todesfälle eines Kalenderjahres ausging, diese nach Lebensaltern zer-

Deutsche Sterbetafeln auf 1000 Geborene.

Männliches Geschlecht.

Alter in Jahren	1871—1880		1881—1890		1891—1900		1901—1910	
	Überlebende	Mittlere Lebensdauer Jahre	Überlebende	Mittlere Lebensdauer Jahre	Überlebende	Mittlere Lebensdauer Jahre	Überlebende	Mittlere Lebensdauer Jahre
0	1000	35,58	1000	37,17	1000	40,56	1000	44,82
1	747	46,52	758	47,92	766	51,85	798	55,12
2	699	48,72	710	50,15	729	53,67	766	56,39
5	647	49,39	661	50,76	692	53,27	742	55,15
10	621	46,51	635	47,75	674	49,66	728	51,16
15	609	42,38	624	43,54	665	45,31	720	46,71
20	593	38,45	610	39,52	650	41,23	706	42,56
25	569	34,96	589	35,83	632	37,38	689	38,59
30	544	31,41	567	32,11	613	33,46	671	34,55
40	488	24,46	511	25,03	564	25,89	626	26,64
50	412	17,98	437	18,41	490	19,00	553	19,43
60	311	12,11	334	12,43	383	12,82	438	13,14
70	177	7,34	197	7,51	232	7,76	271	7,99
80	50	4,10	58	4,11	73	4,23	90	4,38

legte und das Verhältnis der einzelnen Teilgruppen auf die der Gesamtsterbeziffer bezog. In dieser Methode liegt eine große Fehlerquelle, weil sie die Bevölkerungszahl als unverändert annimmt. Jetzt bedienen wir uns einer anderen Methode, die besonders von Boeckh und Rahts verbessert worden ist. Man geht von der wirklichen Zahl der Geborenen aus, bringt mittels Durchschnittberechnung Kalenderjahr und Lebensjahr in Ausgleich und bezieht auf diese und später Jahr für Jahr auf die als überlebend Berechneten die Todesfälle des nächstfolgenden Lebensabschnitts. Auch diese Methode ist nicht ganz voraussetzungslos, denn sie betrachtet die Geburten des Beobachtungsjahres unter der Annahme, daß die Sterblichkeit der späteren Jahrzehnte gleich der des Beobachtungsjahrs bleiben würde, während die Lebensalter, deren Sterbeerwartung berechnet wird, einige Jahrzehnte später doch unter ganz anderen, nicht vorauszusehenden günstigeren oder ungünstigeren Sterblichkeitsverhältnissen stehen können. Aber gerade dieser Umstand ermöglicht den Vergleich der Sterblichkeit verschiedener einander folgender Generationen. Die Sterbetafel gestattet die Berechnung zweier für die Praxis wichtiger Werte. Die mittlere Lebensdauer einer Altersklasse, d. h. die durchschnittliche Aussicht, eine bestimmte Anzahl Jahre zu erleben, berechnet man aus der Sterbetafel, indem man die Summe der Überlebenden der folgenden Jahre

durch die Zahl der im Ausgangsjahr der Berechnung Lebenden
teilt; die wahrscheinliche Lebensdauer ist die Zahl der Jahre
bis zum Dahinscheiden der Hälfte der im Ausgangsjahr Lebenden,
sie ist praktisch von geringerer Bedeutung. Die mittlere Lebensdauer ist der Ausdruck der Lebenserwartung einer bestimmten
Altersklasse. Die Absterbeordnung des Deutschen Reiches und zugleich die Besserung der Sterblichkeit von Jahrzehnt zu Jahrzehnt
ergibt sich aus der Tabelle S. 351, die ·hier nur für Männer
wiedergegeben ist; die für Frauen ist fast durchweg etwas günstiger.

Aus beiden Darstellungsarten, von denen die Sterblichkeitsbestimmung nach Lebensaltern einen augenblicklichen Zustand,
die Sterbetafel die Entwicklung der Sterblichkeit einer Generation darstellt, ergibt sich die überragende Bedeutung der
Säuglingssterblichkeit, die für den Verlauf der Gesamtsterblichkeit häufig bestimmend ist. Man behandelt daher die
Säuglingssterblichkeit und die der anderen Altersklassen getrennt
und berechnet die erstere nicht auf die Zahl der Lebenden, sondern
der Lebendgeborenen des gleichen Zeitraums.

Die Säuglingssterblichkeit schwankt zunächst nach dem
Lebensalter, sie ist in den ersten Lebenstagen am größten,
steigt am 9.—10. Lebenstage etwas an und hält sich gleichmäßig
auf beträchtlicher Höhe bis fast zum Ende des ersten Lebensmonats. Von da ab sinkt sie steil und dann langsamer von Monat
zu Monat. In den ersten Tagen sind Geburtswirkungen und
Lebensschwäche die Haupttodesursachen, später Ernährungsstörungen infolge von Magendarmkatarrhen und als deren Folge
Abzehrung; im zweiten Lebenshalbjahr beginnen auch die akuten
Infektionskrankheiten, Lungenentzündung und Tuberkulose, in
den Vordergrund zu·treten. Die Sterblichkeit der Knaben ist
während des. ganzen Zeitabschnitts etwas höher als die der
Mädchen. Von größter Bedeutung ist der Familienstand;
die Sterblichkeit der unehelichen Kinder ist durchweg erheblich größer als die der ehelichen.

Säuglingssterblichkeit in Preußen 1900—1902 auf 1000.

	Ehelich	Unehelich		Ehelich	Unehelich
bis 1 Monat	54,8	105,3	6—7 Monate	12,0	22,5
1—2 Monate	21,8	58,7	7—8 ,,	10,9	19,5
2—3 ,,	19,3	49,9	8—9 ,,	10,1	16,6
3—4 ,,	17,2	40,8	9—10 ,,	9,4	14,3
4—5 ,,	14,8	33,1	10—11 ,,	8,6	12,2
5—6 ,,	13,0	27,1	11—12 ,,	7,8	10,3
				183,0	344,6

Die Gründe der Übersterblichkeit sind biologisch und sozial. Zunächst sind unter den Unehelichen mehr Erstgeborene mit ihrer größeren Sterblichkeit, dann auch infolge von Not und Krankheit der Mutter (z. B. Syphilis) mehr Lebensschwache; hauptsächlich aber wirkt die Trennung von der Mutter, die weniger sorgfältige Aufzucht und das Überwiegen der unnatürlichen Ernährung. Nach der ersten biologischen Auslese haben bei guter Aufsicht der Säuglingsfürsorgestellen uneheliche Kinder keine größere Sterblichkeit als gleichaltrige eheliche Säuglinge derselben gesellschaftlichen Schicht.

Von entscheidender Bedeutung ist die Art der Ernährung, die in den Großstädten bei der Volkszählung für die Lebenden und auf den Totenscheinen für die Gestorbenen festgestellt wird, am sorgfältigsten nach dem Vorgehen von Boeckh in Berlin. Die Stillhäufigkeit, ihr Rückgang und ihr Einfluß auf die Säuglingssterblichkeit ergibt sich aus den folgenden Tabellen für Berlin.

Von je 100 Säuglingen waren ernährt mit:

	Muttermilch	Ammenmilch	Tiermilch	Surrogaten	Sonstiger Nahrung
1890	52,43	2,28	43,06	0,91	1,32
1895	45,74	1,50	51,30	0,58	0,87
1900	37,74	0,74	57,71	2,70	1,11
1905	35,53	0,61	60,91	2,58	0,38

Die Stillzahl sinkt monatweise. Sie betrug am Ende des ersten Monats 60%, am Ende des ersten Vierteljahres 46,4, des zweiten 35,4, des dritten 25,5%.

Von 1000 lebenden Kindern starben 1906 in Berlin:

Lebensmonat	Muttermilch	Tiermilch	Surrogate	Zwiemilch
1.	22,45	58,10	174,49	51,35
2.	7,91	31,34	30,80	44,04
3.	4,27	27,30	31,94	33,97
4.	2,44	22,07	22,32	39,74
5.	1,70	18,46	22,84	24,30
6.	2,17	16,10	19,27	15,39
7.	1,44	14,10	22,31	16,76
8.	1,84	12,16	11,01	19,60
9.	2,15	10,21	7,33	28,54
10.	1,51	9,22	6,82	24,81
11.	1,30	7,96	6,63	27,04
12.	1,48	8,05	4,23	20,92
1. Lebensjahr	6,34	17,96	23,65	29,49

Das Werben für die natürliche Ernährung hat in den letzten Jahren vor dem Kriege in deutschen Großstädten eine kleine, die Reichswochenhilfe im Kriege eine etwas größere Steigerung der Stillung herbeigeführt. Außerdem wurde mehrfach, so bei den großen wirtschaftlichen Krisen Englands und bei der Pariser Belagerung 1870, durch Absinken der Frauenarbeit eine Zunahme der Stillung und damit eine Abnahme der Säuglingssterblichkeit beobachtet.

Neben der Ernährungsart ist die Jahrestemperatur von größtem Einfluß. Man unterscheidet den flacheren Wintergipfel, bedingt durch gesteigerte Sterblichkeit an Krankheiten der Atmungsorgane, und den steileren Sommergipfel. Dieser ist am flachsten in weit bebauten Städten, an der Küste, in Gegenden mit Überwiegen natürlicher Ernährung, ist aber auch niedrig in Städten mit großer Wintersterblichkeit und durchweg hoher Säuglingssterblichkeit, wie München. Er ist besonders hoch in Städten mit dichten Arbeiterquartieren und engem Mietskasernenbau. Er folgt der Temperatursteigerung um kurze Frist nach, mag diese in den Frühsommer oder Spätsommer fallen, und setzt sich für einige Wochen auch nach Abfall der Hitze fort. Besonders gefährdet sind die jüngeren Lebensmonate. Der Sommergipfel läßt sich bis in die Anfänge der medizinischen Statistik, also bis ins 17. Jahrhundert verfolgen; in Bevölkerungen mit großer Kinderzahl erzeugt er eine Sommersteigerung der Gesamtsterblichkeit.

Säuglingssterblichkeit in Berlin 1911 auf 1200.

Januar	. . . .	80,1	Juli	113,2
Februar	. . . . . .	79,1	August	216,4
März	. . . .	80,5	September . .	134,4
April	. . . . . .	89,3	Oktober . .	81,5
Mai	. . .	85,1	November . . .	74,4
Juni	. . . .	82,7	Dezember . . .	83,2

Häufen sich zwei ursächliche Gründe, wie Sommerhitze und künstliche Ernährung, so vervielfältigt sich die ungünstige Wirkung. Unter den 1346 im heißen August 1911 in Berlin gestorbenen Säuglingen waren 118 Brustkinder, 36 Zwiemilchkinder, der Rest von 1192 Flaschenkinder.

Von einigem Einfluß ist die Geburtenfolge. Die Erstgeborenen haben in den ersten Lebenswochen eine etwas größere Sterblichkeit; mit der Zunahme der Kinder einer Ehe steigt andererseits von einer bestimmten Zahl ab die Kindersterblichkeit nicht prozentual, sondern progressiv; eine mittlere Geburtenzahl

bildet also das Aufzuchtsoptimum. Die in Deutschland eingetretene Geburtenabnahme hat bisher bis zum Einsetzen der
Folgen des Krieges noch erst einen Grad erreicht, der zu einem
Sinken der Aufzuchtsziffer nicht geführt hat; die Gefährdung
war aber schon damals sehr nahegerückt.

Da eine nicht zu große Kinderzahl günstigere Aufzuchts-
bedingungen gewährt, aber auch aus allgemeinen Gründen sinkt
die Säuglingssterblichkeit mit der besseren wirtschaftlichen
Lage. Teilt man in drei Gruppen nach der Wohnungsgröße,
so verhält sich mit deren Abnahme die Sterblichkeit der Säuglinge wie $1 : 1{,}75 : 2{,}43$, mit der Einschränkung, daß natürliche
Ernährung günstiger wirkt als schlechtere wirtschaftliche Verhältnisse ungünstig.

Mit Ausnahme der ersten Lebenswochen, in denen die Sterblichkeit höher ist, hielt sich die Säuglingssterblichkeit bis vor kurzem
auf dem Lande auf geringerer Höhe als in der Stadt. Durch
Änderung der Sitten, verstärkte Milchabgabe an die Städte,
Verbesserungen der städtischen Aufzucht sank die Säuglingssterblichkeit in den Städten in der letzten Zeit steiler als auf dem
Lande, so daß die Zahlen, die in Preußen bei ehelich Geborenen
1880 noch 21,1 gegen 18,3 betrugen, jetzt bei etwa 18 einander
gleich geworden sind.

In den einzelnen Ländern Europas ist die Säuglingssterblichkeit
sehr ungleich; Deutschland steht recht ungünstig da, zeigt aber
in den einzelnen Gegenden sehr verschiedenes Verhalten, im
übrigen in den letzten Jahren eine Abnahme der Säuglingssterblichkeit.

Gestorbene von 1 Jahr auf 1000 Lebendgeborene 1906/1908.

Österreich	202	England	121
Ungarn	199	Niederlande	125
Rußland	272	Belgien	132
Deutschland	178	Schweden	77
Italien	156	Dänemark	108
Spanien	173	Norwegen	67
Frankreich	143		

In Preußen sanken die Zahlen von 206 im Jahre 1875 auf
157 im Jahre 1910. Die Sterblichkeit der einzelnen Städte ist
außerordentlich ungleich. Sehr hohe Werte haben Breslau (20,7),
Chemnitz (19,7), Danzig (20,1), Posen (19,7), München (18,3);
mittlere Cöln (16,3), Berlin (14,6), Dresden (13,3), Dortmund
und Düsseldorf (je etwa 16); Harburg (13,8); niedrige z. B.

Frankfurt a. M. (11,4), Charlottenburg (12,3), Wiesbaden (11,8); besonders tiefe einige rheinische Industriestädte, wie Barmen (9,2), Elberfeld (9,7), Essen (11,8).

Unter den Todesursachen kommen auf 10000 Lebende in Betracht:

	Knaben	Mädchen
Krankheiten der Verdauungsorgane	473,9	393,4
Brechdurchfall.	175,3	151,9
Angeborene Bildungsfehler und Lebensschwäche	447,7	358,05
Lungenentzündung	126,53	103,74
Keuchhusten	53,20	56,17
Tuberkulose.	23,10	18,68
Masern	22,44	21,62
Diphtherie	11,96	9,49

Für die Sterblichkeit der Lebensalter über 1 Jahr ist die Statistik der Todesursachen von besonderem Interesse. Ihre Zuverlässigkeit setzt richtige Angaben voraus, und diese sind, wenn zwar auch hier nicht ohne große Fehlerquellen, nur bei ärztlicher Totenschau zu erwarten, Die Unterlage bildet das amtliche „Verzeichnis der Todesursachen", das nicht in allen Ländern gleich ist; auch Preußen und das Reichsgesundheitsamt gebrauchen nicht das gleiche Schema, wenngleich die Unterschiede nicht erheblich sind.

Das preußische Schema wurde 1904, das des Reichs 1905 aufgestellt. Beiden liegt eine Mischung ursächlicher, klinischer und anatomischer Gesichtspunkte zugrunde. Das erste unterscheidet 6 große Gruppen: 1. Infektionskrankheiten; 2. Vergiftungen; 3. äußere Einwirkungen; 4. Störungen der Entwicklung und Ernährung; 5. Krankheiten der Organe; 6. andere nicht angegebene und unbekannte Krankheiten. Die Gruppe 5 umfaßt in 12 Untergruppen die Erkrankungen der Organe in anatomischer Reihenfolge. Gruppe 4 enthält auch die konstitutionellen Allgemeinerkrankungen und die Neubildungen, die nicht nach Organen aufgeführt werden. Das gesamte Verzeichnis enthält 176 Nummern. Bei mehreren Erkrankungen als Todesursachen zählt die Grundkrankheit (z. B. bei Tabes oder Diabetes diese und nicht Decubitus oder Furunkulose) oder die schwerere Erkrankung. Wird eine chronische, an sich nicht tödliche Krankheit durch eine akute beendet, z. B. Geistesstörung durch Typhus, so zählt letzterer; gewaltsame Todesursachen stehen voran.

Die Todesursachen treffen entweder alle Altersklassen gleichmäßig, dann verläuft ihre Sterblichkeitskurve der allgemeinen parallel, das gilt z. B. für Influenza, Grippe, Bronchitis und viele Organerkrankungen; oder sie haben Beziehungen zu bestimmten Altersklassen, der letztere Fall ist der häufigere.

Den verschiedenen Verlauf der Krankheitskurve bei den beiden verschiedenen Methoden der Berechnung zeigt folgende Tabelle.

Es starben 1913 in Preußen an Tuberkulose:

	von 10000 Lebenden		von 100 Gestorbenen	
	der Altersklassen			
	männl.	weibl.	männl.	weibl.
0— 1 Jahr . . .	20,59	16,33	1,12	1,08
1— 2 Jahre . .	13,66	12,19	4,38	4,10
2— 3 „ . . .	7,61	7,54	7,16	7,02
3— 5 „ . . .	5,72	5,58	9,39	9,42
5—10 „ . . .	3,82	4,64	12,54	14,98
10—15 „ . . .	3,71	6,22	18,34	30,05
15—20 „ . . .	11,46	14,16	31,98	45,95
20—25 „ . . .	17,74	17,66	38,53	44,77
25—30 „ . . .	18,02	20,73	37,19	42,35
30—40 „ . . .	17,40	17,81	30,14	31,76
40—50 „ . . .	20,72	14,53	20,52	19,01
50—60 „ . . .	25,18	13,74	12,58	9,80
60—70 „ . . .	25,85	17,56	6,06	5,14
70—80 „ . . .	17,85	13,78	1,92	1,65
über 80 „ . . .	7,46	6,45	0,36	0,33

Es empfiehlt sich daher immer, beim Studium einer einzelnen Todesursache die Beziehung der Todesfälle zur Zahl der Lebenden durch das Zwischenglied der Letalität zu zerlegen, z. B. bei der Diphtherie die Feststellung, daß von 10000 Lebenden 2,5 starben, derart zu teilen, daß von 10000 Lebenden etwa 25,1 erkrankten und von 100 Erkrankten 10 starben. Bei der Verfolgung der Abnahme oder Zunahme einer Krankheit durch die Zeitabschnitte ergibt sich erst dann, daß manche Krankheiten abnahmen, weil von 100 Erkrankten weniger starben, ohne daß die Erkrankungszahlen sanken, oder daß sie stiegen, wie bei den Unfällen; oder weil erheblich weniger erkrankten, ohne daß die Krankheit selbst ungefährlicher wurde, wie bei Typhus, oder daß sowohl Erkrankungsziffer wie Letalität abnahmen, wie bei der Diphtherie.

Die Häufigkeit der verschiedenen Todesursachen ergibt sich aus folgender Tabelle:

358 A. Gottstein.

Todesursachen im Deutschen Reich 1912
auf 10000 Lebende.

Entwicklungskrankheiten und Folgen der Geburt . 27,8
Infektionskrankheiten 38,2
Neubildungen und Geschwülste 9,0
Krankheiten des Nervensystems 13,5
„   der Atmungsorgane 8,8
„   „ Kreislaufsorgane 16,1
„   „ Verdauungsorgane. 17,0
„   „ Harn- und Geschlechtsorgane . . 3,1
Verletzungen 6,3
Anderweitige Krankheiten 15,4
____
155,4

Nach Altersklassen verteilten sich einige wichtigere Krankheiten im Deutschen Reich 1912 auf 10000 Lebende:

	0—1	1—15	15—30	30—60	60—70	über 70	insges.
Entwicklungskrankheiten	375,1	—	—	◄	—	—	—
Altersschwäche	—	—	—	—	33,0	539,6	—
Scharlach.	2,3	2,3	—	—	—	—	—
Masern	16,1	3,0	—	—	—	—	—
Diphtherie	7,7	5,5	—	—	—	—	—
Keuchhusten	48,0	2,3	—	—	—	—	—
Typhus	0,1	0,2	0,5	0,4	0,3	0,1	0,3
Wundinfektionskrankheiten	7,7	0,5	0,7	1,2	2,2	3,0	1,1
Lungentuberkulose . .	9,6	3,3	16,8	19,5	21,4	12,8	13,3
Tuberkulose anderer Organe	8,3	2,6	1,4	1,2	2,2	2,2	2,0
Lungenentzündung. . .	102,6	8,7	2,5	8,6	38,9	74,2	13,1
Influenza	2,2	0,2	0,1	0,7	5,2	14,5	1,0
Krankheiten der Atmungsorgane	77,1	3,5	1,4	5,0	32,9	65,2	8,8
Kreislauforgane	24,6	2,3	3,1	15,3	89,2	173,0	16,4
Nervensystem	105,2	5,3	2,2	9,5	45,9	101,6	13,4
Magendarmkatarrh . .	353,9	3,7	—	—	—	—	—
Harn- und Geschlechtsorgane	3,6	1,0	1,1	9,3	12,6	20,3	3,1
Krebs	—	—	0,3	10,7	53,7	67,0	8,1
Selbstmord	—	0,1	2,4	3,5	5,5	6,0	2,2
Unglücksfälle	3,4	3,1	3,5	4,1	5,7	9,5	3,9
Unbekannt	45,0	1,1	0,4	1,1	5,4	12,9	2,7

Die Letalität der Krankheiten ist eine bedingte, sie schwankt im allgemeinen von 0 bei Leiden, die niemals das Leben bedrohen, bis 100 bei absolut tödlichen wie bösartigen Geschwülsten; sie wird bei der ersten Gruppe durch sekundäre Zufälle erhöht, bei der zweiten durch erfolgreiche Heilverfahren herabgesetzt. Typisch und daher zahlenmäßig faßbar ist sie bei den akuten Infektionskrankheiten; so liegt sie z. B. bei Diphtherie um 8—10%, bei Typhus um 6—8%, bei Fleckfieber um 10—15%, für Scharlach bei 5%, Masern bei 2—3%. Die Schwankungen der Zahlenangaben sind durch Verschiedenheiten der Einrechnung von leichteren und schwereren Fällen und die unzuverlässig ausgeübte Meldepflicht bedingt. Aber selbst bei Krankheiten mit typischer Letalität rufen drei Einflüsse tiefgreifende Schwankungen hervor; das Lebensalter, die wirtschaftliche Lage und die Konstitution. Bei Diphtherie und Scharlach z. B. beträgt die Letalität:

	Diphtherie	Scharlach
0—1 Jahr	42 %	31 %
1—5 Jahre	17 „	13 „
5—10 „	9 „	5 „
10—20 „	7 „	3 „

Komplizierter liegt die Frage für die Tuberkulose, die für die verschiedenen Lebensalter ganz verschiedene Krankheitsformen darstellt.

Der viel studierte Einfluß der wirtschaftlichen Lage ergibt sich z. B. aus folgenden von Reiche[1]) für Hamburg ermittelten Zahlen für die Letalität:

	Jahreseinkommen	
	unter 3000 Mk.	über 3000 Mk.
Scharlach	11,0%	2,5%
Masern	6,4 „	0,5 „
Diphtherie	12,6 „	2,5 „
Keuchhusten . . .	14,9 „	4,2 „

Endlich bedingen viele verbreitete konstitutionelle Minderwertigkeiten an sich ungünstigeren Ausgang, gleichviel, welche akute Erkrankung zufällig den Körper befällt, so daß die letztere nur das Schicksal besiegelt.

Die Gesamtsterblichkeit wie die der einzelnen verbreitetsten Krankheiten unterliegt regelmäßigen Schwankungen verschiedener Ordnung.

Die erste solche Schwankung ist die nach Jahreszeiten. So verteilen sich je 1200 Todesfälle in Preußen auf die Monate:

Januar . 116	April . . . 100	Juli . . . 98	Oktober . 90
Februar . 104	Mai . . . 97	August . . 101	November. 95
März . . 104	Juni . . . 94	September 94	Dezember. 107

---

[1]) Siehe Mosse-Tugendreich: Krankheit und soziale Lage. München 1912, Lehmann.

Die Erkrankungen des Luftröhrenapparates enden häufiger im Winter, diejenigen des Magendarmkanals im Sommer tödlich; von Infektionskrankheiten häufen sich Grippe und Influenza, Diphtherie und Tuberkulose im Winter, Typhus, Cholera und Ruhr im Spätsommer; der Tod der meisten chronischen Krankheiten bindet sich nicht an Jahreszeiten. Die jahreszeitlichen Schwankungen der Masernmorbidität sind mehr durch den Schulbeginn bedingt; winterliche Jahreszeit steigert die Todesfälle. Ferner zeigen gewisse Krankheiten periodische regelmäßige und unregelmäßige Häufungen und Absenkungen, so die Masern aus Gründen der Durchseuchung in Großstädten etwa dreijährige Wellenberge und -täler, in kleineren Siedelungen noch längere Zwischenräume; bei Scharlach umfassen die periodischen Schwankungen erheblich größere Zeiträume; die Seuchenzüge epidemischer und periodischer Erkrankungen, wie Cholera und Genickstarre, sind ganz unregelmäßig.

Schließlich bestehen noch Schwankungen dritter Ordnung, abhängig von großen kulturellen Einwirkungen, welche in den letzten Jahrzehnten durch eine außerordentlich starke Abnahme der Sterblichkeit an den meisten •Volksseuchen zum Ausdruck kommt.

Die Sterblichkeit in Preußen betrug:

1855	28,9	1885	25,3
1865	25,8	1895	23,7
1875	27,1	1905	20,3

Ähnlich verhalten sich die meisten anderen europäischen Länder; die Abnahme ist nur zu einem Bruchteil durch die Geburtenabnahme bedingt. Sie tritt noch schärfer für bestimmte Krankheiten hervor.

Es starben in deutschen Städten über 15000 Einwohner auf 100000 Lebende an:

	Scharlach	Masern	Typhus	Diphtherie	Tuberkulose	Insgesamt auf 1000
1877	61,3	30,0	45,8	103,6	372,1	26,99
1880	56,5	35,0	43,3	93,1	345,8	27,08
1885	32,5	33,4	25,2	122,7	344,7	24,97
1890	20,3	31,5	16,1	100,5	298,2	23,38
1895	19,8	15,2	10,5	54,0	251,2	21,33
1900	24,0	22,9	11,3	27,7	222,6	21,07
1905	13,8	16,8	6,4	22,4	222,6	18,56
1908	17,9	18,0	5,1	25,1	192,5	17,07

Die Abnahme der Sterblichkeit insgesamt ist eine Wirkung der fortschreitenden Kultur, wobei einzelne Teilabschnitte (Fortschritte der Medizin, der Krankenfürsorge, zunehmender Wohlstand, besseres Verständnis, Frühbehandlung) jede ihren Anteil haben. Je rückständiger kulturell ein Land, desto höher die Sterblichkeit, desto geringer ihre Abnahme.

Diese Abnahme der Sterblichkeit in den letzten Jahrzehnten bis zum Beginn des Krieges in ihrer beharrlichen Neigung zum Abstieg, die aber nicht in gleichmäßiger Kurve, sondern in mehreren Absenkungen verläuft, ist ohne Beispiel in der etwa zwei Jahrhunderte zurückreichenden medizinischen Statistik. Sie gilt für die Mehrzahl der europäischen Länder mit der Maßgabe, daß der Zeitpunkt für das Absinken der Sterblichkeit insgesamt und für einzelne wichtige Krankheiten nicht in allen Ländern gleichzeitig ist, und daß das Absinken um so stärker ist, je höher die Kultur der betreffenden Länder. Den Hauptanteil hat die Abnahme der Sterblichkeit der akuten Infektionskrankheiten des Kindesalters und der Tuberkulose namentlich der Altersklassen des erwerbsfähigen Alters. Berechnet man nach der Methode der mittleren Lebensdauer die so ersparten Lebensjahre, so wird der Gewinn vom Standpunkt der Sozialhygiene und Volkswirtschaft klar.

Die Sterblichkeit in Deutschland betrug für alle Altersklassen beider Geschlechter auf 10000 Lebende:

1877	26,99	1895	21,33
1880	27,08	1900	21,07
1885	24,97	1905	18,56
1890	23,38	1912	15,6.

Die Sterblichkeit in Berlin betrug:

1711—1730	40,6	1881—1890	25,8
1771—1780	40,1	1891—1900	20,3
1801—1810	40,3	1906	16,8
1831—1840	31,7	1910	14,5
1861—1870	31,9	1913	14,2.

Über den Einfluß der wirtschaftlichen Lage auf die Gesamtsterblichkeit liegen zahlreiche Untersuchungen vor, die trotz der Unsicherheit der Maßstäbe (Steuerleistungen der Bezirke, Wohnungsgröße) starke Ausschläge zeigen. So ergab die Bremer Statistik für die Altersklasse 30—60 Jahre bei 94 Todesfällen auf 10000 Lebende eine Verteilung von 136, 86, 62 auf drei Wohlstandsstufen (Arme, Mittelstand, Wohlstand). Eine Wiener Statistik, welche den Überfüllungsgrad der Wohnungen zugrunde legt, gibt für sieben Stufen folgende Tabelle:

Prozentsatz der in überfüllten Wohnungen Lebenden	Sterblichkeit auf 1000 Lebende		Prozentsatz der in überfüllten Wohnungen Lebenden	Sterblichkeit auf 1000 Lebende	
	Insgesamt	an Tuberkulose		Insgesamt	an Tuberkulose
über 10 %	15,2	1,1	25—30 %	20,5	2,1
10—15 „	17,1	1,5	30—35 „	24,1	2,5
15—20 „	19,1	1,7	über 35 „	24,3	2,7
20—25 „	20,5	2,0			

Der Einfluß der Wohlhabenheit auf die Tuberkulosesterblichkeit folgt auch aus einer Hamburger Statistik:

Einkommen		Einkommen	
900—1200 Mk. . . .	65,7	5000—10000 Mk. . .	18,3
1200—2000 „ . . .	55,9	10000—25000 „ .	17,2
2000—3500 „ . . .	36,3	25000—50000 „ . .	22,1
3500—5000 „ . . .	22,8		

Umgekehrt zeigt Wohlhabenheit Übersterblichkeit an bestimmten Krankheiten, wie Diabetes oder Krankheiten des Zirkulationsapparates.

Bemerkenswerte Schlüsse über den Einfluß des Wohlstandes auf die Mortalität lassen sich aus den Feststellungen der Gothaer Lebensversicherungsbank ziehen, wobei zu berücksichtigen ist, daß es sich um Fälle mit vorausgegangener ärztlicher Auslese handelt.

Setzt man die rechnungsmäßige Sterbezahl = 100, so ergeben sich für drei Wohlstandsklassen die Werte für z. B.

		Alter				Alter	
		15—50 Jahre	51—90 Jahre			15—50 Jahre	51—90 Jahre
Typhus . . .	1:	104,7	114,1	Morbus	1:	83,4	96,0
	2:	103,4	101,4	Brightii . .	2:	92,9	90,9
	3:	85,7	77,5		3:	137,8	125,8
Bösartige	1:	110,5	107,1	Lungen-	1:	134,8	128,2
Neubildungen	2:	101,2	93,2	schwindsucht	2:	93,0	97,9
	3:	84,2	104,5		3:	65,6	65,7
Diabetes	1:	43,0	49,5	Akute Er-	1:	129,2	120,6
mellitus . .	2:	117,1	95,1	krankungen	2:	93,8	92,6
	3:	120,2	185,1	der Luftwege	3:	72,1	87,1
Zirkulations-	1:	85,6	82,1	Gesamtsterb-	1:	109,7	102,8
organe . . .	2:	101,9	97,3	lichkeit . . .	2:	98,0	97,4
	3:	116,3	130,4		3:	90,7	101,6

Es sind also bestimmte Erkrankungen, vornehmlich die akuten Infektionen, die Tuberkulose und die akuten Erkrankungen des Atmungsapparats, welche Übersterblichkeit der Minderbemittelten, vornehmlich in den jüngeren Lebensabschnitten, herbeiführen, während die konstitutionellen Erkrankungen und die des Kreislaufapparats und der Nieren mehr die Bessergestellten, aber besonders erst in den höheren Jahrgängen betreffen. Da aber diese stärkere Lebensbedrohung erst jenseits des zeugungsfähigen Alters und der Höhe der Erwerbsfähigkeit stärker auftritt, fällt sie sozialhygienisch viel weniger ins Gewicht als die größere Bedrohung wirtschaftlich schlechter Gestellter in jugendlichem Alter durch weitverbreitete Erkrankungen.

Die Sterblichkeit nach Stadt und Land zeigt insgesamt kleine Unterschiede zugunsten des Landes, die für die Frauen etwas höher sind. Im übrigen führen Annäherung der Lebensweise und Wanderungen immer mehr zum Ausgleich.

Größere Abweichungen zeigen sich für einzelne Krankheiten; hier spielen aber geographische Unterschiede eine erheblichere Rolle als der Gegensatz von Stadt und Land, so bei Krebs, Tuberkulose, Säuglingssterblichkeit, Wochenbetterkrankungen. Auch die oft sehr erheblichen Unterschiede in der Verteilung der Sterblichkeit einzelner Krankheiten nach Erdteilen und Rassen sind von außerordentlicher Wichtigkeit, vielfach auch zahlenmäßig erfaßbar, aber mehr Gegenstand der geographisch-ethnologischen Epidemiologie als der Statistik.

Von größter sozialhygienischer Bedeutung sind dagegen die Beziehungen zwischen Sterblichkeit und Beruf So wichtig für die Bewertung der Berufsgefahr, aber auch für die soziale und die private Versicherung diese Frage ist, so viel Sonderstudien in der internationalen Literatur darauf verwendet sind, so schwierig ist eine kurze Zusammenfassung der Ergebnisse Schwächliche Leute wenden sich den leichteren Berufen zu, erkrankte wechseln die Arbeit; für einige Berufe besteht ärztliche Auslese zur Ausschaltung besonders Gefährdeter. Im allgemeinen sind landwirtschaftliche Beschäftigungen weniger lebensverkürzend als industrielle; der Beruf des Beamten und Geistlichen ist über den Durchschnitt günstig, während die Lebenserwartung des Arztes unter dem Durchschnitt liegt. Berufe mit mineralischem und metallischem Staub, ferner solche mit chemischen und metallischen Giften bedrohen und verkürzen besonders stark das Leben. Eine genaue Untersuchung ist nur möglich bei Bewertung von Beruf, Alter, Geschlecht und Todesursache, welche häufig spezifisch ist, wie die Hautkrebse in manchen chemischen Berufen, die Blei- und Quecksilbergefahr, die Milzbrandgefahr der Pinselarbeiter, die Tuberkulose der Krankenpfleger usw.

Die folgende Tabelle setzt für England in den Jahren 1890 bis 1892 die durchschnittliche Sterblichkeit für die Alter von 25 bis 65 Jahren = 100 und berechnet für die einzelnen Berufe die Standardsterblichkeit für

Geistliche	53		Ärzte	97
Ackerbauer	60		Schneider	99
Lehrer	60		Maurer	100
Künstler	78		Eisenbahnarbeiter	105
Anwälte	82		Textilindustrie	106
Müller	84		Buchdrucker	110
Kontorpersonal	91		Maler	112
Schmiede	91		Eisen- u. Stahlarbeiter	130
Bäcker	92		Feilen- u. Nadelarbeiter	141
Schuhmacher, Sattler,			Bierbrauer	143
Schlosser	92		Glasindustrie	149
Bergleute	93		Gastwirte	166
Handelsreisende	96		Töpfer	176

Die Gefährlichkeit des Gastwirtsgewerbes ergibt sich aus folgenden Zahlen:

Sterblichkeit an	Gastwirte	Allgemeine Bevölkerung	Berufstätige Bevölkerung
Tuberkulose	259	192	185
Lungenentzündung .	158	107	105
Atmungsorgane . . .	129	117	116
Kreislauf	193	132	126
Leberkrankheiten .	201	29	27
Nierenkrankheiten . .	62	28	27
Nervenkrankheiten .	160	102	82
Alkoholismus	92	13	13

Die Zahl der Selbstmorde ist bei den germanischen Völkern höher als bei den slawischen und romanischen, im Westen mehr als im Osten Europas; in Deutschland größer in industriellen als ländlichen Bezirken. Sie ist in leichtem Anstieg und hat in Preußen und Sachsen die Zahl von 200 bzw. 300 auf 1 Million überschritten. Die Ursachen des Selbstmords und die Wahl des Todesmittels sind bei den Geschlechtern verschieden (Erhängen und Erschießen bei den Männern, Ertränken und Vergiftung bei den Frauen häufiger). Die Ursachen (Lebensüberdruß, Liebeskummer, Vermögensverfall) schwanken nach Alter und Geschlecht; Geistesstörungen, auch akute nach Infektionskrankheiten und Vergiftungen (Alkoholismus) spielen eine große Rolle.

Die tödlichen Verunglückungen hängen nach ihren Ursachen und ihrer Art sehr von den geographischen und beruflichen Verhältnissen eines Landes ab (Schifferei, Bergbau, Industrie). Die Beteiligung der Männer überwiegt um das Drei- bis Vierfache. Trotz der größeren Gelegenheit des Eintritts von Unfällen ist die Zahl der tödlichen Ausgänge seit Jahrzehnten nicht angestiegen, dank erfolgreicher Behandlung und Verbesserung des Rettungswesens. Auf 100000 Einwohner starben in Preußen etwas über 60 Männer, 15—17 Frauen.

Die Verteilung der Selbstmorde und Unfälle auf die Altersklassen zeigt Tabelle S. 358.

Der Krieg und die ihm folgenden Jahre haben auf die Bevölkerungsbewegung in Deutschland, auch abgesehen von der Millionenzahl der Kriegssterbefälle und der Zahl der Verstümmelungen und inneren Erkrankungen durch Kriegsbeschädigung, eine tiefgehende Wirkung gehabt, die noch sehr lange sich fühlbar machen wird, so daß nach dem Wort von Würzburger von 1918 an ein ganz neuer Zeitabschnitt der Bevölkerungslehre beginnt. Das Wesentliche der Änderungen geht aus den folgenden zwei Tabellen hervor, in denen das ungünstige Jahr 1919 noch fehlt.

| Jahr | Preußen | | | | Auf 1000 Lebendgeborene starben Säuglinge |
	Auf 1000 Lebende fallen Lebendgeborene	Eheschließungen	Todesfälle von 30—60	Todesfälle über 60	
1913	28,17	7,77	9,39	62,92	149,08
1914	27,63	6,78	11,56	66,17	164,07
1915	21,10	4,21	14,60	67,79	266,74
1916	16,01	4,19	13,85	72,34	145,76
1917	14,25	4,68	14,65	83,27	152,80
1918	14,37	5,42	17,54	80,15	148,28

Es starben an Tuberkulose in Preußen absolut.

1912	41565	1916	48779
1913	40374	1917	67860
1914	41730	1918 . . . .über	90000.
1015	44805		

Die Zunahme der Tuberkulosesterblichkeit ist nicht nur durch schnelleren Verlauf, sondern auch durch zahlreichere Erkrankungen bedingt, auch sind die jugendlichen Alter stärker als früher beteiligt; doch müssen genauere Angaben vorbehalten bleiben, bis über die Zahl der Lebenden und die Bevölkerungsverschiebungen zuverlässige Unterlagen vorliegen.

Aus der **Sozialstatistik.** Einige wenige Angaben seien hier angefügt, deren summarische Kenntnis für den Sozialarzt unerläßlich ist. Die Bevölkerungsverteilung und ihre Verschiebung von Jahrzehnt zu Jahrzehnt ist in Deutschland sehr bemerkenswert.

| Jahr | Großstädte über 100 000 | | Mittlere Städte 40—100 000 | | Kleinere Städte | | Orte unter 15 000 |
	Zahl	Prozent der Bevölkerung	Zahl	Prozent der Bevölkerung	Zahl	Prozent der Bevölkerung	Prozent der Einwohner
1875	12	6,2	31	4,2	107	6,0	83,6
1880	14	7,2	33	4,8	135	6,6	81,4
1885	21	9,5	32	4,1	157	7.5	78,9
1890	26	12,6	34	4,1	161	7,7	75,6
1895	28	13,9	51	5,6	184	7,9	72,6
1900	33	16,2	61	6,4	205	8,4	69,0
1905	41	19:0	64	6,5	221	8,6	65,9
1910	48	21,3	70	6,7	253	9,3	62,7

Im Jahre 1910 waren von den 39 Millionen Preußens 41,84% nicht zur Steuer veranlagt, weil ihr Einkommen den Betrag von 900 Mk. nicht erreichte. Von den 6¼ Millionen Zensiten versteuerten 88,7% ein Einkommen unter 3000 Mk.

Die Berufszählung für Deutschland 1907 hatte folgendes Ergebnis.

Von 1000 der Gesamtbevölkerung waren beschäftigt bei:

1.	Landwirtschaft . .	274,2	15.	Verkehrsgewerbe .	16,2
2.	Baugewerbe	78,7	16.	Lohnarbeit	12,9
3.	Handelsgewerbe . .	60,3	17.	Lederindustrie . . .	8,7
4.	Öffentlicher Dienst und freie Berufe	55,2	18.	Reinigungsgewerbe .	7,4
			19.	Papierindustrie . .	7,2
5.	Bergbau	48,3	20.	Chemische Industrie	6,8
6.	Metallverarbeitung .	45,8	21.	Polygraphische Gewerbe	6,5
7.	Bekleidungsgewerbe	42,9			
8.	Nahrungsmittel . .	40,7	22.	Forstwirtschaft . .	5,9
9.	Maschinenindustrie	36,3	23.	Gärtnerei	5,2
10.	Post, Eisenbahn, Telegraphie . . .	34,9	24.	Versicherungsgewerbe	2,4
			25.	Künstlerische Gewerbe	1,3
11.	Holzindustrie . .	32,2			
12.	Textilindustrie . .	31,5	26.	Fischerei	1,2
13.	Steine und Erden .	29,1	27.	Fabrikanten	0,7
14.	Gast- und Schankwirtschaft . . .	20,2	28.	Ohne Beruf	83,8

Die Zahl der gewerblichen Arbeiterinnen ist in Deutschland von 1895—1907 von 1 140 000 auf 1 600 000 gestiegen, die der jugendlichen Arbeiterinnen von 14—16 Jahren beträgt etwa 150 000, die der verheirateten 330 000. Von den 31 Millionen weiblichen Personen standen 1907 19 Millionen im erwerbsfähigen Alter, von denen, einschließlich der Heimarbeiter, 9 Millionen beruflich tätig waren.

Bei 63,9 Millionen Einwohner gehörten 1909 an:

der Krankenversicherung . . . . 13,4 Millionen
„ Unfallversicherung . . . . . 23,8 „
„ Invalidenversicherung . . . . 15,4 „

Die Zahl der der gesetzlichen Armenunterstützung unterstehenden Personen beträgt durchschnittlich etwa 3%, sie steigt mit der Größe der Städte von 2,25—6,91%. Die Ursache der Unterstützungsbedürftigkeit ist:

Krankheit des Ernährers oder seiner Angehörigen . 27,9%
Tod des Ernährers. . . . . 17,2 „
Körperliche oder geistige Gebrechen. . . . . 12,4 „
Altersschwäche . . . . 14,8 „

Die übrigen Ursachen sind Arbeitslosigkeit, Eheverlassenheit usw.

Die Wohndichtigkeit in Deutschland, dessen Großstädte das Mietskasernensystem begünstigen, ergibt sich aus folgenden Zahlen.

	Auf 1 ha entfielen Einwohner 1905	Auf 1 Gebäude kamen Einwohner
Berlin	723	77,5
Königsberg.	299	30,3
Breslau	414	52,0
Stettin	331	37,8
Hannover	271	21,0
Cöln.	318	16,4
Frankfurt a. M.	275	18,8
Bremen	—	8,0
Englische Städte	—	5,4

Die Ernährungsverhältnisse der arbeitenden Bevölkerung und der kleineren Beamten lassen sich aus den amtlichen „Erhebungen von Wirtschaftsberechnungen minderbemittelter Familien im Deutschen Reich" erschließen.

Danach entfielen bei einer Einnahme von:

	unter 1200 Mk. %	1200 bis 1600 Mk. %	2000 bis 2500 Mk. %	3000 bis 4000 Mk. %	4000 bis 5000 Mk. %
Nahrungsmittel . . .	54,6	54,9	50,2	53,4	33,2
Kleider	9,2	9,4	12,0	14,1	15,1
Wohnung	19,8	16,8	17,0	13,9	19,5
Heizung.	6,1	4,9	3,9	4,1	3,2
Gesundheitspflege . .	1,4	1,2	1,4	1,1	4,8
Geistige und gesellige Bedürfnisse	3,1	3,6	4,2	3,8	4,6

Der Durchschnittsverbrauch für Nahrungsmittel in diesen Kreisen steigt mit der Kopfzahl nicht prozentual, sondern bleibt darunter zurück. Er betrug bei:

2 Personen. . . . 31,4%	6 Personen . . . 45,6%
4 „ . . . 38,2 „	7 „ . . . . 53,4 „
5 „ . . . . 40,5 „	8 „ . . . . 59,3 „

In Preußen kamen 1913 auf 1 Arzt 2042 Einwohner, oder auf 10000 Einwohner 4,90 Ärzte; das Verhältnis schwankt zwischen 2,37 in Allenstein und 11,51 in Groß-Berlin; die Zahl der Apotheken beträgt 0,92˙ auf 10000 Einwohner, die der Hebammen 5,10 (4,12—8,41).

II. Biometrie.

Von
A. Gottstein.

Die Biometrie (Anthropometrie) wurde zuerst der Kunst nutzbar gemacht; unter Mitwirkung von Anatomen stellte man Regeln für die künstlerisch erforderten Größenbeziehungen der einzelnen Körperteile (Kopf, Rumpf, Glieder) zueinander auf; eine solche Regel hieß ein Kanon, der Maßstab (Kopfhöhe oder Wirbelsäulenlänge) der Modulus. Der Künstler bedarf für das Verhältnis der einzelnen Körperteile einer größeren Anzahl Maße, als für praktische Zwecke erforderlich; er paßt auch die Ergebnisse einem der Wirklichkeit nicht immer entsprechenden Ideale zahlenmäßig einfacher Verhältniswerte an. Nach der Kunst befaßte sich die Anthropologie mit der Körpermessung; sie studierte die Verhältnisse der verschiedenen Körperteile zueinander, besonders vom Rassenstandpunkt und setzte für die einzelnen Körperteile Merkmale fest, deren Nachweis oft genug nur unter Zuhilfenahme feinerer Meß- und Untersuchungsmethoden und Reproduktionsverfahren möglich ist. Drittens benutzte die Statistik die Feststellung der Körpermaße; Quetelet erhob zuerst an umfangreichen Tabellen von Körperlänge und Körpergewicht nach Alter und Geschlecht Durchschnittswerte und studierte den Einfluß von Ernährung, Beschäftigung und wirtschaftlicher Lage auf deren Abweichungen; zugleich stellte er Formeln für die Beziehungen dieser Maße zueinander auf. In den letzten zwei Jahrzehnten zog aus diesen Studien die Sozialhygiene unmittelbaren Nutzen, der hauptsächlich der Säuglingsfürsorge, Schulgesundheitspflege, Militärmedizin und Versicherungsmedizin zugute kommt; aber auch die Klinik, insbesondere die Konstitutionspathologie, bedient sich in wachsendem Umfang ihrer Ergebnisse. Sehr ausgiebigen Gebrauch von der Körpermessung macht die von Galton begründete englische eugenische Schule (Pearson), welche eigene Rechnungsmethoden aufgestellt hat (Korrelationen, Verhältniszahlen auf einen Durchschnitt oder eine Einheit berechnet). Die außerdem viel betonte, auch von der Anthropologie benutzte Serienmethode ist auch ohne ihre Deutung als logarithmische Kurve allgemein verständlich.

Zeichnet man z. B. die Ergebnisse einer größeren Anzahl
Messungen, etwa der Körperlänge eines bestimmten Lebensalters so auf, daß die Maße in der horizontalen, die Beobachtungszahl in der vertikalen Ordinate liegen, so bilden die Werte für
den Durchschnitt einen steilen Gipfel, während die Zahlen
für die höheren oder tieferen Werte zu beiden Seiten steil ab-
fallen und die Extreme nur vereinzelt auftreten.

Im übrigen zeigt die folgende Tabelle, daß der Kanon der
Künstler, die anthropologischen und die einfachen biometrischen
Messungen verschiedener Länder eine beachtenswerte Über-
einstimmung zeigen.

	Schadow	Carus	Quetelet (Belgien)	Gould (Amerika)	Weißenberg (Rußland)
	Künstler				
Körpergröße. . . .	100	100	100	100	100
Rumpflänge	37	39	40	39	42,1
Schulterbreite . . .	26	24.	24,5	24	21,1
Hängender Arm . .	44	43	41,2	43	42,1
Oberarm	20	20	—	20	—
Vorderarm	23	23	—	23	—
Hand	10	10	12,2	—	12,6
Fuß	15	15	15	15	15,3

Man unterscheidet besonders die Maße des wachsenden
und des ausgewachsenen Körpers, nach Geschlechtern getrennt. Hierbei kommen hauptsächlich Längen-, Oberflächen-
und Gewichtsmaße in Betracht. Von Längenmaßen sind
wichtig Kopfumfang, Halslänge, Schulterbreite, Brust- und
Leibesumfang, Rumpflänge, Körperlänge; hierbei spielen individuelle, Rassen- und Geschlechtsunterschiede eine große Rolle. Der
Rumpfumfang wird entweder in Brustwarzen- oder Nabelhöhe
horizontal in Ein- und Ausatmung gemessen; der Unterschied
zwischen Ein- und Ausatmung schwankt nach Alter und Konstitution (Fettpolster), aber auch nach der Lungenkapazität
(7—12 cm). Für die meisten Aufgaben reicht man mit dem
Zentimeterbandmaß aus; für den Schädel und das Becken braucht
man außer diesem zur Bestimmung der verschiedenen Durch-
messer noch den Zirkel; zur Bestimmung der Körperlänge genügt der bekannte einfache Meßapparat, der einen nach Zenti-
metern eingeteilten vertikalen Stab darstellt, an dem eine ver-
schiebbare Querstange angebracht ist, die auf den Scheitel gelegt wird und an deren Einstellung die Länge abgelesen wird.
Bei Vergleichen ist zu beachten, ob die Messung mit oder ohne

Schuhwerk vorgenommen wurde; vorzuziehen ist die Messung
am bloßen Körper, die für die anderen Messungen die einzig
mögliche ist. Für bestimmte Zwecke (obere Brustöffnung, Becken-
maße) sind besondere Zirkel oder Meßketten in Gebrauch.

Die Messung der Oberfläche des Körpers hat man entweder
durch theoretische Abstraktionen mittels potenzierter Formeln
wenig glücklich zu berechnen oder empirisch zu messen versucht,
indem man die gesamte Körperfläche mit Papierstreifen be-
deckte, deren Inhalt nach der Abnahme als Ebene gemessen
und zusammengezählt wurde. Diese Bestimmungen hatten eine
Bedeutung zur Aufklärung der Beziehungen zwischen Stoff-
wechsel, Wachstum zu Oberfläche und Volumen; dies von Rubner
aufgeseillte Oberflächengesetz, nach dem die Stoffwechselenergie
dem Oberflächenwachstum proportional ist, wurde neuerdings
von Pfaundler angefochten. Die Bestimmungen des absoluten
Gewichts erfolgen durch die Wage, die Versuche zur Bestimmung
des spezifischen Gewichts haben keine praktische Bedeutung
gewonnen.

Auch die Größen- und Gewichtsverhältnisse der inneren
Organe in wachsendem und ausgereiftem Zustande sowie das
Verhältnis ihrer Größenverhältnisse zueinander, das sich mit
demWachstum verändert, sind Gegenstand eingehender Messungen
und Wägungen geworden; da diese Verhältnisse aber bei den
Messungen am Lebenden im allgemeinen nicht feststellbar sind,
haben sie für den Sozialarzt geringe praktische Bedeutung.

Beachtenswert sind die neuerdings von Brugsch durch Messungen
angestellten Untersuchungen, die er für die Beurteilung der Konstitution anwendet. Er erinnert zuerst an den Index von Lennhoff:

$$I = \frac{\text{Distantia jugulo-pubica} \times 100}{\text{Circumferentia abdominalis}},$$

der bei asthenischer Konstitution über 75 liegt. Dann weist er darauf
hin, daß bei jeder Körperlänge sich engbrüstige, normalbrüstige und
breitbrüstige finden, aber für jede Größe in verschiedenem Verhältnisse,
nämlich:

Größe	Engbrüstige	Normalbrüstige	Weitbrüstige.
176/77	39 %	56 %	5 %
169/70	35 „	53 „	12 „
163/66	33 „	33 „	34 „

Während nun schon früher festgestellt war, daß die Herzgröße
im allgemeinen dem Körpergewicht parallel geht, hat er zahlenmäßige
Beziehungen zwischen Herzvolum und Thoraxform nicht feststellen
können, wohl aber glaubt Brugsch aus der Feststellung der Größenverhältnisse des Herzmuskels allein sonstige Schlüsse zur Beurteilung
konstitutioneller Abweichungen ziehen zu können.

Für die Änderungen der Körperlänge nach Alter und Geschlecht bestehen allgemeine Regeln, die namentlich im Säuglingsalter zu genauen Zahlenbestimmungen geführt haben.

Körperlänge im 1. Lebensjahr:

Neugeboren . . . . . 49 cm	7. Monat . . . . . . 64,5 cm
1. Monat . . . . 53 „·	8. „ . . . . . . 66 „
2. „ . . . . 56 „	9. „ . . . . . . 67 „
3. „ . . . . 58 „	10. „ . . . . . . 68 „
4. „ . . . . 60 „	11. „ . . . . . . 69 „
5. „ . . . . 61,5 „	12. „ . . . . . . 70 „
6. „ . . . . 63 „	

Bei Neugeborenen ist der Rumpf länger als die Gliedmaßen, aber dies Verhältnis kehrt sich schon im ersten Lebensjahre um und behauptet sich dann dauernd, wobei die Größenverhältnisse des weiblichen Geschlechts etwas zurückbleiben. Der Kopfumfang ist bei Neugeborenen größer als der Brustumfang, wächst aber nach vollendetem zweiten Lebensjahre langsamer. Von den einzelnen Organen wächst der Kopf am schwächsten, die Beine

Körperlänge in Millimetern.

Jahre	Männer				Frauen			
	Q.	E.	R.	C.	Q.	E.	R.	C.
0	496	—	495	500	483	—	490	490
1	686	—	—	750	690	—	699	740
2	797	824	855	850	780	785	819	840
3	860	880	934	930	850	888	919	920
4	932	974	977	990	910	969	976	980
5	990	1020	1041	1040	974	1032	1031	1030
6	1046	1041	1117	1090	1032	1051	1088	1070
7	1112	1110	1168	1150	1096	1115	1130	1130
8	1170	1201	1193	1200	1139	1118	1183	1180
9	1227	1224	1261	1250	1200	1230	1236	1230
10	1282	1263	1315	1300	1248	1295	1295	1280
11	1327	1299	1358	1350	1275	1310	1348	1330
12	1359	1344	1397	1400	1327	1355	1414	1390
13	1403	1377	1445	1450	1386	1399	1470	1460
14	1487	1412	1505	1510	1447	1435	1518	1530
15	1559	1467	1580	1570	1475	1482	1546	1580
16	1610	1532	1633	1640	1500	1510	1566	1600
17	1670	1586	1681	1680	1544	1524	1587	1610
18	1700	1618	1701	1700	1562	1528	1585	—
19	1706	1636	1709	—	1570	1533	1590	—
20	1711	1644	1714	—	1570	1530	1600	—
21	1722	1644	1717	—	1577	1531	1600	—

am stärksten; die Gliedmaßen wachsen intensiver als der Rumpf, das Bein intensiver als der Arm. Die Breitenmaße bleiben im Verhältnis zu den Längenmaßen zurück; der Körper hat demnach das Bestreben, mehr in die Länge als in die Breite zu wachsen. Die geschlechtlichen Wachstumsunterschiede beginnen im Alter der Geschlechtsreife und sind für das Weib durch schnelleres Wachstumszeitmaß, früheren Wachstumsabschluß und stärkere Entwicklung des Beckens gekennzeichnet. Das Ende des Wachstums schwankt nach Rassen, es ist beim Weibe spätestens mit dem 23., beim Manne mit dem 27. Jahre vollendet, doch liegt die Beendigung bei den meisten Völkern einige Jahre früher. Auch eine jahreszeitliche Schwankung des Wachstums ist festzustellen, sie verdient bei Schulmessungen Beachtung (siehe Schulgesundheitspflege).

Die vorhergehende und folgende Tabelle gibt nach Quetelet, Erismann, Roberts und Camerer Körperlänge und Körpergewicht für Männer und Frauen nach Lebensaltern.

Körpergewicht in Kilogramm.

Jahre	Männer				Frauen		
	Q.	E.	R.	C.	Q.	R.	C.
0	3,20	—	3,22	3,4	2,91	3,13	3,20
1	10,00	—	—	10,2	9,30	9,12	9,70
2	12,00	—	14,75	12,7	11,40	11,48	12,20
3	13,21	—	15,42	14,7	12,45	14,35	14,20
4	15,07	—	16,92	16,5	14,18	16,39	15,70
5	16,70	—	18,14	18,0	15,50	17,78	17,00
6	18,04	—	20,15	20,5	16,74	19,05	19,00
7	20,16	—	22,68	23,0	18,45	21,55	21,00
8	22,26	—	24,95	25,0	19,82	23,54	23,00
9	24,09	—	27,40	27,5	22,44	25,17	25,00
10	26,12	27,59	30,62	30,0	24,24	28,12	27,00
11	27,85	29,13	32,66	32,5	26,25	30,90	29,00
12	31,00	30,93	34,93	35,0	30,54	34,66	32,00
13	35,32	32,72	37,66	37,5	34,65	39,55	37,00
14	40,50	35,19	41,73	41,0	38,10	44,00	43,00
15	46,41	39,35	46,68	45,0	41,30	48,18	48,00
20	65,00	57,48	64,96	—	54,56	55,93	—
25	68,29	58,67	67,09	—	55,08	—	—
30	68,90	59,85	—	—	55,14	—	—
40	68,81	60,50	—	—	56,65	—	—
50	67,45	60,13	—	—	58,45	—	—
60	65,50	59,53	—	—	56,73	—	—
70	63,03	—	—	—	53,72	—	—
80	61,22	—	—	—	51,52	—	—

Die Tabellen beweisen die großen Unterschiede nach Ländern.

Über die Größe und Wachstumsveränderungen anderer Körpermaße geben die folgenden Tabellen Auskunft:

	14. Jahr	15. Jahr	16. Jahr	17. Jahr
Akromialdistanz	321	340	350	367
Trochanterenabstand . . .	267	278	292	301
Abstand der Spinae iliacae .	201	214	223	231
Halsumfang	292	304	320	332
Brustumfang	743	790	835	857
Oberschenkelumfang . . .	420	434	460	478
Oberarm r.	223	236	252	265
Unterarm r.	211	221	234	244

Von den Beziehungen der einzelnen Maße zueinander haben besonders zwei praktische Bedeutung gewonnen, das Verhältnis von Brustumfang zu Körperlänge und das Verhältnis von Körperlänge zu Körpergewicht. Für die ersteren Beziehungen ist der Index von Livi brauchbar: $\dfrac{100 \times \text{Brustumfang}}{\text{Körperlänge}}$. Er beträgt normal bei:

Körpergröße	Index
155	55,2
160	53,6
165	52,7
170	51,9
175	51,2

Nicht berücksichtigt hierbei ist das Lebensalter; je jugendlicher, desto geringer ist bei gleicher Länge der Index, am niedrigsten ist er zwischen 18 und 25 Jahren.

Eine andere Formel gibt Florschütz an. Bezeichnet L die Körperlänge, B den Bauchumfang, so ist der Index $= \dfrac{L}{2B - L}$. Die Grenze der normalen Körperernährung entspricht dem Wert von 5; höhere Werte deuten auf Unterernährung, niedrigere auf abnorme Korpulenz. Für das Verhältnis von Körperlänge und Körpergewicht hat Quetelet den Begriff des Zentimetergewichts aufgestellt (Gewicht geteilt durch Länge); er selbst weist auf den methodischen Fehler dieser Methodik hin, kubische Werte auf lineare zu beziehen, die sich beim Wachstum nach ganz verschiedenen Gesetzen ändern; die Formel hat daher nur Wert für den Vergleich nicht mehr wachsender Schichten unter verschiedenen Bedingungen; Quetelet selbst gibt als zuverlässiger die empirisch gewonnene Formel an, nach der die Quadrate des Gewichts der fünften Potenz der Länge proportional sind. In der Praxis wird die Brocasche Formel viel verwendet, nach der bei gesunden erwachsenen Männern jedem über 100 cm hinausgehenden Zentimeter 1 kg Körpergewicht entspricht.

Wissenschaftlich genauer ist die Livische Formel: $J = \dfrac{100\sqrt[3]{P}}{L}$.

Praktisch wird in der Militärmedizin vielfach die Formel von Pignet benutzt: Man addiert die Zentimeter des Brustumfangs (th) in der Ausatmung zu den Kilogrammen des Körpergewichts (R) und subtrahiert sie von der Zahl der Zentimeter der Körperlänge (l) : i = l — (th + R). Werte über 25 sind zweifelhaft, über 35 unter allen Umständen Beweise der Untauglichkeit.

Andere Berechnungsweisen, wie die von Oeder, der die Dicke des Fettpolsters an einer aufgehobenen Hautfalte mit dem Zirkel mißt, von Ascher, der das Zentimetergewicht berechnet, nachdem er von der Gewichtszahl 10% abgezogen hat, von Oppenheimer, der den Oberarmumfang mit berücksichtigt wissen will, haben bisher in der Praxis keinen Eingang gefunden. Beachtung beanspruchen die Schädelmessungen von Bayerthal als Maße der Intelligenzprüfung, die jedoch großen technischen Fehlerquellen ausgesetzt sind.

Eine besondere Beziehung hat jüngst v. Pirquet als Grundlage für eine einfachere Berechnung des Nahrungsbedarfs aufgestellt. Er hat gefunden, daß das Quadrat der Rumpflänge vom Scheitel bis zur Sitzhöhe der Oberfläche des resorbierenden Darms gleichgesetzt werden kann, und berechnet hieraus den Nahrungsbedarf für den Quadratzentimeter Darm auf die Einheit (Nem), die = 1,5 der Milchkalorie ist; der normale Bedarf beträgt etwa ⅔ des Quadrats der Rumpflänge, der Bedarf des Genesenden den vollen Wert; die Umrechnung der anderen Nahrstoffe auf den Wert für Milch ist leicht.

Die Biometrie hat in verschiedenen Zweigen der Medizin praktische Verwertung gefunden. Die Klinik beurteilt die Konstitution nach dem Verhältnis von Länge und Umfang und gewinnt daraus Anhaltspunkte für die Feststellung des asthenischen Körperbaus, der Neigung zu Organsenkungen usw. Eine besondere Bedeutung haben Messungen der oberen Brustöffnung zur Beurteilung einer Anlage für die Lungenschwindsucht.

In der Säuglingsfürsorge spielt die Bewertung des normalen Gedeihens nach Gewicht und Wachstum sowie unter dem Einfluß der Ernährung und ihrer Störung eine große Rolle. In der Schulgesundheitspflege haben sich regelmäßige Messungen und Wägungen zur Beurteilung des allgemeinen Gesundheitszustandes, der normalen Entwicklung, der Wirkung besonderer Maßnahmen, wie der Schulspeisung, Ferienkolonien, Schülerwanderungen, Waldschulen bewährt. Doch spielen zur Beurteilung der erhaltenen Werte nicht nur die schon erwähnten jahreszeitlichen Schwankungen mit, sondern es bestehen auch große Unterschiede nach Stadt und Land zugunsten des letzteren, nach Rassen, vor allem aber nach der sozialen Lage, dergestalt, daß in den Städten die Volksschüler durch alle Klassen geringere Zahlen aufweisen als die gleichaltrigen Schüler höherer Anstalten; auch berufliche Tätigkeit im Wachstumsalter wirkt herabsetzend. Im übrigen sind höhere Zahlenwerte für das Längenwachstum allein keineswegs ein Beweis für bessere Körperbeschaffenheit. Auch für Begabtere sind günstigere Zahlenverhältnisse behauptet worden[1]). In der Militärmedizin hängt die Beurteilung der Tauglichkeit von der absoluten Größe der Zahlen von Länge, Umfang in Ein- und Ausatmung, Gewicht und ihrem Wechsel-verhältnis ab. In der Lebensversicherungsmedizin spielen die gleichen Werte für den Revisionsarzt eine Rolle zur Beurteilung der Konstitution für die von ihm zu stellende langfristige Prognose namentlich in den Fällen, in denen jugendliche Überernährungszahlen die Gefahr der Konstitutionskrankheiten und Gefäßleiden in späteren Jahren befürchten lassen; darum fällt auch erhebliche Zunahme bei späteren Nachversicherungen ernst ins Gewicht. Noch größere Bedeutung haben Feststellungen von Florschütz u. a. erlangt, nach denen Versicherungskandidaten mit Untermaßen im Verhältnis von Brustumfang zur Körperlänge, auch wenn sie bei der Aufnahmeuntersuchung gesund befunden werden, doch in eine Gefahrenklasse fallen, die im

---

[1]) Soeben erschien ein vom „Ärztlichen Beirat für die deutsche Quäkerspeisung" verfaßtes Schema der Körpermessung im Verlag von Julius Springer, das die Beachtung der Schulärzte beansprucht. Unter Anlehnung an den „Rohrerschen Index" gibt es eine Indexberechnung für die verschiedenen Größen und Gewichte unter Berücksichtigung von Alter und Geschlecht. Die einfache Ablesung gestattet die Feststellung der Mittelwerte und den Grad der Abweichungen, erleichtert dadurch vornehmlich auch Massenbeobachtungen.

späteren Leben eine größere Zahl von Schwindsuchtsfällen aufweist als Gruppen mit günstigerem Zahlenverhältnis.

Die Biometrie hat als Methode der sozialen Hygiene bisher nicht diejenige ausgiebige Anwendung gefunden, die ihr bei weiterem Ausbau gebührt. Die merkwürdige Übereinstimmung des künstlerischen Ideals hinsichtlich der Größenverhältnisse der Glieder mit den Durchschnittswerten, welche Anthropologen und Statistiker für den Normalmenschen aufgefunden haben, zeigt den inneren Zusammenhang zwischen Gesundheit und Schönheit. Die Begriffsbestimmung der Gesundheit ist schwierig; für Pettenkofer ist Hygiene die Kenntnis der äußeren Zustände, unter welchen Gesunde leben, und Gesundheit derjenige Zustand, der aus einer Summe von Funktionen des Organismus besteht, deren harmonisches Zusammenwirken das Bestehen des Kampfes ums Dasein erleichtert; die Störungen dieser Harmonie heißen Krankheiten. Die Wirkung vieler krankhafter Vorgänge äußert sich in Änderungen des Verhältnisses der Maße der einzelnen Organe zueinander die obigen Ausführungen bringen zahlreiche Beispiele, daß Abweichungen von der Harmonie der Körpermaße auch Krankheitsanlagen bedingen. Trifft dies zu, so hat die Biometrie auch von der Heranziehung des Mikroskops Fortschritte zu erwarten: hier liegen, mit Ausnahme der Blutkörperchenzählung, kaum Anfänge vor.

Zwei Fragestellungen, die in neuerer Zeit größere Bedeutung erlangt haben, stehen zur Biometrie nur in einem losen Zusammenhange, werden aber im Zusammenhange mit ihr behandelt, so auch im Galtonschen Forschungsinstitute, die Familienforschung und die Erblichkeitslehre. Auf den Inhalt ihrer Feststellungen und eugenischen Forderungen, von denen viele noch im Anfange, manche strittig sind, kann an dieser Stelle nicht eingegangen werden, wohl aber auf einige Fragen der Bezeichnung und Methodik. Die moderne Ahnenforschung geht meist nicht mehr vom Stammbaum aus, d. h. sie zählt nicht die Nachkommen in ihrer vom Stammelternpaar ausstrahlenden Verästelung, sondern von der Ahnentafel, indem sie die Vorfahren eines jetzt lebenden Abkömmlings rückwärts verfolgt; man kommt hierbei zu rechnerisch einfacheren Übersichten in den Potenzen von 2. Hierbei ist zu beachten, daß die Geburtsjahre der Vorfahren in der gleichen Ahnenreihe je nach Geschlecht und Eheschließungsalter in sehr verschiedene, oft um Jahrzehnte auseinanderliegende Zeitabschnitte fallen können. Bei dieser Methode läßt sich auch der nicht bloß genealogisch wichtige Ahnenverlust berechnen, der durch Ehen von Verwandten entsteht und zur Folge hat, daß in der Ahnenreihe die gleiche Person als Vorfahr mehrmals auftritt; das Kind aus einer Ehe von Geschwisterkindern hat nicht acht, sondern nur sechs Urgroßeltern; dementsprechend mindert sich die Erbmasse früherer Ahnen. Wo man dennoch zum Vergleich der ererbten Eigenschaften verschiedener Geschwister und Verwandter zum Stammbaumverfahren zurückgehen muß, bedient man sich der von Crzellitzer eingeführten Sippschaftstafel, in der eine oder mehrere vererbbare Eigenschaften, wie Nachtblindheit oder andere Defekte, aber auch besondere positive Anlagen durch ein bestimmtes, in jeder Familiengruppe wiederkehrendes, in einem besonderen Schlüssel aufgestelltes Kennzeichen hervorgehoben werden.

Für die Vererbungslehre hat noch die Mendelsche Regel eine große Bedeutung, die man bemüht ist, zur Erklärung des Auftretens vererbter Krankheitsanlagen körperlicher und seelischer Art heranzuziehen. Sie ist aus der Beobachtung von Pflanzenhybriden abgeleitet und an Tierkreuzungen bestätigt worden. Man unterscheidet dominante und rezessive Eigenschaften. Während bei der ersten Kreuzung beide Eigenschaften zahlenmäßig gleich auftreten oder ein Mischungsprodukt ergeben, treten bei späteren Kreuzungen der ersten Aussaat oder Zeugung in einem bestimmten einfachen zahlenmäßigen Verhältnis von 1 : 2 : 1 die dominanten Eigenschaften überwiegend wieder in ihrer ursprünglichen Form auf, und das gleiche Zahlenverhältnis bewahrt sich für die späteren Kreuzungen. Je nachdem die ursprünglichen reinen oder die Mischformen zur Kreuzung kommen, unterscheidet man „homozygotische" oder „heterozygotische" Paarung. Bei der Kreuzung von Mischformen sind dann häufig mehrere Merkmale verschiedener Art miteinander „gekoppelt", d. h. sie treten stets gemeinsam auf. Die Übertragung der Mendelschen Regeln auf das Wiederauftreten krankhafter Anlagen und Erscheinungen und auf die Pathologie der Vererbung ist noch Gegenstand wissenschaftlicher Beobachtung und Erörterung und viele Übertragungsversuche auf die menschliche Pathologie oder auf physiologische Vorgänge, wie die Geschlechtsbestimmung, noch recht strittig.

III. Private Lebensversicherung.

Von
A. Gottstein.

Die Zahl der in Deutschland unter verschiedenen Formen gegen einen verfrühten Tod Versicherten ist außerordentlich groß, die für diesen Zweck angelegten Summen stellen Milliardenwerte dar (gegenwärtig 11 Milliarden in gegen 50 Gesellschaften); die Bestrebungen der wissenschaftlich hervorragend gut beratenen und wirtschaftlich vorzüglich verwalteten Gesellschaften, ihren Wirkungskreis durch Ausdehnung auf neue Aufgaben zu erweitern, so z. B. auf Witwen- und Invaliditätsrente, vergrößern ständig die Beziehungen zu anderen Arbeitsgebieten; das Interesse des Arztes wird zunächst dadurch berührt, daß er schon im Bereich seines allgemeinen praktischen Wirkens häufig zu gutachtlichen Äußerungen herangezogen wird, sobald einer seiner Patienten einen Versicherungsantrag stellt. Darüber hinaus ist dem Mediziner eine unmittelbare Mitarbeit im Auftrage der Gesellschaften in der Form des Vertrauens- und des Revisionsarztes eingeräumt; schließlich wird noch der sozialärztlich tätige Mediziner zum Schuldner der großen ihr Material wissenschaftlich verwertenden Gesellschaften, weil dessen methodisch-statistische Bearbeitung die Beantwortung von wichtigen Fragestellungen ermöglicht, welche bisher auf keinem anderen Wege zu erzielen war.

In Deutschland wurde die erste Lebensversicherungsgesellschaft auf Gegenseitigkeit 1829 von Arnoldi in Gotha begründet; seitdem ist hier eine Zahl von mehr als 50 Anstalten in Deutschland zu Gedeihen und Ansehen gelangt; ihre Aufgaben, Methoden und Ziele weichen in manchen unerheblichen Punkten voneinander ab; in größeren allgemeinen Fragen arbeiten sie zusammen; ihre Grundsätze unterstehen der staatlichen Überwachung durch das Kaiserliche Aufsichtsamt für Privatversicherung. Neben der großen Versicherung entwickelt sich als besonderer Zweig die sog. Volksversicherung, bei der es sich um geringe Beträge handelt und vielfach von ärztlicher Voruntersuchung abgesehen wird. In den letzten Jahren sind noch sog. öffentlich-rechtliche Lebensversicherungen errichtet worden, welche ihren Wirkungskreis auf Provinzen erstrecken, die einkommenden Kapitalien hauptsächlich diesen zugute kommen lassen und miteinander in Verbindung stehen. Die Frage der Verstaatlichung der privaten Lebensversicherungsgesellschaften ist in der letzten Zeit oft behandelt worden, aber gerade aus den Kreisen staatlicher Aufsichtsbehörden wurden die Gegengründe hervorgehoben. Die Entschädigung ärztlicher Leistungen durch die Gesellschaften war lange Gegenstand wirtschaftlicher Kämpfe, die seit einigen Jahren durch Abkommen der Vertretungen der Gesellschaft mit dem Leipziger wirtschaftlichen Verband der Ärzte gegenstandslos geworden sind. Die hier festgelegten Vergütungssätze für die verschiedenen einzelnen Leistungen sind für beide Teile bindend.

Die Hauptaufgabe der Versicherungsgesellschaften war lange Zeit hindurch nur die Versicherung auf den Sterbefall; die mathematisch-statistischen Unterlagen bildeten die Sterbetafel auf Grund der Beobachtungen von 23 deutschen Gesellschaften; nach diesen Feststellungen werden die jährlichen Prämiensummen bestimmt, deren Höhe vom Lebensalter eines jeden bei der Aufnahme als gesund befundenen Versicherten abhängt; von dieser Summe wird ein bestimmter, zahlenmäßig feststellbarer, von der Absterbezahl jedes Lebensalters und der Zahl der gleichaltrig Versicherten abhängiger Anteil als Prämienreserve für den Eintritt verfrühten Todes in jedem Einzelfall zurückgestellt, der im Überlebensfall in verschiedener von der Versicherungsart abhängiger Form dem Versicherten bei längerer Lebensdauer zugute kommt. Die Gesellschaften hatten bei diesem Versicherungsverfahren anfangs nur ein Interesse daran, die im Augenblick des Vertragsabschlusses nachweislich kranken „Risiken" auszuschließen, und hierfür genügte das Gutachten eines jeden vertrauenswerten Arztes. Mit der Zeit häuften sich die Erfahrungen über die verschiedene Bedeutung der einzelnen Krankheitsvorgänge für die Erreichung eines hohen oder normalen Lebensalters. Darauf gingen die Gesellschaften dazu über, den Kreis der Versicherten durch Einbeziehung der „relativ" Gesunden zu erweitern. Maßgebend waren auch hier die Sterbetafeln, aus denen sich für jedes Eintrittsalter die mittlere Lebensdauer ergibt; diese Zahl bedeutet aber niemals, daß der Versicherte nach dem Untersuchungsbefund nur die Anwartschaft hat, diese Zahl als obere Grenze zu erreichen, sondern daß er einer Gefahrenklasse eingereiht wird, deren Gesamtheit im Durchschnitt zahlreicher Fälle diese Jahre erreicht; da nun von diesen notwendigerweise ein Bruchteil zufälligen Todesursachen früher erliegt, so muß ein entsprechender Teil höhere

Jahre erreichen, und diese Notwendigkeit hat der Vertrauensarzt im Einzelfall zu berücksichtigen. Mit der Ausdehnung auf „relativ" Gesunde mußten andere Versicherungsverfahren als dasjenige bis zum Ableben eintreten. Bei den Versicherten ist auswirtschaftlichen Gründen der Abschluß mit Auszahlung der Versicherungssumme bei Erreichung eines bestimmten Lebensalters (Versicherung auf den „Erlebensfall") sehr beliebt; doch deckt dieses Verfahren nicht ausreichend die gestellte Forderung. Denn wenn auch in einem Bruchteil der Fälle das gesteigerte Risiko durch Ausschluß des für die Lebensverkürzung kritischen Altersabschnitts vermindert wird, so führen die in Frage kommenden Krankheitsanlagen meist schon früher Lebensjahr für Lebensjahr zu einer Übersterblichkeit; der Forderung wird also zutreffender genügt, wenn für die so Versicherten die Prämienerhöhung in der Form eines Alterszuschlages berechnet wird. In der neusten Zeit beginnt man sogar, die Versicherung der „minderwertigen" oder nach dem Vorschlag von Florschütz der „angepaßten" Leben auf der Unterlage von Berechnungen in Angriff zu nehmen, um auch diesen eine Versicherung zu ermöglichen; der Ausgleich der auf ihnen lastenden Gefahr geschieht durch Karenzzeit, Sondertarife und Rückversicherungen. Jedenfalls führte diese Ausdehnung des Kreises der Versicherten zu einer gegenüber der Klinik geänderten Stellung zum Begriff von „Krankheit" und „Gesundheit". Auf der einen Seite ist der klinische Nachweis des Fehlens anatomischer Abweichungen in der Beschaffenheit der Organe und funktioneller Störungen allein nicht ausreichend, um diejenigen langfristigen Prognosen zu stellen, deren die Versicherung für ihre Schlüsse bedarf; andererseits haben viele offenkundige Krankheitsvorgänge, die für den Kliniker großes Interesse besitzen, weil von ihm der Kranke ihre Beseitigung fordert, eine untergeordnete Bedeutung für Lebensbedrohung und Lebensverkürzung. Die Summe der in dieser Richtung gewonnenen Erfahrungen hat einen Umfang gewonnen, daß sie als Versicherungsmedizin zusammengefaßt werden konnten. Dadurch wurde auch die Mitwirkung des Arztes spezialisiert, und die Gesellschaften sicherten sich ein eigenes Hilfspersonal, von dem sie die besondere Kenntnis der Versicherungsmedizin erwarten. Der Vertrauensarzt hat den einzelnen Kandidaten nach den Methoden der Klinik zu untersuchen, darüber hinaus noch weitere Fragen über die Konstitution und Erblichkeit zu beantworten, vor allem aber seine Schlußfolgerungen der Versicherungsmedizin anzupassen; der Revisionsarzt hat auf der Unterlage des Befunds und Gutachtens des ersteren den Kandidaten in die entsprechende Gefahrenklasse einzureihen und dadurch über Ablehnung, Aufnahme und Aufnahmebedingungen (Zurückstellung, Prämienerhöhung usw.) zu entscheiden. Er hat, da die einmalige Untersuchung durch den Vertrauensarzt nicht immer ausreicht, noch die Auskünfte der behandelnden Ärzte einzufordern, zu denen der Antragsteller in seinem Antrag ein für allemal die Genehmigung zu erteilen hat und Nachuntersuchungen, gegebenenfalls unter Heranziehung feinerer diagnostischer und funktioneller Methoden, zu veranlassen. Ferner hat er die regelmäßig vom behandelnden Arzt eingeforderten Berichte über Art und Verlauf der Krankheit in Todesfällen durchzusehen, nicht nur, um nachträglich zu prüfen, ob wichtige Punkte in den Angaben bei der Aufnahme, welche den Vertrag hinfällig machen würden, verschwiegen wurden, sondern mehr noch, um aus dem Vergleich von Aufnahmebefund, Versicherungsdauer und Todesursache durch Massenbeobachtung neue Ergebnisse abzuleiten. Schließlich ist er der medizinisch-technische Berater seiner Gesellschaft in allen einschlägigen Fragen, wie Rechtsstreiten und Neuerungen.

Für beide Gruppen, sowohl den Vertrauens- wie den Revisionsarzt, ist die Berücksichtigung einer Reihe Punkte erforderlich, die nach den Feststellungen der Versicherungsmedizin außer dem klinischen Befund für die Abschätzung der Lebenserwartung ins Gewicht fallen. Hierzu gehört zuerst die erbliche Anlage; entgegen akademischen Ableugnungen beweisen die langen Zahlenreihen der Versicherungsmedizin die größere Lebensbedrohung erblich Belasteter; das gilt vor allem für die Abkömmlinge tuberkulöser Eltern, die trotz der ärztlichen Auslese ihrer eigenen Person eine doppelt so hohe Sterblichkeit aufweisen als die Nichtbelasteten; auch der Einfluß einiger nervöser Belastungen ist zahlenmäßig faßbar. Schon ganz allgemein gibt Langlebigkeit der Vorfahren günstige Anwartschaft und umgekehrt; wie auch immer der Zufall den Endausgang des Einzelfalles entscheidet, seine Gefahrenklasse ist eine andere, je nachdem er einer langlebigen oder kurzlebigen Familie entstammt. Nach den Lebensschicksalen und Todesursachen der Vorfahren hat die Vorgeschichte des Versicherten selbst eine besondere Bedeutung, wobei z. B. bestimmte Vorgänge, wie skrofulöse Erkrankungen, verzögerte Genesung nach den akuten Infektionen des Kindesalters erhöhte Beachtung verlangen. Nach langen Zahlenreihen ist auch die Übersterblichkeit von Geschwistern im jugendlichen Alter verdächtig; ob dies aus dem ätiologischen Grund der Masern, des Scharlach oder der Streptococcusinfektion geschah, ist gleichgültig gegenüber dem Hinweis verminderter Widerstandskraft überhaupt. Stark ins Gewicht fällt die Beurteilung der Konstitution, deren Feststellung durch die Vergleichung der Körpermaße stattfindet; ein Untermaß des Leibesumfanges gegenüber der Körperlänge unter Berücksichtigung von Lebensalter und Körpergröße reiht den Versicherten in eine Gefahrenklasse mit Übersterblichkeit an Tuberkulose; ein auf abnormes Fettpolster hindeutendes Übermaß in die Gruppe drohender Lebensverkürzung durch Adererkrankungen. Die zahlreichen Statistiken über die verschiedene Sterblichkeit der verschiedenen Berufe sind in ihrer Allgemeinheit nicht ohne weiteres verwendbar; die äußersten Fälle höchster Bedrohung im Alkoholgewerbe und bei Staubarbeit sind freilich durchschlagend; in der Mehrzahl aller anderen Fälle bedarf es der besonderen Beurteilung durch Gegenüberstellung der Erhebungen im Einzelfall mit den zahlenmäßigen Unterlagen über die Berufsgefahr. Schließlich verlangen noch die Lebensweise (Alkoholmißbrauch, aufreibende Berufspflichten, unregelmäßiges Leben) und vorausgegangene Krankheiten Berücksichtigung. Für die wichtigsten und häufigsten hat sich die Versicherungsmedizin nicht damit begnügt, festzustellen, ob sie das Leben verkürzen oder nicht, sondern um wieviel im Durchschnitt dies der Fall ist. Solche Feststellungen, nach Lebensaltern und Geschlechtern getrennt, liegen z. B. für Syphilis, Gelenkrheumatismus, Zuckerharnruhr, Nierenentzündung, funktionelle Herzstörungen vor. Aber auch der umgekehrte Fall ist wichtig, die verhältnismäßige Gleichgültigkeit bestimmter klinisch nachweisbarer Veränderungen für die Lebensdauer. Das gilt z. B. für die Diabetesformen späterer Lebensalter, für einzelne Formen der Nierenentzündung und Aderveränderungen, vor allem für die Eingeweidebrüche, von denen allerdings ein bestimmter Hundertsatz zu verfrühtem Tod durch Einklemmung führt, aber in so geringer Höhe, daß er als Risiko übersehen werden darf. In der neuesten Zeit hat sich die Versicherungsmedizin bemüht, auch für die verschiedenen Kriegsverletzungen Maßstäbe aufzustellen; besonders bedenklich sind vornehmlich Hirnschüsse und Steckschüsse. Der Vertrauensarzt muß die Interessen der Gesellschaft nach beiden Seiten wahrnehmen, durch Beanstandung ungeeigneter Fälle und durch Zulassung aller irgendwie annehmbarer Kandidaten; er erfüllt diese Aufgabe, wenn er in der Verfolgung der Ursachenkette für die Entstehung krankhafter Vorgänge nicht die letzten Glieder ins Auge faßt, deren Bekämpfung dem als Heilarzt tätigen Kliniker die günstigsten Aussichten eröffnet, sondern ebensosehr die entfernteren, deren Einfluß oft erst lange

Zeit nach der Untersuchung sich geltend machen könnte. Er muß zudem darauf bedacht sein, seine Erhebungen so genau festzulegen, daß der Revisionsarzt daraus seine Schlüsse ziehen kann. Die Aufgabe des Vertrauensarztes wird freilich dadurch erschwert, daß ein Teil der Versicherungskandidaten ein Interesse daran hat, ungünstige Tatsachen von einiger Wichtigkeit zu verschweigen oder in ihrer Bedeutung abzuschwächen (Dissimulation), ein anderer bei der Untersuchung so erregt ist, daß Abweichungen, namentlich der Zirkulation, vorgetäuscht werden.

Seine Befunde legt der Vertrauensarzt in einem mit Vordruck versehenen Fragebogen nieder (Formular II), dessen Ergänzung ein Fragebogen ist, den der Antragsteller selbst auszufüllen hat und der außer Angaben über die Versicherungsform auch solche über seine Vorgeschichte fordert (Formular I). Die dem Vertrauensarzt gestellten Fragen lauten nicht bei allen Gesellschaften gleich. Sie beziehen sich auf die Vorgeschichte des Antragstellers, seiner Angehörigen und unmittelbarer Vorfahren, auf vorausgegangene Krankheiten, Operationen und Kuren mit besonderer Berücksichtigung von Tuberkulose und Syphilis; sie verlangen weiter genaue Angaben über Körpergewicht, Länge und Leibesumfang bei Ein- und Ausatmung sowie eine Beschreibung des äußeren Befundes mit Hinweis auf besondere Abweichungen (Narben, Bruchpforten, Pigmentbildungen usw.). Es folgt die kurze Wiedergabe des Untersuchungsbefundes nach Organsystemen einschließlich Nervensystem, Sinnesorganen und Mundhöhle. Der in Gegenwart des Arztes entleerte Urin ist auf seine Beschaffenheit, auf Eiweiß und Zucker zu untersuchen. Schließlich wird eine kurze gutachtliche Äußerung über die gegenwärtige Gesundheit verlangt.

Auf dieser Unterlage baut der Revisionsarzt seine Schlüsse auf, die sich von denen des Klinikers dadurch unterscheiden, daß letzterer zur Erfüllung seiner Aufgabe bestehende Krankheitszustände zu behandeln, die nächsten Glieder der Ursachenkette, der erstere dagegen die ferner liegenden besonders berücksichtigt. Bei diesem Vorgehen steht er an sich keinem der modernen Untersuchungsverfahren ablehnend gegenüber, mögen sie auch noch so umständlich sein; er bewertet sie aber nicht nach ihrem Augenblickswert als Mittel zur Feststellung der Behandlungsbedürftigkeit, sondern nach ihrer Bedeutung für langfristige Prognosen der Lebensdauer. Nur so ist eine abweichende Stellung zur Wassermannschen Reaktion oder zur Alkoholabstinenz verständlich; ein negativer Befund im ersten Falle gestattet ohne Zuhilfenahme anderer Unterlagen keine

Schlußfolgerungen und entkräftet nicht die Statistiken über die lebensverkürzende Wirkung der Syphilis bei Massenbeobachtung. Unter den Abstinenten befindet sich die große Zahl der aus anderen Gründen Intoleranten und der nach längerem Mißbrauch und dessen Folgen enthaltsam Gewordenen. Der Revisionsarzt war Konstitutionspathologe, als diese Richtung noch nicht zeitgemäß war und vertrat die Dispositionslehre bei bakteriellen Erkrankungen, weil seine Zahlenreihen ihm bewiesen, daß außer dem Eindringen des Krankheitserregers für Dauer und Ausgang des Leidens noch andere durch überkommene oder erworbene Anlage bedingte Einflüsse maßgebend sind. Hat der Revisionsarzt den Versicherten einer bestimmten Gefahrenklasse eingereiht, d. h. bestimmt, ob und unter welchen Zuschlägen oder Alterserhöhungen der Bewerber aufzunehmen ist, so entscheidet bei späterer Prüfung nicht das Verhalten des einzelnen, sondern der ganzen Gruppe, wobei es gleichgültig ist, ob ein einzelner ungünstig Beurteilter ein hohes Alter erreicht oder ein günstig Beurteilter ohne Übersehen des Vertrauensarztes früher stirbt; das Maß für die Wirksamkeit der ärztlichen Auslese ist nicht das Verhalten des Einzelfalls, sondern der ganzen Gruppe. Diese Auslese hat ihre zeitlichen Grenzen und übersteigt 5 Jahre nicht erheblich; nach dieser Zeit ist die Sterblichkeit der Aufgenommenen im allgemeinen nicht anders als die ähnlich zusammengesetzter Gruppen der Gesamtbevölkerung.

Es ist in der Neuzeit wiederholt vorgeschlagen worden, die private Lebensversicherung gleich der sozialen Versicherung in den Dienst der Volksgesundheitspflege zu stellen. Man meinte, daß die Errichtung, der Betrieb oder die Unterstützung von Lungenheilstätten durch Lebensverlängerung der Versicherten auch den Gesellschaften zugute kämen. Diese haben sich bisher ablehnend verhalten; mit dem gleichen Rechte könne die Unterstützung von Maßnahmen zur Behandlung bösartiger Geschwülste verlangt werden; bei der Tuberkulose sei zudem der Aufwand für Heilstättenkuren eine Unterstützung der schlechteren Risiken gerade des jugendlichen Alters auf Kosten der günstigeren. Etwas ganz anderes ist eine Sonderversicherung auf Heilstättenbehandlung nach dem Vorgehen skandinavischer Gesellschaften. Ebenso ist das amerikanische Vorbild der periodischen Untersuchung Versicherter zum Zwecke der Aufdeckung beginnender Erkrankungen und zur Anregung ihrer Behandlung für die Privatversicherung noch nicht reif, während es für die Sozialversicherung mit ihrer ganz anderen Organisation und gänzlich verschiedenem Material sich schon jetzt empfiehlt. Die Stellung der privaten

Versicherung zur neuesten Form der Bekämpfung der Geschlechtskrankheiten durch Beratungsstellen ist ebenfalls noch nicht entschieden; die Bedenken gegen die Beteiligung sind ähnlich den
für die Tuberkulosebekämpfung geltenden, was eine Unterstützung
der Bestrebungen durch Geldmittel nicht ausschließt.

Die Wege der Förderung der Volksgesundheit sind eben für
die private Versicherung durchaus andere als für die soziale.
Mittelbar trägt sie dadurch bei, daß die vertrauensärztliche
Untersuchung die Anfänge vieler Leiden früher entdecken läßt,
als für die Betroffenen Anlaß war, ärztliche Hilfe zu beanspruchen.
Die Ablehnung, Zurückstellung oder der Zuschlag veranlaßt viele,
sich rechtzeitig in ärztliche Beobachtung zu stellen. Beachtenswert ist auch der Vorschlag an Väter heiratsfähiger Töchter,
sich Gewißheit über den Gesundheitszustand des Schwiegersohns und besonders sein Freisein von geschlechtlichen Leiden,
Tuberkulose oder ernsten Nervenleiden durch die Forderung der
Aufnahme einer neuen oder Erhöhung einer bestehenden Versicherung zu verschaffen.

Den größten Dienst leisten die Privatgesellschaften der Gesundheitsfürsorge durch die Veröffentlichung ihrer medizinischstatistischen Arbeiten, deren Inhalt die Beziehungen zwischen
Anlage, Beruf, Lebensweise, Krankheitsursache und Lebensdauer
wesentlich gefördert hat, deren Fragestellung und Methodik für
die medizinische Statistik vielfach bestimmend geworden ist.

IV. Reichsversicherungsordnung und Angestelltenversicherung.

Von

O. Mugdan.

Bis in das achte Jahrzehnt des vorigen Jahrhunderts war in Deutschland eine genügende gesetzliche Fürsorge für kranke oder verletzte oder alte oder invalide, der unbemittelten Bevölkerungsklasse angehörenden Personen nicht vorhanden. Deshalb erging am 17. November 1881 an den Reichstag die denkwürdige kaiserliche Botschaft, die die Schaffung einer umfassenden Arbeiterversicherungsgesetzgebung für dringend notwendig erklärte und die Vorlage eines Gesetzes über die Versicherung der Arbeiter gegen Betriebsunfälle, eines Krankenversicherungsgesetzes und eines Gesetzes zur Fürsorge für die durch Alter oder Invalidität erwerbsunfähig gewordenen Arbeiter in Aussicht stellte. Dieser Plan einer Sicherung der Lohnarbeiter und der ihnen sozial gleichstehenden Bevölkerungsklassen gegen die durch Krankheit, Unfall, Alter oder durch Invalidität herbeigeführten Notlagen wurde sofort in Angriff genommen und allmählich durch eine Reihe von Gesetzen verwirklicht: es wurde eine unter staatlicher Aufsicht stehende, auf den Grundsätzen der Gegenseitigkeitsversicherung und der Selbstverwaltung aufgebaute Zwangsversicherung geschaffen.

Im Jahre 1883 kam das Krankenversicherungsgesetz zustande, im Jahre 1884 das auf die Industrie beschränkte und deshalb Gewerbe-Unfallversicherungsgesetz genannte Unfallversicherungsgesetz, in den Jahren 1885—1887 die anderen Unfallversicherungsgesetze für Angestellte der öffentlichen Betriebe des Reiches und des Staates, für Land- und Forstwirtschaft und bei Bauten, im Jahre 1889 das Alters- und Invaliditätsversicherungsgesetz. Alle diese Gesetze wurden in den folgenden Jahren erweitert und ausgebaut, und sie wurden im Jahre 1911, unter Vergrößerung des Kreises der Versicherten und Erhöhung der Leistungen und mit Einfügung einer Hinterbliebenenversicherung und mit anderen vielfachen Verbesserungen in ein Gesetzbuch, die Reichsversicherungsordnung, inhaltlich zusammengefaßt. Die Reichsversicherungsordnung besteht aus sechs Büchern: das erste enthält die Vorschriften, die für alle Zweige der Versicherung gelten, das zweite Buch behandelt die Krankenversicherung (KV), das dritte die Unfallversicherung (UV), und zwar getrennt die „Gewerbe-Unfallversicherung", die „Landwirtschaftliche Unfallversicherung" und die „See-Unfallversicherung", das vierte Buch behandelt die Invaliden- und Hinterbliebenenversicherung (JV), das fünfte die Beziehungen der einzelnen Versicherungen zueinander, z. B. der Krankenversicherung zur Invalidenversicherung und zu anderen zur Fürsorge Verpflichteten, z. B. zu einem Armenverband, das sechste Buch behandelt das Verfahren, besonders bei Feststellung der Leistungen. Die Reichsversicherungsordnung ist, besonders seit dem 8. November 1918, durch eine große Anzahl besonderer Verordnungen und Gesetze verändert worden, so daß ihr ursprünglicher Text vielfach, namentlich im zweiten Buche, nicht mehr gilt.

In demselben Jahre 1911 wurde dann ein neues soziales Gesetz, das Versicherungsgesetz für Angestellte (AV) erlassen; dieses Gesetz schafft für die große Gruppe der Angestellten, die nicht mit mechanischen und niederen Diensten, wie dies bei Arbeitern, Gehilfen, Gesellen, Lehrlingen und Dienstboten der Fall ist, beschäftigt werden, eine weit über die Leistungen der Invaliden- und Hinterbliebenenversicherung hinausgehende Fürsorge.

Bei der Durchführung all dieser Gesetze sind die Ärzte sehr stark beteiligt, einmal als Heilpersonen und dann als Sachverständige und Gutachter. Um seine Tätigkeit hierbei wirksam und fehlerfrei ausüben zu können, muß der Arzt zum mindesten wissen, wer versichert sein muß, und wer sich versichern kann, wo die Versicherung erfolgt, welche Leistungen sie gewährt, und welche Bedingungen für diese Gewährung der Versicherte zu erfüllen hat, und wie der Anspruch und die Höhe dieser Leistungen festgestellt werden.

1. Versicherungspflicht.

KV. Gegen Krankheit sind versichert:

1. — ohne Rücksicht auf die Höhe ihres Jahresarbeitsverdienstes — alle Arbeiter (gewerbliche und land- und forstwirtschaftliche), Gehilfen, Gesellen, Lehrlinge, Dienstboten und die Besatzung von Fahrzeugen der See- und Binnenschiffahrt;

2. — sofern ihr regelmäßiger Jahresarbeitsverdienst 15000 Mk. nicht übersteigt — Betriebsbeamte, Werkführer und andere

Angestellte in ähnlich gehobener Stellung; Handlungsgehilfen und Handlungslehrlinge; Gehilfen und Lehrlinge in Apotheken; Bühnen- und Orchestermitglieder ohne Rücksicht auf den Kunstwert ihrer Leistungen; Lehrer und Erzieher, soweit sie nicht an öffentlichen Schulen angestellt sind; Schiffsführer;

3. Hausgewerbetreibende (das sind selbständige Gewerbetreibende, die gewöhnlich in ihrer Betriebsstätte im Auftrag und für Rechnung anderer Gewerbetreibender gewerbliche Erzeugnisse herstellen und. verarbeiten.

Voraussetzung der Versicherung der unter Nr. 1 und 2 Bezeichneten — ausgenommen die Lehrlinge — ist, daß sie gegen Entgelt beschäftigt werden, also einem Arbeitgeber persönlich untergeordnet und wirtschaftlich von ihm abhängig sind. Zum Entgelt gehören neben Gehalt oder Lohn auch Gewinnanteile, Sach- und andere Bezüge (Kleidung, Weihnachtsgeschenke, Trinkgelder, freier Unterhalt). Beschäftigung eines Ehegatten durch den anderen ist niemals versicherungspflichtig, dagegen kann ein versicherungspflichtiges Verhältnis zwischen Verwandten (Vater und Sohn) bestehen.

UV. Gegen Unfall werden versichert: Arbeiter und Betriebsbeamte (Werkmeister, Techniker) — letztere, soweit ihr regelmäßiger Jahresarbeitsverdienst 5000 Mk. nicht übersteigt —, welche beschäftigt werden: in Fabriken — darunter fallen auch Krankenhäuser und Heilanstalten, in denen Dampfkessel oder von elementarer Kraft bewegte Triebwerke, wie Fahrstühle, verwendet werden —, in Bergwerken, als Bauarbeiter, in den Betrieben der Eisenbahn, Post, Telegraphie, Heeres- und Marineverwaltung, in einigen mit besonderer Gefährlichkeit verbundenen Handwerksbetrieben (Schlossereien, Fleischereien, Dekorateurgewerbe, Schmiede), in einzelnen kaufmännischen Betrieben, in Apotheken, in jedem, auch nicht gewerbsmäßigen Fahr-, Reittier- und Stallhaltungsbetrieb, in der Binnenschiffahrt, auf den Ufer- und Seefahrzeugen als Schiffer, Maschinist, Aufwärter und in der Land- und Forstwirtschaft, sowie die Besatzungen von Seefahrzeugen.

Die Versicherungspflicht kann auf kleinere Betriebsunternehmer mit einem 3000 Mk. nicht übersteigenden Jahresarbeitsverdienst, auf Betriebsbeamte (Werkmeister, Techniker) mit einem 5000 Mk. übersteigenden Jahresarbeitsverdienst, auf Hausgewerbetreibende und auch auf Personen ausgedehnt werden, die nicht im Betreibe beschäftigt sind, aber die Betriebsstätte besuchen oder auf ihr verkehren (z. B. Frauen, die das Mittagsessen der Arbeiter bringen, Studenten und andere Personen, die einen Betrieb zu Unterrichtszwecken besuchen).

Die Versicherung erstreckt sich auch auf häusliche und andere Dienste, zu denen Versicherte, die hauptsächlich im Betrieb beschäftigt sind, von dem Unternehmer oder dessen Beauftragten (z. B. von der Ehefrau) herangezogen werden.

Von den krankenversicherungspflichtigen Personen sind unter anderem auf Grund des Gesetzes nicht unfallversicherungspflichtig: Dienstboten (ausgenommen Kutscher, Reitknechte, Stallknechte, Kraftwagenführer), Handlungsgehilfen und Handlungslehrlinge, Krankenpflegepersonen und Hausgewerbetreibende.

JV. Alle krankenversicherungspflichtigen Personen, mit Ausnahme der Hausgewerbetreibenden, sind für den Fall der Invalidität und des Alters sowie zugunsten der Hinterbliebenen vom vollendeten 16. Jahre ab zu versichern, diejenigen Peronen aber, deren Krankenversicherungspflicht bei einem 15000 Mk. übersteigenden Jahresarbeitsverdienst aufhört, nur dann, wenn ihr Jahresarbeitsverdienst 2000 Mk. nicht übersteigt. (Ein Handlungsgehilfe mit einem Jahresarbeitsverdienst von 2100 Mk. ist wohl krankenversicherungspflichtig, nicht aber invalidenversicherungspflichtig.) Der Reichsrat kann die Versicherungspflicht auf Hausgewerbetreibende und kleinere Betriebsunternehmer (mit nur einem Lohnarbeiter) erstrecken; durch einen Beschluß des früheren Bundesrates sind die Hausgewerbetreibenden der Tabakindustrie und die Hausweber und Hauswirker invalidenversicherungspflichtig geworden.

Voraussetzung der Versicherung ist die Vollendung des 16. Lebensjahres, und daß die Beschäftigung gegen ein bares Entgelt erfolgt. (Freier Unterhalt allein bewirkt noch nicht Invalidenversicherungspflicht).

AV. Alle Angestellten, die nicht mit mechanischen und niederen Diensten beschäftigt werden (also nicht Arbeiter, Gesellen, Gehilfen, Dienstboten), also auch alle Personen, deren Invalidenversicherungspflicht bei einem 2000 Mk. übersteigenden Jahresarbeitsverdienst aufhört. Die letzterwähnten Personen sind also bis zu einem Jahresarbeitsverdienst von 2000 Mk. sowohl invalidenversicherungspflichtig als auch angestelltenversicherungspflichtig.

Voraussetzung der Versicherung ist das Vorhandensein der Berufsfähigkeit, eine Beschäftigung als Angestellter gegen bares Entgelt, ein 15000 Mk. nicht übersteigender Jahresgehalt, die Vollendung des 16. und die Nichtvollendung des 60. Lebensjahres.

2. Versicherungsfreiheit

auf Grund des Gesetzes oder auf Antrag bei Ausübung einer
an und für sich versicherungspflichtigen Tätigkeit.

KV. Versicherungsfrei auf Grund des Gesetzes ist, wer nur
in geringem Umfang, mit einer nur gelegentlichen und vorübergehenden Tätigkeit beschäftigt ist, dann sind versicherungsfrei
Beamte oder andere, bei öffentlichen Körperschaften auf Lebenszeit, unwiderruflich oder mit Anrecht auf Ruhegehalt Angestellte,
denen gegen ihren Arbeitgeber eine genügende Krankenfürsorge
gewährleistet ist, sowie, unter denselben Bedingungen, Lehrer
und Erzieher an öffentlichen Schulen und Anstalten. Ferner
sind gesetzlich versicherungsfrei Personen, die während der
wissenschaftlichen Ausbildung für ihren zukünftigen Beruf
unterrichten, und Mitglieder geistlicher Genossenschaften, Diako-
nissen, Schulschwestern und ähnliche Personen, wenn sie sich
aus religiösen oder sittlichen Beweggründen mit Krankenpflege,
Unterricht oder anderen gemeinnützigen Tätigkeiten beschäftigen
und als Entgelt nicht mehr als den freien Unterhalt beziehen.

Auf Antrag des Arbeitgebers werden Personen, die bei Arbeitslosigkeit in Arbeiterkolonien oder ähnlichen Wohlfahrtsanstalten
beschäftigt werden, und Lehrlinge, die im Betriebe ihrer Eltern
arbeiten, von der Versicherungspflicht befreit.

UV. Betriebsunternehmer, die nach der Satzung der Versicherungspflicht unterliegen, aber keiner besonderen Unfallgefahr
ausgesetzt sind, kann der Vorstand der Berufsgenossenschaft für
versicherungsfrei erklären.

JV. Versicherungsfrei sind 1. alle Personen, die eine Invaliden-
oder Hinterbliebenenrente beziehen oder invalide sind; 2. Beamte des Reichs, der Bundesstaaten, der Gemeindeverbände, der
Gemeinden und der Versicherungsträger, Lehrer und Erzieher
an öffentlichen Schulen oder Anstalten, solange sie lediglich für
ihren Beruf ausgebildet werden; 3. Personen, die während der
wissenschaftlichen Ausbildung für ihren zukünftigen Beruf gegen
Entgelt unterrichten; 4. die in Betrieben oder im Dienste des
Reichs, eines Bundesstaates, eines Gemeindeverbandes, einer Gemeinde oder eines Versicherungsträgers Beschäftigten, Lehrer und
Erzieher an öffentlichen Schulen oder Anstalten, wenn eine
Anwartschaft auf Ruhegeld im Mindestbetrage der Invalidenrente nach den Sätzen der ersten Lohnklasse sowie auf Witwenrente gewährleistet ist.

AV. Die Versicherungsfreiheit erfolgt unter dem Sinne nach
fast gleichen Bestimmungen wie in der J.V. Ärzte, Tierärzte und

Zahnärzte sind in ihrer beruflichen Tätigkeit (als Kassenärzte, Gemeindeärzte u. dgl.) versicherungsfrei.

3. Versicherungsberechtigung.

A. Freiwilliger Eintritt Nichtversicherungspflichtiger in die Versicherung (Selbstversicherung).

KV. Familienangehörige des Arbeitgebers, die ohne eigentliches Arbeitsverhältnis und ohne Entgelt in seinem Betriene sind; 2. Gewerbetreibende und andere kleinere Betriebsunternehmer, die in ihren Betrieben regelmäßig höchstens zwei Versicherungspflichtige beschäftigen, können der Versicherung freiwillig beitreten, wenn ihr jährliches Gesamteinkommen 2500 Mk. nicht übersteigt.

Das Recht zum Beitritt kann von einer bestimmten Altersgrenze und von der Vorlegung eines ärztlichen Gesundheitszeugnisses abhängig gemacht werden. Die Festsetzung der Altersgrenze bedarf der Zustimmung des Oberversicherungsamtes.

UV. Unternehmer, die höchstens drei Versicherungspflichtige beschäftigen, und die in ihrem Betriebe tätigen Ehegatten können sich selbst versichern.

JV. Die Selbstversicherung ist bis zur Vollendung des 40. Lebensjahres gestattet: 1. Gewerbetreibenden und Betriebsunternehmern, die höchstens zwei Versicherungspflichtige beschäftigen, 2. Hausgewerbetreibenden, 3. denjenigen Personen, die nur bei einem 2000 Mk. nicht übersteigenden Jahresarbeitsverdienste der Invalidenversicherungspflicht unterliegen, wenn ihr Jahresarbeitsverdienst höher als 2000 Mk., aber nicht mehr als 3000 Mk. ist.

AV. Selbstversicherung ist nicht gestattet.

B. Fortsetzung der Versicherung nach Aufhören der Versicherungspflicht (Weiterversicherung).

KV. Wer auf Grund der Reichsversicherung oder bei einer knappschaftlichen Krankenkasse in den vorangegangenen 12 Monaten mindestens 26 Wochen oder unmittelbar vorher mindestens 6 Wochen versichert war, kann beim Ausscheiden aus der versicherungspflichtigen Beschäftigung die Versicherung weiter fortsetzen.

UV. Weiterversicherung ist nicht gestattet.

JV. Wer aus einem versicherungspflichtigen Verhältnis ausscheidet, kann die Versicherung freiwillig fortsetzen.

AV. Wer aus einer versicherungspflichtigen Beschäftigung ausscheidet und mindestens 6 Beitragsmonate (vgl. Nr. 6) auf Grund der Versicherungspflicht zurückgelegt hat, kann die Versicherung freiwillig fortsetzen.

4. Versicherungsträger.
(Körperschaften, bei denen die Versicherung stattfindet.)

KV. Für jeden Kreis (Landkreis oder Stadtkreis) soll eine Allgemeine Ortskrankenkasse und eine Landkrankenkasse errichtet werden. Bei der letzteren sollen in der Regel die land- und forstwirtschaftlichen Arbeiter, die Dienstboten, Wanderarbeiter, Hausgewerbetreibende und ihre hausgewerblich Beschäftigten versichert sein. Auf die Errichtung der Landkrankenkasse oder auch auf diejenige der Ortskrankenkasse kann verzichtet werden, namentlich wenn durch die Errichtung beider Kassen die eine von ihnen wenig leistungsfähig würde. Die aus der vor Inkrafttreten der Reichsversicherungsordnung liegenden Zeit stammenden, für bestimmte Gewerbezweige oder für bestimmte Betriebsarten errichteten Ortskrankenkassen können unter bestimmten Bedingungen weiterbestehen, doch dürfen neue derartige Ortskrankenkassen nicht mehr begründet werden. Unter bestimmten Bedingungen sind noch zulässig Betriebskrankenkassen, welche die Unternehmer größerer Betriebe oder Fabriken für die in ihrem Betriebe beschäftigten Personen errichten, und Innungskrankenkassen, welche von den Innungen für die bei den Innungsmeistern beschäftigten Personen errichtet werden können, außerdem die Knappschaftskassen und knappschaftlichen Krankenkassen. Krankenversicherungsvereine auf Gegenseitigkeit, die früheren freien Hilfskassen, können nach Erfüllung bestimmter, sehr schwerer Bedingungen als Ersatzkassen zugelassen werden: die Mitgliedschaft bei ihnen bewirkt, daß auf Antrag des Versicherten dann seine Rechte und Pflichten bei der Krankenkasse, deren Mitglied er eigentlich sein sollte, ruhen.

Die Wahl der Kasse steht dem Versicherten nicht frei. Er wird mit dem Tage des Eintritts in die versicherungspflichtige Beschäftigung ohne weiteres Mitglied derjenigen Krankenkasse, die für den Betrieb, in dem er beschäftigt ist, zuständig ist, und bleibt es, solange diese Beschäftigung dauert. Nur die unständigen Arbeiter und die Hausgewerbetreibenden müssen zur Erlangung der Mitgliedschaft in der für sie zuständigen Kasse von dieser in ein von dieser geführtes Verzeichnis eingetragen werden.

Versicherungsberechtigte erwerben oder bewahren die Mitgliedschaft auf Grund einer Anmeldung (Anzeige) und Entrichtung von Beiträgen.

Auf Grund einer Satzung werden die Krankenkassen durch einen Ausschuß und einen Vorstand verwaltet. Vorstand und Ausschuß bestehen aus Vertretern der Versicherten und Vertretern ihrer Arbeitgeber. Hier wie bei allen in der Reichsversicherung und Angestelltenversicherung vorkommenden Wahlen zu Ehrenämtern werden die Versicherten-Vertreter von den Versicherten, die Arbeitgeber-Vertreter von den Arbeitgebern nach den Grundsätzen der Verhältniswahl gewählt. Die Mitglieder des Ausschusses dürfen nicht dem Vorstande angehören. In beiden Körperschaften haben die Vertreter der Versicherten — infolge ihrer Beitragsleistung — doppelt soviel Stimmen als die Vertreter der Arbeitgeber. Die Beschlüsse des Vorstandes und des Ausschusses werden zumeist mit einfacher Mehrheit gefaßt; in einigen wenigen Fällen .ist ein Mehrheitsbeschluß beider Vertretergruppen — also Mehrheit der Stimmen sowohl aus der Gruppe der Arbeitgeber als auch aus der Gruppe der Versicherten — vorgeschrieben.

UV. Die Versicherung erfolgt hauptsächlich durch die Berufsgenossenschaften, die Vereinigungen von Unternehmern gleichartiger oder ähnlicher Betriebe sind; eine solche Berufsgenossenschaft wird für bestimmte Bezirke — entweder für das ganze Reichsgebiet oder für Teile desselben — errichtet und hat als Mitglieder jeden Unternehmer eines versicherungspflichtigen Betriebes, der seiner Eigenart und seinem Satze nach zu dem Bereich der Berufsgenossenschaft gehört. Die Berufsgenossenschaften dürfen zum Zwecke der Teilung der Verwaltung und der Verteilung des Risikos Sektionen mit Sektionsvorständen und Sektionsversammlungen einrichten, sie dürfen auch in allen Orten Vertrauensmänner als ihre örtlichen Organe bestellen. Die Berufsgenossenschaften regeln ihre Verwaltung durch ein von der Genossenschaftsversammlung zu beschließendes Statut. Die Genossenschaftsversammlung, die zumeist aus Vertretern der Mitglieder besteht, wählt den Vorstand. Von den angestellten besoldeten Beamten darf der Geschäftsführer bestimmte, sonst dem Vorstande obliegende Geschäfte wahrnehmen. Die Versicherten sind weder in der Genossenschaftsversammlung noch im Vorstande vertreten.

ƚ Die Berufsgenossenschaften sind verpflichtet, Unfallverhütungsvorschriften zu erlassen, die Einrichtungen und Anordnungen vorschreiben, welche die Unternehmer zur Verhütung von Unfällen in ihren Betrieben zu treffen haben, und die das Verhalten regeln, das die Versicherten zur Verhütung von Unfällen in den Betrieben zu beobachten haben. Die Berufsgenossenschaften haben für die Durchführung der Unfallverhütungsvorschriften zu sorgen; sie sind berechtigt und, mit Ausnahme der landwirtschaftlichen, verpflichtet, technische Aufsichtsbeamte zur Überwachung der Befolgung der Unfallverhütungsvorschriften und zur Kenntnisnahme der Betriebseinrichtungen anzustellen.

Zur Beratung und zum Beschluß über die Unfallverhütungsvorschriften sind Vertreter der Versicherten mit vollem Stimmrecht zuzuziehen.

In Preußen bilden die landwirtschaftlichen Unternehmer einer Provinz eine Berufsgenossenschaft und die landwirtschaftlichen Unternehmer eines Kreises eine Sektion derselben. Die Verwaltung liegt in den Händen des Provinzialausschusses und Kreisausschusses. Für die landwirtschaftliche Unfallversicherung in den Freistaaten Bayern, Sachsen, Württemberg, Hessen, den beiden Mecklenburg, Oldenburg, Braunschweig, Lippe-Detmold, Hamburg und Bremen gilt Ähnliches.

An Stelle der Berufsgenossenschaften treten bei eigenen Betrieben des Reichs, der deutschen Länder und solcher Gemeindeverbände und öffentlicher Körperschaften, welche zur Übernahme der Versicherungslasten für leistungsfähig erklärt werden, Ausführungsbehörden; und zur Versicherung von Tätigkeiten beim nichtgewerbsmäßigen Halten von Reittieren und Fahrzeugen ist eine Versicherungsgenossenschaft für das Gebiet des Deutschen Reiches errichtet.

IV. Die Durchführung erfolgt in der Hauptsache durch die Landesversicherungsanstalten, die in Anlehnung an die Staats- oder Gemeindeverwaltung für örtliche Bezirke errichtet sind.

Es gab vor Ausbruch des Krieges 31 Landesversicherungsanstalten, darunter 13 preußische (je eine für jede Provinz und für den Stadtkreis Berlin), 8 bayerische (für jeden Regierungsbezirk), je eine für Königreich Sachsen, Württemberg, Baden, Hessen, Elsaß-Lothringen und die Hansestädte, und 4 für das Gebiet verschiedener Bundesstaaten.

Drei von diesen Landesversicherungsanstalten sind, durch die Abtretung von Elsaß-Lothringen und des größten Teiles der Provinzen Posen und Westpreußen, aus den deutschen Behörden ausgeschieden. Die Durchführung der Invalidenversicherung in den bei Deutschland bleibenden Teilen der Provinz Posen hat vorläufig die Landesversicherungsanstalt Brandenburg übernommen, während die noch in Deutschland zu erledigenden Geschäfte der Landesversicherungsanstalt Elsaß-Lothringen von derjenigen für Baden erledigt werden. Die Landesversicherungsanstalt Danzig besteht noch und erledigt auch die Geschäfte des deutschen Westpreußens.

Die Verwaltungs der Landesversicherungsanstalt erfolgt durch einen Vorstand und einen Ausschuß. Der Ausschuß besteht je zur Hälfte aus Vertretern der Versicherten und Vertretern ihrer Arbeitgeber, der Vorstand aus einem Vorsitzenden, der höherer Beamter ist, aus anderen beamteten Mitgliedern und aus den vom Ausschuß in gleicher Zahl gewählten Vertretern der Versicherten und ihrer Arbeitgeber.

Die Mitglieder der Betriebskrankenkassen der Eisenbahnen des Reiches (der früheren preußischen, bayerischen, sächsischen, badischen Staatseisenbahnen), außerdem die Mitglieder der Knappschaftskassen in Halle a. S., Saarbrücken, Freiberg i. S. und Bochum werden bei ihren Krankenkassen versichert; dasselbe gilt für die bei Seeberufsgenossenschaft gegen Unfall versicherten Personen. Man bezeichnet diese Krankenkassen und die Seeberufsgenossenschaft als „Sonderanstalten“ der Invalidenversicherung.

AV. Die Versicherung erfolgt durch die Reichsversicherungsanstalt, die in Berlin-Wilmersdorf ihren Sitz hat. Dieselbe wird von einem Direktorium, das aus einem Präsidenten, der nötigen Anzahl beamteter Mitglieder sowie aus je zwei Vertretern der Versicherten und ihrer Arbeitgeber besteht, verwaltet, und sie untersteht nur dem Reichskanzler (Reichsministerium des Innern). Das Direktorium wird in seiner Tätigkeit von dem Verwaltungsrat, dem Rentenausschuß und den Vertrauensmännern unterstützt. Die Vertrauensmänner — je zur Hälfte Vertreter der Versicherten und Vertreter ihrer Arbeitgeber — werden von den Angestellten und ihren Arbeitgebern, wieder getrennt nach den Grundsätzen der Verhältniswahl, schriftlich gewählt; auch Frauen sind wählbar. Die Vertrauensmänner wählen die Beisitzer für den Rentenausschuß, dessen Leiter ein höherer Beamter ist, und je 12 Vertreter der Versicherten und ihrer Arbeitgeber für den Verwaltungsrat. Der Vorsitzende des letzteren ist der Präsident des Direktoriums oder sein Stellvertreter.

5. Versicherungsbehörden.

Die Versicherungsträger erledigen ihre Geschäfte unter voller Selbstverwaltung. Nur zur Überwachung darüber, daß sie die ihnen durch Gesetz und Satzung übertragenen Pflichten erfüllen, besteht eine Aufsicht durch die Versicherungsbehörden: Versicherungsamt, Oberversicherungsamt, Reichsversicherungsamt (Landesversicherungsamt). Das Versicherungsamt besteht zumeist als eine besondere Abteilung bei jeder unteren Verwaltungsbehörde (Landrat, Bezirksamtmann, Amtshauptmann, Magistrat oder Bürgermeister kreisfreier Städte). Der Leiter der unteren Verwaltungsbehörde ist der Vorsitzende des Versicherungsamtes, aber für ihn werden ein oder mehrere selbständige Stellvertreter bestellt. Dem Versicherungsamte gehören als Beisitzer außerdem, in gleicher Zahl, mindestens je sechs gewählte Vertreter der Versicherten und ihrer Arbeitgeber an. Wählbar sind, wie für alle Versicherungsbehörden, nur Männer. Das Versicherungsamt bildet einen Beschlußausschuß und Spruchausschuß oder mehrere. Jeder Ausschuß besteht aus dem Vorsitzenden des Versicherungsamtes oder seinem Stellvertreter und je einem Beisitzer aus der Gruppe der Versicherten und ihrer Arbeitgeber. Nur diejenigen Sachen, die die Reichsversicherungsordnung dem Spruchverfahren oder Beschlußverfahren überweist, werden von den genannten Ausschüssen entschieden, die übrigen durch den Vorsitzenden des Versicherungsamtes oder seinen Stellvertreter.

Das Versicherungsamt führt die Aufsicht über die Krankenkassen seines Bezirkes; es entscheidet über Beschwerden, die gegen die Geschäftsführung der Krankenkassen erhoben werden.

Die nächsthöhere Versicherungsbehörde ist das Oberversicherungsamt, das entweder an höhere Staatsbehörden, wie in Preußen an die Regierungen, angegliedert oder als selbständige Behörde errichtet wird. Im ersteren Falle ist der Leiter der höheren Staatsbehörde (Regierungspräsident) auch Vorsitzender des Oberversicherungsamtes, aber als sein ständiger Stellvertreter wird immer ein Direktor des Oberversicherungsamtes bestellt. Das Oberversicherungsamt besteht außer dem Direktor und mindestens 2 Mitgliedern, die höhere Verwaltungsbeamte sind, noch aus mindestens 40 gewählten Beisitzern, von denen die eine Hälfte Vertreter der Versicherten, die andere Hälfte Vertreter der Arbeitgeber ist. Jedes Oberversicherungsamt bildet eine (oder mehrere) Beschlußkammer und Spruchkammer. Die letztere besteht aus einem der höheren Beamten als Vorsitzenden und je 2 Beisitzern der Versicherten und ihrer Arbeitgeber; die Beschlußkammer besteht aus dem Vorsitzenden des Oberversicherungsamtes, einem zweiten beamteten Mitgliede und je einem Beisitzer der Versicherten und ihrer Arbeitgeber.

Das Oberversicherungsamt (Beschlußkammer) wählt, je für

4 Jahre nach Schluß des letzten, in der Regel nach Anhörung der zuständigen Ärztevertretung, aus seinem Bezirke die Ärzte aus, die bei seinen Verhandlungen als Sachverständige und Gutachter zugezogen werden sollen. Als ständige ärztliche Sachverständige in Sachen der Unfallversicherung dürfen Ärzte, die zu irgendeinem Träger der Unfallversicherung im Vertragsverhältnis stehen oder von irgendeinem Träger der Unfallversicherung als Gutachter in Anspruch genommen werden, nicht mehr zugezogen werden. Dasselbe gilt auch für die Invaliden- und Hinterbliebenenversicherung.

Das Reichsversicherungsamt hat seinen Sitz in Berlin und ist die oberste Behörde der Reichsversicherung für das ganze Deutsche Reich. An seine Stelle treten in Bayern, Sachsen und Baden das Landesversicherungsamt, soweit der Bezirk des beteiligten Versicherungsträgers nicht über das Gebiet des Freistaates hinausreicht. Das Reichsversicherungsamt besteht aus einem Präsidenten, 2 Direktoren und einer Anzahl ständiger, früher vom Kaiser, jetzt vom Reichspräsidenten ernannter Mitglieder, außerdem aber aus nichtständigen Mitgliedern, von denen 8 vom Reichsrate und je 12 von den Versicherten und ihren Arbeitgebern als ihre Vertreter gewählt werden. Für diese Vertreter werden nach Bedarf Stellvertreter gewählt. Das Reichsversicherungsamt bildet Spruchsenate und Beschlußsenate. Beide bestehen aus einem Vorsitzenden, einem vom Bundesrate gewählten nichtständigen, einem ständigen Mitgliede und je einem Vertreter der Versicherten und ihrer Arbeitgeber; beim Spruchsenat treten noch 2 richterliche Beamte hinzu. Wenn in einer grundsätzlichen Rechtsfrage ein Senat des Reichsversicherungsamtes von der Entscheidung eines anderen abweichen sollte, so entscheidet ein aus 11 Personen zusammengesetzter Großer Senat.

6. Aufbringung der Mittel.

KV. Die Mittel für die Krankenversicherung werden von den Arbeitgebern und den Versicherten aufgebracht. Versicherungspflichtige haben zwei Drittel, ihre Arbeitgeber ein Drittel der Beiträge zu zahlen. Versicherungsberechtigte haben die Beiträge allein zu tragen. Bei Arbeitsunfähigkeit sind für die Dauer der Krankenhilfe keine Beiträge zu entrichten, ebenso nicht während des Bezugs von Wochen- und Schwangerengeld. Die zulässige Höhe der Beiträge ist durch die Reichsversicherungsordnung begrenzt. Der Arbeitgeber hat jeden von ihm beschäftigten Versicherungspflichtigen bei der Kasse anzumelden und die Beiträge für ihn an den von der Satzung der Kasse festgesetzten Zahltagen einzuzahlen; der Arbeitgeber zieht dann bei der nächsten Lohnzahlung den bei ihm beschäftigten Versicherungspflichtigen vom Lohne ihren Beitragsanteil ab. Versicherungsberechtigte haben ihren Beitrag, den sie allein voll zu tragen haben, auch an den Zahltagen einzuzahlen. Wenn Versicherungsberechtigte zweimal nacheinander am Zahltage die Beiträge nicht entrichten, und seit dem ersten dieser Zahltage mindestens 4 Wochen vergangen sind, so erlischt ihre Mitgliedschaft in der Kasse. (Für die Beitragsleistung der unständigen Arbeiter, Wanderarbeiter und Hausgewerbetreibenden bestehen hiervon abweichende Vorschriften.) Arbeitgeber solcher Versicherungspflichtiger, die Mitglieder einer Ersatzkasse sind, haben ihren eigenen Beitragsteil zumeist an die Ersatzkasse, sonst an die Krankenkasse, in die der Versicherungspflichtige gehört, einzuzahlen.

UV. Die Aufbringung der Mittel erfolgt bei den gewerblichen Berufsgenossenschaften und bei der Seeberufsgenossenschaft durch eine Umlage bei den Unternehmern nach Bedarf der Ausgaben des abgelaufenen Kalenderjahres. Die Versicherten tragen dazu nichts bei.

Die Umlage wird auf die Betriebe verteilt, und zwar nach den in diesen verdienten Löhnen und nach der Durchschnittsgefahr des betreffenden Gewerbezweiges. Diese Durchschnittsgefährlichkeit wird innerhalb jeder Berufsgenossenschaft nicht für den einzelnen Betrieb, sondern für die in der Berufsgenossenschaft vertretenen Gewerbezweige berechnet und durch sog. Gefahrenziffern ausgedrückt, die in Gefahrentarifen zusammengestellt werden.

Bei den landwirtschaftlichen Berufsgenossenschaften erfolgt die Umlage nach anderen Grundsätzen, in Preußen meist nach dem Maßstabe der Grundsteuer.

Die Berufsgenossenschaften verwenden aber ihre Mittel nicht nur zur Entschädigung für die Folgen von Betriebsunfällen, sie tragen auch zur Verminderung der Betriebsunfälle bei, denn sie sind verpflichtet, Unfallverhütungsvorschriften zu erlassen und allen ihren Arbeitern durch Aushang bekanntzugeben. Diese Vorschriften schreiben die Einrichtungen und Anordnungen vor, welche die Unternehmer zur Verhütung von Unfällen in ihren Betrieben zu treffen haben, und sie regeln das Verhalten, das die Versicherten zur Verhütung von Unfällen in den Betrieben zu beobachten haben. Die Berufsgenossenschaften haben für die Durchführung der Unfallverhütungsvorschriften zu sorgen;

sie sind berechtigt und auf Verlangen des Reichsversicherungsamts verpflichtet, technische Aufsichtsbeamte in der erforderlichen Zahl anzustellen, um die Befolgung der Unfallverhütungsvorschriften zu überwachen und von den Einrichtungen der Betriebe Kenntnis zu nehmen.

JV. Die Mittel zur Invalidenversicherung werden durch Zuschüsse des Reichs und durch Beiträge, die die Versicherten und ihre Arbeitgeber, beide je zur Hälfte, zahlen, aufgebracht. Die Entrichtung der Beiträge erfolgt durch den Arbeitgeber, durch Einkleben von Marken, die jede Landesversicherungsanstalt ausgibt, in das Quittungsbuch des Versicherten. Zur Abstufung der Beiträge sind die Versicherten nach der Höhe ihres Jahresarbeitsverdienstes in fünf Lohnklassen eingeteilt: Klasse 1 umfaßt die Versicherten bis zu einem angenommenen Jahresarbeitsverdienst von 350 Mk., Klasse 2 bis 550 Mk., Klasse 3 bis 850 Mk., Klasse 4 bis 1150 Mk., Klasse 5 alle über 1150 Mk. Der Wochenbeitrag für Lohnklasse 1 beträgt 90 Pf., für 2 = 100 Pf., für 3 = 110 Pf., für 4 = 120 Pf. und für 5 = 140 Pf. Der Arbeitgeber hat die Marken, die bei jeder Postanstalt zu kaufen sind, zu beschaffen und hat bei der Lohnzahlung für jede Woche der Beschäftigung des Versicherten eine — passende — Marke einzukleben und zieht die Hälfte des ausgegebenen Betrages vom Lohne ab. Die Woche (Beitragswoche) beginnt am Montag und endet am Sonntag; sie gilt als volle Beitragswoche, wenn der Versicherte auch nur an einem ihrer Tage beschäftigt gewesen ist. Als Beitragswochen der Lohnklasse 2 werden, ohne daß Beiträge entrichtet zu werden brauchen, die vollen Wochen angerechnet, in denen ein Versicherter zur Erfüllung der Wehrpflicht eingezogen gewesen ist, im Kriege freiwillig militärische Dienstleistungen, wozu auch die Dienste eines freiwilligen Krankenpflegers gehören, geleistet hat, oder in denen er wegen einer mindestens 1 Woche dauernden Krankheit arbeitsunfähig gewesen ist. Dasselbe gilt für die Dauer von 8 Wochen bei einer durch Schwangerschaft oder normales Wochenbett veranlaßten Arbeitsunfähigkeit. Jede eingeklebte Marke muß entwertet werden, indem auf ihr das Datum des Sonntags, bis zu welchem sie gilt, durch Tinte oder Stempel verzeichnet wird. Versicherungsberechtigte haben die Marken selbst zu beschaffen und einzukleben und den vollen Betrag zu zahlen. Die für die Selbstversicherung geltenden Marken sind in besonderer Farbe hergestellt.

Beiträge dürfen nach Eintritt dauernder oder während vorübergehender Invalidität nicht entrichtet werden.

Die Versicherung in einer höheren Lohnklasse, als seinem angenommenen Jahresarbeitsverdienste entspricht, ist jedem Versicherten erlaubt; in diesem Falle ist der Arbeitgeber nur zur Zahlung des Betrages verpflichtet, der der Hälfte des gesetzlichen Beitrages entspricht. Auch eine Zusatzversicherung ist dem Versicherten erlaubt: er kann zu jeder Zeit beliebig viele Zusatzmarken im Einzelwerte von 1 Mk. in seine Quittungskarte einkleben.

Die Quittungskarte hat sich der Versicherte bei der Ortspolizeibehörde ausstellen zu lassen, und er hat sie bei der Lohnzahlung vorzulegen. Die Quittungskarte soll innerhalb 2 Jahren nach der Ausstellung der Polizeibehörde zum Umtausch eingereicht werden. Der Versicherte erhält dann eine Aufrechnung der für ihn gezahlten oder bescheinigten Beiträge.

AV. Die Mittel werden allein von den Versicherten und ihren Arbeitgebern aufgebracht durch Beiträge, die für jeden Monat der Beschäftigung des Versicherten (Beitragsmonat), je zur Hälfte von dem Versicherten und seinem Arbeitgeber, zu zahlen sind. Es gibt neun Gehaltsklassen: Klasse A reicht bis zum Jahresgehalt von 550 Mk., B bis zu 850 Mk., C bis zu 1150 Mk., D bis zu 1500 Mk., E bis zu 2000 Mk., F bis 2500 Mk., G bis 3000 Mk., H bis 4000 Mk. und J bis 7000 Mk. Die entsprechenden Monatsbeiträge betragen 1,00 Mk., 3,20 Mk., 4,80 Mk., 6,80 Mk., 9,60 Mk., 13,20 Mk., 16,60 Mk., 20 Mk., 26,60 Mk. Die Beiträge der ersten fünf Gehaltsklassen, der Doppeltversicherten, sind so bemessen, daß sie zusammen mit den Invalidenversicherungsbeiträgen keinen höheren Prozentsatz des bezogenen Jahresgehalts betragen als die Beiträge der vier höchsten Gehaltsklassen der Angestelltenversicherung allein. Die Zahlung der Beiträge erfolgt bei Versicherungspflichtigen auch durch den Arbeitgeber, zumeist durch Überweisung im Postscheckverkehr. Versicherungsberechtigte haben den vollen Beitrag allein zu tragen; sie dürfen Beiträge nach Eintritt dauernder oder während vorübergehender Berufsunfähigkeit nicht mehr entrichten.

7. Leistungen der Versicherungsträger.

KV. Regelleistungen der Krankenkassen sind Leistungen, die von den Krankenkassen gewährt werden müssen. Mehrleistungen sind solche, deren Gewährung die Krankenkassen, soweit es die Reichsversicherungsordnung erlaubt, freiwillig, zumeist durch ihre Satzungen, beschließen können. Die Regelleistungen sind Krankenhilfe, Wochengeld, Sterbegeld und Familienhilfe.

Als Krankenhilfe wird gewährt: 1. Vom Beginn der Krankheit ab Krankenpflege, die ärztliche Behandlung, Versorgung mit Arznei, Brillen, Bruchbändern und anderen kleineren Heilmitteln umfaßt; 2. ein Krankengeld in Höhe der Hälfte des für den Versicherten angenommenen Jahresarbeitsverdienstes für jeden Arbeitstag, wenn die Krankheit ihn arbeitsunfähig macht; es wird vom vierten Krankheitstage an, wenn aber die Arbeitsunfähigkeit erst später eintritt, vom Tage ihres Eintritts an gewährt.

Die ärztliche Behandlung muß durch einen in Deutschland approbierten Arzt (oder Zahnarzt) geleistet werden; zur ärztlichen Behandlung zählen auch Hilfsleistungen der Heildiener, Heilgehilfen, Krankenpfleger, Hebammen, Masseure u. dgl., wenn der Arzt sie anordnet oder wenn in dringenden Fällen kein Arzt zugezogen werden kann. Bei Zahnkrankheiten, mit Ausnahme von Mund- und Kieferkrankheiten, kann die Behandlung auch durch Zahntechniker erfolgen.

Arbeitstage sind solche Tage, an denen der Versicherte nach der Art seiner Beschäftigung ohne seine Krankheit gearbeitet haben würde; so ist für Kellner und Dienstboten auch der Sonntag und jeder Feiertag ein Arbeitstag.

Arbeitsunfähigkeit liegt vor, wenn der Erkrankte nicht oder nur mit Gefahr der Verschlimmerung seines Zustandes fähig ist, die Tätigkeit auszuüben, die ihn versicherungspflichtig gemacht hat.

An Stelle der Krankenpflege und des Krankengeldes kann Kur und Verpflegung in einem Krankenhause gewährt werden. Hat der Kranke einen eigenen Haushalt, oder ist er Mitglied des Haushalts seiner Familie, so bedarf es seiner Zustimmung. Diese Zustimmung ist nicht erforderlich, wenn die Krankheit ansteckend ist oder eine Behandlung oder eine Pflege notwendig macht, die in der Familie des Erkrankten nicht beschafft werden kann, oder wenn Zustand und Verhalten des Erkrankten seine fortgesetzte Beobachtung erfordert. In diesen Fällen soll die Krankenkasse möglichst Krankenhauspflege gewähren. Auch wenn der Erkrankte den ärztlichen Anordnungen zuwidergehandelt oder die vom Ausschusse beschlossene Krankenordnung wiederholt nicht beobachtet hat, kann er ohne seine Zustimmung einem Krankenhause überwiesen werden.

Wird Krankenhauspflege einem Versicherten gewährt, der bisher von seinem Arbeitsverdienst Angehörige ganz oder überwiegend unterhalten hat, so ist daneben ein Hausgeld für die Angehörigen im Betrage des halben Krankengeldes zu zahlen.

Bei Landkrankenkassen kann für arbeitsunfähig Erkrankte

„erweiterte Krankenpflege" eingeführt werden. Dann muß der Versicherte auf sein Verlangen in ein Krankenhaus überführt werden, aber dafür kann dies auch ohne seine Zustimmung erfolgen, und es kann satzungsgemäß bestimmt werden, daß hierbei Hausgeld in geringerer Höhe wie sonst oder sogar gar nicht gewährt wird.

Die Krankenhilfe, also Krankenpflege und Krankengeldbezug, endet spätestens mit Ablauf der 26. Woche nach Beginn der Krankheit; wird jedoch Krankengeld erst von einem späteren Tage an bezogen, nach diesem. Fällt in den Krankengeldbezug eine Zeit, in der nur Krankenpflege gewährt wird, so wird diese Zeit auf die Dauer des Krankengeldbezugs bis zu 13 Wochen nicht angerechnet. Ist Krankengeld über die 26. Woche nach Beginn der Krankheit hinaus zu zahlen, so endet mit seinem Bezug auch der Anspruch auf Krankenpflege.

Das Krankengeld kann ganz oder teilweise auf ein Jahr versagt werden, wenn der Versicherte seine Krankheit durch ein gegen die Kasse verübtes Verbrechen sich zugezogen hat, und für die Dauer einer vorsätzlich oder bei einer Schlägerei erworbenen Krankheit.

Die Krankenhilfe kann schon 13 Wochen nach Beginn der Krankheit ihr Ende haben, wenn der Versicherte binnen 12 Monaten bereits für 26 Wochen Krankengeld bezogen hat und im Laufe der nächsten 12 Monate an der gleichen, nicht gehobenen Krankheitsursache erkrankt.

Wöchnerinnen, die im letzten Jahre vor der Niederkunft mindestens 6 Monate hindurch auf Grund der Reichsversicherung oder bei einer knappschaftlichen Kasse gegen Krankheit versichert gewesen sind, erhalten als Wochenhilfe: 1. 50 Mk. als einmaligen Beitrag zu den Entbindungskosten, 2. ein Wochengeld in Höhe des Krankengeldes, jedoch mindestens 1,50 Mk. täglich — einschließlich der Sonn- und Feiertage — für 10 Wochen, 3. eine Beihilfe bis zu 25 Mk. für Hebammendienste und ärztliche Behandlung bei Schwangerschaftsbeschwerden, 4. für die Dauer des Stillens ein Stillgeld in Höhe des halben Krankengeldes, jedoch mindestens 0,75 Mk. täglich, bis zum Ablaufe der 12. Woche. An Stelle der unter Ziffel 1 und 3 aufgeführten Kostenbeiträge kann freie ärztliche und arzneiliche Behandlung und Hebammenhilfe gewährt werden.

Als Familienhilfe erhalten Wochenhilfe auch die versicherungsfreien Ehefrauen, sowie solche Töchter, Stief- und Pflegetöchter der Versicherten, die mit diesen in häuslicher Gemeinschaft leben, wenn sie ihren gewöhnlichen Aufenthalt im

Inlande haben, ihnen selbst ein Anspruch auf Wochenhilfe nicht zusteht und die Versicherten im letzten Jahre vor der Niederkunft mindestens 6 Monate hindurch auf Grund der Reichsversicherungsordnung oder bei einer knappschaftlichen Krankenkasse gegen Krankheit versichert gewesen sind; das Wochengeld beträgt hierbei 1,50 Mk. und das Stillgeld 0,75 Mk. Beides kann aber auch auf die Hälfte des Krankengeldes des Versicherten durch die Satzung erhöht werden.

Die Ausgaben der Kasse für Familienhilfe werden ihr durch das Reich zur Hälfte erstattet.

Als Wochenfürsorge erhalten minderbemittelte Wöchnerinnen, die keinen Anspruch auf Wochenhilfe oder Familienhilfe haben und gewöhnlich im Inlande wohnen, aus den Mitteln des Reichs die Regelleistungen der Familienhilfe. Entbindungs- und Schwangerenbeihilfe kann durch Gewährung freier Hebammendienste, sowie ärztlicher und arzneilicher Behandlung abgelöst werden. Die Wochenfürsorge wird durch die Allgemeine Orts- oder Landkrankenkasse geleistet, in deren Bereich die Wöchnerin wohnt. Als minderbemittelt gilt eine Wöchnerin, wenn ihr Einkommen zusammen mit dem ihres Ehemannes, oder, sofern sie allein steht, wenn ihr eigenes Einkommen in dem Jahre oder Steuerjahre vor der Entbindung den Betrag von 4000 Mk. nicht überstiegen hat; für jedes vorhandene Kind unter 15 Jahren erhöht sich bei beiden Arten von Wöchnerinnen der Höchstsatz um 500 Mk.

Als Sterbegeld wird beim Tode des Versicherten das 20fache des für ihn angenommenen Tagelohns an denjenigen, der das Begräbnis besorgt hat, gezahlt. Ein etwa verbleibender Überschuß fällt den Erben des Verstorbenen zu.

Als Mehrleistungen sind zulässig: Gewährung von Hilfsmitteln gegen Verunstaltung und Verkrüppelung, die nach beendigtem Heilverfahren zur Wiederherstellung und Erhaltung der Arbeitsfähigkeit notwendig sind; mit Zustimmung des Versicherten Gewährung von Wartung und Hilfe durch Krankenpfleger, Krankenschwestern und andere Pfleger, wenn eine gebotene Aufnahme in ein Krankenhaus nicht ausführbar ist oder ein wichtiger Grund vorliegt, den Kranken in seinem Haushalt oder in seiner Familie zu belassen; Fürsorge für Genesende, namentlich durch Unterbringung in einem Genesungsheime bis zur Dauer eines Jahres nach Ablauf der Krankenhilfe; das Krankengeld kann um die Hälfte seines regelmäßigen Betrages erhöht, allgemein für Sonn- und Feiertage und schon vom ersten Tage der Arbeitsunfähigkeit an gegeben werden; das Hausgeld kann so hoch werden wie das gesetzliche Krankengeld; die Krankenhilfe kann bis auf 1 Jahr erweitert werden; mit Zustimmung der Wöchnerin an Stelle des Wochengeldes Hilfe und Wartung durch Hauspflegerinnen oder Kur und Verpflegung in einem Wöchnerinnenheim; für Schwangere, die infolge der Schwangerschaft arbeitsunfähig werden, ein Schwangerengeld bis zur Gesamtdauer von 6 Wochen, eine Zahlung des Wochengeldes schon vor der Niederkunft als Schwangerenunterstützung bis zu 4 Wochen; ein Sterbegeld beim Tode des versicherungsfreien Ehegatten oder eines Kindes des Versicherten; Krankenpflege an versicherungsfreie Familienmitglieder der Versicherten.

Scheiden wegen Erwerbslosigkeit Versicherte aus, die in den vorangegangenen 12 Monaten mindestens 26 Wochen oder unmittelbar vorher mindestens 6 Wochen versichert waren, so verbleibt ihnen der Anspruch auf die Regelleistungen der Kasse, wenn der Versicherungsfall (also auch die Krankheit) während der Erwerbslosigkeit und binnen 3 Wochen nach dem Ausscheiden eintritt.

UV. Die Unfallversicherung ersetzt den Schaden, der infolge eines Betriebsunfalls durch Körperverletzung und Tötung entsteht. Ein Unfall ist die Schädigung der körperlichen und geistigen Gesundheit durch ein bestimmbares plötzliches oder doch zeitlich bestimmbares, keinesfalls eine Arbeitsschicht überdauerndes Ereignis. Ein Betriebsunfall liegt vor, wenn der Unfall den Verletzten zur Zeit einer Tätigkeit betroffen hat, die durch Verrichtungen veranlaßt worden ist, welche sich auf die Vorbereitung, die Durchführung und den Abschluß des den Verletzten beschäftigenden Unternehmens beziehen. Auch solche Betriebsunfälle sind entschädigungspflichtig, die durch grobe Nachlässigkeit, ja durch verbotswidriges Handeln des Verletzten entstanden sind; nur vorsätzliche Herbeiführung des Unfalls und sein Eintritt bei einem Verbrechen schließt seine Entschädigung aus. Unter Körperverletzung ist hier nicht nur eine äußere Verletzung zu verstehen, sondern auch jede durch den Betriebsunfall verursachte Krankheit (wie z. B. Nierenentzündung, Magenkrebs, Geisteskrankheiten).

Betriebsunfälle, deren Folgen schon während der ersten 13 Wochen ohne Beeinträchtigung der Erwerbsfähigkeit beseitigt sind, werden durch die Berufsgenossenschaften nicht entschädigt. Für diese Zeit haben, wenn nicht der Tod des Verletzten eingetreten ist, die Krankenkassen oder in dem Falle, daß der Verletzte einer Krankenkasse nicht angehörte, der Betriebsunternehmer einzutreten; dabei wird vom Beginn der 5. Woche ab dem Verletzten, soweit er der Gewerbe- oder See-Unfallversicherung untersteht, durch die Berufsgenossenschaft ein Krankengeldzuschuß gewährt, mit dem sein Krankengeld ungefähr um ein Drittel erhöht wird. Die Berufsgenossenschaften können aber auch in diesen 13 Wochen die Heilbehandlung des Verletzten selbst übernehmen, und sie können dieselbe auch nach ihrem Ablaufe der Krankenkasse des Verletzten übertragen.

Durch Beschluß des Reichsrats kann die Unfallversicherung auf bestimmte gewerbliche Berufskrankheiten ausgedehnt werden; hiervon ist aber bisher kein Gebrauch gemacht worden.

Im Oktober 1917 hat der Bundesrat, auf Grund der ihm während des Krieges zustehenden Ermächtigung, die Gewährung von Sterbegeld und Hinterbliebenenrenten verfügt, wenn eine unfallversicherte Person bei Herstellung von Kriegsbedarf sich eine Gesundheitsschädigung durch nitrierte Kohlenwasserstoffe der aromatischen Reihe (z. B. Dinitrobenzol, Trinitrotoluol, Trinitroanisol) zuzieht und infolge ihrer Einwirkung stirbt. Diese Bundesratsverordnung war nach einer Verordnung des Rats der Volksbeauftragten vom 9. Dez. 1918 auch auf Todesfälle infolge von Gaskampfstoffen oder ihren Ausgangsstoffen und von Nitromethan mit der Maßgabe anzuwenden, daß die Frist der Anmeldung von Ansprüchen aus zurückliegenden Todesfällen mit dem 1. April 1919 abläuft.

Der von den Trägern der Unfallversicherung vom Beginn der 14. Woche nach dem Unfall an zu leistende Schadensersatz besteht in Krankenpflege, also in ärztlicher Behandlung, Versorgung mit Arznei, anderen Heilmitteln sowie mit Krücken, Stützvorrichtungen u. dgl. und in Gewährung einer Rente für die Dauer der Erwerbsunfähigkeit. Im Falle der Tötung wird Sterbegeld in Höhe von mindestens 50 Mk. und Hinterbliebenenrente gewährt.

Die Höhe der Unfallrente richtet sich nach dem Grade der durch den Unfall herbeigeführten Minderung der Erwerbsfähigkeit und wird in Prozenten der Vollrente, die bei völligem Verlust der Erwerbsfähigkeit zu gewähren ist, ausgedrückt. Die Rente wird nach dem Entgelt berechnet, den der Verletzte während des letzten Jahres im Betriebe bezogen hat. Die Vollrente beträgt $66\frac{2}{3}\%$ des ermittelten Jahresarbeitsverdienstes; aber soweit letzterer 1800 Mk. übersteigt, wird er nur mit einem Drittel angerechnet. Im allgemeinen gilt als Jahresarbeitsverdienst das 300fache des durchschnittlichen Arbeitsverdienstes für den vollen Tag. Wenn der Zustand eines Empfängers einer Unfallrente sich wesentlich bessert, kann seine Rente herabgesetzt werden, und auch das Gegenteil ist möglich. Erwerbsunfähigkeit ist die körperliche und geistige Unfähigkeit, durch Lohnarbeit auf dem gesamten wirtschaftlichen Gebiete den bisherigen Verdienst zu erwerben, nicht also nur auf dem Gebiet des Berufes, den der Verletzte zur Zeit des Unfalles ausübte. Ist der Verletzte so hilflos geworden, daß er ohne fremde Wartung und Pflege nicht bestehen kann, so ist die Rente bis zum vollen Betrage des ermittelten Jahresarbeitsverdienstes zu erhöhen.

Zur Zeit erhalten Empfänger einer mindestens 50% der Vollrente betragenden Unfallrente oder mehrerer Unfallrenten, die zusammen mindestens 50% der Vollrente ergeben, eine monatliche Zulage von mindestens 40% bis höchstens 110%, sofern sie nicht Ausländer sind, die sich im Ausland aufhalten.

An Stelle der Krankenbehandlung und Gewährung der Rente kann Krankenhausbehandlung oder Hauspflege gewährt werden, wobei die schon bei der Krankenversicherung erwähnten Vorschriften gelten. Hat der Verletzte eine Anordnung, die das Heilverfahren betrifft, ohne einen triftigen Grund nicht befolgt, und wird dadurch seine Erwerbsfähigkeit ungünstig beeinflußt, so kann ihm der Schadensersatz auf Zeit ganz oder teilweise entzogen werden.

Die Rente für die Witwe und jedes hinterbliebene Kind, das das 15. Lebensjahr noch nicht vollendet hat, beträgt ein Fünftel des anrechnungsfähigen Jahresarbeitsverdienstes; auch uneheliche Kinder, denen der Verstorbene nach gesetzlicher Pflicht Unterhalt gewährt hat, erhalten die Rente. Bei Wiederverheiratung erhält die Witwe eine einmalige Abfindung in Höhe des dreifachen Betrages ihrer Witwenrente. Dieselben Bestimmungen gelten bei dem durch Betriebsunfall herbeigeführten Tode einer versicherten Frau, die wegen Erwerbsunfähigkeit ihres Ehemannes ihre Familie ganz oder überwiegend aus ihrem Arbeitsverdienste unterhalten hat, solange bei diesen ihren Erben Bedürftigkeit vorliegt. Auch Eltern, Großeltern und Enkel haben einen Anspruch auf Rente, wenn sie wesentlich von dem Verstorbenen unterhalten sind, solange sie selbst unbemittelt sind. Die Hinterbliebenenrenten eines Versicherten werden in bestimmter Weise gekürzt, wenn sie zusammen mehr als drei Fünftel seines anrechnungsfähigen Jahresarbeitsverdienstes betragen.

Zurzeit wird auch den Beziehern einer Unfall-Hinterbliebenenrente, sofern sie nicht Ausländer sind, die sich im Auslande aufhalten, eine monatliche, im voraus zu bezahlende Zulage gewährt. Dieselbe beträgt mindestens 20% und höchstens 80% des Monatsbetrages der laufenden Rente.

Auch die rentenberechtigten Hinterbliebenen eines durch Unfall Getöteten können in ein Invalidenhaus, Waisenhaus oder in eine ähnliche Anstalt aufgenommen werden, wobei ihr Rentenbezug fortfällt.

JV. Ein Versicherter erhält nach Erfüllung der Wartezeit und Aufrechterhaltung der Anwartschaft 1. ohne Rücksicht auf sein Lebensalter eine Invalidenrente, wenn er dauernd invalide ist; 2. wenn er nicht dauernd invalide ist, aber während 26 Wochen ununterbrochen invalide gewesen ist oder der nach Wegfall des Krankengeldes (vgl. S. 403) invalide ist, für die weitere Dauer der Invalidität; 3. ohne Rücksicht auf das Maß der Erwerbsfähigkeit vom vollendeten 65 Lebensjahre ab eine Altersrente.

Invalidität liegt vor, wenn die Erwerbsfähigkeit, also die Fähigkeit, Lohnarbeit auf dem gesamten wirtschaftlichen Markte zu verrichten, auf weniger als ein Drittel herabgesunken ist.

Die Wartezeit ist für die Invalidenrente bei 200 Beitragswochen erfüllt, wenn für den Versicherten auf Grund der Versicherungspflicht 100 Beiträge geleistet worden sind, und bei 500 Beitragswochen, wenn nicht 100 Pflichtbeiträge, aber doch mindestens 100 Beiträge auf Grund der Selbstversicherung oder teils auf dieser, teils auf Grund der Versicherungspflicht geleistet worden sind. Die Wartezeit ist für die Altersrente bei 1200 Beitragswochen erfüllt. Die bescheinigten Krankheits- und Militärdienstzeiten werden als Wochenbeiträge der Lohnklasse 2 auch für die Wartezeit angerechnet.

Die Anwartschaft geht verloren, wenn während zweier Jahre nach dem auf der Quittungskarte verzeichneten Ausstellungstage weniger als 20 Wochenbeiträge, und, falls auf Grund der Versicherungspflicht weniger als 60 Wochenbeiträge geleistet wurden, weniger als 40 Wochenbeiträge entrichtet worden sind, und außerdem im Verlaufe der ganzen Versicherungsdauer nicht mindestens $3/4$ aller Wochen durch ordnungsmäßig verwendete Beitragsmarken belegt sind. Der Verlust der Anwartschaft bedeutet, daß alle bis dahin entrichteten Beiträge und die bescheinigten Krankheits- und Militärdienstzeiten für die Wartezeit nicht mehr angerechnet werden. Das Wiederaufleben der Anwartschaft ist möglich, aber nur mit Erfüllung sehr schwer zu erfüllender Bedingungen.

Nach dem Tode des Versicherten, der zur Zeit seines Todes die Wartezeit für die Invalidenrente erfüllt und die Anwartschaft aufrechterhalten hat, erhalten seine invalide Witwe eine Witwenrente und seine ehelichen Kinder bis zur Vollendung des 15. Lebensjahres eine Waisenrente. Für uneheliche Kinder, Eltern, Großeltern und elternlose Enkel gilt sinngemäß dasselbe wie in der Unfallversicherung, ebenso für Witwerrenten. Bei der Beurteilung der Invalidität der Witwe ist auf die bisherige Lebensstellung ihres verstorbenen Ehemannes Rücksicht zu nehmen; der Witwe darf also nicht eine Tätigkeit, die zu dieser Lebensstellung nicht paßt, zugewiesen werden.

Witwenrente erhält auch die Witwe, die nicht dauernd invalide ist, aber während 26 Wochen ununterbrochen invalide gewesen ist, oder die nach Wegfall des Krankengeldes invalide ist (vgl. S. 9), für die weitere Dauer der Invalidität (Witwenkrankenrente).

Zur Zeit wird den Empfängern einer Invaliden- oder Altersrente eine monatliche Zulage von 30 Mk., den Empfängern einer Witwen- oder Witwerrente eine monatliche Zulage von 15 Mk., den Empfängern einer Waisenrente eine solche von 10 Mk. gewährt, sofern sie nicht Ausländer sind, die sich im Auslande aufhalten.

Eine zur Zeit des Todes ihres Ehemanns selbst gegen Invalidität versicherte Witwe, die die Anwartschaft aufrechterhalten und die Wartezeit für die Invalidität erfüllt hat, erhält beim Todes ihre Ehemanns, auch wenn sie nicht invalide ist, ein einmaliges Witwengeld in Höhe des Jahresbetrages ihrer Witwenrente und bei Vollendung des 15. Lebensjahres jedes ihrer Kinder eine einmalige Waisenaussteuer in Höhe des achtfachen Monatsbetrages der bis dahin bezogenen Waisenrente. Die Witwen- und Witwerrenten fallen bei der Wiederverheiratung weg; die Witwe erhält in der Invalidenversicherung keine Abfindung.

Die Höhe der Renten richtet sich nach der Anzahl und dem Werte der eingeklebten gültigen Marken und bescheinigten Krankheits- und Militärdienstzeiten. Das Reich gibt zu jeder Invaliden-, Alters-, Witwen- und Witwerrente einen jährlichen Zuschuß von 50 Mk., zu jeder Waisenrente einen jährlichen Zuschuß von 25 Mk., zu jedem Witwengelde einen einmaligen Zuschuß von 50 Mk. und zu jeder Waisenaussteuer einen einmaligen Zuschuß von $16\frac{2}{3}$ Mk.

Hat der Empfänger der Invalidenrente Kinder unter 15 Jahren, so erhöht sich die Invalidenrente für jedes dieser Kinder um ein Zehntel (Kinderzuschuß). Eine Kürzung der Hinterbliebenenrenten findet in der Invalidenversicherung nicht statt.

Die Landesversicherungsanstalt ist befugt, aber nicht dazu

verpflichtet, um die infolge einer Erkrankung drohende Invalidität eines Versicherten oder einer Witwe abzuwenden, ein Heilverfahren einzuleiten, insbesondere kann sie den Erkrankten in einem Krankenha: s (Heilstätte, Genesungsheim) unterbringen. Sie kann auch Mittel aufwenden, um allgemeine Maßnahmen zur Verhütung des Eintritts vorzeitiger Invalidität unter den Versicherten oder zur Hebung der gesundheitlichen Verhältnisse der versicherungspflichtigen Bevölkerung zu fördern und durchzuführen. Endlich können die Landesversicherungsanstalten Rentenempfänger — also Versicherte, Witwen und Waisen — in einem Invaliden- oder Waisenhause unterbringen und dazu die Rente ganz oder teilweise verwenden.

Die Landesversicherungsanstalten haben von dieser ihrer Befugnis in lobenswertester Weise Gebrauch gemacht, und sie haben dadurch bei Bekämpfung der Volksseuchen, namentlich der Tuberkulose, der öffentlichen Wohlfahrtspflege und Gesundheitspflege eine sehr große Unterstützung gebracht.

AV. Der Versicherte erhält nach Erfüllung der Wartezeit und Aufrechterhaltung der Anwartschaft Ruhegeld, wenn er entweder das 65. Jahr vollendet hat oder dauernd berufsunfähig ist. Wer mehr als 26 Wochen ununterbrochen berufsunfähig war, erhält, wenn er die Wartezeit erfüllt und die Anwartschaft aufrechterhalten hat, während der weiteren Dauer seiner vorübergehenden Berufsunfähigkeit Krankenruhegeld.

Berufsunfähigkeit ist dann anzunehmen, wenn die Arbeitsfähigkeit eines Versicherten auf die Hälfte der Arbeitsfähigkeit einer gesunden Person, die in demselben oder ähnlichen Berufe wie er steht, herabgesetzt ist.

Die Wartezeit beträgt für männliche Versicherte 120, für weibliche Versicherte 60 Beitragsmonate. Bescheinigte Krankheits- und Militärdienstzeiten werden als volle Beitragsmonate, ohne daß Beiträge entrichtet sind, beim Eingehen der freiwilligen Fortsetzung der Versicherung und für die Aufrechterhaltung der Wartezeit angerechnet, aber sie kommen nicht für die Berechnung der Höhe des Ruhegeldes in Betracht.

Die Anwartschaft erlischt, wenn nach dem Kalenderjahre, in welchem der erste Beitragsmonat zurückgelegt worden ist, innerhalb der zunächst folgenden zehn Kalenderjahre weniger als acht und nach dieser Zeit weniger als vier Beitragsmonate zurückgelegt worden sind oder die Zahlung der Anerkennungsgebühr unterblieben ist. Die jährliche Zahlung der 3 Mk. betragenden Anerkennungsgebühr genügt zur Aufrechterhaltung der Anwartschaft, wenn 120 Beitragsmonate zurückgelegt sind.

Das Wiederaufleben der Anwartschaft ist hier auch möglich durch Nachzahlung der rückständigen Beiträge im nächsten Jahre oder durch eine von der Reichsversicherungsanstalt auf Antrag erfolgende Stundung der Beiträge.

Die Vorschriften über den Anspruch auf Hinterbliebenenrenten sind sinngemäß fast dieselben wie in der Invaliden- und Hinterbliebenenversicherung. In der Angestelltenversicherung erhält jede, auch nicht invalide, Witwe Witwenrente, und die Waisenrente wird bis zur Vollendung des 18. Lebensjahres gezahlt. Ein einmaliges Witwengeld und Waisenaussteuer wird nicht gezahlt, ebenso gibt es keinen Kinderzuschuß zum Ruhegeld.

Das Ruhegeld beträgt ein Viertel der in den ersten 120 Beitragsmonaten entrichteten Beiträge und ein Achtel der übrigen Beiträge. Bei weiblichen Versicherten beträgt das Ruhegeld nach Ablauf von 60 und vor Vollendung von 120 Beitragsmonaten ein Viertel der in den ersten 60 Beitragsmonaten entrichteten Beiträge. Die Wiwen- und Witwerrente beträgt zwei Fünftel des Ruhegeldes, das dem verstorbenen Versicherten zur Zeit seines Todes zustand; Waisen erhalten je ein Fünftel, Doppelwaisen je ein Drittel des Betrages der Witwenrente. Hinterbliebenenrenten dürfen zusammen den Betrag des dem verstorbenen Versicherten zugestandenen Ruhegeldes nicht übersteigen, sonst werden sie gekürzt.

Bei weiblichen Versicherten kann bei der Heirat eine Wiedererstattung der Hälfte der für sie geleisteten Beiträge und bei Ausscheiden aus der versicherungspflichtigen Beschäftigung eine — vorläufig winzig kleine — Leibrente gewährt werden.

Die Reichsversicherungsanstalt ist ebenso wie jede Landesversicherungsanstalt zur Einleitung eines Heilverfahrens befugt.

8. Anmeldung des Anspruchs auf Leistungen und Feststellung der Leistungen.

KV. Erkrankt ein Kassenmitglied, so meldet es oder sein Vertreter dies bei der Kasse. Erhält es von dieser nicht die beanspruchten Leistungen, so ruft es das Versicherungsamt an, gegen dessen Entscheidung das Oberversicherungsamt meist endgültig entscheidet. In einigen Fällen, z. B. bei einem Streite darüber, ob Krankengeld zu zahlen ist, kann noch das Reichsversicherungsamt (Landesversicherungsamt) angerufen werden, aber nur als Revisionsinstanz. Die Revision kann nur darauf gestützt werden, daß das Verfahren an wesentlichen Mängeln leide, oder daß das angefochtene Urteil auf der unrichtigen Anwendung oder Nichtberücksichtigung des bestehenden Rechtes oder auf einem Verstoße wider den klaren Inhalt der Akten beruhe.

UV. Jeder Betriebsunfall ist von dem Unternehmer, in dessen Betrieb sich der Unfall ereignet hat, oder von einem seiner Beauftragten der Ortspolizeibehörde und der zuständigen Berufsgenossenschaft oder der Sektion derselben zu melden. Die Ortspolizeibehörde stellt dann von Amts wegen eine Untersuchung an, zu der Vertreter der zuständigen Berufsgenossenschaft und der Krankenkasse, der der Verletzte angehört (der Getötete angehört hat) und auch Vertreter des Verletzten (Getöteten) zugelassen sind. Wenn ein Unfall, der anscheinend gar keine Folgen gehabt hat und deshalb nicht der Polizei gemeldet wurde, später die Ursache einer Krankheit oder des Todes wird, so kann der Anspruch auf Schadensersatz binnen 2 Jahren nach dem Unfall oder nach dem Tode bei der zuständigen Berufsgenossenschaft oder einem Versicherungsamte gestellt werden, nachher nur, wenn die Unfallfolgen erst später hervorgetreten sind, und zwar binnen 2 Jahren nach diesem Hervortreten. Ob der Anspruch gerechtfertigt ist und die Höhe des Schadensersatzes wird von den Organen der Berufsgenossenschaft, gewöhnlich von ihrem Vorstande oder dem einer Sektion, festgestellt, also ohne Mitwirkung von Vertretern der Versicherten. Innerhalb zweier Jahre nach dem Unfall kann eine „vorläufige Rente" festgestellt werden, die jederzeit verändert werden kann. Nach Ablauf dieser zwei Jahre muß eine „Dauerrente" festgestellt werden, deren Veränderung nur in Zeiträumen von mindestens 1 Jahre vorgenommen werden kann. Der Verletzte kann auch in den ersten 2 Jahren nach dem Unfall die Festsetzung einer „Dauerrente" beantragen, und diesem Antrage muß stattgegeben werden, wenn die endgültigen Folgen des Unfalls genau zu übersehen sind. Binnen 1 Monat kann gegen den Bescheid der Berufsgenossenschaft (Sektion) Einspruch erhoben werden; dies begründet das Recht der persönlichen Vernehmung des Verletzten oder seiner Hinterbliebenen vor dem Versicherungsamte. Im Einspruchsverfahren sollen alle, ohne erhebliche Kosten zu erhebenden Beweismittel erhoben werden, vor allem können auch neue ärztliche Gutachten beigebracht werden. Es kann ein ärztliches Gutachten eines Arztes verlangt werden, den der Verletzte sich selbst wählt.

Handelt es sich um eine „vorläufige Rente" oder um eine „Dauerrente", so findet der Einwand nur vor dem Vorsitzenden des Versicherungsamtes statt, der befugt ist, am Schlusse der

Vernehmung den Akten über das Einspruchsverfahren eine gutachtliche Äußerung beizufügen; handelt es sich aber um eine Veränderung einer schon festgestellten „Dauerrente“, dann findet das Einspruchsverfahren unter Zuziehung je eines Vertreters der Versicherten und der Arbeitgeber statt, und dann muß das Ergebnis der Einspruchsverhandlung unter Berücksichtigung einer etwaigen Minderheitsmeinung vom Versicherungsamte begutachtet werden. Nach Beendigung des Einspruchsverfahrens gehen die Akten an die Berufsgenossenschaft (Sektion) zurück, und diese entscheidet ganz frei. Gegen die Entscheidung der Berufsgenossenschaft (Endbescheid) ist Berufung an das Oberversicherungsamt zulässig. Dieses (Spruchkammer) entscheidet endgültig, wenn es sich um Feststellung einer vorläufigen Rente oder um eine Veränderung einer Dauerrente handelt. Handelt es sich um Feststellung einer Dauerrente oder einer Hinterbliebenenrente, so ist der Rekurs an das Reichsversicherungsamt (Spruchsenat) oder an das Landesversicherungsamt zulässig. Im Rekurse wird das gesamte Tatsachenmaterial ganz unabhängig von der Entscheidung der unteren Instanzen geprüft, es können neue Beweismittel erhoben und neue Zeugen, vor allem Ärzte, vernommen werden. Der Rekurs ist ausgeschlossen, die Entscheidung des Oberversicherungsamtes ist, abgesehen von den erwähnten Fällen der Feststellung einer „vorübergehenden Rente“ und der Feststellung einer neuen Dauerrente, auch noch endgültig, wenn es sich um Krankenbehandlung, Hauspflege, Heilanstaltspflege, Angehörigenrente, Sterbegeld handelt.

IV. Der Anspruch auf Bewilligung einer Rente ist bei dem Versicherungsamte, in dessen Bezirk der Versicherte zur Zeit des Antrages wohnt oder beschäftigt ist, unter Einreichung der zur Begründung dienenden Beweisstücke, also vor allem eines ärztlichen Gutachtens über die Invalidität des Versicherten, anzumelden. Das Versicherungsamt hat die zur Klarstellung des Sachverhalts erforderlichen Erhebungen anzustellen, zum Teil in mündlicher Verhandlung unter Zuziehung von je einem Vertreter der Versicherten und ihrer Arbeitgeber, und übersendet die Verhandlungen mit einer gutachtlichen Äußerung an den Vorstand der zuständigen Landesversicherungsanstalt. Diese entscheidet, ob der Anspruch begründet ist oder nicht, und stellt die Höhe der Rente fest. Gegen diese Entscheidung ist Berufung an das Oberversicherungsamt (Spruchkammer) und gegen das Urteil dieses die Revision beim Reichsversicherungsamt (Landesversicherungsamt) zulässig. Die Revision ist unter anderem ausgeschlossen, wenn es sich nur um die Höhe der Rente oder um ihren Beginn oder ihr Ende oder wenn es sich um Witwengeld oder Waisenaussteuer handelt.

AV. Der Antrag auf Ruhegeld, Witwenrente, Waisenrente, auf Erstattungen oder eine Leibrente und auf Einleitung des Heilverfahrens wird bei dem Rentenausschuß oder der Reichsversicherungsanstalt gestellt. Über die Einleitung des Heilverfahrens entscheidet die Reichsversicherungsanstalt, über die übrigen Leistungen der Rentenausschuß, der sie mit 3 Personen (Vorsitzenden, Versichertenvertreter, Arbeitgebervertreter) entscheidet. Gegen die Entscheidung des Rentenausschusses ist Berufung an das in einer Besetzung von 5 Personen (Vorsitzender, der Beamter ist, je 2 Vertreter der Versicherten und ihrer Arbeitgeber) entscheidende Schiedsgericht und gegen das Urteil des Schiedsgerichts ist in einigen Fällen Revision beim Oberschiedsgericht, dessen Entscheidung von 7 Personen (Vorsitzender, der Beamter ist, 2 ständige Mitglieder des Reichsversicherungsamtes, je 1 Vertreter der Versicherten und ihrer Arbeitgeber) gefällt wird, zulässig. Die Révision ist ausgeschlossen, wenn es sich um Höhe, Beginn und Ende von Ruhegeld oder Leibrente oder Hinterbliebenenrente oder Erstattung handelt.

Frauen dürfen bei richterlichen Handlungen nicht mitwirken.

V. Stellung des Arztes in der Gewerbeordnung.

Von

O. Mugdan.

Auf die Ausübung der Heilkunde findet die Gewerbeordnung nur insoweit Anwendung, als dieselbe ausdrückliche Bestimmungen darüber enthält. Die Heilkunde umfaßt die Heilung von Menschen und Tieren und die Geburtshilfe. Die Ausübung der Heilkunde durch Ärzte (Zahnärzte, Tierärzte) ist im allgemeinen nicht als Gewerbebetrieb anzusehen; dies ist sowohl vom Reichsgericht als auch von höchsten Verwaltungsgerichtshöfen anerkannt worden; der Arzt wird aber zum Gewerbetreibenden, wenn und soweit er eine Privatkrankenanstalt einrichtet und unterhält. Die Aus- übung der Heilkunde im Umherziehen — d. h. außerhalb des Gemeindebezirks seines Wohnortes oder der diesem gleichgestellten nächsten Umgebung desselben, ohne Begründung einer Nieder- lassung und ohne vorgängige Bestellung in eigener Person — ist Ärzten erlaubt, nicht aber Kurpfuschern, Zahntechnikern und Hebammen.

Einer Approbation, welche auf Grund eines Nachweises der Befähigung erteilt wird, bedürfen Apotheker und diejenigen Personen, welche sich als Ärzte (Wundärzte, Augenärzte, Geburts- helfer, Zahnärzte und Tierärzte) oder mit gleichbedeutenden Titeln bezeichnen oder seitens des Staates oder einer Gemeinde als solche anerkannt oder mit amtlichen Funktionen betraut werden sollen. Es darf die Approbation jedoch von der akademischen Doktorpromotion nicht abhängig gemacht werden. Die Ausübung der Heilkunde ohne Approbation ist also erlaubt, dagegen ist verboten, ohne den Besitz der Approbation sich als Arzt (Wund- arzt, Augenarzt, Geburtshelfer, Zahnarzt, Tierarzt) zu bezeichnen oder sich einen ähnlichen Titel (z. B. Spezialfrauenpraktiker, Mitglied des Deutschen Naturärztebundes, praktischer Vertreter der arzneilosen Heilkunde, Dr. med., Homöopath) beizulegen, durch den der Glauben erweckt wird, der Inhaber derselben sei eine in Deutschland approbierte Medizinalperson. Die Über- tretung des Verbotes wird mit Geldstrafe bis zu 300 Mk. und im

Unvermögensfalle mit Haft bestraft. Männern ist auch die Ausübung der Geburtshilfe ohne Approbation gestattet, wenn sie sich nicht dabei den Titel „Geburtshelfer" beilegen; dagegen bedürfen Frauen, die nicht Ärzte sind, hierfür eines Prüfungszeugnisses, und sie dürfen sich, auch wenn sie Hebammen sind, nicht „Geburtshelferin" nennen.

Die Vorschriften über die Erteilung der Approbation erläßt der Reichsrat (früher Bundesrat). Für Ärzte gilt zurzeit für den. Nachweis der Befähigung die Prüfungsordnung vom 28. Mai 1901, die durch die Bekanntmachungen des Reichskanzlers vom 12. Februar 1907, vom 30. März 1908 und vom 2. Februar 1909 abgeändert worden ist. Die Zulassung zu den Prüfungen (Vorprüfung und Prüfung) und zum praktischen Jahre sowie die Erteilung der Approbation sind zu versagen, wenn schwere strafrechtliche oder sittliche Verfehlungen vorliegen. Zur Erteilung der Approbation als Arzt sind die zuständigen Ministerien der Freistaaten Preußen, Bayern, Sachsen, Württemberg, Baden, Hessen, Mecklenburg-Schwerin und Thüringen befugt.

. Wegen gegenseitiger Zulassung von an der Grenze wohnenden Medizinalpersonen zur Ausübung der Praxis sind Staatsverträge zwischen Deutschland einerseits und Belgien, den Niederlanden, Österreich-Ungarn, Luxemburg und der Schweiz andererseits abgeschlossen worden. Diese Staatsverträge gelten nicht für fremde Ärzte, die sich im Deutschen Reiche niederlassen, um ärztliche Praxis auszuüben. Ohne Prüfung kann Personen, die wissenschaftlich erprobte Leistungen auszuweisen haben, wie z. B. einem an eine deutsche Universität berufenen außerdeutschen Arzt, die Approbation erteilt werden. Nur ein approbierter Arzt darf als Kreisarzt (Amtsarzt usw.), Gemeindearzt, Schularzt, Impfarzt, Kassenarzt oder Bahnarzt angestellt werden. Die Approbation als Arzt wird nicht auf Zeit erteilt, und sie kann nur zurückgenommen werden, wenn die Unrichtigkeit der Nachweise dargetan wird, auf Grund deren die Approbation erteilt worden ist, oder wenn dem Arzte die bürgerlichen Ehrenrechte aberkannt sind, im letzteren Falle jedoch nur für die Dauer des Ehrverlustes. Die Bezahlung eines approbierten Arztes bleibt der Vereinbarung überlassen; nur als Norm für streitige Fälle im Mangel einer Vereinbarung gelten die Gebührenordnungen, die für Preußen, Bayern, Sachsen, Württemberg, Baden, Hessen, Oldenburg und Braunschweig von den zuständigen Ministerien festgesetzt worden sind.

Ein Zwang zu ärztlicher Hilfe besteht für Ärzte nach der Gewerbeordnung nicht; der preußische ärztliche Ehrengerichtshof hat es aber für einen Verstoß gegen die jedem Arzte obliegenden Standespflichten erklärt, wenn ein Arzt im Falle dringender Not seine Hilfe versagt.

Unternehmer von Privat-Kranken-, Privat-Entbindungs- und Privat-Irrenanstalten bedürfen einer Konzession der höheren Verwaltungsbehörde (Bezirksausschuß in Preußen). Unternehmer ist derjenige, in dessen Namen und für dessen Rechnung der Betrieb der Anstalt erfolgt und der hinsichtlich der Leitung und Verwaltung der Anstalt die notwendigen Bestimmungen trifft. Der Unternehmer braucht also kein Arzt zu sein, und der ärztliche Leiter der Anstalt oder der Hausarzt derselben ist an und für sich nicht ihr Unternehmer, kann es aber auch sein. Die Konzession ist nur dann zu versagen:

a) wenn Tatsachen vorliegen, welche die Unzuverlässigkeit des Unternehmers in Beziehung auf die Leitung oder Verwaltung der Anstalt dartun;

b) wenn nach den von dem Unternehmer einzureichenden Bestrebungen und Plänen die baulichen und die sonstigen technischen Einrichtungen der Anstalt den gesundheitspolizeilichen Anforderungen nicht entsprechen,

c) wenn die Anstalt nur in einem Teile eines auch von anderen Personen bewohnten Gebäudes untergebracht werden soll und durch ihren Betrieb für die Mitbewohner dieses Gebäudes erhebliche Nachteile oder Gefahren hervorrufen kann;

d) wenn die Anstalt zur Aufnahme von Personen mit ansteckenden Krankheiten oder von Geisteskranken bestimmt ist und durch ihre örtliche Lage für die Besitzer oder Bewohner der benachbarten Grundstücke erhebliche Nachteile oder Gefahren hervorrufen kann.

Die Entscheidung darüber, ob einer der für die Konzessionsverweigerung möglichen Gründe vorliegt, wird als Unterlage immer auch ein ärztliches Gutachten haben müssen, das von einem beamteten Arzte erstattet wird. Gegen den die Konzession versagenden Bescheid ist in Preußen das Verwaltungsstreitverfahren zulässig.

Mitwirkung des Arztes bei Durchführung der Gewerbeordnung.

1. Arbeiterschutz. Die §§ 120a bis 120c enthalten die Vorschriften, welche die Unternehmer (auch solche handwerksmäßiger

Betriebe) zum Schutze der bei ihnen beschäftigten Arbeiter gegen Gefahren für Leben und Gesundheit und zur Sicherung der Aufrechterhaltung der guten Sitten und des Anstandes zu erfüllen haben. Die Einrichtung und Unterhaltung der Arbeitsräume, Betriebsvorrichtungen, Maschinen und Gerätschaften und die Regelung des Betriebes muß eine derartige sein, daß Leben und Gesundheit der Arbeiter so weit ungefährdet sind, als es bei der Eigenart des Betriebes möglich ist; es muß genügendes Licht, ausreichender Luftraum und Luftwechsel vorhanden sein; es muß für Beseitigung des Staubes, der Dünste, Gase und Abfälle Sorge getragen werden; Vorrichtungen zur Verhütung von Unfällen und zur Rettung bei Feuersgefahr sind herzustellen; soweit als möglich soll bei der Arbeit die Trennung der Geschlechter durchgeführt werden, ausreichende, nach Geschlechtern getrennte Ankleide- und Waschräume müssen in Anlagen vorhanden sein, die bei ihrem Betriebe ein Umkleiden der Arbeiter erfordern; die Bedürfnisanstalten müssen den Anforderungen der Gesundheitspflege entsprechen, sie müssen in einer der Zahl der Arbeiter genügenden Menge vorhanden sein, und ihre Benutzung muß ohne Verletzung von Sitte und Anstand erfolgen können. Gewerbeunternehmer, welche Arbeiter unter 18 Jahren beschäftigen, sind verpflichtet, bei der Einrichtung der Betriebsstätte und bei der Regelung des Betriebs besondere, durch das Alter dieser Arbeiter gebotene Rücksicht auf Gesundheit und Sittlichkeit zu nehmen. Zur Sicherung eines gefahrlosen sowie eines Sitte und Anstand wahrenden Betriebes ist dem Unternehmer der Erlaß von Vorschriften über die Ordnung des Betriebes und das Verhalten des Arbeiters vorgeschrieben. Die zuständigen Polizeibehörden sind befugt, im Wege der Verfügung für einzelne Anlagen die Ausführung derjenigen Maßnahmen anzuordnen, welche zur Durchführung der in den §§ 120a bis 120c enthaltenen Grundsätze erforderlich sind (§ 120d), und der Bundesrat — jetzt Reichsarbeitsminister mit Zustimmung des Reichsrats — kann für bestimmte Arten von Anlagen Vorschriften zur Durchführung der in den §§ 120a bis 120c enthaltenen Bestimmungen anordnen, oder wenn er es nicht tut, so ist dazu auch die Landeszentralbehörde oder die Polizeibehörde befugt (§ 120e). In vielen dieser Bundesratsverordnungen und Ministerialerlasse wird die Einstellung eines Arbeiters zu einer Beschäftigung von der Beibringung eines ärztlichen Zeugnisses abhängig gemacht, und daneben wird zumeist auch eine in regelmäßigen Zwischenräumen zu wiederholende ärztliche Untersuchung der Arbeiter vorgeschrieben. Beides ist der Fall bei den Arbeitern in Anlagen zur Herstellung elektrischer Akkumulatoren aus Blei oder Bleiverbindungen, in Anlagen zur Herstellung von Bleifarben und anderen Bleiverbindungen, bei Arbeitern in Bleihütten, bei Arbeitern in Anlagen zur Herstellung von Alkalichromaten, bei Arbeitern in Spiegelbeleganstalten, in Betrieben, in denen Thomasschlacke gemahlen oder Thomasschlackenmehl gelagert wird, bei Arbeitern in Zinkhütten. Allein die Untersuchung vor Einstellung in den Betrieb ist vorgeschrieben bei Arbeitern in Glashütten, Glasschleifereien und Glasbeizereien sowie Sandbläsereien, bei den Arbeiterinnen in Steinkohlenbergwerken, Zink- und Bleierzwerken und Kokereien im Regierungsbezirk Oppeln, bei jugendlichen Arbeitern in Steinkohlenbergwerken in Preußen und Baden, und bei Arbeiterinnen und jugendlichen Arbeitern in Walz- und Hammerwerken. Allein die Überwachung ist vorgeschrieben bei Betrieben, in denen Maler-, Anstreicher-, Tüncher-, Weißbinder- oder Lackierarbeiten im Zusammenhange mit einem anderen Gewerbebetrieb ausgeführt werden, und bei Arbeitern in Anlagen zur Vulkanisierung von Gummiwaren. Wo ärztliche Überwachung vorgeschrieben ist, hat der Arbeitgeber ein Kontrollbuch, das auch Krankenbuch genannt wird, zu führen, das, ebenso wie die zur Einstellung des Arbeiters erforderliche ärztliche Bescheinigung, dem Gewerbe-Aufsichtsbeamten sowie dem zuständigen Medizinalbeamten auf Verlangen vorzuzeigen ist. Dieses Buch muß den Namen des mit der Überwachung des Gesundheitszustandes des Arbeiters beauftragten Arztes enthalten, den Vor- und Zunamen, Alter, Wohnort, Tag des Eintritts und des Austritts jedes Arbeiters sowie die Art seiner Beschäftigung, den Tag und die Art jeder Erkrankung des Arbeiters sowie den Tag der Genesung und die Tage und Ergebnisse der einzelnen, vorgeschriebenen, in bestimmten Zwischenräumen — zweimal oder einmal im Monat — vorzunehmenden ärztlichen Untersuchungen. Das zur Einstellung in den Betrieb erforderliche ärztliche Zeugnis kann von jedem, von der höheren Verwaltungsbehörde (in Preußen: Regierungspräsident) hierzu ermächtigten Arzte ausgestellt werden; dasselbe gilt für die ärztliche Überwachung. Auch beamtete Ärzte dürfen zu den beiden Tätigkeiten erst nach Ermächtigung durch die höhere Verwaltungsbehörde zugelassen werden. Die Ermächtigung zur Untersuchung und Überwachung des Gesundheitszustandes der Arbeiter in Anlagen zur Herstellung von Bleifarben und anderen Bleiverbindungen darf einem Arzte erst dann erteilt werden, nachdem er sich zur Befolgung der vom Reichsarbeitsminister festgestellten Dienstanweisung verpflichtet hat. Das zur Einstellung in den Betrieb erforderliche ärztliche Zeugnis muß auf Grund vorheriger körperlicher Untersuchung bescheinigen, daß weder die Gesundheit noch die körperliche Entwicklung der für die Einstellung in den Betrieb ausersehenen Person zu Bedenken gegen die Beschäftigung Anlaß geben; in Anlagen zur Herstellung von Alkalichromaten dürfen Personen, die mit Hautwunden, Hautgeschwüren oder Hautausschlägen behaftet sind, nicht angenommen werden. Ermittelt der mit der Überwachung des Gesundheitszustandes der Arbeiter betraute Arzt Anzeichen einer Blei-, Quecksilber-, Schwefelkohlen- usw. Vergiftung oder bei gewissen, den Atmungsorganen gefährlichen Beschäftigungen (z. B. in Thomasschlackenmühlen) eine Erkrankung der Atmungsorgane, so muß dies sofort dem Arbeitgeber angezeigt werden, und der betreffende Arbeiter darf entweder gar nicht oder nur in einer Weise beschäftigt werden, daß er erneuten Gefahren, die mit seiner Beschäftigung verknüpft sind, so lange nicht ausgesetzt ist, bis er völlig wieder geheilt ist.

Nach der jüngsten derartigen Verordnung — der Verordnung über die Einrichtung und den Betrieb von Anlagen zur Herstellung von Bleifarben und anderen Bleiverbindungen vom 27. Januar 1920 (RGBl. S. 109) — hat der Unternehmer, der einem mit der Überwachung des Gesundheitszustandes der Arbeiter beauftragten Arzte kündigen will, dies der höheren Verwaltungsbehörde anzuzeigen und die Gründe dafür anzugeben.

Die §§ 135 bis 139a enthalten zum Schutze der Kinder, der jugendlichen Arbeiter — das sind solche zwischen 14 und 16 Jahren — und der Arbeiterinnen Bestimmungen für alle Betriebe, in denen in der Regel mindestens 10 Arbeiter beschäftigt werden. Kinder unter 13 Jahren dürfen nicht beschäftigt werden. Kinder über 13 Jahren nur dann, wenn sie, wie in Bayern, nicht mehr zum Besuche der Volksschule verpflichtet sind. Kinder dürfen nicht länger als 6 Stunden täglich beschäftigt werden. (Die Kinderarbeit — auch der Kinder unter 13 Jahren — ist außerdem durch das Gesetz, betreffend die Kinderarbeit in gewerblichen Betrieben, vom 30. März 1903, das auch die Heimarbeit und den Botendienst einschließt, und durch § 6 des Hausarbeitsgesetzes vom 20. Dezember 1911 geregelt. Für eine Anzahl von Betrieben, die besondere Gefahren für die Gesundheit bieten, ist Kinderarbeit gänzlich verboten. In einer gewerblichen Tätigkeit der Familie dürfen eigene Kinder nicht vor dem 10. Lebensjahre beschäftigt werden; fremde Kinder dürfen nicht vor dem 12. Lebensjahre beschäftigt werden. Vormittags darf die Beschäftigung der — eigenen und fremden — Kinder nicht vor dem

Schulunterricht stattfinden, mittags muß sie auf 2 Stunden unterbrochen werden und darf nachmittags erst 1 Stunde nach beendetem Schulunterricht beginnen. Die Beschäftigung aller Kinder darf nicht vor 8 Uhr morgens beginnen und muß um 8 Uhr abends beendet sein; sie darf bei fremden Kindern während der Schulferien 4, sonst nur 3 Stunden betragen. Sonntagsarbeit, mit Ausnahme von Botengängen, die für 2 Stunden zugelassen sind, ist für alle Kinder verboten.) Von 8 Uhr abends bis 6 Uhr morgens dürfen jugendliche Arbeiter nicht beschäftigt werden. Zwischen den Arbeitsstunden müssen an jedem Arbeitstage regelmäßige Pausen gewährt werden, während welcher den jugendlichen Arbeitern eine Beschäftigung im Betriebe nicht gestattet ist. Nach Beendigung der täglichen Arbeitszeit ist den jugendlichen Arbeitern eine ununterbrochene Ruhezeit von 11 Stunden zu gewähren.

Auch Arbeiterinnen dürfen in der Regel nicht von 8 Uhr abends bis 6 Uhr morgens und am Sonnabend sowie an Vorabenden der Festtage nicht nach 5 Uhr nachmittags beschäftigt werden. Zwischen den Arbeitsstunden muß ihnen eine mindestens einstündige Mittagspause und nach Beendigung der täglichen Arbeitszeit eine ununterbrochene Ruhezeit von 10 Stunden gewährt werden. Arbeiterinnen dürfen vor und nach ihrer Niederkunft im ganzen während 8 Wochen nicht beschäftigt werden. Ihr Wiedereintritt ist an den Ausweis geknüpft, daß seit ihrer Niederkunft wenigstens 6 Wochen verflossen sind (vgl. Krankenversicherung, Wochenhilfe). Den Arbeiterinnen sind einzelne Beschäftigungen, wie z. B. im Bergbau unter Tage, gänzlich und dann bestimmte Arbeiten, wie z. B. im unmittelbaren Betriebe der Walz- und Hammerwerke, verboten.

Nach §§ 135, 137 der Gewerbeordnung ist die regelmäßige tägliche Arbeitszeit der jugendlichen Arbeiter und der Arbeiterinnen auf die Dauer von 10 Stunden beschränkt, und die Beschäftigung der Arbeiterinnen darf an einem Vortage eines Sonn- oder Festtages die Dauer von 8 Stunden nicht überschreiten.

Diese Vorschriften sind gegenstandslos geworden, nachdem durch die Verordnung vom 23. November 1918 für die regelmäßige tägliche Arbeitszeit aller Arbeiter bestimmt worden ist, daß sie ausschließlich der Pausen die Dauer von 8 Stunden nicht überschreiten darf.

2. **Genehmigungsverfahren.** Im § 16 wird bestimmt, daß zur Errichtung von Anlagen, welche durch die örtliche Lage oder die Beschaffenheit der Betriebsstätte für die Besitzer oder Bewohner

der benachbarten Grundstücke oder für das Publikum überhaupt
erhebliche Nachteile, Gefahren oder Belästigungen herbeiführen
können, die Genehmigung der nach den Landesgesetzen zuständigen
Behörde — in Preußen: Bezirksausschuß, Kreisausschuß oderStadtausschuß, auch Stadtmagistrat — erforderlich ist. Dasselbe gilt
nach § 25 von der Verlegung oder Veränderung solcher Anlagen.
Wenn es sich dabei handelt um Gasbereitungs- und Gasbewahrungsanstalten, Glas- und Rußhütten, Anlagen zur Gewinnung roher Metalle, Röstöfen, Metallgießereien, sofern sie
nicht bloß Tiegelgießereien sind, chemische Fabriken aller Art,
Schnellbleichen, Firnissiedereien, Stärkefabriken, mit Ausnahme
der Fabriken zur Bereitung von Kartoffelstärke, Stärkesirupfabriken, Leim-, Tran- und Seifensiedereien, Knochenbrennereien,
Knochendarren, Knochentrocknereien und Knochenbleichen, Talgschmelzen, Schlächtereien, Gerbereien, Abdeckereien, Poudretten-
und Düngepulverfabriken, Strohpapierstoffabriken, Darmzubereitungsanstalten, Kalifabriken, Kunstwollefabriken, Anlagen zur Herstellung von Zelluloid, Dégrasfabriken (Gerberfettfabriken), Anlagen zur Destillation oder zur Verarbeitung von
Teer und von Teerwasser, Anlagen, in denen aus Holz oder ähnlichem Fasermaterial auf chemischem Wege Papierstoff hergestellt wird (Zellulosefabriken), und Anstalten zum Trocknen
und Einsalzen ungegerbter Tierfelle, so hat die Behörde, bei
der der Antrag auf Genehmigung eingereicht wird, ein Exemplar
der drei dem Antrage beizufügenden Vorlagen dem zuständigen
Medizinalbeamten (in Preußen: Kreisarzt) vorzulegen. Aus den
Vorlagen müssen hervorgehen:

a) die Größe des Grundstücks, auf dem die Betriebsstätte
errichtet werden soll, seine Bezeichnung im Grundbuch oder im
Kataster und der etwaige besondere Name;

b) die gleichartige Bezeichnung der umliegenden Grundstücke
und die Namen ihrer Eigentümer;

c) die Entfernung, in der die zum Betriebe bestimmten Gebäude oder Einrichtungen von den Grenzen der benachbarten
Grundstücke und den darauf befindlichen Gebäuden sowie von
den nächsten öffentlichen Wegen liegen sollen;

d) die Höhe und Bauart der benachbarten Gebäude, sofern
zu der Betriebsstätte Feuerungsanlagen gehören;

e) die Lage, Ausdehnung und Bauart der Betriebsstätte, die
Bestimmung der einzelnen Räume und ihre Einrichtung im allgemeinen;

f) der Gegenstand des Betriebs, die Grundzüge des Verfahrens
und der anzuwendenden Apparate, die ungefähre Ausdehnung

des Betriebs, die Arten der sich entwickelnden Gase und die Vorkehrungen, durch die das Entweichen der Gase verhindert werden soll, die Beschaffenheit der festen und flüssigen Abfallprodukte sowie die Art ihrer Beseitigung, insbesondere, wenn diese durch Ableitung in Wasserläufe erfolgen soll.

Der Kreisarzt (Bezirksarzt usw.) hat die ihm übergebenen Vorlagen zu prüfen und zu begutachten, vor allem soll er die in gesundheitlicher Hinsicht etwa vorhandenen Mängel und Fehler, die in der Folge zu sanitären Belästigungen, Mißständen und Schädigungen für die Arbeiter, Anwohner und die Bevölkerung überhaupt führen können, feststellen. Der Kreisarzt wird die Genehmigung nicht nur dann befürworten dürfen, wenn die Anlage in jeder Richtung hygienisch vollkommen unbedenklich ist, er wird im Einzelfalle seine Entscheidung davon abhängig machen müssen, ob die gesundheitlichen Nachteile, Gefahren und Belästigungen dasjenige Maß überschreiten, dessen Duldung sowohl von den Nachbarn als auch von der Allgemeinheit im Interesse der für die allgemeine Wohlfahrt unentbehrlichen Industrie verlangt werden kann. Eine Ortsbesichtigung bei der Prüfung kann der Kreisarzt nur dann vornehmen, wenn er von der Behörde, die ihm die Vorlagen zur Prüfung übersandt hat, darum ersucht wird (vgl. § 91 der Dienstanweisung für die Kreisärzte, Ministerialbl. f. Med. Aug. 1909 S. 381 ff.).

Die zur Genehmigung zuständige Behörde kann die Genehmigung unter bestimmten Bedingungen erteilen, insbesondere kann sie dieselbe von der Einrichtung von Maßnahmen, die das Leben und die Gesundheit der Arbeiter vor Gefahr schützen sollen, abhängig machen. Es wäre auch zulässig, bei Genehmigung von Anlagen, welche mit besonderen Gesundheitsschädigungen für die Arbeiter einhergehen, den Unternehmer zu verpflichten, in bestimmten Zwischenräumen eine Übersicht der stattgehabten Erkrankungs- und Todesfälle unter der Arbeiterschaft nach einem zu vereinbarenden Plane einzureichen.

Gegen den Bescheid der zur Genehmigung zuständigen Behörde ist Rekurs an die nächstvorgesetzte Behörde (in Preußen: Handelsminister) zulässig. Derselbe muß binnen 14 Tagen, vom Tage der Eröffnung des Bescheides an gerechnet, eingelegt werden.

3. Gewerbeaufsicht. Zur Durchführung der Gewerbeaufsicht sind besondere Gewerbeaufsichtsbeamte bestellt. Die Dienstobliegenheiten derselben werden im § 139b nur ganz allgemein gekennzeichnet, und sie sind erst durch die — dem Sinne nach meist übereinstimmenden — Dienstanweisungen der einzelnen Freistaaten genau festgestellt. In allen Gebieten der deutschen

Länder gibt es Gewerbeinspektoren (Fabrikinspektoren); sie haben das Recht, die Anlagen ihres Gewerbeinspektionsbezirkes jederzeit zu revidieren; wenn sie aber hierbei das Fehlen vorgeschriebener Einrichtungen oder Gesetzwidrigkeiten vorfinden, so können sie nur in Fällen dringender Not eigene Verfügungen treffen; sonst müssen sie sich, wenn auf gütlichem Wege die Abstellung nicht zu erreichen ist, an die ordentliche Polizeibehörde wenden, damit diese die notwendigen Verfügungen trifft. Über ihre amtliche Tätigkeit haben die Gewerbeinspektoren Jahresberichte zu erstatten, welche dem Reichstage und dem Reichsrate (früher dem Bundesrate) vorzulegen sind. In Bayern, Württemberg, Baden gibt es unter den Gewerbeaufsichtsbeamten, die sonst gewerbetechnisch und verwaltungsrechtlich vorgebildet sind, auch Ärzte. In Bayern ist für das ganze Land ein Landesgewerbearzt bestellt, der den Gewerbeärzten gleichgestellt ist und nur der Dienstaufsicht des Zentralinspektors für Gewerbe und Fabriken untersteht; in Württemberg ist den Gewerbeaufsichtsbeamten ein Arzt als ständiger Berater beigeordnet; in Baden versieht ein Arzt das Amt eines Gewerbeinspektors, und er dient zugleich als medizinischer Berater der badischen Fabrikinspektion. In Preußen und den übrigen deutschen Freistaaten ist der Kreisarzt zur amtlichen Besichtigung gewerblicher Betriebe ohne besonderen Auftrag nicht befugt. Er hat sich mit den Gewerbeinspektoren in Verbindung zu setzen und kann mit diesen gemeinschaftlich nach Bedürfnis die Anlagen, deren Betrieb vorzugsweise Gesundheitsschädigungen im Gefolge hat (z. B. Spiegel-, Akkumulatoren-, Glühlampen-, Bleifarben- und andere chemische Fabriken oder Anlagen mit starker Staubentwicklung) besichtigen und kann darauf hinwirken, daß den gesundheitlichen Anforderungen überall gebührende Rechnung getragen wird. Durch die oben erwähnte Vorschrift, daß, wo eine periodische ärztliche Untersuchung der Arbeiter vorgeschriebene ist, das Kontrollbuch (Krankenbuch) dem zuständigen Medizinalbeamten auf Verlangen vorzuzeigen ist, ist der Kreisarzt in der Lage, sich genaue Kenntnis von den Gesundheitsverhältnissen in diesen Betrieben zu verschaffen.

VI. Die Tätigkeit des Arztes in der Reichsversicherung und in der Angestelltenversicherung.

Von

O. Mugdan.

a) **Krankenversicherung.** Die Krankenkassen müssen eine rechtliche Bindung der Ärzte wegen der Gewährung ärztlicher Hilfe bei erkrankten Kassenmitgliedern herbeiführen, und die Pflicht der Ärzte zur Behandlung der Versicherten muß durch diese Vereinbarungen grundsätzlich festgelegt werden. Die Kassen haben in der Regelung der Arztfrage freie Hand: sie können die ärztliche Behandlung auch im Benehmen mit ärztlichen Vereinigungen, Standeseinrichtungen oder deren Bevollmächtigten regeln; auf diese Weise können sie auch eine unbeschränkt f r e i e A r z t w a h l in dem Sinne einführen, daß sie sämtlichen Ärzten eines Bezirks, die einer ärztlichen Vereinigung angehören oder die den Bedingungen eines mit der Vereinigung abgeschlossenen, allgemeinen Arztvertrages beizutreten gewillt sind, Recht und Pflicht zur ärztlichen Behandlung der Kassenmitglieder übertragen. Immer aber muß verlangt werden, daß die Kasse mit Ärzten oder ärztlichen Vereinigungen wegen der ärztlichen Behandlung in vertragliche Beziehung, und zwar in schriftlicher Form, trete (RVO. § 368; Amtl. Nachr. des Reichsversicherungsamtes 1915 S. 379ff.). Der Arztvertrag kann also mit einem einzelnen Arzte oder als „Kollektivvertrag" mit einem Arztverein geschlossen werden.

Die Dienstobliegenheiten des Kassenarztes werden in dem Arztvertrage oder in einer besonderen Dienstvorschrift (Instruktion), zu deren Einhaltung der Kassenarzt durch den Vertrag verpflichtet wird, festgestellt.

Nach § 369 RVO. soll · jede Krankenkasse, soweit es die Kasse nicht erheblich mehr belastet, was im Zweifelfalle von dem Oberversicherungsamt entschieden wird, ihren Mitgliedern die Auswahl zwischen mindestens zwei Ärzten freilassen. Die meisten Krankenkassen schließen, schon wegen der Zahl ihrer Mitglieder, Verträge ab, nach denen ihnen weit mehr Ärzte, darunter auch Fachärzte, zur Verfügung stehen. Der Umfang der kassenärztlichen Tätigkeit ist — ganz abgesehen von der bei Fachärzten natürlichen Einschränkung — in diesen Verträgen verschieden geregelt. Der Kassenarzt ist in einigen dieser Verträge nur zur Behandlung der in einem bestimmten Bezirke (Kursprengel) wohnenden Kassenmitglieder verpflichtet, und die Kassenmitglieder dürfen sich nur an ihn, abgesehen von dringenden Fällen, wenden. In anderen Verträgen wird der Kassenarzt zwar auch nur für einen bestimmten Bezirk bestellt, aber dabei auch verpflichtet, entweder noch die ärztliche Behandlung der in Nachbarbezirken wohnenden Kassenmitglieder zu übernehmen oder in seiner Sprechstunde jedes Kassenmitglied zu behandeln, und schließlich gibt es Verträge, nach denen jedes Kassenmitglied im Krankheitsfalle die Wahl hat, welchen von den zugelassenen Kassenärzten es zu seiner Hilfe herbeiziehen will. Die Kassensatzung kann jedoch bestimmen, daß das Kassenmitglied während derselben Krankheit oder während des Geschäftsjahres (1. Januar bis 31. Dezember) den Arzt nur mit Zustimmung des Kassenvorstandes wechseln darf. Sind die Kassenarztverträge nach dem System der „Freien Arztwahl“ geschlossen, so wird jeder einwandfreie Arzt, der sich unter den zwischen seinen Beauftragten und dem Kassenvorstande vereinbarten Bedingungen zur Kassenpraxis bereit erklärt, als Kassenarzt zugelassen, und jedes Kassenmitglied hat im Krankheitsfalle die Wahl unter diesen zugelassenen Ärzten.

Der Kassenarzt hat jedem seiner Fürsorge unterstehenden Kassenmitglied — und, falls die Kasse Familienhilfe gewährt, jedem Angehörigen der Familie der Kassenmitglieder — im Bedarfsfalle sorgsamste ärztliche Hilfe zu gewähren. Hält der Kassenarzt eine Krankenhausbehandlung für angezeigt, so hat er die Überweisung an ein Krankenhaus bei dem Kassenvorstande — dem die endgültige Beschlußfassung hierüber zusteht (vgl. S. 402) — zu beantragen. Der Kassenarzt hat — auf einem Medizinscheine oder Krankenscheine — den Beginn und die Art der Krankheit zu bescheinigen und bei einer mit der Krankheit verbundenen Arbeitsunfähigkeit deren Beginn, Weiterbestehen und Ende. Alle diese Bescheinigungen müssen auf das genaueste der Wahrheit entsprechen. Ein Kassenarzt, der bei diesen Bescheinigungen aus Nachlässigkeit oder um dem von ihm behandelten Kassenmitgliede (Familienangehörigen desselben) gefällig zu sein, wahrgenommene Tatsachen verschleiert oder verschweigt oder die Fragen des Kassenvorstandes (Kassenverwaltung) über die Ursache oder den Verlauf der Krankheit oder über die Arbeitsfähigkeit eines Versicherten nicht wahrheitsgemäß beantwortet, macht sich eines schweren Verstoßes gegen die ärztlichen · Standespflichten schuldig, er wird unter Umständen auch nach dem Strafgesetzbuch strafbar und kann zu einem Schadensersatz verurteilt werden.

In der Behandlung muß der Kassenarzt berücksichtigen, daß für sie die Krankenkasse und nicht der Patient die Kosten aufbringt. Deshalb darf der Kassenarzt unerprobte oder teuere, durch billigere, gleichwirkende zu ersetzende Heilmittel nicht anwenden; die Verscheibung von allen Medikamenten, von Bandagen, Bruchbändern, Brillen, Bädern, Massagen, von Wein, Kognak, natürlichen oder künstlichen Mineralwässern, Milch, Kakao, Malzextrakt und Stärkungsmitteln erfolgt in der kassenärztlichen Tätigkeit auf Formularen, die von der Kasse geliefert sind, und bedarf zu ihrer Gültigkeit — mit Ausnahme der Verschreibung der Medikamente und Verbandstoffe — gewöhnlich einer Genehmigung des Kassenvorstandes. Bei der Verordnung von Medikamenten und Verbandstoffen sind die Kassenärzte zumeist verpflichtet, Anweisungen zu beobachten, die hierfür von der Kassenverwaltung im Einvernehmen mit Ärzten und Apothekern getroffen worden sind, wie z. B. das Arznei-Verordnungsbuch für die Krankenkassen Berlins und der Vororte.

Für seine gesamte kassenärztliche Tätigkeit erhält der Kassenarzt das Honorar von der Krankenkasse, und er darf deshalb von keinem seiner Fürsorge überwiesenen Versicherten für die Behandlung eine besondere Entschädigung fordern. Wenn aber ein Kassenmitglied für sich oder seine Angehörigen die Hilfe eines der von seiner Krankenkasse bestellten Kassenärzte nachsucht, der nicht zu dieser Hilfe verpflichtet ist, weil z. B. dieses Mitglied nicht zu seinem Kursprengel gehört, so muß das Mitglied etwaige dem Arzt dadurch entstehende Mehrkosten selbst ersetzen; der Kassenarzt darf dann z. B. eine Entschädigung für etwaigen Zeitverlust oder für Fahrten von dem Kassenmitglied verlangen.

Jedes Kassenmitglied hat das Recht, in dringenden Fällen für sich oder für einen seiner Familienangehörigen jeden Arzt, also auch einen nicht von seiner Kasse als Kassenarzt bestellten Arzt, auf Kosten der Kasse zur Hilfe zu nehmen. In diesen Fällen erhält der die Hilfe leistende Arzt als Honorar für seine Mühewaltung, wenn der Patient sich als Mitglied einer Krankenkasse ausweist, nur die Mindestsätze der geltenden ärztlichen Gebührenordnung.

Über den bei einem Kassenmitgliede gemachten Befund, über die Ursache und den Verlauf der festgestellten Krankheit muß der behandelnde Arzt sich genaue Aufzeichnungen machen und sie einige Jahre aufbewahren, namentlich dann, wenn die Krankheit infolge eines Unfalls entstanden ist oder sein soll. Es ist dies unbedingt notwendig, damit der Arzt in der Lage ist, wenn wegen der Krankheit Streitigkeiten zwischen dem Kassenmitgliede oder seinen Hinterbliebenen und einem Versicherungsträger entstehen, ein die Sachlage klärendes Gutachten oder Zeugnis zu erstatten.

b) **Unfallversicherung.** Die ärztliche Behandlung unfallversicherter und unfallverletzter Krankenkassenmitglieder wird bis zum Ablaufe der 13. Woche nach dem Unfall durch die Krankenkassen, von da ab durch die Berufsgenossenschaften. (Ausführungsbehörden, Versicherungsgenossenschaft) gewährt. Die Berufsgenossenschaft kann aber auch vor Ablauf der 13. Woche nach dem Unfall das Heilverfahren übernehmen und tut dies auch sehr häufig, und sie kann auch nach diesem Zeitpunkte der Krankenkasse, welcher der Verletzte angehört oder zuletzt angehört hat, die ärztliche Behandlung übertragen. Die ärztliche Behandlung Unfallverletzter, die nicht Mitglieder. einer Krankenkasse, aber unfallversichert sind, wird bis zum Ablaufe der 13. Woche nach dem Unfall im Bereiche der Gewerbeunfallversicherung durch den Arbeitgeber, im Bereiche der landwirtschaftlichen Unfallversicherung, sofern es sich um einen Arbeiter handelt, durch die Gemeinde, in deren Bezirk der Verletzte zur Zeit des Unfalls beschäftigt war, gewährt. Auch hier ist die Berufsgenossenschaft befugt, die ärztliche Behandlung auch vor Beginn der 14. Woche nach dem Unfall zu übernehmen.

Die Berufsgenossenschaften sind durch die Reichsversicherungsordnung nicht wie die Krankenkassen gezwungen, zur Sicherung der Krankenbehandlung mit Ärzten schriftliche Verträge zu schließen; aber wohl jede Berufsgenossenschaft hat mit mehreren Ärzten eine Übereinkunft oder auch einen förmlichen Vertrag vereinbart, nach dem sie diesen Ärzten die Behandlung von Unfallverletzten, die bei ihr versichert sind, überträgt und sich von diesen Ärzten die notwendigen Gutachten ausstellen läßt. Jede Berufsgenossenschaft hat sich auch einen Vertrauensarzt oder mehrere Vertrauensärzte verpflichtet; dem Vertrauensarzt obliegt neben der Behandlung und Ausstellung von Gutachten noch die Überwachung und Nachprüfung des Zustandes solcher Unfallverletzter, die bei der Berufsgenossenschaft versichert sind und von Ärzten behandelt werden, die in gar ·keiner Beziehung zu der Berufsgenossenschaft stehen, und der Vertrauensarzt berät die Berufsgenossenschaft in allen Angelegenheiten, bei denen sein fachmännisches Urteil erwünscht oder notwendig ist.

Jeder Arzt, der einen unfallversicherten Unfallverletzten in Behandlung hat, muß in erster Linie bestrebt sein, die körperlichen Unfallsfolgen zu beseitigen und die Erwerbsfähigkeit des Verletzten, die durch den Unfall teilweise oder gänzlich verlorengegangen ist, möglichst wiederherzustellen; in sehr vielen Fällen wird dieses Ziel nur durch Behandlung in einer Heilanstalt zu erreichen sein. Sehr groß ist außerdem der gutachtliche Pflichtenkreis eines solchen Arztes. Die Berufsgenossenschaft ist zum Ersatz des Schadens verpflichtet, den der Verletzte durch den Unfall erlitten hat; sie stellt die Höhe des Schadens, den Grad der Erwerbsunfähigkeit fest, und wird diese Feststellung angefochten, so entscheidet das Oberversicherungsamt, in manchen Fällen das Reichsversicherungsamt (Landesversicherungsamt) endgültig. Aufgabe des einen unfallversicherten Unfallverletzten behandelnden Arztes ist es, die Berufsgenossenschaft und die Versicherungsbehörden bei dieser Tätigkeit der Feststellung durch seine Gutachten zu unterstützen und ihnen es zu erleichtern, eine den Tatsachen entsprechende Feststellung zu treffen. Zur Erfüllung dieser Aufgabe muß der Arzt nicht nur den Verletzten sorgfältigst untersuchen und sorgsamst behandeln, er muß auch den von ihm gemachten Befund genau und ausführlich aufschreiben, und er muß diese Aufzeichnung viele Jahre — wegen einer etwaigen Neufeststellung (vgl. S. 412) — aufbewahren.

Bei der Begutachtung der Erwerbsunfähigkeit eines Verletzten muß der Arzt die vor dem Unfall bestandene — als 100% angenommene — Erwerbsfähigkeit des Verletzten in Vergleich setzen mit der Erwerbsfähigkeit, die nach dem Unfall — zur Zeit der Feststellung — nach Ansicht des Arztes noch vorhanden ist.

Die Berufsgenossenschaft hat auch innerhalb der ersten 13 Wochen nach dem Unfall das gesetzliche Recht, den Verletzten, auch wenn sie ihm kein Heilverfahren gewährt, ärztlich — zumeist durch ihren Vertrauensarzt — untersuchen zu lassen und von dem behandelnden Arzte Auskunft über die Behandlung und den Zustand des Verletzten zu verlangen (§ 581 RVO.). Wenn die Berufsgenossenschaft (oder eine Sektion derselben) auf Grund eines ärztlichen Gutachtens die Unfallentschädigung ablehnen oder nur eine Teilrente gewähren will, so muß vorher eine Auskunft des behandelnden Arztes eingeholt werden, wenn dieser nicht schon ein ausreichendes Gutachten erstattet hat; ist der Verletzte von mehreren Ärzten behandelt worden, so soll

der Arzt gehört werden, der den Verletzten in der Hauptsache
behandelt oder neben anderen Ärzten das Heilverfahren geleitet
hat; steht der behandelnde Arzt in einem Vertragsverhältnis mit
der Berufsgenossenschaft, so muß, auf Antrag des Entschädigung-
fordernden, ein anderer Arzt gehört werden, den aber die Berufsgenossenschaft aussuchen kann.

Im Einspruchsverfahren (vgl. S. 412) muß das Versicherungsamt, wenn nicht schon durch die Berufsgenossenschaft ein Arzt
gehört worden ist, dem der Versicherte nach eigener Wahl
seine Behandlung übertragen hat, auf Antrag des Verletzten das
Gutachten eines bisher noch nicht gehörten Arztes einholen, allerdings nur dann, wenn dieses Gutachten nach Ansicht des Versicherungsamtes für die Entscheidung von Bedeutung sein kann.
Wenn der Entschädigungsfordernde die Kosten im voraus entrichtet, so muß auf sein Verlangen ein von ihm bezeichneter
Arzt als Gutachter vernommen werden, und wenn gerade durch
dieses Gutachten eine vorher abgewiesene Rente gewährt oder
eine Teilrente erhöht wird, so werden die vorgeschossenen Kosten
in angemessener Höhe wiedererstattet.

Das Oberversicherungsamt (Beschlußkammer) wählt je
für 4 Jahre, nach Schluß des letzten Jahres, in der Regel nach
Anhörung der zuständigen Ärztevertretung, aus seinem Bezirke
die Ärzte aus, die bei seinen Verhandlungen als Sachverständige
zugezogen werden sollen. Es dürfen aber dabei in Sachen der
Unfallversicherung keine Ärzte als Sachverständige zugezogen
werden, die in einem Vertragsverhältnis zu einem Träger der
Unfallversicherung (Berufsgenossenschaft, Ausführungsbehörde,
Versicherungsgenossenschaft) stehen oder von einem solchen regelmäßig als Gutachter in Anspruch genommen werden. Sowohl
in der Berufung (Oberversicherungsamt) als auch in dem Rekurs-
verfahren (Reichsversicherungsamt, Landesversicherungsamt) kann
von dem Verletzten oder von seinen Hinterbliebenen das gutachtliche Anhören eines bestimmten Arztes beantragt werden;
diesem Antrage braucht nicht stattgegeben werden, und, wenn
es geschieht, so kann die Anhörung von der Bedingung abhängig
gemacht werden, daß der Antragsteller die Kosten vorschießt,
und wenn das beantragte Gutachten zur Aufklärung der Sache
nichts beigetragen hat, sie endgültig trägt.

Der Arzt, der einen unfallversicherten Unfallverletzten in
Behandlung hat oder gehabt hat, ist verpflichtet, die Anfragen
der Berufsgenossenschaft, der der Verletzte angehört, über den
Zustand des Verletzten oder über den Verlauf der Krankheit
zu beantworten und ebenso gewünschte Gutachten zu erstatten;

eine grundlose Vernachlässigung dieser Pflicht hat der preußische ärztliche Ehrengerichtshof als einen Verstoß gegen die ärztliche Standespflicht anerkannt. Aufforderungen einer Versicherungsbehörde zur Erstattung eines Gutachtens oder Ladung zur Vernehmung als Zeuge oder Sachverständiger gelten wie gerichtliche Aufforderungen und Ladungen.

Die Entschädigung für die ärztlichen, für eine Berufsgenossenschaft vorgenommenen Leistungen unterliegt der freien Vereinbarung zwischen Arzt und Berufsgenossenschaft. Letztere hat nicht das Recht, die Bezahlung nach den Mindestsätzen der geltenden Gebührenordnung zu verlangen. Die Bezahlung der Ärzte für Erstattung von Gutachten und für Vernehmung als Zeuge oder Sachverständiger regelt sich nach der Reichsgebührenordnung für Zeugen und Sachverständige vom 10. Juni 1914 (RGBl. S. 214).

c) **Invaliden- und Hinterbliebenenversicherung.** Die heilende Tätigkeit des Arztes wird hier nur dann verlangt, wenn die Landesversicherungsanstalt ein Heilverfahren einleitet. Die gutachtliche Tätigkeit des Arztes beschränkt sich hier fast ausschließlich auf die Beantwortung der beiden Fragen: Ob Invalidität vorliegt? und ob durch Einleitung eines Heilverfahrens die drohende Invalidität eines Versicherten oder einer Witwe abgewendet werden kann? Ein ärztliches Gutachten kann auch benötigt werden, wenn ein Invalidenrentenempfänger die Unterbringung in ein Invalidenhaus beantragt oder ein Waisenrentenempfänger in einem Waisenhaus (Kinderheim) untergebracht werden soll.

Als invalide gilt, wer nicht mehr imstande ist, durch eine Tätigkeit, die seinen Kräften und Fähigkeiten entspricht und ihm unter billiger Berücksichtigung seiner Ausbildung und seines bisherigen Berufs zugemutet werden kann, ein Drittel dessen zu erwerben, was körperlich und geistig gesunde Personen derselben Art mit ähnlicher Ausbildung in derselben Gegend durch Arbeit zu verdienen pflegen (§ 1255 RVO.).

Für die Beurteilung der Invalidität einer Witwe gilt dasselbe, mit der Einschränkung, daß nicht der bisherige Beruf der Witwe, sondern ihre bisherige Lebensstellung zu berücksichtigen ist (§ 1258 RVO.).

Der Arzt, der in der Invalidenversicherung ein Gutachten über die Invalidität eines Versicherten abzugeben hat, muß diesen mit einem anderen Versicherten derselben Gegend vergleichen, der im wesentlichen den gleichen Beruf hat und die gleichen Kenntnisse und Fähigkeiten besitzt, welche der zu Begutachtende nach menschlicher Voraussetzung haben würde, wenn er sich im Vollbesitze seiner geistigen und körperlichen Gesundheit befände; handelt es sich um Beurteilung der Invalidität einer Witwe, so muß berücksichtigt werden, daß nicht alle Witwen vor Eintritt der Invalidität erwerbstätig gewesen sind, und daß dann die bisherige Lebensstellung der Witwe im wesentlichen diejenige ihres verstorbenen Ehemanns ist. In dem Gutachten muß auch die Frage beantwortet werden, von welchem Tage ab der Eintritt der Invalidität anzunehmen und ob sie vorübergehend oder dauernd ist.

Ein ärztliches Zeugnis über das Vorhandensein der Invalidität ist bei der Bewerbung um eine Invalidenrente und bei einer um Witwenrente (Witwerrente) beizufügen. Erscheint das Zeugnis nicht beweisend, so kann vor dem Versicherungsamt ein neuer Beweis erhoben werden; auch ist ein ärztliches Gutachten eines von dem Rentenbewerber benannten Arztes einzuziehen, wenn dieses Gutachten nach Ansicht des Versicherungsamtes von Bedeutung sein kann; es gelten hier alle Bestimmungen bei dem Einspruchsverfahren der Unfallversicherung. Ebenso gilt für das Verfahren vor dem Berufungsgericht (Oberversicherungsamt) und dem Revisionsgericht (Reichsversicherungsamt, Landesversicherungsamt) dasselbe wie bei der Unfallversicherung, auch bezüglich der von dem Oberversicherungsamte regelmäßig zugezogenen ärztlichen Sachverständigen.

Die Einleitung eines Heilverfahrens wird der Arzt der Landesversicherungsanstalt hauptsächlich bei Tuberkulösen und Geschlechtskranken, dann auch bei Herzleidenden, Blutarmen, Gichtikern und Rheumatikern und auch bei Zahnkaries empfehlen. Es kommen hierbei alle diejenigen Fälle nicht in Betracht, bei denen das Fortschreiten der Krankheit nicht mehr aufgehalten werden kann, sondern nur solche, bei denen die Verhütung vorzeitiger Invalidität mit Wahrscheinlichkeit zu erwarten ist, also bei Krankheiten, die chronisch zu werden drohen, nur bei solchen, die im ersten Beginn der Krankheit stehen. Die Landesversicherungsanstalten nehmen bei dem Antrage auf Einleitung eines Heilverfahrens das Zeugnis jedes approbierten Arztes an, sie veranlassen aber immer eine Nachprüfung durch einen Vertrauensarzt.

Auch der in der Invaliden- und Hinterbliebenenversicherung tätige Arzt muß jeden gemachten Befund vom Beginn der Behandlung an genau schriftlich vermerken und die Aufzeichnung sorgfältig aufbewahren; denn sehr oft kommt es wegen der Feststellung, an welchem Tage die Invalidität eingetreten ist, darauf an, genau zu wissen, wie der körperliche und geistige Zustand des Versicherten an einem bestimmten Tage gewesen ist.

Die Entgeltung für das bei der Rentenbewerbung erforderliche Zeugnis über das Vorhandensein der Invalidität ist eigentlich Sache des Bewerbers; doch bezahlen die Landesversicherungsanstalten allen Ärzten, die das Gutachten gegen ein gewisses, in den einzelnen Landesversicherungsanstalten verschieden hohes Entgelt ausstellen, es ganz oder zum Teil. Dasselbe gilt für das ärztliche Zeugnis, das dem Antrage auf Einleitung eines Heilverfahrens beizufügen ist. Die Gebühren für Gutachten, die von den Versicherungsbehörden verlangt werden, und die Gebühren für Vernehmungen als Zeuge oder Sachverständiger werden nach den Sätzen der Reichsgebührenordnung für Zeugen und Sachverständige vom 10. Juni 1914 bezahlt.

d) **Angestelltenversicherung.** Die Tätigkeit des Arztes ist hier fast die gleiche wie in der Invaliden- und Hinterbliebenenversicherung. Eine heilende Tätigkeit wird nur ausgeübt, wenn die Reichsversicherungsanstalt ein Heilverfahren einleitet, und die gutachtliche Tätigkeit soll fast ausschließlich die beiden Fragen: Liegt Berufsunfähigkeit vor? Kann durch ein Heilverfahren die drohende Berufsunfähigkeit abgewendet werden? beantworten. Auch hier kann durch den Antrag auf Unterbringung in ein Invaliden- oder Waisenhaus ein ärztliches Gutachten veranlaßt werden, und außerdem noch durch den Antrag weiblicher Versicherter, die aus einer versicherungspflichtigen Beschäftigung ausscheiden, auf eine Leibrente. Da in der Angestelltenversicherung auch nichtinvalide Witwen Witwenrente beziehen, so fällt hier die Beurteilung der Invalidität der Witwe weg.

Berufsunfähigkeit ist dann bei einem Versicherten anzunehmen, wenn seine Arbeitsfähigkeit auf weniger als die Hälfte derjenigen eines körperlich und geistig gesunden Versicherten von ähnlicher Ausbildung und gleichwertigen Kenntnissen und Fähigkeiten herabgesunken ist. Bei der Begutachtung muß der Ruhegeldbewerber mit einem körperlich und geistig gesunden Angestellten in irgendeiner durch die Angestelltenversicherung erfaßten Berufsstellung — also nicht mit einem nur handarbeitenden Lohnarbeiter — verglichen werden; im Gutachten muß auch eine Angabe über den Zeitpunkt des Eintritts der Berufsunfähigkeit und darüber, ob letztere dauernd oder vorübergehend ist, enthalten sein.

Männliche Versicherte können infolge der Wartezeit erst vom 1. Januar 1923 ab Ruhegehalt erhalten, während weibliche Versicherte seit dem 1. Januar 1918 Ruhegeld beziehen können. Die Wartezeit für die Hinterbliebenenrenten beträgt auch 120 Beitragsmonate, aber, um die dadurch in den ersten 10 Jahren der Wirksamkeit des Gesetzes geschaffene mißliche Lage der Witwen und Waisen abzuschwächen, genügt bis zum 31. Dez. 1922 zur Erfüllung der Wartezeit bei den Hinterbliebenenrenten das Zurücklegen von 60 Beitragsmonaten auf Grund der Versicherungspflicht.

Da für den Bezug einer Witwerrente die Erwerbsunfähigkeit des Witwers Voraussetzung ist, besteht die Möglichkeit für das Verlangen eines ärztlichen Gutachtens darüber, ob der Witwer körperlich oder geistig unfähig ist, einem Erwerbe nachzugehen, und ob diese Unfähigkeit dauernd oder nur vorübergehend ist.

Wird Ruhegeld wegen Berufsunfähigkeit verlangt, so hat der Antragsteller eine ärztliche Bescheinigung vorzulegen, aus der sich seine Beschwerden, der körperliche Befund, die Berufsunfähigkeit und ihre Dauer ergeben. Läßt sich der Antragsteller das Gutachten von einem von der Reichsversicherungsanstalt hierzu bestellten Arzte ausstellen, so trägt die Reichsversicherungsanstalt zwei Drittel der dadurch entstehenden Kosten, während anderenfalls der Antragsteller die gesamten Kosten tragen muß. Hält aber die Reichsversicherungsanstalt neben einem von einem Nichtvertrauensarzte ausgestellten Gutachten noch eine vertrauensärztliche Begutachtung für erforderlich, so kann sie zu den hieraus erwachsenden Kosten den Versicherten nicht heranziehen. Bei Stellung eines Antrags auf Einleitung eines Heilverfahrens soll der Antragsteller eine kurze Bescheinigung seines behandelnden Arztes über Notwendigkeit und Aussicht des Heilverfahrens beibringen; zu dem für das Zeugnis gezahlten Honorar schießt die Reichsversicherungsanstalt 3 Mk. zu. In jedem Falle findet aber, bevor ein Heilverfahren eingeleitet wird, eine Untersuchung des Antragstellers durch einen Vertrauensarzt der Reichsversicherungsanstalt statt. Hierfür ist ein festes Entgelt von 9 Mk. festgesetzt, wovon 3 Mk. von dem Antragsteller sofort bei der Untersuchung zu zahlen sind. Rentenausschuß, Schiedsgericht und Oberschiedsgericht haben das Recht, Ärzte als Zeugen und Sachverständige vorzuladen; die Gebühren hierfür richten sich nach der Reichs-Gebührenordnung für Zeugen und Sachverständige vom 10. Juni 1914.

VII. Der Arzt als Gesundheitslehrer.

Von

G. Tugendreich.

Hier soll nicht vom Arzt als Lehrer des akademischen Nachwuchses oder der Ärzte selbst gesprochen werden, sondern vom Arzt als Lehrer der Laien. Das Bedürfnis nach hygienischer Volksbelehrung ist erheblich und in der Zunahme begriffen. So wird der Arzt immer mehr veranlaßt, als Volkslehrer zu wirken: in Wohlfahrts- und sozialen Frauenschulen, in Lehrgängen für Berufskreise verschiedener Art (z. B. Lehrkräfte, Sozialbeamte), in Volkshochschulen, in Vereinen und Versammlungen Gerade der Sozialarzt, der in praktischer Fürsorgearbeit täglich berufsmäßig, wenn auch nicht systematisch, Volksbelehrung treibt, ist für diese Tätigkeit sehr geeignet.

Der Arzt darf diese Aufgabe nicht leicht nehmen. Jede volkstümliche Lehrtätigkeit setzt die völlige Beherrschung des Gegenstandes voraus; nur sie ermöglicht dem Vortragenden, das Wichtige seines Themas herauszuschälen und es in gemeinverständlicher Form vorzutragen. Lehrtalent, das auch gründlicher Fachkenntnis fehlen kann, muß vorhanden sein. Der volkstümliche Vortrag erfordert eine klare, einfache Gliederung; ihn gut vorzubereiten, ist unerläßlich. Der Aufwand an Arbeit und Zeit, den der Vortrag erfordert, muß angemessen entgolten werden.

Für die Volksbelehrung eignen sich als Behandlungsgegenstände die Fragen der Krankheitsvorbeugung erheblich mehr als die der Krankheitsheilung; hier ist die Gefahr, Kurpfuscherei zu züchten, groß, abgesehen davon, daß therapeutische Maßnahmen viel mehr dem wissenschaftlichen Tagesstreit und dem Wechsel der Anschauungen unterliegen als die Vorschriften und Maßnahmen der Gesunderhaltung. Nachdem schon seit Jahren mehrere Krankenkassen für ihre Mitglieder solche volkstümliche Vorträge haben halten lassen, nachdem der Deutsche Verein für Volkshygiene (Sitz Berlin) sich die Verbreitung hygienischer Kenntnisse hat angelegen sein lassen, ist in jüngster Zeit der Landesausschuß für hygienische Volksbelehrung[1]) (Sitz

---

[1]) Siehe S. 477.

Berlin NW, Kaiserin-Friedrich-Haus) gegründet worden, dem neben mehreren Schwestergründungen in den deutschen Staaten der Reichsausschuß für hygienische Volksbelehrung (Sitz Dresden) gefolgt ist.

Der preußische Landesausschuß ist in der Lage, die reiche Sammlung des Kaiserin-Friedrich-Hauses für die Volksbelehrung nutzbar machen zu können, der Reichsausschuß die des Dresdener Hygiene-Museums. In zunehmendem Maße wird auch für diesen Zweck der Lehrfilm herangezogen. Die Organisation der Vortragsreihen bereitet in großen Städten keine Schwierigkeiten. Hingegen ist es nicht leicht, diese Belehrung dahin zu tragen, wo sie am nötigsten ist: auf das flache Land. Der Kreis- und Kommunalärzte harrt hier eine schwere, aber dankbare Aufgabe.

Allzugroße Erfolge wird man freilich solange kaum erwarten können, wie die Schule in unbegreiflicher Gleichgültigkeit der Gesundheitslehre den ihr zukommenden Raum im Unterricht vorenthält. Wie soll der Erwachsene aus wenigen Vorträgen nachhaltige Belehrung schöpfen, wenn ihm jede Grundlage fehlt, jede Kenntnis, an die der Vortragende erinnern und anknüpfen kann?

Diese Unterlassungssünde der Schule rächt sich in der ganzen ärztlich-fürsorgerischen Tätigkeit. Besonders die Erfahrungen in den Säuglingsfürsorgestellen zeigen, daß die Mütter nicht imstande sind, die Lehren der Ärzte wirklich zu erfassen, eben weil ihnen jede hygienische Vorbildung fehlt. Deshalb gingen gerade von der Säuglingsfürsorge Bestrebungen aus, hygienische Belehrung systematisch in den Schulen zu treiben. Freilich beschränkte sich die Forderung der Säuglingsfürsorge auf den Unterricht in Säuglingspflege und demgemäß auf Mädchenschulen. Da auch in den Lehrplänen der Lehrerbildungsanstalten (Seminare) die Gesundheitspflege des Kindes viel zu kurz kommt, so gilt es zunächst, die Lehrkräfte auszubilden. Für diese Ausbildung ist der Kinderarzt berufen. Die Ausbildung muß theoretisch und praktisch sein. Eine gründliche Ausbildung verbürgt der von der Deutschen Vereinigung für Säuglingsschutz entworfene Lehrplan[1]).

Den Unterricht in der Schule selbst, in der obersten Klasse der Mädchenvolksschule und in der Fach- und Fortbildungsschule erteilt die Lehrerin. Gewiß wären auch pädagogisch begabte Ärzte oder Schwestern dazu geeignet, aber die Schule hält

---

[1]) Siehe Rosenhaupt, III. Deutscher Kongreß für Säuglingsfürsorge, Berlin 1913 (Stilke), S. 70.

gewöhnlich an dem Grundsatz fest — und diesen Standpunkt können wir verstehen —, daß die Erteilung des Unterrichts Sache der ordentlichen Lehrkräfte sei. In einer ganzen Reihe von Städten (z. B. Berlin) ist dieser Unterricht in Säuglingspflege in den obersten Klassen der Mädchenschulen eingeführt und wird in etwa 16—20 Stunden erteilt.

Darf sich die Säuglingsfürsorge also das Verdienst beimessen, einen wichtigen Teil der Gesundheitslehre in die Volksschule eingeführt zu haben, so darf es doch dabei keinesfalls sein Bewenden haben.

Es muß mit allem Nachdruck die Einführung eines systematischen Unterrichts der Gesundheitslehre in alle Schulen gefordert werden. Hierzu ist eine gründliche Ausbildung der Lehrkräfte während ihres Studienganges unerläßlich. Die Ausbildung der Lehrkräfte soll füglich dem Arzt zustehen.

Nach Artikel 145 der Verfassung des Deutschen Reichs wird die allgemeine Schulpflicht grundsätzlich auf den Besuch der Volksschule mit mindestens 8 Schuljahren und den der anschließenden Fortbildungsschule bis zum vollendeten 18. Lebensjahre bemessen. Da somit für die ganze deutsche Jugend eine Schulpflicht bis zum 18. Lebensjahre besteht, so wird man zweckmäßig der Volksschule den propädeutischen Vortrag der Gesundheitslehre zuweisen, der Fortbildungsschule einen vertieften. Außerdem bietet dem hygienisch gut vorgebildeten Lehrer wohl jeder Unterrichtsgegenstand Gelegenheit, Fragen der Gesundheitslehre zu besprechen[1]).

Der Landesausschuß für hygienische Volksbelehrung hat bereits dieser Frage, der Einführung des Hygiene-Unterrichts in die Schule, seine Aufmerksamkeit zugewandt, eine ersprießliche I ösung ist dringend notwendig.

Außer dem Gesundheitslehre-Unterricht für die Lehrkräfte, wodurch einer Hygienisierung des Volkes der Boden bereitet ist, fällt dem Sozialarzte die Aufgabe zu, die Hilfskräfte für seine Arbeit heranzubilden.

Diese Hilfskräfte, mögen sie sich nun allgemein zur Kreisfürsorgerin oder in einem besonderen Fürsorgezweig als Säuglingsfürsorgerin, Schulschwester, Tuberkulosefürsorgerin usw. ausbilden, werden in Wohlfahrtsschulen, sozialen Frauenschulen oder auch in Sonderlehrgängen von Fürsorgeärzten unterrichtet. Die Wohlfahrtsschule der Stadt Charlottenburg hat

---

[1]) Siehe Schoenichen, Die Biologie in der neuen Erziehung, Leipzig 1919 bei Quelle & Meyer.

für einige dieser Unterrichtsfächer kurze Anleitungen im Selbst-
verlag herausgegeben [1]).

Sozialhygienische systematische Belehrung ist auch für alle
dieNichtärzte geboten, die in leitender, verwaltender Stelle auf
dem Gebiete sozialer Fürsorge tätig sind, sei es in der Gemeinde-
oder Staatsverwaltung oder in privaten Wohlfahrtsvereinen.

Zu ihrer Ausbildung sind in Berlin „Lehrgänge in der
Wohlfahrtspflege" geplant.

(Die Ausbildung des Sozialarztes selbst erfolgt vom Oktober 1920
ab in den Akademien für soziale und kommunale
Hygiene in Breslau, Charlottenburg und Düsseldorf.)

---

[1] Feilchenfeld, Armenpflege, Mugdan, Die Sozialversicherung, Tugendreich, Säuglings- und Kleinkinderfürsorge, Gottstein, Bevölkerungslehre.

VIII. Verwaltungswesen.

Von

O. Schulz.

Die Tätigkeit des Staates auf dem Gebiet des öffentlichen Gesundheitswesens äußert sich in der Vorbeugung drohender Gefahren (Sanitätspolizei) oder als Kampf gegen die bereits eingetretene, Krankheit (Medizinalpolizei). In Gemäßheit des Gesetzes betreffend „die Verfassung des Deutschen Reiches" vom 11. August 1919 (Art. 7 Abs. 8) ist das Gesundheitswesen Gegenstand der Reichsgesetzgebung. Bisher haben indessen nur einzelne Zweige des öffentlichen Gesundheitswesens eine reichsgesetzliche Regelung erfahren, so die Bekämpfung gemeingefährlicher Krankheiten, das Impfwesen, die Nahrungsmittelpolizei und die Schlachtvieh- und Fleischbeschau. Ferner sind durch die in der Reichsgewerbeordnung vom 21. Juni 1869 und 1. Juli 1883 getroffenen Bestimmungen die Freigebung der Ausübung der Heilkunde, die Niederlassungsfreiheit der Ärzte usw., die Prüfungsvorschriften für Ärzte, Zahnärzte und Apotheker, die Konzessionierung von Privat-Kranken-, -Entbindungs- und -Irrenanstalten sowie der Verkehr mit Arzneimitteln außerhalb der Apotheken einheitlich für das ganze Reich geordnet. Solange und soweit das Reich von der ihm zustehenden Befugnis nicht Gebrauch macht, behalten die Länder das Recht der Gesetzgebung. Es sind also nach wie vor die Landesbehörden berechtigt, sanitäts- und medizinalpolizeiliche Gesetze und Verordnungen zu erlassen, wie denn auch bestehende Landesgesetze solange in Kraft bleiben, bis eine anderweite Regelung der Angelegenheit im Wege der Reichsgesetzgebung erfolgt. In Vorbereitung ist für das Reich ein Gesetz zur Bekämpfung der Geschlechtskrankheiten und ein solches zur Bekämpfung der Tuberkulose, sowie ein Gesetz zur Anmeldepflicht bestimmter gewerblicher Erkrankungen, in Preußen ein Hebammengesetz, welches die Anstellung der Hebammen als vollbesoldete Beamte in Aussicht nimmt.

Organisation der Behörden. Im Reiche gehören die Angelegenheiten der Sanitäts- und Medizinalpolizei zu dem Geschäftskreise des Reichsministeriums des Innern. Als technische beratende Behörde ist ihm das Reichsgesundheitsamt beigegeben; in Verbindung mit ihm besteht ein Reichsgesundheitsrat. Über die Tätigkeit des Gesundheitsamtes berichtet eine eigene Wochenschrift „Veröffentlichungen des Reichsgesundheitsamts". Weitere Reichsbehörden auf dem Gebiete des Gesundheitswesens sind zurzeit nicht vorhanden; die sonstige Verwaltung der hierbei in Betracht kommenden Angelegenheiten geschieht durch die Landesbehörden.

Die oberste oder Zentralinstanz wird in den Ländern fast allgemein durch eine besondere Abteilung des Ministeriums oder der Landesregierung gebildet. In Preußen ist das Ministerium für Volkswohlfahrt zuständig, das sich in drei Abteilungen gliedert:

    I. für Volksgesundheit,
    II. für Wohn- und Siedlungswesen,
    III. für Jugendwohlfahrt und allgemeine Fürsorge.

Der Geschäftskreis der Abteilung I umfaßt außer den ihr bisher schon übertragenen Aufgaben noch neu u. a. die gesamte Gesundheitspolizei und Bäderpolizei, die Gewerbehygiene und die sozialhygienische Arbeiterfürsorge außerhalb des Betriebes, die Aufsicht über die Ausbildung und Befähigung des Medizinalpersonals sowie die Oberaufsicht über alle öffentlichen und privaten Heilanstalten und medizinischen Institute, sowie die Frage der Prostitution. Die gesundheitspolizeiliche Aufsicht über die Universitätskliniken als Heilanstalten wird von ihr und dem Ministerium für Wissenschaft gemeinsam ausgeübt.

Der Abteilung I sind unmittelbar unterstellt:
a) die wissenschaftliche Deputation für das Medizinalwesen (als oberste sachverständige Fachbehörde in gerichtlich-medizinischen Angelegenheiten),
b) die technische Kommission für pharmazeutische Angelegenheiten,
c) der Apothekerrat,
d) das Institut für Infektionskrankheiten Robert Koch in Berlin,
e) die Versuchs- und Prüfungsanstalt für Wasserversorgung und Abwässerbeseitigung,
f) die staatliche Nahrungsmitteluntersuchungsanstalt für die im Landespolizeibezirk Berlin bestehenden staatlichen Polizeiverwaltungen.

Zu Veröffentlichungen dient das Ministerialblatt für Medizinalangelegenheiten, das am 1. April 1920 auf die von diesem Tage ab in C. Heymanns Verlag in Berlin erscheinende Halbmonatsschrift „Volkswohlfahrt. Amtliches Verordnungsblatt und Halbmonatsschrift des Preußischen Ministeriums für Volkswohlfahrt" übergegangen ist.

In den Provinzen leitet die Medizinalverwaltung der Oberpräsident, der auch die Genehmigung zur Anlage neuer selbständiger und Filialapotheken, zur Weiterverleihung anheimgefallener Personalkonzessionen und zur Verlegung alter Apotheken zu erteilen sowie außerdem die staatliche Aufsicht über die Ärztekammer und das ärztliche Ehrengericht der Provinz zu führen hat. Als sachverständige und beratende Kollegialbehörde steht ihm das Provinzialmedizinalkollegium zur Seite.

Als Bezirksinstanz der Medizinalverwaltung ist der Regierungspräsident — im Bereiche des Landespolizeibezirks Berlin der Polizeipräsident in Berlin — bestimmt. Ihm steht die Aufsicht über alle medizinalpolizeilichen Angelegenheiten seines Bezirkes zu, ferner über die Ausführung der bestehenden gesetzlichen und reglementarischen Bestimmungen und Vorschriften. Ebenso wie der Oberpräsident unter Mitwirkung des Provinzialrats für mehr als einen Regierungsbezirk oder für den Umfang der ganzen Provinz gültige „Polizeiverordnungen" erlassen darf, ist der Regierungspräsident mit Zustimmung des Bezirksausschusses befugt, für mehrere Kreise oder für den ganzen Regierungsbezirk gültige Polizeivorschriften in der Form als „Polizeiverordnung" zu erlassen. Technischer Beirat des Regierungspräsidenten ist ein im Hauptamt angestellter Regierungs- und Medizinalrat. Dem Regierungspräsidenten steht auch die Staatsaufsicht über die in seinem Bezirk befindlichen staatlichen Impfanstalten, Medizinaluntersuchungsämter und Untersuchungsstellen sowie Quarantäneanstalten zu.

In den Kreisen ist der Landrat verantwortlicher Leiter der Sanitäts- und Medizinalpolizei. Er hat das gesamte öffentliche Gesundheitswesen in seinem Kreise zu beaufsichtigen, bei Seuchen und übertragbaren Krankheiten Maßnahmen zur Verhütung ihrer weiteren Verbreitung zu treffen und Sorge zu tragen, daß den Erkrankten die notwendige Hilfe wird. Der Landrat ist befugt, mit Zustimmung des Kreisausschusses für mehrere Ortspolizeibezirke oder für den ganzen Kreis gültige „Polizeiverordnungen" zu treffen. Als technischer Beirat ist dem Landrat (Oberbürgermeister in Stadtkreisen mit kommunaler Polizeiverwaltung) der Kreisarzt beigeordnet, der dem Regierungspräsidenten unmittelbar unterstellt ist. Der Kreisarzt ist im Hauptamt mit Pensionsberechtigung angestellt und entweder vollbesoldet — namentlich in den Stadtkreisen und großen Landkreisen — und dann nur zu konsultativer Praxis berechtigt, oder nicht vollbesoldet und dann, soweit seine amtliche Tätig-

keit nicht darunter leidet, zur Ausübung der ärztlichen Privatpraxis berechtigt. Der Kreisarzt ist der Regel nach zugleich
Gerichtsarzt seines Amtsbezirks. Nur wo der große Umfang
der gerichtlichen Gutachtertätigkeit und besondere Verhältnisse
es erfordern, sind eigene Gerichtsärzte angestellt.

Dem Kreisarzte können ein oder mehrere kreisärztlich geprüfte Ärzte als Assistenten beigegeben werden, die die Bezeichnung „Kreisassistenzärzte“ führen. Sie sind dem Kreisarzt
dienstlich unterstellt und haben die ihnen zugeteilten Dienstgeschäfte nach dessen Anweisung zu erledigen.

Näheres über die Verhältnisse und die Diensttätigkeit des Kreisarztes, Gerichtsarztes, Stadtarztes und des Kreisassistenzarztes
ergibt sich aus dem Gesetz betreffend die Dienststellung des Kreisarztes und die Bildung von Gesundheitskommissionen vom 16. September 1899 (GS. S. 172) und der Dienstanweisung für die Kreisärzte vom 1. September 1909.

Die Lokalinstanz auf gesundheitspolizeilichem Gebiete
bildet die Ortspolizeibehörde, und zwar in den Städten die
Polizeiverwaltung (staatliche oder städtische), auf dem Lande
der Amtsvorsteher (Polizeidistriktskommissar in den Restteilen
von Posen, Amtmann in Westfalen, Landbürgermeister im Rheinland, Gemeindevorsteher oder Bürgermeister in Hessen-Nassau
und Hohenzollern). Der Ortspolizeibehörde liegt die Sorge für
Leben und Gesundheit der Einwohner ob, auch hat sie die
nötigen Anstalten zur Abwendung der der Bevölkerung drohenden
Gefahren zu treffen. Sie kann auf gesundheitlichem Gebiete
polizeiliche Verfügungen treffen und deren Durchführung unter
Anwendung von Zwangsmitteln (Geldstrafen bis zu 60 Mk.)
und unmittelbarem Zwang durchsetzen, sowie unter Zustimmung
des Gemeindevorstandes „Polizeiverordnungen“ erlassen.

Zur Förderung der gesundheitlichen Verhältnisse und Einrichtungen ist für jede Gemeinde mit mehr als 5000 Einwohnern
eine Gesundheitskommission zu bilden, deren Sitzungen der
Kreisarzt mit beratender Stimme beiwohnt. Auch in kleineren
Gemeinden kann eine Gesundheitskommission gebildet werden[1]).

Sanitätspolizei. Zur Bekämpfung übertragbarer Krankheiten ist das Reichsgesetz betreffend die Bekämpfung gemeingefährlicher Krankheiten vom 30. Juni 1900 (RGBl. 306ff.)
ergangen.

---

[1]) Einzelheiten über die behördliche Organisation in allen Bundesstaaten sind aus „Ärztliche Rechts- und Gesetzeskunde“, herausgegeben von Prof. Dr. Rapmund und Prof. Dr. Dietrich
(Leipzig, Verlag von G. Thieme), zu entnehmen.

Danach ist jeder Erkrankungs-, Todes- und Verdachtsfall an Aussatz, Cholera, Fleckfieber, Gelbfieber, Pest und Pocken der für den Aufenthaltsort des Erkrankten oder den Sterbeort zuständigen Polizeibehörde unverzüglich anzuzeigen.

Durch Bekanntmachung vom 28. September 1909 ist die Anzeigepflicht noch auf Milzbrand ausgedehnt worden. Der Todesfall ist auch dann anzuzeigen, wenn früher die Erkrankung angezeigt war. Zur Anzeige sind der zugezogene Arzt, der Haushaltungsvorstand, jede sonst mit der Behandlung oder Pflege des Erkrankten beschäftigte Person, der Inhaber der Wohnung oder Behausung und der Leichenschauer verpflichtet. Die Polizeibehörde hat durch den beamteten Arzt die Art, den Stand und die Ursache der Krankheit zu ermitteln und die erforderlichen Schutzmaßregeln anzuordnen, die in ärztlicher Beobachtung sowie Absonderung der kranken, krankheits- oder ansteckungsverdächtigen Personen bestehen und nicht mit aufschiebender Wirkung angefochten werden können. Auf Antrag wird invalidenversicherungspflichtigen Personen bei Absonderung oder Beschränkung in der Wahl des Aufenthaltes oder der Arbeitsstätte und Personen, denen Gegenstände infolge der notwendigen Desinfektion beschädigt oder vernichtet sind, Entschädigung aus öffentlichen Mitteln gewährt.

Außerdem erging am 9. Juli 1907 eine preußische „Anweisung zur Verhütung der Übertragung ansteckender Krankheiten durch die Schulen" mit besonderen Einzelbestimmungen, der die Schulverwaltungen ermächtigt, auch über die Bestimmungen der Seuchengesetze hinaus und unabhängig von der Sanitätspolizei geeignete Anordnungen selbständig zu treffen.

Die Ausführung des Reichsgesetzes und die Bekämpfung sonstiger übertragbarer Krankheiten ist der Landesgesetzgebung überlassen. Das demzufolge ergangene preußische Gesetz betreffend die Bekämpfung übertragbarer Krankheiten vom 28. August 1905 (GS. S. 373ff.) nebst Ausführungsbestimmungen vom 15. September 1906 ordnet an; daß außer den im Reichsgesetz aufgeführten Fällen der Anzeigepflicht auch jede Erkrankung (nicht also jeder Krankheitsverdacht) und jeder Todesfall an Diphtherie, Genickstarre, Kindbettfieber, Körnerkrankheit, Rückfallfieber, übertragbarer Ruhr, Scharlach, Typhus, Milzbrand, Rotz, Tollwut, sowie Bißverletzung durch tolle oder der Tollwut verdächtige Tiere, Fleisch-, Fisch- und Wurstvergiftung, Trichinose, der für den Aufenthalt des erkrankten oder den Sterbeort zuständigen Polizeibehörde innerhalb 24 Stunden nach erlangter Kenntnis anzuzeigen sind. Diese Frist beginnt von dem Zeitpunkt an, wo der Arzt von der anzeigepflichtigen Tatsache Kenntnis erhalten, also die Krankheit erkannt hat. Solange die Diagnose zweifelhaft ist, liegt eine Verpflichtung zur Anzeige nur bei denjenigen Krankheiten vor, bei denen auch die Anmeldung verdächtiger Erkrankungen angeordnet ist.

Außerdem ist auch jeder Todesfall an Lungen- und Kehlkopf-tuberkulose anzuzeigen[1]). Die Maßnahmen der Bekämpfung, der Krankheitsermittelung und der Schutzmaßregeln entsprechen mit den durch die Natur der Krankheiten gebotenen Abweichungen den Vorschriften des Reichsgesetzes. Eine besondere Maßnahme bildet die Zwangsbehandlung bei der Körnerkrankheit und den Geschlechtskrankheiten der gewerbsmäßig Unzucht betreibenden Personen.

Die Anordnungen erläßt regelmäßig die Ortspolizeibehörde. Entschädigung wird, abweichend vom Reichsgesetz, nur für beschädigte oder vernichtete Gegenstände gewährt, und zwar nur soweit der Betroffene den Verlust nicht ohne Beeinträchtigung des notwendigen Unterhaltes zu tragen vermag. Die Festsetzung erfolgt durch vom Kreis- •(Stadt-) Ausschuß bezeichnete Sach-verständige. Die Kosten, die durch landespolizeiliche Maßregeln (gegen Einschleppung oder Weiterverbreitung auf andere Gebiete) sowie durch Beteiligung des Kreisarztes und durch ärztliche Feststellung von Scharlach, Körnerkrankheit und Diphtherie entstehen, trägt die Staatskasse. Die sonstigen aus öffentlichen Mitteln zu bestreitenden Kosten fallen als ortspolizeiliche den Gemeinden und Gutsbezirken zur Last. Soweit sie über ein bestimmtes Maß hinausgehen, muß den Gemeinden unter 5000 Einwohnern und kann den Gutsbezirken der Mehrbetrag zu zwei Drittel von den Kreisen erstattet werden, denen der Staat die Hälfte der Leistung zuzuschießen hat.

Als landespolizeiliche Seuchenschutzmaßregeln haben die-jenigen zu gelten, die unmittelbar auf Verhinderung einer Ein-schleppung der Seuche aus dem Auslande in das Inland oder auf Verhütung ihrer Verbreitung im Inland von einer Gegend zur anderen abzielen, während diejenigen Maßnahmen orts-polizeilicher Natur sind, welche auf den Schutz eines Ortes gegen eine, sei es in ihm bereits ausgebrochene oder von aus-wärts drohende Krankheit gerichtet sind (MinErl. vom 12. Juni 1918).

Im Wege der Reichsgesetzgebung ist auch das Impfwesen geregelt, und zwar durch das Reichsimpfgesetz vom 8. April 1874 (RGBl. S. 31) und die zur Ausführung ergangenen Beschlüsse des Bundesrats vom 28. Juni 1899 mit Abänderung vom 5. Mai 1905 und 28. Juni 1911 (Veröffentlichungen des Gesund-heitsamtes 1899 S. 948, 1905 S. 819 und 1911 S. 837).

---

[1]) Das durch die Ausführungsbestimmungen zum preußischen Gesetz vorgeschriebene Muster der Meldekarte hat folgenden Wortlaut:

.........., den ....

Anzeige eines Erkrankungs- oder Todesfalls

A. unverzüglich anzuzeigen.
1. **Aussatz** (Lepra oder **Aussatzverdacht**). 2. **Cholera** (asiatische) oder **Choleraverdacht**. 3. **Fleckfieber** (Flecktyphus) oder **Fleckfieberverdacht**. 4. **Gelbfieber** oder **Gelbfieberverdacht**. 5. **Pest** (orientalische Beulenpest) oder **Pestverdacht**. 6. **Pocken** (Blattern) oder **Pockenverdacht**.

B. innerhalb 24 Stunden nach erlangter Kenntnis anzuzeigen.
7. **Diphtherie** (Rachenbräune). 8: **Fleisch-, Fisch-** oder **Wurstvergiftung**. 9. **Genickstarre** (übertragbare). 10. **Kindbettfieber** [1]) (Wochenbett-, Puerperalfieber). 11. **Körnerkrankheit** (Granulose Trachom.). 12. **Milzbrand.** 13. **Rotz.** 14. **Rückfallfieber** (Hebris reccurrens). 15. **Ruhr** (übertragbare Dysenterie). 16. **Scharlach** (Scharlachfieber). 17. **Spinale Kinderlähmung.** 18. **Tollwut** (Lyssa) sowie **Bißverletzungen** durch ein **tolles** oder **tollwutverdächtiges** Tier. 19. **Trichinose.** 20. **Typhus** (Unterleibstyphus). 21. **Lungentuberkulose, Kehlkopftuberkulose** (nur **Todesfälle** anzuzeigen).

(Zutreffendes zu unterstreichen.)

1. Vor- und Zuname ....
2. Alter ....
3. Männlich -- weiblich; unverheiratet — verheiratet. (Zutreffendes zu unterstreichen.)
4. Wohnung (Straße und Hausnummer).................·........
   Welcher Aufgang? .... Welches Stockwerk? .....
   Vorderhaus — Quergebäude — Seitenflügel rechts, links,
   1., 2., 3. Hof. (Zutreffendes zu unterstreichen.)
5. Stand oder Gewerbe des Kranken ....
6. Name des **Wohnungsinhabers** ....
7. Stand oder Gewerbe des Wohnungsinhabers ....
8. Beschäftigungsstelle des **Kranken** ....
   Bei Schulkindern: Schule .... Schulklasse ....
   Welche Schulen besuchen die anderen Kinder? ....
   Kindergarten, Kinderhort, dgl.........................
9. Sind die schulpflichtigen Kinder vom Schulbesuch zurückbehalten? ....
10. Die Krankheit begann ungefähr am... Sie endete tödlich am ...
11. Findet Nahrungsmittelverkauf, besonders Milchverkauf aus dem Haushalt statt? ....
12. **Krankenhaus**, in das der Kranke aufgenommen wurde: ....
    An welchem Tage: ....
13. Nur bei **Diphtherie** und **Scharlach** zu beantworten.
    Ist der Kranke in der Wohnung ausreichend **abgesondert**? ...
    Über Absonderung s. III Abs. 2 der Allg. Ausführungsbestimmungen vom 15. 9. 06 zu dem Ges., betr. die Bekämpfg. übertragb. Krankheiten vom 28. 8. 05.

Bemerkungen (insbesondere auch ob, wann und woher zugereist) sowie **wann die erkrankte Person voraussichtlich genesen sein wird.**
Behandelnder Arzt:
Wohnung:
Die Vordrucke werden den Herren Ärzten unentgeltlich geliefert.

[1]) Es ist sofort die in Frage kommende Hebamme zu benachrichtigen.

Alle Kinder müssen vor Ablauf des auf das Geburtsjahr folgenden Lebensjahres, alle Schüler im 12. Lebensjahr geimpft werden, soweit sie nicht nach ärztlichem Zeugnis die natürlichen Blattern überstanden haben. Bleibt die Impfung erfolglos, so ist sie im folgenden und im dritten Jahre nochmals zu wiederholen. Die Bestimmung im § 3 des Impfgesetzes, daß eine erfolglose Impfung spätestens im nächsten Jahre zu wiederholen ist, schließt nicht aus, daß die Impfung sogleich bei der Feststellung des Mißerfolges der ersten Impfung wiederholt wird. Bei drohender Pockengefahr sollte dies die Regel sein (Min.Erl. vom 22. April 1919). — Zur Ausführung aller Impfungen sind nur Ärzte berechtigt; unter „Ärzte" sind nur die in Deutschland approbierten zu verstehen. Die erforderliche Lymphe wird aus den den Oberpräsidenten unterstellten Schutzpockenimpfanstalten oder aus deren Niederlassungen durch Vermittlung der Apotheken abgegeben. Für die nicht durch Privatärzte Geimpften findet die Impfung unentgeltlich durch Impfärzte statt, die für bestimmte Bezirke angestellt sind. Die Kosten tragen in Preußen die Kreise. Bei Ausbruch von Pockenseuchen kann die Zwangsimpfung aller ansteckungsfähigen Personen, auch der Erwachsenen, angeordnet werden.

Die für das öffentliche Gesundheitswesen so wichtige Frage der Leichenschau ist noch nicht einheitlich geregelt. Bisher besteht in dieser Beziehung nur insofern eine für das ganze Reich geltende Vorschrift, als nach § 10 des Gesetzes vom 30. Juni 1900 betreffend die Bekämpfung gemeingefährlicher Krankheiten für Ortschaften und Bezirke, die von einer solchen Krankheit befallen oder bedroht sind, durch die zuständigen Behörden die amtliche Besichtigung jeder Leiche angeordnet werden kann; sonst ist die obligatorische Leichenschau nur in einzelnen Bundesstaaten zur Durchführung gelangt. In Preußen besteht sie zurzeit im Rheinland, im Landespolizeibezirk Berlin und in zwei Regierungsbezirken für alle Gemeinden, im übrigen zumeist nur für solche Städte und Orte, wo Ärzte ansässig sind.

Für die Bestattung der menschlichen Leichen sind bestimmte Beerdigungsfristen festgesetzt, die zwischen 48 und 72 Stunden schwanken (in Preußen soll nach dem Min.Erl. vom 15. Juni 1822 die Beerdigung in der Regel erst nach Ablauf von 72 Stunden nach Eintritt des Todes stattfinden) und auf Grund eines ärztlichen Zeugnisses oder einer Bescheinigung des zuständigen Leichenschauers von der Ortspolizeibehörde abgekürzt werden können. Eine frühere Bestattung ist nur dann zulässig, wenn der Verstorbene an einer gemeingefährlichen oder übertragbaren Krankheit gelitten hat. Umgekehrt kann aber auch eine Verlängerung der Frist gestattet werden, vorausgesetzt, daß der Verstorbene nach ärztlicher Bescheinigung keiner ansteckenden Krankheit erlegen ist und sonstige Bedenken nicht entgegenstehen.

Das Zurschaustellen von Leichen vor der Einsargung oder im offenen Sarge sowie das Öffnen des Sarges bei der Begräbnisfeier ist verboten. Die Beerdigungen sollen weder in Kirchen, noch in bewohnten Gegenden der Stäate, noch ohne besondere Anzeige außerhalb der öffentlichen Begräbnisplätze (Kirchhöfe) stattfinden.

Die letzteren sind in der Regel Eigentum der Kirchengesellschaften und von diesen zu unterhalten. Ihre Benutzung darf indes den Mitgliedern anderer Religionsgesellschaften, die eigene Kirchhöfe nicht besitzen, nicht versagt werden. Die außer Gebrauch gesetzten Kirchhöfe dürfen aus Rücksichten der Gesundheitspolizei und der Ehrfurcht erst nach 40 Jahren verkauft oder anderweit in Gebrauch genommen werden. Neben der bis jetzt noch allgemein üblichen Erdbestattung ist in den meisten Bundesstaaten (in Preußen durch Gesetz vom 14. September 1911, GS. S. 193) die fakultative Feuerbestattung zugelassen.

Zur Vornahme einer Feuerbestattung ist in jedem Falle mindestens 24 Stunden vorher die Genehmigung der Ortspolizeibehörde des Verbrennungsortes einzuholen. Antragsberechtigt ist jeder Bestattungspflichtige. Die Genehmigung ist schriftlich zu erteilen; sie muß versagt werden, wenn nicht beigebracht sind: die amtliche Sterbeurkunde, die amtsärztliche Bescheinigung über die Todesursache, der Nachweis, daß der Verstorbene die Feuerbestattung seiner Leiche angeordnet hat, die Bescheinigung der Ortspolizeibehörde des Sterbeorts, daß keine Bedenken gegen die Feuerbestattung bestehen, daß insbesondere ein Verdacht, der Tod sei durch eine strafbare Handlung herbeigeführt worden, nicht vorliegt. Der Nachweis, daß der Verstorbene die Feuerbestattung angeordnet hat, kann durch eine letztwillige Verfügung des Verstorbenen oder durch eine mündliche Erklärung des Verstorbenen, die von einer zur Führung eines öffentlichen Siegels berechtigten Person als in ihrer Gegenwart abgegeben, beurkundet ist, erbracht werden. Die Anordnung ist nur wirksam, wenn der Verstorbene sie nach vollendetem 16. Lebensjahr getroffen hatte; sie kann nicht durch einen Vertreter getroffen werden.

Für die Ausstellung der geforderten amtsärztlichen Bescheinigung ist derjenige beamtete Arzt (Kreisarzt, Gerichtsarzt, Kreisassistenzarzt) zuständig, in dessen Amtsbezirk sich die Leiche zur Zeit der Anforderung der Bescheinigung befindet. Für die in größeren Krankenhäusern Verstorbenen können von der Zentralbehörde Ärzte der Anstalt zur Ausstellung dieser amtsärztlichen Bescheinigung ermächtigt werden (Min.Erl. vom 5. Juni 1919).

Die Wiederausgrabung von Leichen ist, abgesehen von solchen Fällen, in denen sie von Gerichten angeordnet wird, nur mit Genehmigung der zuständigen Verwaltungsbehörde (in Preußen: Regierungspräsident oder Polizeipräsident) statthaft. Zur Genehmigung ist stets ein amtsärztliches Zeugnis erforderlich, wonach der Ausgrabung keine sanitären Bedenken entgegenstehen. Handelt es sich um Leichen, bei denen der Tod infolge von Cholera, Fleckfieber, Pest oder Pocken eingetreten war, so darf erst nach Jahresfrist die Genehmigung zur Ausgrabung erteilt werden.

Die Beförderung von Leichen, soweit sie auf Eisenbahnen oder auf dem Seewege stattfindet, ist nur auf Grund von Leichenpässen gestattet, deren Ausstellung der Regel nach durch die Landräte erfolgt. Mit mehreren deutschen Staaten und mit Österreich ist die gegenseitige Anerkennung dieser Pässe vereinbart. Jede Leiche muß in einem widerstandsfähigen Metallbehälter luftdicht verschlossen und dieser in einen hölzernen Behälter so fest eingesetzt sein, daß er sich darin nicht verschieben kann[1]).

Auf die Beförderung von Aschenresten finden die Vorschriften über die Beförderung von Leichen keine Anwendung; es genügt, wenn die Versendung in einem gut verschließbaren Behältnis erfolgt.

Zur Abwendung gesundheitlicher Gefahren ist der Verkehr mit Arzneimitteln, Geheimmitteln und Giften außerhalb der Apotheken teils verboten, teils von besonderer Genehmigung abhängig gemacht und einer medizinalpolizeilichen Überwachung unterstellt. Maßgebend für den Verkehr mit Arzneimitteln außerhalb der Apotheken ist die Verordnung vom 22. Oktober 1901 (RGBl. 380) nebst Ergänzung vom 31. März 1911 (RGBl. 181), die in zwei zugehörenden Verzeichnissen A und B diejenigen Stoffe aufführt, die außerhalb der Apotheken nicht feilgehalten oder verkauft werden dürfen. Der Großhandel unterliegt diesen Bestimmungen nicht.

Hinsichtlich des Verkehrs mit Geheimmitteln ist durch Provinzialpolizeiverordnungen (erlassen auf Grund der Bundesratsbeschlüsse vom 23. Mai 1903 und 27. Juni 1907) bestimmt, daß die in der Anlage B aufgeführten Mittel, sowie diejenigen in der Anlage A aufgeführten Mittel, über deren Zusammensetzung der Apotheker sich nicht soweit vergewissern kann, daß er die Zulässigkeit der Abgabe im Handverkaufe zu beurteilen vermag, nur auf schriftliche, mit Datum und Unterschrift versehene Anweisung eines Arztes, Zahnarztes oder Tier-

---

[1]) Eisenbahnverkehrsordnung vom 23. Dezember 1908.

arztes, im letzteren Falle jedoch nur beim Gebrauche für Tiere, verabfolgt werden dürfen. Die öffentliche Ankündigung oder Anpreisung der in den Anlagen A und B aufgeführten Mittel ist verboten.

Der Verkehr mit Giften ist infolge der durch Bundesratsbeschluß vom 29. November 1894 angenommen, durch Bundesratsbeschlüsse vom 17. Mai 1901 und 1. Februar 1906 abgeänderten und in allen Bundesstaaten (in Preußen durch Ministerialpolizeiverordnung vom 22. Februar 1906) eingeführten Vorschriften über den Handel mit Giften für das ganze Deutsche Reich einheitlich geregelt. Während der Handel mit Arzneimitteln nur einer vorherigen Anzeige bei der Gemeindebehörde des Orts, wo das Gewerbe betrieben werden soll, bedarf, ist zu demjenigen mit Giften eine besondere Genehmigung erforderlich. Sie wird in Preußen vom Kreisausschuß bzw. vom Stadtausschuß erteilt und nur an zuverlässige, unbescholtene Personen. Im Umherziehen dürfen Gifte oder gifthaltige Waren nicht aufgekauft oder feilgeboten werden. Die unerlaubte Zubereitung oder Feilhaltung von Giften ist mit Strafe bedroht, ebenso die Nichtbefolgung der über die Aufbewahrung, Beförderung, Zubereitung und Feilhaltung erlassenen Sicherungsvorschriften.

Alle Verkaufsstellen, in denen Arzneimittel, Drogen, Gifte oder giftige Farben feilgehalten werden, nebst den zugehörigen Vorrats- und Arbeitsräumen und dem Geschäftszimmer des Inhabers der Handlung sind jedes Jahr, die kleineren alle 2—3 Jahre, einer unvermuteten Besichtigung durch die Ortspolizeibehörde unter Mitwirkung des zuständigen Medizinalbeamten zu unterziehen.

Dem Schutze gegen die Gefahren und Nachteile, die durch Verfälschung der Nahrungs- und Genußmittel sowie einzelner Gegenstände des täglichen Gebrauches entstehen, dient die Nahrungsmittelgesetzgebung. Die Grundlage bildet das sogenannte Nahrungsmittelgesetz vom 14. Mai 1879 (RGBl. S. 145), das den Verkehr mit Nahrungs- und Genußmitteln sowie mit Spielwaren, Tapeten, Farben, Eß-, Trink- und Kochgeschirren und mit Petroleum der Beaufsichtigung unterstellt. Den Beamten der Polizei ist die Befugnis eingeräumt, zur Untersuchung Proben dieser Gegenstände aus den Verkaufsräumen gegen Entgelt zu entnehmen, auch in den Verkaufsräumen der wegen solcher Fälschungen bestraften Personen Besichtigungen vorzunehmen. Die Strafbestimmungen sind erweitert und verschärft; insbesondere ist die Fälschung als solche auch da für strafbar erklärt, wo weder die Voraussetzungen des

Betruges noch Gefährdungen der menschlichen Gesundheit vorliegen.

In weiterer Folge sind dann u. a. noch erschienen:

Gesetz vom 15. Juni 1897, betreffend den Verkehr mit Butter, Käse, Schmalz und deren Ersatzmitteln (das sogenannte Margarinegesetz; RGBl. S. 475). Unter Kunstbutter (Margarine) werden alle der Milchbutter oder dem Butterschmalz ähnlichen Zubereitungen verstanden, deren Fettgehalt nicht ausschließlich der Milch entstammt. Zur Vermeidung von Täuschungen darf Kunstbutter nur unter Anbringung der Bezeichnung „Margarine" an den Verkaufsstellen, Gefäßen, Umhüllungen oder Stücken mit einem die Erkennbarkeit erleichternden Zusatz (Sesamöl) sowie — abgesehen von dem Kleinhandel in Orten unter 5000 Einwohnern — nur unter Trennung der Geschäftsräume für Kunst- und für natürliche Butter gewerbsmäßig hergestellt, verkauft oder feilgehalten werden. Die Vermischung von Butter oder größeren Milch- oder Rahmmengen mit Kunstbutter oder anderen Speisefetten ist verboten. In ähnlicher Weise ist Milchkäse und Schweineschmalz vor der Verwechselung mit Margarinekäse und Kunstspeisefett geschützt.

Süßstoffgesetz vom 7. Juli 1902 (RGBl. S. 253).

Danach sind künstliche Süßstoffe im Sinne des Gesetzes alle auf künstlichem Wege gewonnenen Stoffe, die als Süßmittel dienen können und eine höhere Süßkraft als raffinierter Rohr- oder Rübenzucker, aber nicht entsprechenden Nährwert besitzen. Die Herstellung und Einführung solcher Süßstoffe, ihre Verwendung bei der Herstellung von Nahrungs- und Genußmitteln ist ebenso wie das Feilhalten und der Verkauf der so hergestellten Nahrungs- und Genußmittel verboten. Die Erlaubnis zur Herstellung und Einfuhr von Süßstoffen wird vom Bundesrat nur einzelnen bestimmten Gewerbetreibenden erteilt. Die Abgabe von Süßstoffen ist im Inlande nur an Apotheken und an solche Personen gestattet, die eine amtliche Erlaubnis dazu besitzen, sowie an Leiter von Kranken-, Kur- usw. Anstalten.

Weingesetz vom 7. April 1909 (RGBl. S. 303).

Wein ist das durch alkoholische Gärung aus dem Safte der frischen Weintraube hergestellte Getränk. Die Herstellung aus verschiedenen Erzeugnissen (Verschnitt) ist zugelassen. Zusätze von Zuckerwasser sind unter gewissen Einschränkungen bis zu höchstens einem Fünftel der gesamten Flüssigkeit, andere Zusätze nur nach Bestimmung des Bundesrats gestattet. Im gewerbsmäßigen Verkehr mit Wein dürfen geographische Begriffe nur zur Kennzeichnung der Herkunft verwendet werden. Die Herstellung von Kunstwein ist verboten; Fruchtwein ist als solcher zu bezeichnen.

Gesetz vom 25. Juni 1887, betreffend den Verkehr mit blei- und zinkhaltigen Gegenständen (RGBl. S 273).

Verboten ist die gewerbsmäßige Herstellung sowie das gewerbsmäßige Feilhalten und Verkaufen von Eß-, Trink- und Kochgeschirren und Flüssigkeitsmaßen, die ganz oder teilweise mit Blei oder einer in 100 Gewichtsteilen mehr als 10 Gewichtsteile Blei enthaltenden Metallegierung hergestellt oder gelötet sind. Ebenso ist die Verwendung von Email oder Glasur verboten, die bei halbstündigem Kochen mit einem in 100 Gewichtsteilen 4 Gewichtsteile

Essigsäure enthaltenden Essig an diesen Blei abgeben. Dasselbe gilt von der Herstellung und Verwendung von Druckvorrichtungen zum Ausschank von Bier, Metallteilen für Kindersaugflaschen, Metallfolien zur Packung von Schnupf- und Kautabak oder Käse, die mehr als 1 Gewichtsteil Blei in 100 Gewichtsteilen enthalten.

Gesetz vom 5. Juli 1887, betreffend die Verwendung gesundheitsschädlicher Farben bei der Herstellung von Nahrungsmitteln, Genußmitteln oder Gebrauchsgegenständen (RGBl. S. 277).

Wer gesundheitsschädliche Farben — d. h. solche, die Antimon, Arsen, Baryum (mit Ausnahme von schwefelsaurem Baryum), Blei (mit Ausnahme von Zinnober), Cadmium, Chrom (mit Ausnahme von Chromoxyd), Quecksilber, Kupfer, Zink, Zinn (ausgenommen deren Legierungen als Metallfarben), Gummigutti, Korallin und Pikrinsäure enthalten — zur Herstellung von zum Verkauf bestimmten Nahrungsmitteln und Genußmitteln oder Oblaten verwendet oder zu deren Aufbewahrung und Verpackung Gefäße, Umhüllungen oder Schutzbedeckungen benutzt, zu deren Herstellung gesundheitsschädliche Farben gebraucht sind, wird bestraft. Verboten ist auch die Verwendung solcher Farben zur Herstellung von kosmetischen Mitteln sowie von Spielwaren, Tapeten, Möbelstoffen, Teppichen, Bekleidungsgegenständen, Kerzen, künstlichen Blumen und Früchten, Schreibmaterialien und Lichtschirmen, die zum Verkauf bestimmt sind. Bei Herstellung des Anstriches in Wohn- und Geschäftsräumen sind arsenhaltige Wasser- und Leimfarben ausgeschlossen.

Zur Regelung des Verkehrs mit Ersatzlebensmitteln ist vom Bundesrat die Verordnung über die Genehmigung von Ersatzlebensmitteln vom 7. März 1918 erlassen worden (RGBl. S. 113). Danach dürfen Ersatzlebensmittel gewerbsmäßig nur hergestellt, angeboten, feilgehalten, verkauft oder sonst in den Verkehr gebracht werden, wenn sie von einer Ersatzmittelstelle genehmigt sind. Die Ersatzmittelstellen sind von den Landeszentralbehörden zu errichten. Sie können für das ganze Gebiet eines Bundesstaates oder für Teilgebiete errichtet werden. Der Antrag auf Genehmigung muß u. a. auch genaue Angaben über die Zusammensetzung des Ersatzlebensmittels und das Herstellungsverfahren und ferner eine Berechnung der Herstellungskosten sowie die Angabe des Verkaufspreises enthalten. Die Räume, in denen Ersatzlebensmittel hergestellt, verpackt, feilgehalten oder verkauft werden, unterliegen der polizeilichen Beaufsichtigung.

Die Fleischüberwachung ist vom Reiche geregelt durch das Schlachtvieh- und Fleischbeschaugesetz vom 3. Juni 1900 (RGBl. S. 547)[1]). Rindvieh, Schweine, Schafe, Ziegen, Pferde

---

[1]) Die Ausführungsbestimmungen zu diesem Gesetze sind vom Bundesrat unter dem 30. Mai 1902 erlassen und den praktischen Erfahrungen und Fortschritten der wissenschaftlichen Fleischschau entsprechend in der Folgezeit mehrfach unter dem 27. März und 28. Juni 1903, 15. Februar, 9. Mai und 26. Juli 1904, 16. Juni 1906 und 22. Februar 1908 abgeändert. In der jetzt geltenden Fassung sind sie dann unter dem 27. November 1908 in der Beilage zu Nr. 52 des Zentralblattes für das Deutsche Reich amtlich neu veröffentlicht worden.

und Hunde (die Untersuchungspflicht ist später auch ausgedehnt auf Esel, Maultiere und Maulesel), deren Fleisch zum Genusse für Menschen verwendet werden soll, unterliegen vor und nach der Schlachtung einer amtlichen Untersuchung. Notschlachtungen sind von der ersten und die auf den eigenen Gebrauch beschränkten Hausschlachtungen, falls keine Erkrankungsmerkmale hervortreten, von beiden Untersuchungen befreit. Die Bildung der Beschaubezirke und die Bestellung der Beschauer erfolgt durch die Landesbehörden. Bei der Untersuchung kann das Fleisch für tauglich, untauglich oder bedingt tauglich erachtet werden. Für das bedingt taugliche und für das genießbare minderwertige Fleisch sind in Gemeinden mit Schlachthauszwang besondere Verkaufsstellen (Freibänke) vorgeschrieben. Andere Gemeinden können solche einrichten. Alles derartige Fleisch muß, wo Freibänke bestehen, auf diesen verkauft, darf aber regelmäßig nur zum Gebrauch im eigenen Haushalt abgegeben werden. Das aus dem Auslande eingehende Fleisch mit Ausschluß des Wildprets und Federviehs unterliegt der Untersuchung bei der Einfuhr. Die doppelte Schau fällt hier fort. Dafür dürfen frisches Fleisch nur in ganzen Tierkörpern, Pökelfleisch nur in Mengen von mindestens 4 kg und Büchsenfleisch, Würste und sonstige Gemenge aus zerkleinertem Fleisch überhaupt nicht eingeführt werden.

Der amtlichen Untersuchung auf Trichinen unterliegt das zum Genusse für Menschen bestimmte Fleisch von Schweinen und Wildschweinen (für alle Bundesstaaten eingeführt, für Preußen durch Gesetz vom 28. Juni 1902). Dies gilt auch für das aus anderen Bundesstaaten eingeführte, nicht bereits amtlich untersuchte Fleisch. Dagegen besteht für Hausschlachtungen, die nicht in Schlachthäusern mit Schlachthauszwang erfolgen, die Untersuchungspflicht nur, soweit dieses durch besondere Polizeiverordnungen bestimmt wird. Auf gleichem Wege ist das Aufblasen des Fleisches allgemein verboten.

Der Überwachung des Verkehrs mit Fleisch dienen auch die Schlachthäuser, die daneben noch den Vorteil der größeren Reinlichkeit im Betriebe sowie der Beseitigung der mit den Einzelschlachtstätten verbundenen Verunreinigungen und Ausdünstungen haben. Nach Errichtung öffentlicher Schlachthäuser kann durch Gemeindebeschluß angeordnet werden, daß in Privathäusern der Stadt und — soweit es sich um den städtischen Gewerbebetrieb der in der Stadt wohnenden Schlächter und Händler mit frischem Fleisch handelt — auch in ihrem Umkreise nicht geschlachtet werden darf, und daß sowohl das in das Schlachthaus gebrachte

Vieh vor und nach dem Schlachten, als auch das von außerhalb eingebrachte Fleisch, soweit dieses nicht bereits amtlich untersucht ist, durch approbierte Tierärzte untersucht werden muß (Gesetz vom 18. März 1868, GS. S. 277, neugefaßt unterm 29. Mai 1902, GS. S. 162). Das von approbierten Tierärzten amtlich untersuchte Fleisch kann in Gemeinden mit Schlachthauszwang der abermaligen Untersuchung nur daraufhin unterworfen werden, ob es inzwischen verdorben oder sonst gesundheitsschädlich geworden ist.

Besondere Bedeutung für die Gesundheit haben noch die Maßnahmen zur Verhütung schädlicher Ausdünstungen, die, soweit es sich um Wohnungen handelt, in das Gebiet der Baupolizei und, soweit die Reinhaltung der Straßen in Frage kommt, in das der Straßenpolizei fällt. Auf Grund von Polizeivorschriften (Strafgesetzbuch für das Deutsche Reich § 366[10]) sollen schmutzige und übelriechende oder der Verwesung unterliegende Gegenstände und Flüssigkeiten von den Straßen ferngehalten, letztere aber gleichzeitig von dem trotzdem sich ansammelnden Schmutze regelmäßig gereinigt werden. Die Straßenreinigung ist Sache der Gemeinden, innerhalb dieser aber meist auf die angrenzenden Hausbesitzer gelegt.

In den Städten macht die Dichtigkeit der Bevölkerung und die Menge der Abfallstoffe besondere Maßnahmen zur Beseitigung der festen Abfallstoffe und der Abwässer notwendig. Die festen Abfälle bestehen aus Haus- und Straßenkehricht (Müll) und Speisenabfällen. Sie werden gewöhnlich regelmäßig unter möglichster Verhinderung der Staubentwicklung abgefahren. Nur in vereinzelten Fällen hat die Schwierigkeit, die großen Mengen des Kehrichts unterzubringen, zu dessen Verbrennung geführt. Schwieriger und mannigfaltiger ist die Beseitigung der Abwässer (Spüljauche) gestaltet, die durch Abfuhr oder durch Kanalisation nach verschiedenen Systemen erfolgen kann. Die Regelung dieser Fragen ist zumeist durch ortsstatutarische Bestimmungen erfolgt.

Das Wohnungswesen ist bisher im Reiche nicht einheitlich geregelt. Nach Art. 10 Ziff. 4 der Verfassung des Deutschen Reiches vom 11. August 1919 (RGBl. S. 1383) kann das Reich aber im Wege der Gesetzgebung Grundsätze aufstellen für das Bodenrecht, die Bodenverteilung, das Ansiedlungs- und Heimstättenwesen, die Bindung des Grunsbesitzes, das Wohnungswesen und die Bevölkerungsverteilung. Ein Reichsgesetz, das für das Wohnungswesen einheitliche Grundsätze aufstellt, ist bisher noch nicht erlassen. Das Bürgerliche Gesetzbuch enthält aber schon einige Bestimmungen über Beschaffenheit von Wohnungen, die als eine gewisse Wohnungsfürsorge angesehen werden können und die der Polizeibehörde vielfach Anlaß zum Einschreiten geben. Die entsprechenden Vorschriften des Bürgerlichen Gesetzbuches lauten:

„§ 544. Ist eine Wohnung oder ein anderer zum Aufenthalte von Menschen bestimmter Raum so beschaffen, daß die Benutzung mit einer erheblichen Gefährdung der Gesundheit verbunden ist, so kann der Mieter das Mietverhältnis ohne Einhaltung einer Kündigungsfrist kündigen, auch wenn er die gefahrbringende Beschaffenheit bei dem Abschlusse des Vertrages gekannt oder auf die Geltendmachung der ihm wegen dieser Beschaffenheit zustehenden Rechte verzichtet hat.

§ 618. Der Dienstberechtigte hat Räume, Vorrichtungen oder Gerätschaften, die er zur Verrichtung der Dienste zu beschaffen hat, so einzurichten und zu unterhalten und Dienstleistungen, die unter seiner Anordnung oder seiner Leistung vorzunehmen sind, so zu regeln, daß der Verpflichtete gegen Gefahr für Leben und Gesundheit soweit geschützt ist, als die Natur der Dienstleistung es gestattet.

Ist der Verpflichtete in die häusliche Gemeinschaft aufgenommen. so hat der Dienstberechtigte in Ansehung des Wohn- und Schlafraumes, der Verpflegung sowie der Arbeits- und Erholungszeit diejenigen Einrichtungen und Anordnungen zu treffen, welche mit Rücksicht auf die Gesundheit, die Sittlichkeit und die Religion des Verpflichteten erforderlich sind.

Erfüllt der Dienstberechtigte die ihm in Ansehung des Lebens und der Gesundheit des Verpflichteten obliegenden Verpflichtungen nicht, so finden auf seine Verpflichtung zum Schadensersatze die für unerlaubte Handlungen geltenden Vorschriften der §§ 842 bis 846 entsprechende Anwendung.“

Einzelne Bundesstaaten hatten die Wohnungsaufsicht schon vor einer Reihe von Jahren durch besondere Gesetze vorgeschrieben. So bestand in Hessen schon seit 1893 ein Landeswohnungsgesetz; Sachsen und Baden hatten 1900 und 1907 Wohnungsverordnungen erlassen, und auch in Bayern und Württemberg war das Wohnungswesen durch besondere Verordnungen geregelt. In Preußen waren über die Wohnungsverhältnisse bis vor kurzem nur in einzelnen Regierungsbezirken entsprechende Verordnungen erlassen. Das preußische Wohnungsgesetz vom 28. März 1918 hat endlich eine einheitliche Regelung für das ganze Land gebracht. Es ist am 1. April 1918 in Kraft getreten. Durch dieses Gesetz sollen die vielfachen Mißstände beseitigt werden, die sich auf dem Gebiete des Wohnungswesens in den letzten Jahrzehnten ergeben hatten und die besonders darauf zurückzuführen waren, daß dem Bedürfnis nach Schaffung zweckmäßiger und gesunder Klein- und Mittelwohnungen nicht in einer der Bevölkerungszunahme entsprechenden Weise Rechnung getragen worden war. Dieser vornehmste Zweck des Gesetzes ist schon in dem Artikel I erkennbar. Er enthält eine Reihe einschneidender Änderungen und Neuerungen des Baufluchtliniengesetzes (Gesetz betreffend die Anlegung und Veränderung von Straßen und Plätzen in Städten und ländlichen Ortschaften vom 2. Juli 1875, GS. S. 561). In diesen neuen Bestimmungen wird es den Gemeinden zur Pflicht gemacht, bei Schaffung der Fluchtlinien sowie Ausmessung der Baublöcke und Straßenbreite neben den bisher maßgebenden Rücksichten auf die Feuersicherheit und den Verkehr, insbesondere auch dem verschiedenartigen Wohnungsbedürfnis Sorge zu tragen. Die Befugnis der Baupolizeibehörde, von der Gemeinde die Schaffung von Baufluchtlinien zu verlangen, ist dahin erweitert worden, daß auch ein Bedürfnis nach Klein- und Mittelwohnungen der Polizei dieses Recht gibt. Ferner sind im Interesse einer möglichst ungehinderten Errichtung von Klein- und Mittelwohnungen wichtige Ausnahmen von dem Verbot des Bauens an unfertigen Straßen vorgesehen. Sodann bringt das Gesetz Bestimmungen über ein vereinfachtes Enteignungsverfahren zur Befriedigung des Bedürfnisses nach Mittel- und Kleinwohnungen. Ferner enthält das Gesetz neben baupolizeilichen Vorschriften allgemeine Vorschriften über Wohnungsordnungen, die als Polizeiverordnungen zu erlassen sind. Für alle Gemeinden mit mehr als 10 000 Einwohnern müssen Wohnungsordnungen erlassen werden. Sie sollen insbesondere Vorschriften treffen über eine den gesundheitlichen Anforderungen entsprechende bauliche Beschaffenheit und Instandhaltung der Wohn- und Schlafräume (auch Küchen), der Hausflure, Treppen, Höfe und sonstigen der gemeinsamen Benutzung der Hausbewohner dienenden Teile des Hauses sowie über die im gesundheitlichen und sittlichen Interesse zulässige Belegung der Wohn- und Schlafräume. Auch über die Unterbringung von Arbeitern sind besondere Vorschriften getroffen. Die Aufsicht über das Wohnungswesen ist, unbeschadet der allgemeinen gesetzlichen Befugnisse der Ortspolizeibehörden, dem Gemeindevorstand übertragen. Dieser soll sich von den Zuständen im Wohnungswesen fortlaufend Kenntnis verschaffen, auf die Fernhaltung und Beseitigung von Mißständen sowie auf die Verbesserung der Wohnungsverhältnisse, namentlich der Minderbemittelten, hinwirken und die Befolgung der Vorschriften der Wohnungsordnung überwachen. Für Gemeinden mit mehr als 100 000 Einwohnern ist zur Durchführung der Wohnungsaufsicht ein Wohnungsamt zu errichten.

Die mit der Wohnungsaufsicht betrauten Personen sind berechtigt, bei Ausübung der Wohnungsaufsicht alle Räume, die zum Aufenthalte von Menschen benutzt werden, sowie die dazugehörigen Nebenräume, Zugänge, Aborte zu betreten. Sie haben den Wohnungsinhaber oder dessen Vertreter bei dem Beginne der Besichtigung mit dem Zwecke ihres Erscheinens bekanntzumachen und sich unaufgefordert durch öffentliche Urkunde über ihre Berechtigung auszuweisen. Die Besichtigung muß so vorgenommen werden, daß eine Belästigung der Beteiligten tunlichst vermieden wird. Sie darf nur in der Zeit von 9 Uhr morgens bis 6 Uhr abends, bei Wohnungen, in die Einlieger oder Schlafgänger aufgenommen werden, nur in der Zeit von 5 Uhr morgens bis 10 Uhr abends erfolgen.

Der Wohnungsinhaber oder sein Vertreter ist verpflichtet, über die Art der Benutzung der Räume wahrheitsgemäß Auskunft zu erteilen.

Soweit sich bei Ausübung der Wohnungsaufsicht ergibt, daß die Wohnung hinsichtlich ihrer Beschaffenheit oder Benutzung den an sie zu stellenden Anforderungen nicht entspricht, ist Abhilfe in der Regel zunächst durch Rat, Belehrung oder Mahnung zu versuchen. Läßt sich auf diese Weise Abhilfe nicht schaffen, so ist der Gemeindevorstand befugt, die erforderlichen Anordnungen zu erlassen.

Den Wohnungsordnungen und der Wohnungsaufsicht unterliegen:

1. Wohnungen, die einschließlich Küche aus vier oder weniger zum dauernden Aufenthalte von Menschen bestimmten Räumen bestehen;
2. größere Wohnungen, in denen nicht zur Familie gehörige Personen gegen Entgelt als Zimmermieter (Zimmerherren), Einlieger (Einlogierer, Miet-, Kost- und Quartiergänger) oder Schlafgänger (Schläfer, Schlafleute, Schlafsteller, Schlafgäste, Schlafburschen und -mädchen) aufgenommen werden;
3. Wohn- und Schlafräume, die von Dienst- oder Arbeitgebern ihren Dienstboten, Gewerbegehilfen (Gesellen, Gehilfen, Lehrlingen), Handlungsgehilfen, Handlungslehrlingen oder sonstigen Angestellten oder Arbeitern zugewiesen sind;
4. solche Wohn- oder Schlafräume in Mietwohnungen, die im Keller oder in einem nicht vollausgebauten Dachgeschosse liegen;
5. Ledigenheime und Arbeiterlogierhäuser.

Zur Zuständigkeit des Wohnungsamtes gehören insbesondere:

1. die Vermittelung des Geschäftsverkehrs zwischen den Wohnungspflegern, den Wohnungsausschüssen und der Deputation für die Wohnungspflege, soweit dieser Verkehr nicht mündlich erfolgen kann;
2. die Bearbeitung der in Sachen der Wohnungspflege von der Deputation für die Wohnungspflege und den Wohnungsausschüssen gefaßten Beschlüsse, insbesondere die Mitteilung dieser Beschlüsse an die Betroffenen;
3. die Bearbeitung der eingegangenen Wohnungsan- und -abmeldungen;
4. die Vermittelung von Wohnungen für das wohnungsuchende Publikum;
5. die Erteilung von Auskunft- in Miets- oder Wohnungsangelegenheiten;
6. die Sammlung und Ordnung des Besichtigungsmaterials sowie die Vorbereitung dieses Materials für statistische Zwecke;
7. die Überwachung des Schlafstellenwesens.

Die Demobilmachung hat die Wohnungsämter vor außerordentlich schwierige Aufgaben gestellt. Schon vor dem Kriege hatte die Schaffung von Wohnungen nachgelassen; während des Krieges hat sie fast gänzlich geruht, und auch jetzt, nachdem der Friede geschlossen ist, sind die Verhältnisse auf dem Baumarkt die denkbar ungünstigsten. Die große Zahl von Kriegsgetrauten und sonstigen Kriegsteilnehmern, die sich jetzt ein eigenes Heim gründen wollen, der andauernde Zuzug aus den abgetretenen Gebieten, die besseren Lohnverhältnisse der Arbeiter, die es ihnen ermöglichen, früher als bisher zu heiraten — alle diese Umstände steigern die Nachfrage nach Wohnungen ins Ungemessene. Die Wohnungsämter sind daher zurzeit mit der Beschaffung und Verteilung von Wohnungen sowie mit der Tätigkeit als Mietseinigungsamt derart in Anspruch genommen, daß ihre wichtigsten Aufgaben — die Wohnungsaufsicht und die Wohnungspflege — erheblich darunter leiden.

Für die Übergangszeit hat das Reich eine Reihe besonderer Verordnungen zum Schutze der Mieter erlassen. Dieser Schutz wird auch erstrebt durch eine Verordnung des preußischen Ministers für Volkswohlfahrt vom 9. Dezember 1919, in der eine Höchstgrenze für Mietssteigerungen festgesetzt wird. Ferner hat der Volkswohlfahrtskommissar durch Verordnung vom 7. November 1919 darauf hingewiesen, daß es im allgemeinen sozialen Interesse liege, die Wohnungsaufsicht und Wohnungspflege über den anderen dringenden Aufgaben, mit denen die Wohnungsämter jetzt belastet sind, nicht zu vernachlässigen.

Medizinalpolizei. Das Medizinalwesen umfaßt die Fürsorge für das Vorhandensein geeigneter Medizinalpersonen (Ärzte, ärztliches Hilfspersonal, Hebammen) sowie ausreichender Apotheken und Heilstätten (Kranken-, Entbindungs- und ähnliche Anstalten).

Ärzte und Zahnärzte bedürfen der Approbation, die auf Grund einer Prüfung von den Zentralbehörden (Ministerien) derjenigen deutschen Länder, welche eine oder mehrere Landesuniversitäten haben, erteilt wird. Die Approbation wird Personen männlichen oder weiblichen Geschlechts, Inländern ebenso wie Ausländern, erteilt, vorausgesetzt, daß sie alle Vorbedingungen und Anforderungen der Prüfungsordnung erfüllt haben [1]).

Nur wer approbiert ist, darf den Arzt- oder einen gleichlautenden Titel führen, von dem Staat oder den Gemeinden anerkannt oder mit amtlichen Verrichtungen betraut werden oder die Heilkunde im Umherziehen ausüben. Die Approbation gilt für das ganze Deutsche Reich; der Arzt ist somit in bezug auf seine Niederlassung unbeschränkt. In allen deutschen Ländern sind die Ärzte verpflichtet, sich vor Beginn der Praxis unter Vorlegung ihrer Approbation (gegebenenfalls auch des Doktordiploms) bei dem zuständigen Medizinalbeamten (Kreis-, Bezirksarzt usw.) zu melden. Auch beim Wechsel des Wohnortes ist Anzeige zu erstatten, und zwar nicht nur bei dem Medizinalbeamten des neuen, sondern auch bei demjenigen des bisherigen Wohnortes. Die An- und Abmeldung braucht nicht persönlich zu erfolgen, es genügt eine schriftliche Anzeige unter Beifügung der erforderlichen Papiere.

Entsprechend der jetzigen freien Stellung der Ärzte findet eine Vereidigung derselben nicht mehr statt, auch besteht für sie Freiwilligkeit der ärztlichen Hilfeleistungen, die aber insofern eine Einschränkung erfährt, als die Ärzte ebenso wie alle Staatsbürger nach der Bestimmung im § 360 Nr. 10 des Strafgesetzbuches:

> „Wer bei Unglücksfällen oder gemeiner Gefahr oder Not von der Polizeibehörde oder deren Stellvertreter zur Hilfe

---

[1]) Prüfungsordnung für Ärzte vom 28. Mai 1901 (in der Fassung vom 12. Februar 1907, MinBl. 1907 S. 98).
Prüfungsordnung für Zahnärzte vom 15. März 1909 (MinBl. 1909 S. 154).

> aufgefordert, keine Folge leistet, obgleich er der Aufforderung
> ohne erhebliche eigene' Gefahr genügen konnte, wird mit
> Geldstrafe bis zu 150 Mk. oder mit Haft bestraft,"

in Notfällen Beistand leisten müssen.

Der Arzt hat in solchen Fällen Gebühren von der ersuchenden
Polizeibehörde nach Maßgabe der in den einzelnen Bundesstaaten
bestehenden Gebührenordnungen zu beanspruchen.

Befreit sind die Ärzte von der Verpflichtung, das Amt eines
Schöffen oder Geschworenen anzunehmen. Sie werden deshalb
auch nicht zu derartigen Ämtern einberufen. Geschieht es dennoch,
so ist innerhalb einer Woche nach erhaltener Einberufung dagegen
Einspruch bei dem einberufenden Gericht zu erheben (§§ 35, 53
und 85 des Gerichtsverfassungsgesetzes vom 27. Januar 1877).
Dasselbe gilt für das Amt eines Schiedsmannes (§ 8 der Schiedsmanns-
ordnung vom 29. März 1879, GS. S. 321). Dagegen kann das Amt
eines Beisitzers bei den Schiedsgerichten für Arbeiterversicherung
vom Arzte nicht abgelehnt werden.

Hinsichtlich der Verpflichtung zur Übernahme von Gemeinde-
ämtern bestehen nicht überall gleiche Bestimmungen. Nach den
in Preußen und in den meisten deutschen Ländern geltenden Städte-
ordnungen berechtigt ärztliche und wundärztliche Praxis [1]) zur
Ablehnung oder früheren Niederlegung einer unbesoldeten Stelle in
der Gemeindeverwaltung oder Gemeindevertretung. In den Land-
gemeindeordnungen, Kreisordnungen usw. ist dem Arzte eine derartige Befugnis häufig nicht eingeräumt. Es haben dann die betreffenden Körperschaften selbst zu entscheiden, ob sie in der Ausübung der ärztlichen Berufstätigkeit einen ausreichenden Grund für
die Befreiung sehen.

Befreit sind die Ärzte auch von der Überlassung der zur Ausübung ihres Berufes notwendigen Pferde zu Mobilmachungszwecken
an die Militärbehörden (§ 25 Abs. 2 Nr. 3 des Gesetzes über die
Kriegsleistungen vom 13. Juni 1873, RGBl. S. 129) und von der
Vorspannleistung für die bewaffnete Macht sowie von der Verabreichung der Fourage, soweit der Fouragebestand für diese Pferde
erforderlich ist (§ 3 Abs. 3 Nr. 4 und § 5 Abs. 4 des Gesetzes über
die Naturalleistungen für die bewaffnete Macht im Frieden vom
13. Februar 1875, RGBl. S 52, und vom 24. Mai 1898, RGBl. S. 360).

Zum Zweikampf zugezogene Ärzte sind nach § 209 des Strafgesetzbuches straflos, doch gilt diese Straflosigkeit selbstverständlich nur hinsichtlich ihrer ärztlichen Beihilfe.

Zum Bereiten und Verkaufen von Arzneimitteln (Dispensieren)
sind die Ärzte nicht befugt, doch bestehen folgende Ausnahmen:

> a) an Orten, in deren Nähe sich keine Apotheke befindet,
>   ist den Ärzten das Halten einer Hausapotheke für die
>   notwendigsten Mittel in ihrer Praxis gestattet,

---

[1]) Der Arzt ist also nur dann zur Ablehnung berechtigt, wenn
er seinen Beruf tatsächlich ausübt.

b) homöopathischen Ärzten kann das Dispensieren ihrer Arzneimittel nach Ablegung einer Prüfung gestattet werden.

Als ärztliches Hilfspersonal kommen die **Heildiener, Masseure** und die **Krankenpflegepersonen** in Betracht. Wenngleich seit dem Inkrafttreten der Reichsgewerbeordnung die Ausübung der sogenannten kleinen Chirurgie durch Heildiener freigegeben ist, hatte man doch die frühere Einrichtung der geprüften Heildiener zunächst beibehalten. Durch die dann später erfolgte Regelung der Ausbildung der staatlich geprüften Krankenpflegepersonen, die diejenige der Heilgehilfen und Masseure einschließt, ist die letztere Sonderausbildung entbehrlich geworden, und es sollen deshalb in Preußen entsprechend dem Ministerialerlaß vom 4. Dezember 1911 Heilgehilfen und Masseure nicht mehr geprüft werden. Die vom Bundesrat unterm 22. März 1906 beschlossenen „Vorschriften über die staatliche Prüfung von Krankenpflegepersonen" sind als Muster für die von den Landesregierungen auf Grund besonderer Entschließungen in der Form landesrechtlicher Bestimmungen zu erlassende Vorschrift gedacht. Sie sind in den nächsten Jahren in den meisten Bundesstaaten beschlossen worden, in Preußen als „Vorschriften über die staatliche Prüfung von Krankenpflegepersonen" unter dem 10. Mai 1907 (MinBl. für Medizinalangelegenheiten S. 185).

Zur Prüfung werden zugelassen unbestrafte und körperlich und geistig gesunde Personen, die das 21. Lebensjahr vollendet haben und den Nachweis einjähriger erfolgreicher Teilnahme an einem zusammenhängenden Lehrgange in einer staatlichen oder staatlich anerkannten Krankenpflegeschule erbringen; doch · müssen in der Regel im Rahmen der abzuhaltenden theoretischen Unterweisung insgesamt wenigstens 200 Unterrichtsstunden erteilt und muß hierbei das Gesamtpensum des vorgeschriebenen Planes für die Ausbildung in der Krankenpflege erledigt werden.

Krankenpflegeschulen befinden sich in den meisten größeren Krankenhäusern; die Prüfungen werden in einem Krankenhause abgehalten. Sie sind fakultativ und gewähren den Geprüften ein Vorrecht nur insofern, als in den öffentlichen und privaten Krankenanstalten die staatlich anerkannten Krankenpflegepersonen bei der Anstellung und Besoldung bevorzugt werden sollen. Eine besondere Gruppe der Krankenpflegepersonen bilden die Säuglingspflegerinnen, deren Ausbildung durch die „Vorschriften über die staatliche Prüfung von Säuglingspflegerinnen" vom 31. März 1917 geregelt ist. Die Voraussetzungen für die Zulassung zur Prüfung sind die gleichen wie bei den Krankenpflegepersonen, nur haben die Säuglingspflegerinnen den Nachweis der erfolgreichen Teilnahme an einem halbjährigen zusammenhängenden Lehrgange in einer anerkannten Krankenpflegeschule und an einem im Anschluß hieran abgelegten halbjährigen Lehrgange in einer staatlichen oder staatlich anerkannten Säuglingspflegeschule zu erbringen. Säuglingspflegeschulen bestehen in größeren Säuglings- und Kinderkrankenhäusern und ähnlichen Anstalten. Auch diese Prüfungen sind fakultativ.

Dagegen setzt die gewerbliche Ausübung des Berufes als Hebamme unbedingt ein Prüfungszeugnis der nach den Landesgesetzen zuständigen Behörde voraus (§ 30 Abs. 3 derRGewO.). Die Ausbildung, die in besonderen Staats- oder Provinzial-Hebammenlehranstalten erfolgt, ist in Preußen durch die Verfügung betreffend das Hebammenwesen vom 6. August 1883 und die Dienstanweisung für die Hebammen (abgedruckt als Anhang des Hebammenlehrbuches) geregelt.

Zugelassen zur Ausbildung werden Personen, die ein Befähigungszeugnis des für ihren Wohnort zuständigen Kreisarztes beibringen und die sich im Alter von 20—30 Jahren befinden. Die Unterrichtskurse dauern 9 Monate; sie haben sich auch auf die Säuglings- und Kinderpflege zu erstrecken. Die ausgebildeten und mit Prüfungszeugnissen versehenen Hebammen werden vereidigt und stehen unter der Aufsicht des Kreisarztes. Um das Land mit den erforderlichen Hebammen zu versehen, sind für bestimmte Bezirke besondere Bezirkshebammen angestellt. Diese empfangen eine feste Vergütung, gegen die sie zahlungsunfähigen Personen nötigenfalls unentgeltliche Hilfe leisten müssen. Der Gewerbebetrieb der übrigen Hebammen wird durch diese Anstellungen nicht beeinträchtigt.

Das Apothekenwesen ist teils vom Reiche geregelt, teils beruht es noch auf landesgesetzlichen Bestimmungen. Als Reichsvorschriften sind z. B. erlassen die „Prüfungsordnung für Apotheker“ vom 18. Mai 1904 (Zentralblatt S. 150), das „Arzneibuch für das Deutsche Reich“ (Verlag von v. Decker, Berlin) und die „Deutsche Arzneitaxe“ mit ihren mehrfachen Nachträgen, während sich die landesgesetzlichen Bestimmungen auf die Errichtung, Konzessionierung, Einrichtung und Beaufsichtigung der Apotheken beziehen.

Der Betrieb des Apothekergewerbes hat zur Voraussetzung

1. die Approbation des Apothekers. Sie erfolgt nach bestandener Prüfung in der Arzneikunde durch die Zentralbehörden derjenigen deutschen Länder, welche eine oder mehrere Landesuniversitäten haben;
2. die Berechtigung der Apotheke:

Den Berechtigungen und Besitzverhältnissen nach.lassen sich im Deutschen Reiche folgende Arten von Apotheken unterscheiden:

a) Realprivilegien, mit oder ohne Verbietungsrecht; sie sind völlig frei verkäuflich und meist an ein bestimmtes Grundstück gebunden;

b) Realkonzessionen, die in der Regel an ein bestimmtes Grundstück gebunden, aber nur mit Genehmigung der Behörden verkäuflich sind. Diese Genehmigung muß aber erteilt werden, wenn der Käufer als Apotheker approbiert ist;

c) reine Personalkonzessionen, die weder verkäuflich noch vererblich sind, sondern bei Abgang des Inhabers an den Staat zurückfallen und von diesem neu vergeben werden;

d) außerdem befinden sich noch einige Apotheken im Besitze des Staates, von Korporationen, Anstalten usw.

Die Anlage neuer Apotheken ist nur im Falle des Bedürfnisses bei wesentlicher Vermehrung der Bevölkerung oder ihres Wohlstandes zulässig. Der Antrag kann von Gemeinden, Behörden, Ärzten oder sonst beteiligten Personen bei der Lokal- oder Aufsichtsbehörde gestellt werden; zuständig für die Genehmigung ist in Preußen der Oberpräsident.

Auf Grund der Vorrechte des Apothekergewerbes dürfen gewisse Heilmittel, Drogen und chemische Präparate im Kleinverkauf nur in Apotheken verkauft werden. Andererseits müssen in ihnen die Heilmittel nach genauer Vorschrift (Arzneibuch) zubereitet, aufbewahrt und vorrätig gehalten werden. Die Arzneipreise werden durch Taxen festgestellt. Ermäßigungen auf Grund freier Vereinbarungen sind zulässig. Die Apotheken stehen unter der Aufsicht des Kreisarztes und unterliegen der regelmäßigen Besichtigung.

Dem in den letzten Jahrzehnten immer mehr zunehmenden Drang der Kranken nach Hospitalisierung trägt eine große Zahl von Krankenanstalten Rechnung, die vom Staate, den Provinzen, den Kreisen oder den Gemeinden errichtet sind. Neben diesen öffentlichen Krankenanstalten stehen die von Unternehmern betriebenen privaten Anstalten, die nach § 30 der Gewerbeordnung einer besonderen Konzession der höheren Verwaltungsbehörde bedürfen. Außer den allgemeinen Krankenhäusern sind noch Sonderanstalten für Augenkranke, geistig Kranke (Irrenanstalten), Haut- und Geschlechtskranke, Tuberkulöse usw. sowie besondere Entbindungsanstalten vorhanden.

Über Anlage, Bau- und Einrichtung aller Kranken-, Heil- und Pflegeanstalten sowie von Entbindungsanstalten und Säuglingsheimen sind in den meisten deutschen Ländern besondere Vorschriften erlassen. In Preußen haben durch Erlaß vom

8. Juli 1911 die Minister des Innern der öffentlichen Arbeiten und für Handel und Gewerbe derartige Vorschriften an die Oberpräsidenten bekanntgegeben mit dem Ersuchen, sie als Polizeiverordnung für den Bereich der Provinz zu erlassen. Durch diesen Erlaß wurde auch angeordnet, daß die Ortspolizeibehörden die Genehmigung zum Neubau, Umbau oder zur Erweiterung einer nicht unter § 30 der Gew.Ordn. fallenden Anstalt nicht früher erteilen sollen, als bis sie hierzu die Zustimmung des Regierungspräsidenten erhalten haben. Wegen ihrer allgemeinen Wichtigkeit werden die Vorschriften hier im Wortlaut wiedergegeben [1]):

Vorschriften über Anlage, Bau und Einrichtung von Kranken-, Heil- und Pflegeanstalten sowie von Entbindungsanstalten und Säuglingsheimen.

§ 1. Größere Krankenanstalten im Sinne der nachstehenden Vorschriften sind Anstalten mit mehr als 50 Betten, kleinere Anstalten solche mit 50 Betten und darunter.

I. Allgemeine Vorschriften.

§ 2. Die Krankenanstalt muß frei und entfernt von Betrieben liegen, die geeignet sind, den Zweck der Anstalt zu beeinträchtigen. Der Bauplatz muß wenigstens 100 qm für das Bett groß, der Baugrund in gesundheitlicher Beziehung einwandfrei sein. Die Frontwände derjenigen Krankenräume, die zum dauernden Aufenthalte der Kranken bestimmt sind, müssen von anderen Gebäuden mindestens 20 m, die übrigen wenigstens 10 m entfernt sein.

Vor den Fenstern der Krankenzimmer muß mindestens ein solcher Freiraum verbleiben, daß die Umfassungswände und Dächer der gegenüberliegenden Gebäude nicht über eine Luftlinie hinausgehen, die von dem Berührungspunkt der Frontwand mit dem Fußboden der Krankenzimmer aus unter einem Neigungswinkel von 30° zu der verlängerten Fußbodenlinie gezogen wird.

Die Anlage von rings durch Gebäude umschlossenen Höfen ist im allgemeinen unzulässig.

Jedes Stockwerk, das für mehr als 30 Betten bestimmt ist, muß zwei Treppen mit Ausgängen ins Freie haben.

Bei größeren Krankenanstalten muß für die Aufnahme von Kranken eine Beobachtungsabteilung mit besonderem Eingange von außen vorhanden sein.

§ 3. Flure und Gänge müssen mindestens 1,8 m breit, gut belichtet, lüft- und heizbar sein.

Gänge, an denen Krankenräume liegen, sind einseitig anzulegen. Jedoch können an der den Krankenräumen gegenüberliegenden

---

[1]) Ein Erlaß, welcher mit Rücksicht auf die gegenwärtige Kostspieligkeit in Bau und Betrieb erhebliche Milderungen bringt, ist soeben erschienen und in der amtlichen Halbmonatsschrift „Volkswohlfahrt" veröffentlicht.

Seite Nebenräume, Anrichteküche, Bade-, Aborträume, Zimmer für Pflegepersonal usw., bis zur Hälfte der Länge des Ganges angebracht werden.

§ 4. Die für Kranke bestimmten Räume müssen in der ganzen Grundfläche gegen das Eindringen von Bodenfeuchtigkeit gesichert sein.

Räume, deren Fußboden nicht mindestens 30 cm über der anschließenden Erdoberfläche liegt, dürfen mit Kranken nicht belegt werden.

Krankenzimmer, die das Tageslicht nur von einer Seite erhalten, dürfen nicht nach Norden liegen.

Die Wände in allen Krankenzimmern sollen glatt, in Operations- und Entbindungszimmern sowie in solchen Räumen, in denen Personen mit übertragbaren Krankheiten untergebracht werden, abwaschbar und mit ausgerundeten Ecken hergestellt sein.

Die Türen und Fenster sollen mit einfacher, abgerundeter Profilierung sowie abwaschbar hergerichtet sein.

§ 5. Die Haupttreppen sollen in Anstalten über 20 Betten feuerfest, d. h. aus Beton oder aus Kunststein mit Eiseneinlage unter Ausschluß von Naturstein hergestellt und in allen Geschossen, einschließlich des Dachgeschosses, mit massiven Wänden umgeben werden. Für Anstalten bis zu 20 Betten genügen Treppen aus Holz mit unterseitigem Verputz aus unverputztem Eichenholz oder aus Eisen und zu ihrer Umschließung Wände aus beiderseits verputztem Fachwerk, aus Zement, Gips, Kunststeinplatten, Rabitzmasse u. dgl.

Die Haupttreppen sollen ohne Wendelstufen und mit geraden, ihnen an Breite gleichen Podesten angelegt und mindestens 1,3 m breit sein, die Stufen sollen mindestens 30 cm Auftrittsbreite und höchstens 17 cm Steigung haben. Die Treppenhäuser müssen Licht und Luft unmittelbar von außen erhalten.

Die Fußböden aller von Kranken benutzten Räume sind möglichst wasserdicht und so herzustellen, daß die Kranken vor Abkühlung geschützt sind.

§ 6. Die Krankenzimmer, alle von dem Kranken benutzten Nebenräume, Anrichteküchen, Flure, Gänge und Treppenhäuser müssen mit Fenstern versehen werden, die unmittelbar ins Freie führen, die Fensterfläche soll in mehrbettigen Krankenzimmern mindestens ein Siebentel der Bodenfläche, in einbettigen Zimmern (Einzelzimmern) mindestens 2 qm betragen.

Für Räume, in denen Kranke mit übertragbaren Krankheiten oder bettlägerige Sieche untergebracht werden, kann eine größere Fensterfläche vorgeschrieben werden.

Die Fenster müssen mit geeigneten Einrichtungen zum Schutze gegen Sonne versehen sein.

§ 7. Bei bettlägerigen Kranken muß in mehrbettigen Zimmern für jedes Bett ein Luftraum von wenigstens 30 cbm bei 7,5 qm Bodenfläche und in einbettigen Zimmern ein Luftraum von wenigstens 40 cbm bei 10 qm Bodenfläche vorhanden sein; bei Kindern unter 14 Jahren genügt in mehrbettigen Zimmern ein Luftraum von 20 cbm bei 5 qm Bodenfläche für jedes Bett.

Bei Kranken, die nicht bettlägerig sind, genügt in mehrbettigen Zimmern ein Luftraum von 24 cbm, bei Kindern unter 14 Jahren ein Luftraum von 15 cbm, wenn ausreichende Tageräume von mindestens 2 qm Bodenfläche für den Kranken vorhanden sind.

Mehr als 30 Betten dürfen in einem Krankenraum nicht aufgestellt werden.

§ 8. In jeder Krankenanstalt muß für jede Abteilung oder für jedes Geschoß mindestens ein geeigneter, mit der Hauptfensterseite nicht nach Norden gelegener Tageraum für zeitweise nicht bettlägerige, in gemeinsamer Pflege befindliche Kranke eingerichtet werden, dessen Größe auf mindestens 2 qm für jeden Kranken, mindestens aber auf 20 qm zu bemessen ist. Veranden, die geschlossen und ausreichend erwärmt werden können, sind als Tageräume anzusehen.

Außerdem muß ein mit Gartenanlagen versehener Erholungsplatz von angemessener Größe, in der Regel von 10 qm Fläche für jedes Krankenbett vorgesehen werden.

§ 9. Alle Krankenzimmer und von Kranken benutzten Räume müssen in einwandfreier Weise zu heizen, zu lüften und zu beleuchten sein.

Die Fenster der von den Kranken benutzten Räume, der Flure, Gänge und Treppen sollen leicht zu öffnen und mit Lüftungseinrichtungen versehen sein. Hierbei ist der Belästigung durch strahlende Wärme vorzubeugen, Staubentwicklung von der Heizeinrichtung aus und Überhitzung der Luft an den Heizflächen zu vermeiden, jede Beimengung von Rauchgasen auszuschließen.

§ 10. Für jedes Krankenbett müssen täglich wenigstens 200 l gesundheitlich einwandfreies Wasser geliefert werden können.

§ 11. Die Entwässerung und die Entfernung der Abfallstoffe muß in gesundheitlich unschädlicher Weise erfolgen.

Auswurfs- und Abfallstoffe, von denen anzunehmen ist, daß sie Krankheitserreger enthalten, müssen sofort unschädlich gemacht werden.

§ 12. Die Aborträume sind in ausreichendem Umfang mit wenigstens einem Abort für je 15 Betten der Männer- und je einem für 10 Betten der Frauenabteilung in der erforderlichen Ausstattung und von den Krankenzimmern genügend getrennt anzulegen.

Der Abort ist mit einem Vorraum zu versehen, der, wie der Abort selbst, mindestens ein ins Freie führendes Fenster haben muß, ausreichend hell, ständig gelüftet und heizbar sein soll. Für Männer sind Pissoire in einem besonderen Abteil des Abortraumes anzubringen.

Für das Pflegepersonal sind besondere, von denjenigen für die Kranken getrennte Aborträume anzubringen.

§ 13. In jeder Krankenanstalt müssen geeignete Räume und Einrichtungen für Vollbäder vorhanden sein.

In größeren Anstalten sollen mindestens ein Raum mit der erforderlichen Einrichtung zu Vollbädern für die Aufnahme und Reinigung, einer für ansteckende Kranke und einer für das Pflegepersonal auf jeder Abteilung vorhanden sein, ebenso eine transportable Wanne.

§ 14. In jeder Krankenanstalt sind je ein Raum für ärztliche Untersuchungen, ein Raum zum Abstellen und Erwärmen der Speisen mit den erforderlichen Wärmevorrichtungen und ein Raum für die Darreichung der „Ersten Hilfe", der zugleich als Behandlungs-

zimmer dienen kann, ferner Einzelzimmer vorzusehen, in denen
Kranke, deren Absonderung unbeschadet des § 19 erforderlich wird,
untergebracht werden können.

Bei größeren Krankenanstalten müssen derartige Räume in einer
den Abteilungen entsprechenden Zahl vorhanden sein.

§ 15. In Krankenanstalten, in denen Operationen ausgeführt zu
werden pflegen, sind in der erforderlichen Weise ausgestattete
Operationszimmer einzurichten, die auch die Vornahme aseptischer
Operationen gestatten.

§ 16. Die Wirtschaftsräume sind so anzulegen, daß Dünste oder
Geräusche aus ihnen nicht in die Krankenräume dringen können.
Bei größeren Krankenanstalten sind die Wirtschaftsräume in einem
besonderen Gebäude oder Gebäudeteil unterzubringen.

§ 17. Jede Krankenanstalt muß eine ausschließlich für deren
Insassen bestimmte Waschküche haben. Infizierte Wäsche darf
ohne vorherige Desinfektion nicht gereinigt werden.

Für jede Krankenanstalt ist in einem ausreichend abgesonderten
Gebäude oder Gebäudeteile eine geeignete Desinfektionseinrichtung
vorzusehen, sofern nicht am Orte eine öffentliche Desinfektionsanstalt zur Verfügung steht.

Zur Unterbringung von Leichen ist in jeder Krankenanstalt ein
besonderer Raum in erforderlicher Weise einzurichten und aus-
zustatten, der nur diesem Zwecke dient und dem Anblick der
Kranken möglichst entzogen ist. Für größere Anstalten ist ein
besonderes Leichenhaus mit einem Raum für die Vornahme von
Leichenöffnungen erforderlich.

Waschküche, Leichenhaus und Desinfektionshaus dürfen unter
einem Dach angeordnet werden, wenn die Anlagen untereinander
durch eine massive Wand vollständig getrennt werden. Dagegen
darf die reine Seite der Desinfektionseinrichtung mit der Waschküche in Verbindung stehen.

§ 18. In allen Krankenanstalten müssen männliche und weibliche Kranke, abgesehen von Kindern bis zu 10 Jahren, in getrennten Räumen, in größeren Anstalten in getrennten Abteilungen
untergebracht werden.

§ 19. Für Kranke, die an übertragbaren Krankheiten leiden,
sind die erforderlichen Absonderungsräume nebst Abort und Baderaum entweder in einem besonderen Gebäude oder in einer abgesonderten Abteilung mit besonderem Eingang von außen, bei
Obergeschossen, wenn möglich, auch mit besonderer Treppe von
außen vorzusehen.

II. Vorschriften über besondere Anstalten.

a) Anstalten für Geisteskranke, Epileptische und Schwachsinnige.

§ 20. Abteilungen und Räume für dauernd oder zeitweise auch
am Tage bettlägerige, ferner für erregte oder unruhige oder einer
besonderen Pflege bedürftige, für hilflose und unsaubere Kranke
(Aufnahmehäuser, Wachsäle, Lazarette, Siechenabteilungen, Säle für
Bettruhe, Stationen für Unsaubere usw.) fallen unter die Bestimmungen der §§ 1 bis 19. Doch sind Abweichungen von den Vorschriften in den Fällen zulässig, wo durch ihre Befolgung eine sichere
Bewahrung der Kranken oder die Übersichtlichkeit der Räume

verhindert wird. Dies gilt im besonderen von den Vorschriften des § 3 Abs. 2, § 4 Abs. 3, § 9 Abs. 2, § 12 und § 13 Abs. 2. Auf genügende Belichtung und Heizung, namentlich aber auf sorgfältige Entlüftung ist in diesen Ausnahmefällen besonders zu achten.

§ 21. Für Kranke, die am Tage den Schlafräumen ganz fernbleiben, körperlich rüstig, nicht störend und völlig sauber sind, ist, genügende Lüftung und Belichtung vorausgesetzt, eine Verminderung des Luftraumes in den Schlafräumen auf 20 qm für den Kranken zulässig (§§ 7 und 8). Auch kann in bezug auf die Größe der Fensterfläche (§ 6) Dispens gewährt werden.

Die im § 20 aufgeführten Abweichungen von den allgemeinen Vorschriften finden auch für diese Art Kranken sinngemäße Anwendung.

Arbeitsräume für diese Kranken können auch in hellen, trockenen und luftigen Kellerräumen untergebracht werden.

§ 22. Bei allen nicht unter den § 20 fallenden Abteilungen, besonders bei kolonialen Gebäuden, Landhäusern und Villen für ruhige, körperlich rüstige und regelmäßig beschäftigte Kranke bleiben die Vorschriften der §§ 2 bis 19 außer Anwendung; Heizung, Lüftung, Belichtung, Wasserversorgung und Beseitigung der Abfälle müssen jedoch sowohl für die eigentlichen Krankenräume als auch für die Beschäftigungsräume, Arbeitsstätten und Nebengelasse ausreichend und derart eingerichtet werden, daß jede ungünstige Einwirkung auf die Gesundheit ausgeschlossen bleibt.

§ 23. Die Vorschriften des § 22 gelten auch für Nervenheilanstalten, Nervenheilstätten, für Erholungsheime für Nervenkranke, Anstalten für Alkoholkranke und ähnliche Anlagen. In jeder Nervenheilanstalt usw. müssen jedoch Räume für dauernd bettlägerige, körperlich hilflose und geschwächte Kranke zur Verfügung stehen, für welche die Vorschriften des § 20 gelten.

§ 24. Bei allen in den §§ 22 und 23 erwähnten Anstalten und Abteilungen sind ausreichende Badeeinrichtungen, die Möglichkeit der Beschäftigung und eine genügende Fläche zur Bewegung im Freien vorzusehen.

§ 25. In den Anstalten für Geisteskranke, Epileptische oder Schwachsinnige (§§ 20 bis 23) bis zu 20 Betten muß wenigstens ein passend gelegener und eingerichteter Raum von 40 cbm Luftraum für die Absonderung von Kranken vorhanden sein; in Anstalten von 21 bis 50 Betten sind wenigstens zwei solche Räume vorzusehen.

In größeren Anstalten dieser Art sind entsprechend erweiterte Anlagen, namentlich auch zur Absonderung von Personen mit übertragbaren Krankheiten einzurichten.

b) Lungenheilstätten.

§ 26. Lungenheilstätten und Abteilungen für Lungenkranke in allgemeinen Krankenanstalten fallen unter die Vorschriften der §§ 1 bis 19. In solchen Anstalten und Abteilungen sind Gesellschafts- und Beschäftigungsräume, ferner überdachte Einrichtungen für die Liegekur im Freien in einer der Größe der Anstalt oder Abteilung entsprechenden Art und Zahl vorzusehen. Auf die in § 8 Abs. 1 vorgeschriebenen Tageräume können diese Räume und Einrichtungen in Anrechnung gebracht werden.

§ 27. Für Kranke, die am Tage den Schlafräumen ganz fern

bleiben, ist, genügende Lüftung, Belichtung und das Vorhandensein ausreichender Tageräume vorausgesetzt, eine Verminderung des Luftraums in den Schlafzimmern für mehrere Kranke auf 20 cbm, bei Kindern unter 14 Jahren auf 12 cbm zulässig.

§ 28. Für Erholungsstätten, Walderholungsstätten, Heime für Ferienkolonisten und ähnliche Anstalten gelten die Vorschriften der §§ 22 bis 25.

c) Entbindungsanstalten und Säuglingsheime.

§ 29. In Entbindungsanstalten, Wöchnerinnenasylen, Wöchnerinnen- und Säuglingsheimen und ähnlichen Anstalten oder Abteilungen dieser Art in allgemeinen Krankenanstalten gelten für diejenigen Räume, in denen Kreißende, Wöchnerinnen und erkrankte Pfleglinge untergebracht werden, die Bestimmungen der §§ 1 bis 19 mit der Maßgabe, daß für je eine Wöchnerin mit ihrem Kinde in Zimmern für mehrere Wöchnerinnen wenigstens 35 cbm und in Zimmern für nur eine Wöchnerin mit Kind wenigstens 45 cbm in Ansatz zu bringen sind.

§ 30. In Entbindungsanstalten mit mehr als vier Betten ist ein besonderes Entbindungszimmer mit der nötigen Einrichtung vorzusehen. In Entbindungsanstalten, die auch frauenärztlichen Zwecken dienen und nicht mehr als zehn Betten haben, kann das Entbindungszimmer zugleich als Operationszimmer benutzt werden.

§ 31. Für die übrigen Räume, namentlich für diejenigen der Schwangeren, gelten die Bestimmungen des § 22.

§ 32. In den Räumen für Säuglinge soll auf ein Säuglingsbett wenigstens ein Luftraum von 12 cbm entfallen.

Für erkrankte Säuglinge muß auf ein Säuglingsbett wenigstens ein Luftraum von 20 cbm entfallen.

d) Sonstige Bestimmungen.

§ 33. In besonders gearteten Fällen kann bei Anstalten für bestimmte Kranke, z. B. bei den Augenheilanstalten, von den Vorschriften des § 17 abgesehen werden.

§ 34. Für die Krüppelheilanstalten, -heime und orthopädischen Anstalten gelten sinngemäß die Vorschriften der §§ 22 bis 25.

§ 35. Von den Bestimmungen des § 2 Abs. 1 bis 5, § 4 Abs. 2, § 6, § 8 Abs. 2 und § 12 Abs. 2 kann der Regierungspräsident, im Landespolizeibezirk Berlin der Polizeipräsident von Berlin, für die Provinzialanstalten der Oberpräsident Ausnahmen zulassen. Diese Behörden sind auch zur Genehmigung von Abweichungen nach den Vorschriften der §§ 20 und 33 befugt.

§ 36. Auf Erweiterungsbauten finden die vorstehenden Vorschriften gleichmäßige Anwendung.

Bei Umbauten von Anstalten, die den vorstehenden Vorschriften nicht entsprechen, können noch weitergehende Dispense, als im § 35 vorgesehen sind, erteilt werden.

§ 37. Die Vorschriften der Baupolizeiverordnungen bleiben insoweit in Kraft, als sie nicht durch die vorstehenden Bestimmungen verschärft werden.

§ 38. Zuwiderhandlungen gegen diese Polizeiverordnungen werden, sofern nach den bestehenden Gesetzen keine höhere Strafe verwirkt ist, mit Geldstrafe bis zu 60 Mk. oder mit entsprechender Haftstrafe geahndet.

Daneben bleibt die Polizeibehörde befugt, die Herstellung vorschriftsmäßiger Zustände herbeizuführen.

Durch Ministerial-Erlaß vom 30. März 1920 — I M II 7111 — sind, um den durch die Not der Zeit gebotenen Grundsätzen größtmöglicher Sparsamkeit auch hinsichtlich der Kosten für Krankenhausbauten Rechnung zu tragen, die vorstehend abgedruckten Vorschriften über Anlage, Bau und Einrichtung von Krankenanstalten usw. in verschiedenen Punkten wesentlich gemildert worden. So ist u. a. die Durchschnittsgröße des Bauplatzes — auf ein Bett berechnet — von 100 auf 75 qm herabgesetzt, die Mindestentfernung zwischen zwei Krankengebäuden anstelle von 20 mit 14 m bemessen worden (§ 2), und es ist weiterhin der notwendige Luftraum für jedes Bett in mehrbettigen Zimmern von 30 auf 25 cbm und in einbettigen Zimmern von 40 auf 35 cbm vermindert worden. In mehrbettigen Kinderzimmern braucht der Luftraum für das Bett nur noch 15 cbm, bisher 20 cbm, zu betragen (§ 7).

Künftig sollen aber auch die Kinderkrippen den für die Säuglingsheime geltenden Bestimmungen unterworfen sein (§ 29).

Die neuen Vorschriften, nach denen die in den Provinzen für die Anlage, Bau und Einrichtung von Krankenanstalten usw. geltenden Polizeiverordnungen entsprechend abzuändern sind, ebenso „allgemeine Leitsätze betr. die Frage der Verbilligung der Krankenhausbauten" und eine „Anregung aus der Konferenz von Sachverständigen betr. die Frage der Verbilligung der Krankenhausbauten" sind in „Volkswohlfahrt", Amtsblatt des Preußischen Ministeriums für Volkswohlfahrt, Erster Jahrgang Nr. 4 S. 64ff. veröffentlicht.

Je nach Art, Größe und Zweck der Anstalt sind Verwaltung und der Betrieb verschieden. In der Regel ist, namentlich bei den kleineren Anstalten, der ärztliche Leiter der Krankenanstalt auch mit der Wahrnehmung der Verwaltungsgeschäfte beauftragt, um Einheitlichkeit der Verwaltung und der ärztlichen Leitung zu gewährleisten. Außer den leitenden Ärzten werden in den größeren Anstalten Assistenzärzte und Hilfsärzte beschäftigt, die zumeist durch Privatdienstvertrag für bestimmte Zeit angenommen sind. Sie üben ihre Tätigkeit auf den Krankenabteilungen unter Aufsicht der ihnen vorgeordneten dirigierenden, leitenden oder Oberärzte nach besonderen Dienstanweisungen aus.

Zur Annahme von Medizinalpraktikanten sind nur die Krankenhäuser berechtigt, die vom Minister des Innern besonders hierzu ermächtigt sind. Ein „Verzeichnis der zur Annahme von Praktikanten ermächtigten Krankenhäuser und medizinisch-wissenschaftlichen Institute in Preußen" wird von Zeit zu Zeit in der im Ministerium für Volkswohlfahrt herausgegebenen Halbmonatsschrift „Volkswohlfahrt" veröffentlicht.

Die Höchstzahl der anzunehmenden Praktikanten ist darin besonders angegeben.

Zur Arzneiversorgung der größeren Anstalten, namentlich

solcher mit über 100 Betten, wird zweckmäßig eine eigene Hausapotheke vorgesehen, die je nach der Bettenzahl entweder als sogenannte Dispensieranstalt oder als vollständige Apotheke mit allen dazu erforderlichen Räumen eingerichtet werden kann. In beiden Fällen bedarf es dazu der Erlaubnis der zuständigen Aufsichtsbehörde, in Preußen des Regierungspräsidenten, für Provinzialanstalten des Oberpräsidenten.

In den öffentlichen Krankenhäusern sind im allgemeinen für die Patienten der gewöhnlichen Verpflegungsklasse in den zur Erhebung gelangenden Kurkosten außer den Kosten für die ärztliche Behandlung und Verpflegung auch alle Nebenkosten, z.. B. für Röntgen- und Lichtbehandlung, für Operationen, Bäder, Benutzung der mediko-mechanischen Apparate usw. einbegriffen: ob dem behandelnden Arzte den Patienten der höheren Verpflegungsklassen gegenüber ein Liquidationsrecht zusteht oder ob von solchen Patienten irgendwelche Aufwendungen besonders zu erstatten sind, hängt von den Aufnahmebestimmungen der betreffenden Anstalt ab. Häufig sind bei den öffentlichen Krankenhäusern für die Kur- und Verpflegungsgebühren auf Grund des § 4 des Kommunalabgabengesetzes vom 14. Juli 1893, GS. S. 152, oder der §§ 4 und 16 des Kreis- und Provinzialabgabengesetzes vom 23. April 1906 (GS. S. 159) besondere Gebührenordnungen erlassen. Sie bedürfen der Genehmigung der Aufsichtsbehörde. Die Genehmigung hat die Wirkung, daß diese Gebühren im Verwaltungszwangsverfahren eingezogen werden können.

Hinsichtlich der Aufnahme der Kranken ist zu unterscheiden, ob die Einweisung durch die Polizeibehörde, einen Armenverband, eine Krankenkasse, Berufsgenossenschaft, Landesversicherungsanstalt erfolgt oder ob sie vom Kranken selbst nachgesucht wird.

Die Aufnahme der von der Polizei und den Armenverbänden überwiesenen Personen und ebenso solcher Kranken, deren Abweisung mit unmittelbarer Gefahr für ihr Leben verbunden sein würde, hat der Regel nach ohne weiteres zu erfolgen, dagegen kann die Aufnahme anderer Patienten von der Erfüllung der Aufnahmebedingungen abhängig gemacht werden. Dazu gehört bei Mitgliedern von Krankenkassen und Berufsgenossenschaften usw., daß die Kasse sich ausdrücklich zur Erstattung der vollen oder vereinbarten Kur- und Pflegekosten schriftlich durch einen Überweisungsschein verpflichtet, und bei Selbstzahlern, daß der für die Aufnahme vorgeschriebene Vorschuß eingezahlt wird. Der Vorschuß ist in der Regel für einen Monat zu zahlen und muß bei längerem Aufenthalte im Krankenhause rechtzeitig ergänzt werden. Ein Recht auf Aufnahme besteht indessen nicht; die Entscheidung hat nach pflichtmäßigem Ermessen der Aufnahmearzt des Krankenhauses zu treffen. Erscheint die Aufnahme eines Kranken aus besonderen Gründen sehr dringlich, so empfiehlt es sich, daß der Arzt, der die Überweisung veranlaßt, auf dem Überweisungsschein eine kurze Begründung gibt, oder den Aufnahmearzt über den Fall vorher durch Fernsprecher verständigt.

Verwaltungsmäßige Zusammenfassung der Gesundheitspflege-Organisationen.

Zahlreich und mannigfach sind die Maßnahmen und Einrichtungen, die auf dem Gebiete der Gesundheitspflege im Laufe der Zeit von Behörden, Vereinen und Gesellschaften ins Leben gerufen worden sind. Da sie zumeist unabhängig voneinander und nacheinander entstanden sind, liegt trotz der inneren Beziehungen, die offenkundig zwischen allen Zweigen der Gesundheitsfürsorge bestehen, ihre Leitung noch heute vielfach in verschiedenen Händen, ein Umstand, der naturgemäß die Arbeiten erschwert und ihre Erfolge beeinträchtigt. Es ist deshalb schon seit geraumer Zeit die Notwendigkeit gemeinsamer planmäßiger Tätigkeit betont. Dies gilt besonders für die **Zusammenarbeit der Tuberkulosefürsorge mit den anderen Zweigen der Gesundheitspflege.** Für die Landkreise sowie für die kleineren und mittleren Städte wird am zweckmäßigsten die gesamte Fürsorge in allen ihren Zweigen in einem Wohlfahrtsamte zusammengefaßt und einheitlich betrieben. In den großen und größten Städten aber, wo eine solche Zusammenlegung sich nicht ohne weiteres durchführen läßt, soll mindestens eine gemeinsame Verwaltung (Gesundheits- oder Wohlfahrtsdeputation an deren Spitze ein fachmännisch vorgebildeter Mediziner im Hauptamt steht) vorhanden sein. Es bleibt Aufgabe dieser Stelle, darüber zu wachen, daß die einzelnen Zweige der Gesundheitsfürsorge einheitlich miteinander arbeiten, so daß der innere Zusammenhang aller Aufgaben gewahrt wird.

Als notwendige Voraussetzung einer erfolgreichen Zusammenarbeit empfehlen sich folgende Grundsätze:

1. allen Fürsorgestellen, die in Betracht kommen, ist eine gegenseitige Meldungspflicht aufzuerlegen;
2. das Lungenfürsorgeamt hat bei allen Überweisungen, z. B. von Schulkindern usw., formularmäßig von den dort getroffenen Maßnahmen den überweisenden Stellen

Mitteilung zu machen, damit diese von dem, was geschehen, Kenntnis haben;

3. alle Maßnahmen, welche die unmittelbare und mittelbare Tuberkulosebekämpfung betreffen, sind nicht von den einzelnen Stellen selbständig und unabhängig voneinander, sondern nach Überweisung an die Lungenfürsorgestelle lediglich von dieser und nach deren Grundsätzen vorzunehmen.

Letzterer Grundsatz hat · auch für das Gebiet der Kriegsbeschädigtenfürsorge zu gelten, die sich nicht nur auf die Kriegsbeschädigten allein, sondern ebenso auf ihre Familien erstreckt. Hier ist es noch mehr als bei den anderen Zweigen der Gesundheitsfürsorge erforderlich, in den Großstädten die Maßnahmen der Tuberkulosebekämpfung von der bürgerlichen Kriegsbeschädigtenfürsorge zu trennen und ausschließlich dem Lungenfürsorgeamt zu überweisen.

Beispiele für die praktische Durchführung dieser Grundsätze geben die nachstehend abgedruckten, für die Fürsorgestellen in Charlottenburg geltenden Bestimmungen.

Geschäftsanweisung
für das Verfahren bei der Benachrichtigung der Schulärzte und Säuglingsfürsorgestellen durch das Fürsorgeamt für Lungenkranke.

1. Im Geschäftszimmer des Fürsorgeamts für Lungenkranke sind drei Listen nach folgender Einteilung aufzustellen:

   a) Nachweisung über sämtliche tuberkulöse Schulkinder.

   b) Nachweisung über tuberkulöse nicht schulpflichtige Wohnungsgenossen schulpflichtiger Kinder.

   c) Nachweisung über tuberkulöse Wohnungsgenossen von Säuglingen.

   Im Falle zu a hat die Nachweisung folgende Spalten aufzuweisen: Laufende Nummer, Familien- und Vorname des erkrankten Schulkindes, Wohnung, Geburtsdatum, Schule und Klasse, Straße und Nummer der Schule, Name der Geschwister, Geburtsdatum, Schule und Klasse, Straße und Nummer der Schule, Benachrichtigung an den Schularzt am:

   Im Falle zu b hat die Nachweisung folgende Spalten aufzuweisen: Laufende Nummer, Name des Erkrankten und Familienstellung zu den Schulkindern, Wohnung, Name der schulpflichtigen Kinder, Bezeichnung der Schule und Klasse, Straße und Nummer der Schule, Benachrichtigung an den Schulrat ist erfolgt am:

   Im Falle zu c sind folgende Spalten aufzunehmen: Name der Erkrankten, Familienstellung zu den Säuglingen, Name des Säuglings, Geburtsdatum, Wohnung, Benachrichtigung an die Säuglingsfürsorgestelle ist erfolgt am:

2. Die Bezirksschwestern haben sämtliche Fälle festzustellen, in denen sich Säuglinge und Schulkinder in den Familien lungenkranker Personen befinden, sowie auch die lungenkranken Kinder festzustellen und die nach dem oben Gesagten erforderlichen Angaben einer Hilfsarbeiterin des Fürsorgeamts schriftlich oder mündlich unter gleichzeitiger Übergabe der Krankenblätter mitzuteilen. Die Hilfsarbeiterin trägt diese Angaben in ihre Listen ein und gibt die Krankenblätter sofort an die Bureauschwester zurück. Sie benachrichtigt die Schulärzte und Säuglingsfürsorgestellen nach dem Formular.

3. Bei neu hinzukommenden Fällen macht die Bezirksschwester in der Wohnung bei dem Besuch der Familie die erforderlichen Feststellungen und übergibt umgehend der Hilfsarbeiterin die Sache zur weiteren Bearbeitung. Die Schulen und Klassen der Schulkinder sind durch Einsichtnahme in die Schulzeugnisse festzustellen, da die Erfahrung gelehrt hat, daß die Eltern und auch sogar die Kinder nicht immer wissen, welche Schulen die Kinder besuchen.

4. Die Hilfsarbeiterin hat unter eigener Verantwortung den Schularzt oder die Säuglingsfürsorgestelle mittels Karte zu benachrichtigen.

Wortlaut der Karten:

Zu a:

Der — Die (Vor- und Zuname) Schüler ....
der ...Klasse ist lungenkrank.

           Städtisches Fürsorgeamt für Lungenkranke.
                     Direktor.

An den Herrn Schularzt
der Gemeindeschule Nr. ...

Zu b:

Der Vater — die Mutter — des Knaben — der (Vor- und Zuname, Wohnung) Schüler ....
der ...Klasse ist lungenkrank.

           Städtisches Fürsorgeamt für Lungenkranke.
                     Direktor.

An den Herrn Schularzt
der Gemeindeschule Nr. ...

Zu c:

Der — Die (Beruf, Vor- und Zuname, Wohnung) ist lungenkrank. In der Familie befindet sich ein am ....
geborenes Kind.

           Städtisches Füsorgeamt für Lungenkranke.
                     Direktor.

An die
Säuglingsfürsorgestelle Nr. ...

Die erfolgte Benachrichtigung wird seitens der Hilfsarbeiterin auf dem Krankenblatt vermerkt.

Regeln
für das Zusammenarbeiten des Wohnungsamtes mit dem städtischen
Fürsorgeamt für Lungenkranke und der Lungenkrankenfürsorge vom
Roten Kreuz.

1. Das Bureau des städtischen Fürsorgeamts für Lungenkranke teilt dem städtischen Wohnungsamt durch eine Nachweisung die Namen und Wohnungen der sämtlichen in Fürsorge befindlichen Familien mit. Die Nachweisung ist straßenweise zu ordnen. Die übertragbaren Fälle von Tuberkulose sind kenntlich zu machen. Zu- und Abgänge von Familien sowie sonstige wesentliche Veränderungen bei den mitgeteilten Fällen sind allmonatlich — ebenfalls nach Straßen geordnet — dem Wohnungsamt mitzuteilen.
2. Das Wohnungsamt prüft durch seine Wohnungspfleger bei den systematischen Besichtigungen die Wohnungsverhältnisse der mitgeteilten Familien selbständig nach, enthält sich jedoch grundsätzlich jeder pflegerischen Einwirkung.
3. Hält das Wohnungsamt die von der Lungenkrankenfürsorge vom Roten Kreuz getroffenen Maßnahmen nicht für ausreichend, so setzt es sich zunächst, ohne selbst einzugreifen, durch Vermittlung des zuständigen Magistratsdezernenten mit der Lungenkrankenfürsorge in Verbindung. Beide Stellen haben sich dann nach Möglichkeit über das weitere Vorgehen zu einigen.
4. Kommt eine Einigung zustande, so sind etwaige pflegerische Maßnahmen grundsätzlich durch die Organe der Lungenkrankenfürsorge zu ergreifen. Wird eine Einigung nicht erzielt, so geht das Wohnungsamt nach seinen Grundsätzen selbständig vor.
5. Erscheint der Lungenkrankenfürsorge zur Erreichung der von ihr für notwendig erachteten Maßnahmen die Hilfe des Wohnungsamts geboten, so teilt sie diesem gleichfalls durch Vermittlung des zuständigen Magistratsdezernenten den betreffenden Fall unter Angabe der nach ihrer Ansicht erforderlichen Maßnahmen mit. Das Wohnungsamt betreibt dann seinerseits die Abstellung der vorhandenen Mängel, ohne jedoch darauf hinzuweisen, daß dies auf Veranlassung der Lungenkrankenfürsorge geschieht.
6. Die Lungenkrankenfürsorge hat bei den ihrer Pflege unterstehenden Familien ihr Augenmerk n i c h t n u r auf die Absonderung der Kranken zu richten, sondern auch die Grundsätze des Wohnungsamts über die Belegung der Wohnungen — insbesondere über die Mindestbodenfläche und den Mindestluftraum der Schlafräume, sowie über die Geschlechtertrennung — zu berücksichtigen.
7. In jedem Jahre findet einmal durch einen Wohnungspfleger eine mündliche Belehrung der Schwestern der Lungenkrankenfürsorge über die an die Wohnungen zu stellenden Anforderungen statt.
8. Die Lungenkrankenfürsorge hat die ihrer Pflege unterstellten Wohnungen daraufhin zu prüfen, ob die Belegung den Grundsätzen des Wohnungsamts entspricht. Diese Prüfung hat sich zu erstrecken:
   a) a u f s ä m t l i c h e n e u e n F ä l l e ,
   b) auf d i e j e n i g e n a l t e n F ä l l e , die bei Gelegenheit von Besuchen der Fürsorgeschwestern ohne besondere Umstände von neuem geprüft werden können,

c) auf die gelegentlich der Wohnungsaufsicht vom **W o h n u n g s-
a m t b e a n s t a n d e t e n F ä l l e.**

9. Die Maßnahmen wegen Gewährung von Mietzuschüssen und Bewilligung von Mitteln für Betten und ähnliches, soweit hierfür
städtische Mittel unmittelbar durch den Ausschuß der Deputation
für Gesundheitspflege oder mittelbar aus den von der Stadt der
Lungenkrankenfürsorge insgesamt bewilligten Summen verwendet
werden, gehören ausschließlich zum Bereich des städtischen
Fürsorgeamts für Lungenkranke. Die aus dieser Veranlassung zu
stellenden Anträge sind vom Direktor des städtischen Fürsorgeamts gegenzuzeichnen.

<h2 style="text-align:center">Bestimmungen
für die Überweisung kriegsbeschädigter Lungen-
kranker an das Lungenfürsorgeamt.</h2>

a) Wenn ein lungenkranker Kriegsbeschädigter mit Ausweis der
zuständigen Geschäftsstelle dem Lungenfürsorgeamt überwiesen
wird, so erfolgt die Prüfung der wirtschaftlichen Verhältnisse,
der Zuständigkeit für die Übernahme der Kosten und vor allem
die Prüfung der in Betracht kommenden Maßnahmen (Heil-
stätten-[Heimstätten-]Krankenbehandlung) nach den Grundsätzen
des Lungenfürsorgeamts wie in allen anderen Fällen.

b) Der kriegsbeschädigte Lungenkranke wird mit seiner Familie nach
denselben Grundsätzen in Fürsorge genommen wie andere.

c) Da in solchen Fällen die Unterstützung der Familienangehörigen
durch die Unterstützungskommission nach Rückkehr des Familienoberhauptes wegfällt, so ist in vielen Fällen eine Familienunter-
stützung erforderlich, namentlich dann, wenn bei Arbeitsunfähigkeit oder Überweisung in eine Anstalt andere Unterstützungs-
stellen nicht eintreten. In diesen Fällen wird das Lungenfürsorgeamt nach seinen Grundsätzen die wirtschaftliche Lage
der Familie, die Unterstützungsbedürftigkeit und die Höhe der
Unterstützung, letztere unter besonderer Berücksichtigung der
Aufgaben der ·Vorbeugung, zu prüfen haben. Die Ergebnisse
der Prüfung sind im Heilstättenausschuß vorzutragen und dessen
Beschlüsse der Kriegsbeschädigtenfürsorge zur Ausführung und
Anmeldung zu übersenden.

d) In Fällen von dauernder oder vorübergehender Invalidität sind
kriegsbeschädigte Versicherte anzuweisen, Invalidenrente zu beantragen.

**Die Bearbeitung der zur Zuständigkeit der Deputation für Kriegs-
beschädigtenfürsorge gehörigen und der Fürsorgestelle für Kriegsbeschädigte obliegenden Angelegenheiten der lungenkranken oder
dieser Krankheit verdächtigen Kriegsbeschädigten**

wird wie folgt geregelt:

1. Ein schriftlicher Verkehr zwischen der Fürsorgestelle für Kriegsbeschädigte und dem Fürsorgeamt für Lungenkranke findet nicht·
statt.

2. Für jeden der Fürsorgestelle überwiesenen Kriegsbeschädigten

wird ein Personalheft angelegt, das im Fürsorgeamt für Lungenkranke aufbewahrt wird und dem sämtliche den Kriegsbeschädigten betreffenden Schriftstücke einverleibt werden. Vom Fürsorgeamt wird daneben ein besonderes Personalheft nicht geführt.

Der erforderliche Schriftverkehr obliegt dem Stadtsekretär des Fürsorgeamts — unter Hinzuziehung einer Hilfskraft der Fürsorgestelle für Kriegsbeschädigte nach näherer Anordnung des Dezernenten unter der Bezeichnung „Die Deputation für Kriegsbeschädigtenfürsorge".

3. Die bei der Fürsorgestelle für Kriegsbeschädigte eingehenden Schriftstücke werden dort zunächst in die in Frage kommenden Listen oder Kartenblätter eingetragen und ungesäumt an das Fürsorgeamt ohne Zuschrift weitergegeben. Dort werden sie in die Kontrolle „Lungenkranke" eingetragen und sofort dem Direktor des Fürsorgeamts vorgelegt, der die für Tuberkulosebekämpfung erforderlichen Anordnungen trifft. Die zu deren Durchführung notwendigen Verfügungen, bei denen die für das Fürsorgeamt für Lungenkranke bestehenden Grundsätze angewendet werden, werden von dem Direktor gezeichnet und dem Dezernenten vorgelegt. Alle sonstigen nicht für die Tuberkulosebekämpfung erforderlichen Maßnahmen, insbesondere insoweit Arbeitsvermittlung und sonstige wirtschaftliche Fürsorge in Frage kommt, bedürfen der Mitwirkung des Direktors des Fürsorgeamts nicht. Bei den zur Durchführung dieser Maßnahmen erforderlichen Verfügungsentwürfen sind die Grundsätze für die allgemeine Kriegsbeschädigtenfürsorge anzuwenden. Sie sind dem Dezernenten unmittelbar vorzulegen.

4. Reinschriften einschließlich Kassenanweisungen werden im Lungenfürsorgeamt gefertigt, sie sind dem Dezernenten zur Unterschrift vorzulegen. Von der Beglaubigung — durch den Stadtsekretär des Lungenfürsorgeamts — ist in allen Fällen Gebrauch zu machen.

5. Die Ausgabekontrolle und die Kontrolle der Ausgaben für Rechnung des Landesdirektors werden in der Stelle der Kriegsbeschädigtenfürsorge geführt.

Die Zusammenfassung aller für die Hebung unserer durch die Kriegsjahre schwer geschädigten Volkskraft tätigen Organe zu gemeinsamer Arbeit erstrebt ebenso der an die Oberpräsidenten gerichtete Erlaß des Ministers für Volkswohlfahrt vom 12. Okt. 1919 (MinBl. S. 226). Der Erlaß bringt zur Kenntnis, daß sich in Berlin ein Landesausschuß für hygienische Volksbelehrung gebildet hat und ersucht, für die Provinz einen gleichartigen Provinzialausschuß ins Leben zu rufen und in den Stadt- und Landkreisen die Gründung von Kreis- bzw. Ortsausschüssen zu veranlassen.

Als Mitglieder für die Provinzialausschüsse sollen in Betracht kommen: die Regierungs- und Medizinalräte, Vertreter der Ärztekammer, Mitglieder der Provinzialvereinigung für die ärztliche

Fortbildung auf dem Gebiete der sozialen Hygiene, Vertreter der Landesversicherungsanstalt, der Berufsgenossenschaften und Krankenkassenverbände, Vertreter des Ärztevereinsbundes, Vertreter der Provinzialuntergruppen der großen Wohlfahrtsorganisationen usw.; für Kreis- und Ortsausschüsse außer dem Kreis- bzw. Stadtarzt: Vertreter der Regierung bzw. Kommunen, der Untergruppen der großen Wohlfahrtsorganisationen und der Ärzteschaft bzw. der sonstigen Organisationen, die bloße örtliche Bedeutung haben, der Krankenkassen, Gewerkschaften, politischen Verbände sowie der Geistlichkeit und der Lehrerschaft.

Näheres lassen die mitabgedruckten Richtlinien ersehen.

Richtlinien.

I. Der Landesausschuß für hygienische Volksbelehrung hat die Aufgabe, alle auf dem Gebiete der hygienischen Aufklärung bereits tätigen Vereine, Gesellschaften und Bestrebungen sowie die an der hygienischen Volksbelehrung interessierten Körperschaften, die Staats- und Gemeindebehörden, die Landesversicherungsanstalten, Krankenkassen, Gewerkschaften usw. zu gemeinsamer Tätigkeit zusammenzufassen. Es wird besonderer Wert darauf gelegt, daß die Selbständigkeit der betreffenden Vereine bzw. Körperschaften in keiner Weise beeinträchtigt wird. Der Landesausschuß wird versuchen, ihre Tätigkeit durch Geldmittel, Lehrmittel, Propaganda usw. in jeder Weise zu fördern.

Nur für diejenigen Gebiete, die bisher noch nicht bearbeitet wurden, hält sich der Landesausschuß die Schaffung neuer Fachausschüsse vor.

II. Die Belehrung soll in erster Linie durch Vorträge erfolgen, die in geeigneter Weise durch Anschauungsmaterial aller Art, Fragekasten usw. zu beleben sind.

Besonders wichtig erscheint die Berücksichtigung der kleinen Städte und des flachen Landes; in Großstädten sollen die dichtbevölkerten Stadtviertel bevorzugt werden.

Daneben soll durch Merkblätter, Aufsätze in der Tagespresse, in Kalendern und Schulbüchern, Schaffung einer sozial-hygienischen Korrespondenz, Förderung des gesundheitlichen Unterrichts in den Schulen, durch Anregung zweckdienlicher belletristischer Literatur, durch Lichtbilder, Filme, Plakate, Ausstellungen usw. in gleichem Sinne gewirkt werden.

III. Die Belehrung soll im wesentlichen durch Ärzte und Zahnärzte erfolgen, doch behält sich der Landesausschuß vor, auch andere geeignete Persönlichkeiten heranzuziehen.

IV. Die betreffenden Fachausschüsse haben dafür Sorge zu tragen, daß die Vorträge inhaltlich den allgemein anerkannten Lehren der Wissenschaft entsprechen und untereinander nicht in Widerspruch stehen. In den Vorträgen sollen die Fragen der persönlichen allgemeinen Gesundheitspflege und Krankheitsverhütung, nicht aber die Krankenbehandlung (abgesehen von erster Hilfe und Krankenpflege) erörtert werden.

V. Als Beitrag zu den Kosten, soweit nicht andere Mittel dafür zur Verfügung stehen, kann ein geringes Eintrittsgeld erhoben werden. Die Vorträge werden im allgemeinen honoriert.

VI. Die eigentliche praktische Tätigkeit haben die Kreis- bzw. Ortsausschüsse zu leisten. Zu diesem Zwecke fassen sie, am besten in Anlehnung an die bestehenden Kreis- oder Stadtwohlfahrtsämter, die bereits vorhandenen Unterabteilungen der hygienischen Vereine zu örtlichen Arbeitsgemeinschaften zusammen und setzen sich mit Behörden, Krankenkassen, Gewerkschaften usw. in Verbindung. Hieraus ergibt sich ihre Zusammensetzung. Geldmittel erhalten sie, soweit sie diese nicht selbst zu beschaffen in der Lage sind, durch die Provinzialausschüsse.; Lehrmittel, Werbematerial, gegebenenfalls auch Redner, durch die Geschäftsleitung oder die Provinzialausschüsse.

VII. Die Provinzialausschüsse haben die Organisation innerhalb ihrer Provinz zu regeln, die Geldmittel für die ihnen angegliederten Kreis- und Ortsausschüsse zu beschaffen, soweit diese selbst dazu nicht in der Lage sind, die erforderlichen Lehr- und Werbemittel anzufordern und eventuell selbst kleine Lehrmittelsammlungen anzulegen. Zu ihren Mitgliedern zählen Vertreter der Provinzialregierung, der Ärztekammer, der Ärztevereine, der Versicherungsträger der Reichsversicherungsordnung und der Provinzialgruppen der in § I Zeile 3 erwähnten Vereinigungen.

VIII. Die Geschäftsleitung hat im wesentlichen organisatorische Tätigkeit; sie ist richtunggebend für die Art und Form der Belehrung und führt den Verkehr mit den Zentralbehörden und dem Reichsausschuß. Sie sorgt für die Erfüllung der in § II Absatz 3 erwähnten Aufgaben und für die Beschaffung der erforderlichen Geldmittel.

Wichtig für die Förderung einer einheitlichen und sich ergänzenden Tätigkeit speziell der Ärzte auf dem Gebiete der gesundheitlichen und der Krankenfürsorge sind die durch Ministerialerlaß vom 28. Dezember 1919 (MinBl. 1920 S. 13) bekannt gegebenen

Richtlinien
für die Ausbildung von Kommunalärzten und für das Verhältnis des Kreisarztes zur kommunalärztlichen Tätigkeit.

I.

Für die Ausbildung der Kommunalärzte ist zu unterscheiden zwischen den Ärzten, die bei der praktischen Betätigung der gesundheitlichen und der Krankenfürsorge örtlich mitzuarbeiten haben, und denen, die der Gemeindeverwaltung in allen Fragen der kommunalen und sozialen Hygiene mit Rat und Tat zur Seite stehen sollen.

Um als Tuberkulose-, Säuglings-, Kleinkinder-, Krüppel- oder Alkoholfürsorgearzt bestellt zu werden, genügt es, wenn der Anwärter nachweist, daß er die erforderlichen fachärztlichen Kenntnisse besitzt und wenigstens ein halbes Jahr hindurch auf dem betreffenden Fürsorgegebiete als Hilfsarzt tätig gewesen ist.

Für die Anstellung als Schularzt empfiehlt es sich, außer den erforderlichen Fachkenntnissen den Nachweis zu fordern, daß der Anwärter einen besonderen staatlich anerkannten Ausbildungslehrgang für Schulärzte von mindestens 6 Wochen Dauer durchgemacht hat.

Kommunalärzte, die der Gemeindeverwaltung in allen Fragen der öffentlichen Gesundheitspflege und der sozialen Hygiene als ärztliche Berater dienen sollen, müssen eine weit umfassendere Sonderausbildung nachweisen. Sie sollen nicht nur Hauptgebiete der sozialen Hygiene praktisch studiert haben und deshalb am besten aus den Reihen bewährter Fürsorgeärzte genommen werden, sondern sie müssen auch in der allgemeinen Hygiene ein gewisses Maß von Kenntnissen aufweisen, wie die Kreisärzte, und die verschiedenen Untersuchungsmethoden auf dem Gebiete der Hygiene kennen. Ferner ist erforderlich, die Kenntnis der einschlägigen Medizinal- und Gesundheits-Gesetzgebung, der sozialen Gesetzgebung und der Medizinal-statistischen Methoden, deren Anwendung dem Kommunalarzt geläufig séin muß. Endlich müssen diese Kommunalärzte im engeren Sinne auch die Grundbedingungen und Erfordernisse der neuzeitlichen Seuchenbekämpfung kennen und anzuwenden in der Lage sein.

Sie haben daher dieselben Sonderkenntnisse nachzuweisen wie der Kreisarzt; abgesehen kann von der Sonderausbildung in der gerichtlichen Medizin werden. Es wird sich daher empfehlen, von den Anwärtern für diese Stellen allgemein die Ablegung der Kreisarztprüfung zu verlangen. Eine zeitgemäße Abänderung der Prüfungsordnung der Kreisärzte ist in Vorbereitung.

Die Ausbildung der Kreisarzt- und Kommunalarztanwärter in der kommunalen und sozialen Hygiene einschließlich der besonderen Vorbereitung für den Schularztdienst wird zweckmäßig in besonderen Unterrichtsstätten im Anschluß an geeignete städtische Anstalten und Einrichtungen des Gesundheitswesens stattfinden, die von mir hierfür anerkannt werden.

II.

Was das Verhältnis der Kreisärzte zur kommunalärztlichen Tätigkeit angeht, so wird es im allgemeinen in Landkreisen, wo die Arbeitskraft des Kreisarztes durch seine Medizinal- und sanitätspolizeilichen Dienstgeschäfte nicht voll in Anspruch genommen wird, genügen, wenn die hygienische und sozial-hygienische Beratung der Verwaltung von Gemeinden und Gemeindeverband durch den Kreisarzt erfolgt, wie es seine Dienstanweisung vorsieht. Die praktische örtliche Fürsorgearzttätigkeit wird von besonderen Ärzten ausgeübt werden, soweit sie nicht auch durch den Kreisarzt ausgeübt werden kann. Die Bildung von Kreiswohlfahrtsämtern, die sich jetzt überall vorbereitet, erleichtert die Art der Mitwirkung des Kreisarztes insofern, als ihm in diesem Amt die Leitung der Abteilung für öffentliche Gesundheitspflege und soziale Hygiene übertragen werden kann.

Auch in den mittleren und größeren kreisfreien Städten wird diese Art kommunalärztlicher Versorgung genügen, besonders da, wo besondere Gerichtsärzte bestellt sind. Wird die eigentliche Kreisarzttätigkeit und die kommunalärztliche Tätigkeit für die

Vereinigung an sich zu umfangreich, so wird die Bestellung besonderer Kommunalärzte im Hauptamte nötig sein, wie es bereits in einem beträchtlichen Teil der deutschen größeren Städte der Fall ist. Es empfiehlt sich, diese hauptamtlichen Kommunalärzte zu vollberechtigten Mitgliedern der Gemeindeverwaltung zu machen, damit sie die von ihnen bearbeiteten Angelegenheiten auch persönlich im Magistrat oder Gemeindevorstand zu vertreten in der Lage sind.

Mit Rücksicht auf die zunehmende Bedeutung eines gut ausgebildeten weiblichen Personals für die praktische Durchführung der gesundheitlichen und erziehlichen Fürsorge in Gemeinden und Kreisen sind durch Erlaß der Minister des Innern und der geistlichen und Unterrichtsangelegenheiten vom 10. September 1918 (MinBl. S. 308) Vorschriften über die staatliche Prüfung von Fürsorgerinnen getroffen worden. Derartige Prüfungen sollen nach Bedarf an staatlich anerkannten Wohlfahrtsschulen, sozialen Frauenschulen oder ähnlichen Unterrichtsanstalten stattfinden. Voraussetzung für die Zulassung ist u. a.: Nachweis des vollendeten 24. Lebensjahres, Nachweis des erfolgreich abgeschlossenen Besuchs eines Lyzeums (kann ausnahmsweise durch ein Zeugnis über den Abschluß einer anerkannten Mädchenmittelschule ersetzt werden), Nachweis der staatlichen Anerkennung als Krankenpflegeperson oder Säuglingspflegerin, Nachweis der Ausbildung und der staatlichen Prüfung als Kindergärtnerin, Hortnerin oder Lehrerin, Nachweis der nach Ableistung der staatlichen Prüfung als Krankenpflegeperson oder Säuglingspflegerin sowie Kindergärtnerin, Hortnerin oder Lehrerin erfolgten anderthalbjährigen erfolgreichen und einwandfreien Teilnahme an einem zusammenhängenden Lehrgange in einer staatlich anerkannten Wohlfahrtsschule. Nach bestandener Prüfung hat die Bewerberin ein Probejahr in der praktischen Wohlfahrtspflege und Fürsorge abzuleisten. Erst wenn sie sich hierbei bewährt, erhält sie die staatliche Anerkennung als Fürsorgerin durch Aushändigung des Prüfungszeugnisses und eines besonderen Ausweises. Infolge des großen Bedarfs an ausreichend vorgebildeten Fürsorgerinnen sind vorläufig noch einige Milderungen der Zulassungsbedingungen vorgesehen worden.

IX. Anleitung zur Geschäftsführung.

Von

O. Schulz.

Für den amtlichen Schriftverkehr sind in den meisten Ländern des Deutschen Reiches Verwaltungsvorschriften erlassen, die eine Vereinfachung der Schreibweise im Verkehr mit den Behörden zur Pflicht machen. In Preußen ist die Beachtung der „Grundzüge zu Anordnungen über den Geschäftsverkehr der preußischen Staats- und Kommunalbehörden" vom 12. Aug. 1897 (Min.Bl. für die innere Verwaltung S. 145) zu empfehlen. Die Schriftsprache soll höflich, knapp, klar und frei von entbehrlichen Fremdwörtern sein. Sie soll sich der allgemein üblichen Sprache des Verkehrs anschließen. Alle Höflichkeitsformen, z. B. „gehorsamst, ergebenst, geneigtest, gefälligst" usw. sowie die Anrede „Euer Hoch-, Hochwohl- oder Wohlgeboren" sind zu vermeiden. Die Schriftstücke tragen auf der ersten Seite oben rechts die Orts- und Zeitangabe, oben links die Amtsbezeichnung (z. B. „Der Kreisarzt") oder den Namen des Absenders mit Wohnungsangabe, darunter erforderlichenfalls die Geschäftsnummer und bei längeren Schriftstücken eine kurze Inhaltsangabe, unten links die Anschrift. Berichte sind in der Regel auf den drei ersten Seiten in halber Breite, von da ab in Dreiviertelbreite des Bogens zu schreiben. Außerdem ist auf der linken Hälfte der ersten Seite die veranlassende Verfügung oder, daß ohne solche berichtet werde, zu vermerken. Auch Erwiderungen auf Schreiben gleichgestellter Behörden sind mit einem Hinweis auf das veranlassende Schriftstück zu versehen, z. B. „auf das Schreiben vom...... Nr. ......". In allen Schriftstücken ist ohne Eingangsformel sofort mit der Sachdarstellung zu beginnen. Bei Einreichung von Verzeichnissen, Übersichten, Nachweisungen u. dgl. unterbleiben alle Begleitberichte, sofern sie nicht einen selbständigen Inhalt haben. In diesem Falle ist auf der ersten Seite der Verzeichnisse usw. der Inhalt des Schriftstückes und die veranlassende Verfügung sowie die Amtsbezeichnung des Absenders und der empfangenden Behörde anzugeben. Die für die Berichterstattung gesetzten Fristen sind pünktlich einzuhalten. Ist dies besonderer Umstände halber nicht möglich, so ist rechtzeitig die Bewilligung einer Nachfrist nachzusuchen. Bei allen Schriftstücken ist saubere und leserliche Handschrift erforderlich. Die Benutzung einer Schreibmaschine ist sehr zu empfehlen, sie ist zu allen Eingaben oder Berichten ausnahmslos gestattet.

Eine geordnete Geschäftsführung setzt eine gewissenhafte, sorgfältige Buchführung voraus. Für den beamteten Arzt ist in der Regel durch besondere Verwaltungsvorschriften genau angeordnet, welche Geschäftsbücher und Verzeichnisse er zu führen hat. Außer einem Tagebuch und einem Terminkalender für die regelmäßig zu erstattenden Berichte und die in bestimmten Fristen zu erledigenden Sachen sind ein Aktenverzeichnis und etwaige besondere Verzeichnisse zu führen. In das Tagebuch sollen unter jährlich fortlaufender Nummer alle wichtigen ein- und ausgehenden Schriftstücke nach ihrem wesentlichen Inhalt in knapper Form eingetragen werden. Alle Schriftstücke, die einer besonderen Kontrolle nicht bedürfen oder die anderweit — durch Listen, besondere Einrichtungen usw. — kontrolliert und leicht ermittelt werden können, sind von der Eintragung in das Tagebuch auszuschließen. Bedeutungslose, nach kurzer Zeit zur Vernichtung gelangende Sachen sowie Schriftstücke unwesentlichen Inhalts sind nach der Erledigung lose in Mappen oder Fächern mit entsprechender Aufschrift aufzubewahren und nach angemessener Zeit zu vernichten. Alle wichtigen Schriftstücke dagegen sind nach ihrer vollständigen Erledigung zu den Akten zu nehmen. Die sachgemäße Anlegung und Aufbewahrung der Akten — die sogenannte Registratur — ist von großer Wichtigkeit. Eine gut geordnete, stets auf dem laufenden gehaltene Registratur, in der alles leicht zu finden ist, wird zu einer glatten und schnellen Erledigung der Amtsgeschäfte ganz wesentlich beitragen. Über die Einteilung der Akten lassen sich allgemeine Grundsätze schwer aufstellen. Bei der Anlage und Fortführung des Registraturplans muß besonders darauf geachtet werden, daß er möglichst übersichtlich ist. Zu diesem Zwecke müssen für alle Gebiete, die an der betreffenden Amtsstelle zur Bearbeitung kommen, besondere Akten geführt werden, in denen alle gleichartigen Schriftstücke Aufnahme finden. Im allgemeinen wird es sich empfehlen, die Einteilung der Akten an die Gliederung der Dienstanweisungen anzuschließen. Sämtliche Erlasse, Verordnungen und Verfügungen von allgemeiner Bedeutung sind, um das Auffinden zu erleichtern, in besonderen Hauptakten zu vereinigen. Auf den Aktendeckeln ist kurz der Inhalt und die Zeit von der Anlage bis zum Abschlusse der Akten anzugeben. In der Regel soll ein Aktenband nicht mehr als 250 Blätter enthalten. Sehr erleichtert wird das Auffinden von Vorgängen, wenn jedem Aktenbande ein Inhaltsverzeichnis vorgeheftet wird, das in kurzer, knapper Form den Inhalt der einzelnen in dem Aktenbande befindlichen Schriftstücke angibt.

Verzeichnisse und Listen sind möglichst in Kartenform anzulegen. Eine solche Kartothek bietet wesentliche Vorteile. Sie erspart besondere Aktenhefte, erleichtert das schnelle Auffinden früher bearbeiteter Sachen und läßt sich auch zu statistischen Zwecken leicht nutzbar machen. Die Kartenblätter — aus mittelstarkem Kartonpapier (Postkartenkarton) hergestellt — werden entweder nach Buchstaben oder nach Nummern geordnet, erforderlichenfalls jahrgangsweise, in leicht zu handhabenden Kästen aufbewahrt. Für Krankenanstalten ist es z. B. sehr zu empfehlen, an Stelle von Personalheften für die Kranken Kartenblätter anzulegen, in die alles eingetragen ist, was für die Behandlung des Kranken, die Einziehung der Kosten und die Benachrichtigung von Angehörigen von Wichtigkeit ist. Sind aus besonderen Gründen Abschriften der Kartenblätter an andere Dienststellen zu geben, so ist zur Verringerung der Schreibarbeit das Durchschreibeverfahren sehr zu empfehlen.

Zu einer geregelten Wirtschaftsführung gehört die Aufstellung eines Voranschlages (eines Haushaltplanes) über die für einen bestimmten Zeitraum zu erwartenden Einnahmen und Ausgaben. Der Arzt mit Privatpraxis ist schon mit Rücksicht auf die Feststellung des steuerpflichtigen Einkommens gezwungen, alle Einnahmen aus seiner ärztlichen Praxis und auch alle mit seiner Berufstätigkeit zusammenhängenden Ausgaben ordnungsmäßig und sorgfältig aufzuzeichnen. Die Reineinnahmen des verflossenen Jahres können sodann vor Jahresbeginn für den Haushaltsplan der Familie als Grundlage dienen. Reichs-, Staats- und Gemeindebehörden sind gesetzlich verpflichtet, Haushaltspläne aufzustellen. Diese umfassen in der Regel ein Jahr, und zwar die Zeit vom 1. April des einen bis zum 31. März des nächsten Jahres. In den Haushaltplan sollen alle Einnahmen und Ausgaben, die sich im voraus bestimmen lassen, aufgenommen werden. Außerdem muß im Haushaltsplan eine Verfügungssumme für unvorhergesehene Ausgaben vorgesehen werden. Einnahmen und Ausgaben sind mit möglichster Genauigkeit abzuschätzen, und sodann ist das Gleichgewicht zwischen beiden herzustellen. Während im privaten Haushalt und in der Privatwirtschaft die zu erwartenden Einnahmen den Maßstab für die in Aussicht zu nehmenden Ausgaben bilden, wird es bei den Voranschlägen der Behörden zunächst darauf ankommen, die notwendigen Ausgaben zu ermitteln. Die Einnahmen müssen dann durch die den Umständen nach mehr oder weniger anzuspannenden Einnahmequellen (Steuern, Gebühren usw.) den Ausgaben angepaßt werden. Zur Herstellung des Gleichgewichts wird es oft nötig werden, Ausgaben, die schon seit längerer Zeit wünschenswert sind und die auch durchaus nützlich erscheinen, zurückzustellen und nur die dringend notwendigen Ausgaben in den Voranschlag aufzunehmen. Es ist aber durchaus nicht als eine weise und richtige Sparsamkeit anzusehen, wenn die Ausgaben um jeden Preis möglichst niedrig gehalten werden. In jedem Einzelfalle muß vielmehr sorgfältig geprüft werden, welchen Wert die Leistung im Verhältnis zu den durch sie erforderten Opfern hat. Der Haushaltsplan bildet die Grundlage für die zu leistenden Ausgaben. Nur im Rahmen der durch den Haushaltsplan festgesetzten Ausgabebeträge dürfen Lieferungen und Leistungen vergeben und Ausgaben geleistet werden. Für die Vergebung von Lieferungen und Leistungen galt es früher als Regel, daß der Zuschlag dem Mindestfordernden erteilt wurde. In den neuesten behördlichen Bestimmungen wird aber überall zum Ausdruck gebracht, daß bei der Zuschlagserteilung die Wirtschaftlichkeit ausschlagebend sein soll. Bayern stellt in seiner Bekanntmachung vom 4. April 1903 betreffend die Vergebung staatlicher Arbeiten und Lieferungen (Gesetz- und Verordnungsblatt 1903 S. 137) den Satz an die Spitze: Staatliche Arbeiten und Lieferungen sollen nur an solche Unternehmer vergeben werden, von denen die tüchtige, pünktliche und vollständige Ausführung des Auftrages mit Sicherheit erwartet werden kann. Ähnliche Bestimmungen enthält die preußische Verfügung vom 23. Dezember 1905, betreffend die Neuregelung der allgemeinen Bestimmungen über die Vergebung von Leistungen und Lieferungen (Min.Bl. für die innere Verwaltung 1906 S. 11). Es heißt dort: Die niedrigste Geldforderung als solche darf für die Entscheidung über den Zuschlag keineswegs den Ausschlag geben. Der Zuschlag darf nur auf ein in jeder Beziehung annehmbares, die tüchtige und rechtzeitige Ausführung der betreffenden Leistung oder Lieferung gewährleistendes Angebot erteilt werden. Nur bei engeren Ausschreibungen soll grundsätzlich der Mindestfordernde den Zuschlag erhalten.

Die preußischen Bestimmungen, die zunächst nur vom Minister der öffentlichen Arbeiten für seinen Bereich erlassen waren, sind durch Erlaß dieses Ministers und des Ministers des Innern vom 3. März 1906 auch auf den Bereich der Verwaltung des Ministeriums des Innern ausgedehnt worden. In diesem Erlasse ist darauf hingewiesen, daß die neuen Bestimmungen nicht nur bei den Vergebungen der preußischen Staats- und Reichsbehörden Anwendung zu finden haben, sondern daß auch auf ihre Annahme durch die preußischen kommunalen Verbände hingewirkt werden soll.

In der Regel sollen Leistungen und Lieferungen öffentlich ausgeschrieben werden. Als Ausnahmen sind im allgemeinen zulässig:

1. engere Ausschreibung
   a) bei Vergebungen im Anschlage bis zu etwa 3000 Mk.,
   b) bei Vergebungen in dringenden Fällen,
   c) bei Arbeiten und Lieferungen, die nur ein beschränkter Kreis von Unternehmern in geeigneter Weise ausführen kann,
   d) bei Arbeiten und Lieferungen, bei deren öffentlicher Ausschreibung ein geeignetes Ergebnis nicht erzielt ist;

2. freihändige Vergebung
   a) bei Einzelbeschaffungen von geringem Werte,
   b) bei Notwendigkeit sofortiger Beschaffung,
   c) bei Arbeiten und Lieferungen, die unter Patent- oder Musterschutz fallen oder deren Ausführung sonst nur ein einzelner Unternehmer gewährleistet,
   d) bei Nachbestellungen zur Ergänzung des für einen bestimmten Zweck ausgeschriebenen Gesamtbedarfs, sofern die Lieferung zum Preise des Hauptvertrages erfolgt,
   e) bei ergebnislosem Ausfall der engeren Ausschreibung.

Nach Möglichkeit sollen Lieferungen und Leistungen getrennt in kleineren Losen vergeben werden. Die Ausschreibungsbedingungen sind so bestimmt zu fassen, daß Zweifel über den Gegenstand der Arbeiten oder Lieferungen nicht entstehen können. Über alle für die Preisberechnung erheblichen Nebenumstände sind vollständige, eine zutreffende Beurteilung ihrer Bedeutung ermöglichenden Angaben zu machen. Für die Ausschreibung von Bauten sind zur Verabfolgung an die Bewerber bestimmte Verdingungsanschläge aufzustellen.

Öffentliche Ausschreibungen erfolgen in der Weise, daß in Zeitungen und Fachschriften in gedrängter Form alle Angaben bekanntgegeben werden, die für die Entschließung zur Beteiligung an der Bewerbung von Wichtigkeit sind. Neben den Angaben über Gegenstand und Umfang der Leistung oder Lieferung sollen in der Bekanntmachung aufgeführt werden: die Frist für die Vertragserfüllung, Ort und Zeit der Eröffnung der Angebote, die Zuschlagsfrist sowie die Stellen, wo die Unterlagen eingesehen und von denen ·sie bezogen werden können. Bei den Ausschreibungsbedingungen sind zu unterscheiden die Bewerbungs- und die allgemeinen Bedingungen, die für a l l e Ausschreibungen gelten. Dazu kommen in jedem einzelnen Falle die besonderen Bedingungen und die Verdingungsanschläge. Die Bewerbungsbedingungen enthalten die Vorschriften über Form und Inhalt der Angebote, über die Wirkungen des Angebots, die Zulassung beim Eröffnungstermin, die Erteilung des Zuschlages, den Vertragsabschluß und über etwaige Sicherheiten, die von dem Unternehmer nach Erteilung des Zuschlages zu leisten sind. In die allgemeinen Bedingungen gehören die für alle Ausschreibungen gleichartigen wichtigen Bestimmungen, insbesondere über Berechnung der Vergütung, Beginn, Fortführung, Vollendung und Güte der Arbeiten und Lieferungen, Ort der Anlieferung, Abnahme und Gewährleistung, Folgen nicht vertragsmäßigen Handelns, Rechnungsaufstellung, Zahlungen u. dgl. Bei den allgemeinen Bedingungen für die Ausführung von Bauten, Bauarbeiten und Baulieferungen kommen noch hinzu Bestimmungen über Erfüllung der den Unternehmern, Handwerkern und Arbeitern gegenüber obliegenden Verbindlichkeiten, Ordnungsvorschriften, Haftung des Unternehmers Dritten gegenüber, Aufmessungen während des Baues und Abnahme. Die allgemeinen Bedingungen werden ergänzt oder können erforderlichenfalls abgeändert werden durch besondere Bedingungen. Bei der Zuschlagserteilung soll im allgemeinen der wirtschaftliche Vorteil entscheiden. Dem nach der Zuschlagserteilung abzuschließenden Vertrage sind die Bewerbungsbedingungen sowie die allgemeinen und besonderen Vertragsbedingungen einschließlich der Verdingungsanschläge beizufügen.

Der Vertrag dient als Grundlage für die Ausführung der Lieferungen und Leistungen und für die Aufstellung, Prüfung und Anweisung der R e c h n u n g e n.

Von großer Wichtigkeit ist es, daß alle Personen, die mit der Abnahme von vertraglichen Lieferungen oder der Überwachung von vertraglichen Leistungen sowie mit der Anweisung von Rechnungen beauftragt sind, sich über die Vertragsbedingungen genau unterrichten und streng darauf halten, daß der Unternehmer die durch den Vertrag übernommenen Pflichten erfüllt. Der sorgfältigst ausgearbeitete Vertrag und die ausführlichsten Vertragsbedingungen sind wertlos, wenn nicht mit allen Mitteln die pünktliche, gute und vollständige Ausführung der Lieferungen und Leistungen erzwungen und überwacht wird. Jede Rechnung soll von dem Beamten oder Angestellten, der die Lieferungen und Leistungen bestellt und abgenommen oder die ordnungsmäßige Ausführung überwacht hat, geprüft und bescheinigt werden. Durch die Bescheinigung wird anerkannt, daß der Lieferant oder Unternehmer die ihm obliegenden Verpflichtungen erfüllt hat, daß die Leistungen notwendig gewesen, die angesetzten Preise angemessen sind und den vertragsmäßigen

Vereinbarungen entsprechen. Nach der Prüfung und Bescheinigung ist die Rechnung rechnerisch festzustellen und sodann zur Anweisung zu bringen. Um eine Überschreitung der durch den Haushaltplan bewilligten Mittel zu vermeiden, empfiehlt sich die Führung von Ausgabekontrollen und Wirtschaftsübersichten. Aus diesen soll zu ersehen sein, welche Beträge bisher angewiesen sind und wie hoch die Summe ist, die für die bereits bestellten Lieferungen und Leistungen voraussichtlich noch zu zahlen ist. Aus der Gegenüberstellung der so ermittelten Beträge und der im Haushaltplan ausgeworfenen Summe läßt sich jederzeit feststellen, welcher Betrag für den Rest des Rechnungsjahres noch zur Verfügung steht.

Literatur.

Es sind nur einige der wichtigsten Werke und Zeitschriften aufgenommen, die zur Grundlage eingehenderen Studiums dienen können.

Allgemeines.

Archiv (früher Zeitschrift) für soziale Hygiene und Demographie, herausgegeben von Rösle. Leipzig, Vogel.

Baum, Marie, Grundriß der Gesundheitsfürsorge. Wiesbaden, Bergmann, 1919.

Dresel, Soziale Fürsorge. Berlin 1918, Karger.

Ewald, Walter, Soziale Medizin. 2 Bände. Berlin 1911/14, Springer.

Fischer, A., Grundriß der sozialen Hygiene. Berlin 1913, Springer.

Fürst und Windscheid, Handbuch der sozialen Medizin. Jena
1903/05. 6 Bde. Fischer.

Grotjahn, A., Soziale Pathologie. 2. Aufl. Berlin 1914, Hirschwald.

Grotjahn und Kaup, Handwörterbuch der sozialen Hygiene. 2 Bände.
Leipzig 1912, Vogel.

Grotjahn und Kriegel, Jahresbericht über soziale Hygiene, Demographie und Medizinalstatistik. Band I—XII. Jena, Fischer; später
Berlin, L. Schötz.

Handwörterbuch der Kommunalwissenschaften, herausgegeben von
Brix, Lindemann, Most, Preuß, Südekum. (Im Erscheinen.)
Jena 1914 ff., Fischer.

Horn, Dr. P., Praktische Unfall- und Invalidenbegutachtung. Berlin
1918, Springer.

Klumker, Jahrbuch der Fürsorge. Berlin, Springer.

Mosse und Tugendreich, Krankheit und soziale Lage. München
1912, Lehmann.

Öffentliche Gesundheitspflege mit besonderer Berücksichtigung der
kommunalen und sozialen Hygiene. Monatsschrift. Von Abel,
Merkel und Roth. Braunschweig, Vieweg.

Rapmund, O., und E. Dietrich, Ärztliche Rechts- und Gesetzeskunde. 2. Aufl. 2 Bände. Leipzig 1913, Thieme.

Reckzeh, P., Einführung in die soziale Medizin. Berlin 1915, Karger.

Die Schwester. Illustrierte Monatsschrift für die Berufsfortbildung auf
dem gesamten Gebiete der Krankenpflege. Herausgegeben von
Mollenhauer und Elsa Hilliger. Berlin, Springer.

Sozialhygienische Mitteilungen. Zeitschrift für Gesundheitspolitik und
-gesetzgebung, herausgegeben von A. Fischer. Karlsruhe, Müller.

Teleky, L., Vorlesungen über soziale Medizin. I. Jena 1914, Fischer.

Zeitschrift für Hygiene und Infektionskrankheiten, herausgegeben von
Flügge und Neufeld. Berlin, Springer.

Zeitschrift für Medizinalbeamte, herausgegeben von Rapmund. Berlin,
Fischers Medizinische Buchhandlung.

Zeitschrift für soziale Hygiene, Fürsorge u. Krankenhauswesen, herausgeg.
von Chajes und Rabnow. Berlin, Verlag Gesellschaft u. Erziehung.

Zentralblatt für die allgemeine Gesundheitspflege. Bonn, Hager.

Zentralblatt für Gewerbehygiene, mit besonderer Berücksichtigung der
Unfallverhütung u. Unfallheilkunde. Monatsschrift. Berlin, Springer.

Gesamte Jugendfürsorge.

Die Jugendfürsorge. Mitt. d. Deutschen Zentrale f. Jugendfürsorge. Berlin.

Fortschritte des Kinderschutzes und der Jugendfürsorge. Vierteljahrs-
hefte, herausgegeben von Klumker. Berlin, Springer.

Hanauer, Die soziale Hygiene des Jugendalters. Berlin 1910, Schoetz.
Heller, Schiller, Taube, Enzyklop. Handbuch des Kinderschutzes
und der Jugendfürsorge. Leipzig 1910, Engelmann.
Kruse-Selter, Die Gesundheitspflege des Kindes. Stuttgart 1914, Enke.

Säuglings- und Kleinkinderfürsorge.

Birk, Rolffs, Tugendreich, Öffentl. Kinderschutz in Weyl-Fränkens
Handbuch der Hygiene. 2. Aufl. Band VI. Leipzig 1912, Barth.
Blätter für Säuglings- und Kleinkinderfürsorge. München, Reinhardt.
Engel, Die Ernährung des Säuglings. Wiesbaden 1917, Bergmann.
Engel und Baum, Grundriß der Säuglingskunde nebst einem Grund-
riß der Säuglingsfürsorge. Wiesbaden 1916, Bergmann.
Keller-Klumker, Säuglingsfürsorge und Kinderschutz. I. Band.
Berlin 1912, Springer.
Kleine Schriften des Deutschen Ausschusses für Kleinkinderfürsorge.
Leipzig-Berlin, Teubner.
Kleinkinderfürsorge. Eine Einführung, herausgegeben vom Zentral-
institut für Erziehung und Unterricht. Leipzig-Berlin. Teubner.
Kleinkinderfürsorge und Bevölkerungspolitik, herausgegeben vom
Deutschen Ausschuß für Kleinkinderfürsorge. Frankfurt a. M. 1918,
Englert & Schlosser.
Langstein, L., und L. F. Meyer, Säuglingsernährung und Säug-
lingsstoffwechsel. Wiesbaden, Bergmann.
Nachrichtendienst über Kleinkinderfürsorge, herausgegeben vom
Deutschen Ausschuß für Kleinkinderfürsorge. Frankfurt a. M.
Tugendreich, G. (mit Beiträgen von Landsberg und Weinberg),
Die Mutter- und Säuglingsfürsorge. Stuttgart 1910, Enke.
Tugendreich, Pflege und Ernährung des Kindes usw. 2. Aufl.
Stuttgart 1914, Enke.
Tugendreich, Kleinkinderfürsorge. Stuttgart 1918, Enke.
Würtz, Säuglingsschutz. Stuttgart 1910, Enke.
Zeitschrift für Bevölkerungspolitik und Säuglingsfürsorge, Monatsschrift.
Leipzig, Barth.
Zeitschrift f. Säuglings- u. Kleinkinderschutz, Monatsschrift. Berlin, Stilke.

Schulgesundheitspflege.

Burgerstein und Netolitzki, Schulhygiene. 3. Aufl. Leipzig 1912,
Ambrosius Barth. (Band VI des Weyl-Fränkenschen Handbuchs
der Hygiene.)
Fürst, M., Jahrbuch der Schulgesundheitspflege. Jena 1915, Fischer.
Selter, Handbuch der Schulgesundheitspflege. Dresden und Leipzig
1914. Steinkopff.
Zeitschrift für Schulgesundheitspflege. Mit einer Beilage: Der Schul-
arzt, herausgegeben von Stephani. Monatsschrift. Leipzig, Voß.

Armenkrankenfürsorge.

Fürst, M., Stellung und Aufgaben des Arztes in der öffentlichen
Armenpflege. Jena 1903, Fischer.
Zeitschrift für das Armenwesen, herausgegeben von Klumker. Monats-
schrift. Berlin, Heymann.

Tuberkulose.

Brauer, Schröder und Blumenfeld, Handbuch der Tuberkulose
in 5 Bänden. Leipzig 1914, Barth.
Deyke, Prof. Dr. G., Prakt. Lehrb. d. Tuberkulose. Berlin 1920, Springer.
v. Hayek, Dr. H., Das Tuberkuloseproblem. Berlin 1920, Springer.

Jahresberichte des Deutschen Zentralvereins zur Bekämpfung der
Tuberkulose.
Thieme, Tuberkulöse Kinder. Leipzig 1915, Voß.
Tuberculosis. Herausgegeben von Pannwitz. Monatsschrift. Verlag
des Internationalen Tuberkulosebureaus.
Zeitschrift für Tuberkulose, herausgegeben von Kuttner und Rabi-
nowitsch-Kempner. Monatsschrift. Leipzig, Barth.

Geschlechtskrankenfürsorge.

Neißer, A., Die Geschlechtskrankheiten und ihre Bekämpfung. Berlin
1916, Springer.
Mitteilungen der Deutschen Gesellschaft zur Bekämpfung der Geschlechtskrankheiten. Monatsschrift. Herausgeber Blaschko,
Pinkus, Struve. Leipzig, Barth.

Alkoholfürsorge.

Delbrück, A., Hygiene des Alkoholismus im Handbuch der Hygiene
von Weyl-Gärtner. 2. Aufl. Leipzig 1913, Barth.
Hoppe, Hugo, Die Tatsachen über den Alkohol. 4. Aufl. München
1912, Reinhardt.
Zeitschrift „Die Alkoholfrage" und Schriften des Deutschen Zentralvereins zur Bekämpfung des Mißbrauchs geistiger Getränke, einschließlich der Berichte über Trinkerfürsorgekongresse.

Psychopathenfürsorge.

Gregor-Voigtländer, Verwahrlosung. Berlin, Karger.
Gruhle, Die Ursachen der jugendlichen Verwahrlosung und Kriminalität. Berlin, Springer.

Krüppelfürsorge.

Biesalski, Leitfaden der Krüppelfürsorge. Leipzig 1911, Voß.
Zeitschrift für Krüppelfürsorge. Monatsschrift. Ebenda.

Versicherungswesen.

Die Angestelltenversicherung. Monatsschrift. Berlin, Springer.
Die deutsche Arbeiterversicherung, herausgegeben vom Reichsversiche-
rungsamt. Berlin 1911, Behrend & Co.
Florschütz, Allgemeine Versicherungsmedizin. Berlin 1914, Mittler.
Joachim und Korn, Der Arzt in der Reichsversicherungsordnung.
Jena 1912, Fischer.
Manes, A., Lexikon d. privaten u. sozialen Versicherung. Berlin, Mittler.
Monatsschrift f. Arbeiter- und Angestelltenversicherung. Berlin, Springer.
Mugdan, O., Kommentar für Ärzte zu den Gewerbe- und Unfall-
versicherungsgesetzen. Berlin 1902, Reimer.

Medizinische Statistik.

Kisskalt, Einführung in die Medizinalstatistik. Leipzig 1919, Thieme.
Prinzing, Handbuch der medizinischen Statistik. Jena 1906, Fischer.
Schwiening, Militärsanitätsstatistik. Berlin 1913, Hirschwald.
Westergaard, Die Lehre von der Mortalität und Morbidität. 2. Aufl.
Jena 1901, Fischer.

Verzeichnis
zentraler Vereinigungen für Gesundheitspflege.

Deutscher Ausschuß für hygienische Volksaufklärung. Dresden, Hygiene-
museum.

Deutscher Ausschuß für Kleinkinderfürsorge*. Frankfurt a. M., Stiftstr. 30.

Deutsche Gesellschaft für Bevölkerungspolitik. Charlottenburg, Niebuhr-
straße.

Deutsche Gesellschaft zur Bekämpfung ·der Geschlechtskrankheiten*.
Berlin W. 66, Wilhelmstr. 45.

Deutscher und preußischer Medizinalbeamtenverein*. Vors. Rapmund
in Minden.

Deutscher Reichsausschuß für Leibesübungen. Berlin NW., Schadowstr. 8.

Deutscher Verein für öffentliche Gesundheitspflege. Wechselnder Vorstand. Jahrestagungen an wechselnden Orten.

Deutscher Verein für Volkshygiene*. Berlin W., Motzstr. 7.

Deutscher Verein für Schulgesundheitspflege mit „Vereinigung der
Schulärzte Deutschlands"*. Wechselnder Vorstand. Jahrestagungen.

Deutscher Verein für Versicherungswissenschaft*. Berlin-Wilmersdorf,
Günzelstr. 63.

Deutscher Verein gegen den Mißbrauch geistiger Getränke. Berlin-
Lichterfelde, Werderstr. 10.

Deutscher Verein zur Fürsorge für jugendliche Psychopathen. Berlin N.,
Monbijouplatz 3.

Deutsche Vereinigung für Krüppelfürsorge*. Berlin-Zehlendorf, Kron-
prinzenallee 171.

Deutsche Vereinigung für Säuglingsschutz. Charlottenburg, Mollwitzstr.,
Kaiserin-Augusta-Viktoria-Haus.

Deutsches Zentralkomitee zur Bekämpfung der Tuberkulose. Mit besonderen Sektionen für Fürsorgestellen, Mittelstandsfürsorge, Lupus-
bekämpfung, Heilstättenärzte. Berlin W., Königin-Augusta-Str. 7.

Deutsche Zentrale für Jugendfürsorge*. Berlin N., Monbijouplatz 3.

Deutsches Zentralkomitee für Zahnpflege in den Schulen*. Berlin W.,
Kurfürstenstr. 100.

Deutsches und preußisches Zentralkomitee für das ärztliche Fortbildungs-
wesen. Berlin NW., Louisenplatz 1—3, Kaiserin-Friedrich-Haus
für ärztliche Fortbildung.

Preußischer Landesausschuß für hygienische Volksaufklärung. Berlin NW.,
Louisenplatz 1—3, Kaiserin-Friedrich-Haus für ärztliche Fortbildung.

Preußische Vereinigung für Säuglings-, Mutter- und Kleinkinderschutz, vereint mit der deutschen Vereinigung für Säuglingsschutz siehe dort.

Seminar für soziale Medizin des Leipziger wirtschaftlichen Verbandes.
Charlottenburg, Grolmanstr. 42/43.

Zentralinstitut für Erziehung und Unterricht. Berlin W., Pots-
damerstr. 120 (mit dauernder Ausstellung auch hygienischen Materials).

Zentralkomitee der deutschen Vereine vom Roten Kreuz. Berlin W.,
Wichmannstr. 20.

Zentralstelle für Armenpflege und Wohltätigkeit*. Berlin SW., Bern-
burgerstr. 25/26.

Zentralstelle für Volkswohlfahrt. Berlin W., Augsburgerstr. 61.

Die mit * bezeichneten Stellen geben eigene Zeitschriften oder regelmäßige
Veröffentlichungen heraus. Die meisten größeren Zentralgesellschaften verfügen
über Materialiensammlungen und Demonstrationsstoff in Form von Flug- oder Merkblättern, Tafeln, Bildern, Photogrammen, Lichtbildern (einzelne auch von Filmen).
Einige besitzen Museen oder das Material für Wanderausstellungen.

Alphabetisches Sachverzeichnis.

Pierersche Hofbuchdruckerei Stephan Geibel & Co., Altenburg S.-A.